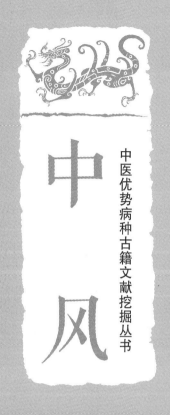

中医优势病种古籍文献挖掘丛书

中风

主编 陶晓华 张 聪 邱月华

U0201732

全国百佳图书出版单位
中国中医药出版社
·北京·

图书在版编目（CIP）数据

中风 / 陶晓华，张聪，邱月华主编 . -- 北京：中国
中医药出版社，2024. 12. --（中医优势病种古籍文献
挖掘丛书）.
ISBN 978-7-5132-8993-1

Ⅰ．R255.2

中国国家版本馆 CIP 数据核字第 20240ZV744 号

中国中医药出版社出版

北京经济技术开发区科创十三街 31 号院二区 8 号楼
邮政编码　100176
传真　010 - 64405721
河北品睿印刷有限公司印刷
各地新华书店经销

开本 787×1092　1/16　印张 28.5　字数 651 千字
2024 年 12 月第 1 版　2024 年 12 月第 1 次印刷
书号　ISBN 978 - 7 - 5132 - 8993 - 1

定价　126.00 元
网址　www.cptcm.com

服 务 热 线　010-64405510
购 书 热 线　010-89535836
维 权 打 假　010-64405753

微信服务号　zgzyycbs
微商城网址　https://kdt.im/LIdUGr
官 方 微 博　http://e.weibo.com/cptcm
天猫旗舰店网址　https://zgzyycbs.tmall.com

如有印装质量问题请与本社出版部联系（010 - 64405510）
版权专有　侵权必究

《中风》编委会

主　编　陶晓华　张　聪　邱月华

副主编　刘金民　王　乐　李　明

编　委（按姓氏笔画排序）

马莹莹　王　乐　王凯悦　王博学

付　兴　刘金民　刘晓瑞　李　冉

李　明　李芊芊　李志鸣　杨　凤

邱月华　张　艺　张　宓　张　聪

张紫峰　罗亚敏　周冉冉　赵乐滢

侯鉴宸　柴泽锟　陶晓华　戴婧如

前　言

中医药古籍承载着数千年来积累的理论知识和临床经验，赓续着中医药学的血脉，是中医药传承创新发展的源头活水。加强中医药古籍保护、研究与利用，对于传承学术精华、促进原始创新、弘扬中华优秀传统文化具有重要意义。

党和国家高度重视中医药事业发展，大力支持开展中医药古籍普查、整理和研究。习近平总书记强调，要加强古典医籍精华的梳理和挖掘。国家中医药管理局深入学习贯彻习近平总书记有关重要指示精神，将中医药古籍工作摆在中医药传承创新发展的重要位置，系统谋划和实施了一系列中医药古籍抢救保护、整理研究和出版利用重大项目。2010年，启动"中医药古籍保护与利用能力建设项目"，历时八载，整理出版中医药古籍417种，编纂集成《中国古医籍整理丛书》。2018年，会同文化和旅游部组织实施《中华医藏》编纂项目，保存、传承、整理和利用2289种传世医籍，为中医药事业踵事增华。

开展面向中医药优势病种的中医药古籍文献专题挖掘、整理和出版，是中医药事业发展和中医临床诊疗水平提升的重大需求。2020年，国家中医药管理局设立中医药古籍文献传承专项，以国家重大疾病防治需求为出发点，结合已开展的中医临床研究成果，选择40个中医优势病种作为研究对象，建立中医药古籍文献专家与重点病种临床专家双牵头的工作机制，进行系统的专题挖掘整理，结集为《中医优势病种古籍文献挖掘丛书》出版。

此次整理出版以疾病为中心，从中医药古籍入手，在全面搜集整理与归类总结的基础上，撷取精华，条分缕析，列为病名源流、病因病机、证治条辨、治则治法、方药纵横、外治集萃、预防调护、医案医话等篇章。通过全面系统的文献爬梳、归纳总结和学术研究，探究不同地域、不同时期疾病名称的演变过程及差异，审视古代医家对该病病因的认识及病机理论的发展，拓展某一疾病的中医证型辨证要点和治疗方法，探讨古代医家的治疗原则和具体治法的应用要点，梳理历代医家治疗该病的常用方剂和药物，总结归纳辨证与治疗的规律性认识，为深入理解疾病本质提供更多视角，为中医临床诊疗提供文献支持。另外，还收集了与此疾病相关的针灸、推拿、贴敷、膏摩等外治方法，以及预防措施和调养经验，丰富了疾病治疗手段，为治未病提供参考。

本丛书是对40个中医优势病种古籍文献的全面梳理和系统结集，也是对中医药学术史和疾病斗争史的一次系统回顾。通过对某一病种的中医药古籍文本从源到流进行系统梳理，不仅可以溯源疾病认知，明晰疾病的学术流变，也可以为中医临床提供优势病种全面、完整的古代文献资料，开拓临证治疗思路，提高临床疗效。同时，在全面总结历代医家理论和经验的基础上，深入探索证治规律、用药思辨，为创立新说提供有力支持与佐证，进而推动中医理论的进步与发展，促进中医药学术传承精华、守正创新。

中医药古籍文献传承工作项目管理办公室

二〇二四年七月

中
风

编写说明

中风病作为古代风、痨、臌、膈四大顽症之首，至今仍是威胁人类健康的重大疾病之一。从古至今，历代医家不断对中风病进行广泛深入研究，积累了大量宝贵的诊疗经验，面对海量的古代医籍文献，厘清中风病概念内涵、疾病范畴，梳理中风病演变及发展脉络，进而指导中风病的临床诊疗，是一项意义重大且极具挑战性的工作。

在本书编写过程中，课题组查阅了成书于先秦至1911年间2000余部古代医籍，适量补充1911年之后至1949年中华人民共和国成立前成书的重要相关书籍，种类涵盖了医经类、方书类、本草类、医话类及临证各科类等多种医籍类型，搜罗、分析、整理了其中有关中风病具有代表性并有较明确临床指导意义的诊疗原文。全书分为病名源流、病因病机、治则治法、证治条辨、方药纵横（本草、方剂）、外治集萃（针灸、非针灸）、医案选粹、预防调护及其他杂录9个部分，力求言之有物，证据确实，从源到流，全面系统地展现古代中风病诊治原貌。

原文收录及处理原则如下：

1. 以"中风""偏枯""风痱""风懿"等有关中医名词术语为线索，以现代中风病主要症状表现为判断原文价值的基础，结合相关成书的时代背景，全面收录中风病医学发展各时期的代表性、特色性论述。

2. 收录原文以符合分目标题为目的进行节略摘录。为避免曲解、误读原文，在节略处以"……"代替删节文字。

3. 本书除本草部分以药物首字笔画顺序为主要排序依据外，其他部分均以文献成书年代为依据进行排序。

4. 由于本书参考的部分珍稀古籍未能找到经过校订出版的通行版本，因此，在收录此类原文时，采用现代标点方法对原文进行重新句读，文字版式由竖排变为横排。

5. 本书所收录药物治疗的内容，药物来源若涉及保护动物，如虎骨、犀角、穿山甲等，为体现古代诊治原貌，相关原文照录，读者临证使用应遵守国家法律法规，必须使用时，用具有相似功效或人工合成的药物代替。部分药物如鸡屎白、龟溺、蜘蛛、轻粉等，古籍中常见于中风病治疗，当今虽已较少使用，我们按照遵从古籍的原则，予以保留，以供读者参阅。其他如牛洞（牛屎）、车脂、梁上陈等具有迷信色彩或属违禁药物的有关内容，已不适用于当今临床，予以剔除。

6. 方药纵横收录方剂均以最早出现治疗该病证的书籍为出处。部分方剂的主治和药物组成信息在古籍中未出现于同篇，记录出处以主治出现卷篇章为准。

7. 部分丹药炼制、法医学、祝由术等相关内容，为展现古代中风病诊治原貌，本书予以收录，以供读者参阅。

8. 原书中代表前文的"右"字，径改为"上"字。

9. 古今字、异体字径改为现行通用字，如藏府→脏腑、运倒→晕倒、症瘕→癥瘕、苏省→苏醒、黄耆→黄芪等。

10. 繁体字径改为规范简体字：如：喎→㖞、薑→姜、癎→痫、幹→干、蹺→跷等。

11. 原文如有错讹，文义不通，或用语生僻，需出校者，校正后于当页下出注，如：膏盲→膏肓、手拳→手挛、发班→发斑等。

12. 编写过程中参考的现代文献资料附于各篇之后。

课题组希望本书能够对广大读者研习中风病提供有效参考。受编者水平和客观条件所限，难免有疏漏之处，望读者海涵，不吝指教。

中医优势病种古籍文献挖掘丛书 中风课题组

2024 年 8 月 17 日

目录

目
录

中
风

中
风

目
录

第一章

病名源流

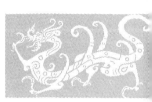

中风，又称卒中，指由多种因素引起气血逆乱，横窜经脉，直冲犯脑，导致血瘀脑脉或血溢脉外的病证。表现为卒然昏仆、不省人事、半身不遂、口眼㖞斜、语言不利，病轻者可无昏仆而仅见半身不遂、口眼㖞斜等症状。1986年中华全国中医学会内科学会发布的《中风病中医诊断、疗效评定标准》明确将脑卒中中医病名规范为中风病，实现了中风病病名中西医认识对接[1]。中风病具有高发病率、高致死率、高致残率的特点，多角度深入开展中风病研究，对维护人民健康具有重要意义。

一、中医古籍对"中风"的认识

中医学对中风的认知经历了从逐渐成型到不断完善的过程，在此认知过程中，"中风"含义逐渐发生迁移，整体可概括为由病因概念到病证概念，由广义中风到狭义中风，由外风主导到内风主导，进而形成内外风并立局面的迁衍路径。

（一）先秦至两汉时期：由病因概念到病证概念

早期中医学著作中，"风"的概念较为广泛，既泛指自然气候，亦单指外风。《灵枢·九宫八风》论述先民对风气的整体认识，认为自然风气有八方之分，诸方之风与人体相应，具有长养与杀害万物的两面性。《素问·风论》详细展现了风气成邪由经至脏或直中脏腑之俞而为诸病的致病特点。《难经》较早将"中风"抽象化为病证概念，是指感受风邪引起的外感疾病，属广义伤寒范畴。此时"中风"之意多为"中于风"，是对疾病发生原因的描述。《黄帝内经》中与中风病描述相近的有关记载"其有三虚而偏中于邪风，则为击仆偏枯"，可以认为是中风病外风致病说的开端。

此后风邪致病理论进一步发展丰富，至两汉时期，以华佗、张仲景为代表的医家建立了对风邪致病的系统辨证，从人体经络、脏腑体系多角度认识"中风"，并开始以"中风"命名中风病，对后世产生深远影响。脱胎于"外风入中"的认识，仲景所言"中风"包括瘾疹、头风等疾病表现，与脑卒中为主的中风病内涵仍有出入。

（二）魏晋至两宋时期：由广义中风到狭义中风

两汉以后，"中风"理论在临证实践中进一步得到发扬，形成了范围极其广泛的诸风病。晋代葛洪《肘后备急方·卷三·治中风诸急第十九》载"中急风""中暴风""中缓风""卒中风瘫"等论述，均属"中风"。隋代巢元方《诸病源候论》首论诸风病，将"风痉""风痹""头面风""风癫"等悉归风病范畴。唐代孙思邈《备急千金要方·卷八·诸风·论杂风状第一》载"中风"之最重者有四，即偏枯、风痱、风懿、风痹，而"风疹瘙疮""痉"等皆在风病范围内。北宋官修医书《圣济总录》集前代医学之大成，其诸风门下所列风病类目已达八十余种，涉及肢体经络病、神志病、皮肤病等诸多疾病。此一时期"中风"仍未形成稳定的症候表现描述，仍属于广义风病的范畴。

南宋时期，医家们开始进入中风专病研究阶段。《三因极一病证方论·卷二·叙中风论》

载："故入脏则难愈，如其经络空虚而中伤者，为半身不遂，手脚瘫痪，涎潮昏塞，口眼㖞斜，肌肤不仁，痹瘵挛僻。随其脏气，所为不同，或左或右，邪气反缓，正气反急，正气引邪，㖞僻不遂。盖风性紧暴，善行数变，其中人也卒，其眩人也晕，激人涎浮，昏人神乱，故推为百病长。圣人先此以示教，太医编集，所以首论中风也。"此时"中风"以独立疾病作为讨论对象，相关症状的描述已接近现代中风病发病表现。

（三）金元至明清时期：由外风主导到内风主导及内外风并立

元代《罗太无口授三法·中风》所载"中风者，卒倒不知人事，口眼㖞斜，痰涎壅盛，舌强不语，摇头直视，喉如鼾睡，遗尿或半身不遂也"，表明金元时期"中风"所指代证候表现已基本确定，正式进入中风专病研究阶段。此一时期，名家辈出，产生诸多中风发病新说。刘完素、李杲（李东垣）、朱震亨（朱丹溪）三家的学术观点虽各有不同，但均主张中风之病，风自内生，而非外中。元代王履折衷内外，以病因为据将中风分为"真中"与"类中"，至此开启中风真、类之争。随着中风发病的讨论逐渐激烈，其间涌现出大量的、多角度的中风发病假说，丰富了中风的辨证思路。基于临证真中少而类中多的认识，外风理论渐被部分医家摒弃，但仍有以喻嘉言、徐大椿为代表的部分医家从外风阐发中风治疗，内容亦有可取之处。随着晚清西方医学理论的传入，中医界开始从病理层面阐释中风发病，业界对中风有了全新的认识，从而结束了长久以来的内、外风之争，中风研究进入了新的阶段。

二、中风病病名梳理

凡诊疾病，必当先正其名。中风之病，古代医籍多冠于诸病之首。中风之名，随着医学认识的不断发展与历史语言的不断变迁，有着多种称谓方式，各种不同的名称广泛存在于中国古代医书中。梳理两千年来中国古代医学文献，可以厘清中风病名在不同历史时期的表达特点，以及医家对这一疾病认识的发展脉络及其走向。

两汉以前，中风相关记载未成体系，散在于对诸多症状的描述中。迨至唐宋时期，医学书籍大量涌现，与"中风"相关的新概念在这一时期开始增长，如"风偏枯""风癔"等。金元时期，医家对于"中风"这一疾病不断提出新的理论并创制新的病名。王履首先提出"真中"与"类中"的概念。在这些新名词的基础上，逐渐确定了后世狭义"中风"的范畴，"中风"从"风病"这一广泛的概念体系中独立出来。明清时期是"中风"理论推进与大发展的时期，新的名称不断出现，如"虚中""实中""阴中""阳中""小中风"等。西学东渐，医家始知中风为脑出血、脑缺血一类的脑血管疾病。

通过梳理古代医学典籍可发现，古人对中风病名的认识是多维度的，或以症状命名，或以病因病机命名，或以病情、病性命名；从其语言特点分析，或有隐喻，或存在一病多名、病名层次混乱等情况。为了全面展现古代医家对本病的认识，本部分以症状、病因、病情、病性为主体框架对中风病名进行梳理。

（一）以症状命名

以症状命名疾病是古代医家认识疾病的重要方法，中风的症状主要表现为神志症状、肢体症状、语言症状与五官症状。

1. 神志症状

（1）击仆

《灵枢·九宫八风》：其有三虚而偏中于邪风，则为击仆偏枯矣。

（2）僵仆

《素问·六元正纪大论》：木郁之发……故民病胃脘当心而痛，上支两胁，膈咽不通，食饮不下，其则耳鸣眩转，目不识人，善暴僵仆。

（3）晌仆

《素问·厥论》：巨阳之厥，则肿首头重，足不能行，发为晌仆。

（4）暴仆

《古今医鉴·卷之二·中风·证》：夫风中于人也，曰卒中，曰暴仆，曰暴喑，曰蒙昧，曰喎僻，曰瘫痪，曰不省人事，曰语言謇涩，曰痰涎壅盛，或死，或不死，皆以为中风之候也。

（5）昏仆

《王旭高医案·卷二·中风》：中风一证，昔河间言火，东垣言气，丹溪言痰，各持其说。以余观之，要不外阴精阳气不能转输布化，或痰或火或气得以乘间窃发，阻其窍隧经络，致无故昏仆，或口噤语謇，手足偏废，虽有脏腑经络之分，总是本虚标实。

（6）煎厥

《素问·生气通天论》：阳气者，烦劳则张，精绝，辟积于夏，使人煎厥。

（7）薄厥

《素问·生气通天论》：阳气者，大怒则形气绝，而血菀于上，使人薄厥。

（8）大厥

《素问·调经论》：血之与气并走于上，则为大厥，厥则暴死，气复反则生，不反则死。

（9）暴厥

《素问·通评虚实论》：暴厥而聋，偏塞闭不通，内气暴薄也。

（10）厥颠疾

《素问·脉要精微论》：来疾去徐，上实下虚，为厥颠疾。

（11）风癔

《诸病源候论·卷之一·风病诸候上·风癔候》：风癔候，风邪之气，若先中于阴，病发于五脏者，其状奄忽不知人，喉里噫噫然有声，舌强不能言。

（12）卒中

《医学纲目·卷之十　肝胆部·中风》：其卒然仆倒者，经称为击仆，世又称为卒中，乃初中风时如此也。

（13）厥中

《王仲奇医案·案二十五》：年老精气衰，肾脉不荣舌络，言语欲出忽謇，呃逆，气舒稍瘥，头眩，脑后筋掣而痛，带下频，善恐，皆肾虚之象。脉弦涩，日来几经倾跌，乃厥中先兆，是不可以不慎也。

2. 肢体症状

（1）偏枯

《素问·生气通天论》：汗出偏沮，使人偏枯。

（2）膈偏枯

《素问·大奇论》：胃脉沉鼓涩，胃外鼓大，心脉小坚急，皆膈偏枯。男子发左，女子发右，不喑舌转，可治，三十日起。其从者喑，三岁起，年不满二十者，三岁死。

（3）风偏枯

《诸病源候论·卷之一·风病诸候上·风偏枯候》：风偏枯者，由血气偏虚，则腠理开，受于风湿，风湿客于半身，在分腠之间，使血气凝涩，不能润养。久不瘥，真气去，邪气独留，则成偏枯。

（4）虚劳偏枯

《诸病源候论·卷之四·虚劳病诸候下·虚劳偏枯候》：夫劳损之人，体虚易伤风邪。风邪乘虚客于半身，留在肌肤，未即发作，因饮水，水未消散，即劳于肾，风水相搏，乘虚偏发，风邪留止，血气不行，故半身手足枯细，为偏枯也。

（5）偏枯风

《识病捷法·卷之六·中风门》：偏枯风，半身不遂，口眼㖞斜，肌肉偏而不用且痛，言不变，智不乱，服神照散加麻黄。

（6）偏痹

《素问·本病论》：久而化郁，即大风摧拉，折陨鸣紊。民病卒中偏痹，手足不仁。

（7）痱

《灵枢·热病》：痱之为病也，身无痛者，四肢不收，智乱不甚，其言微知，可治；甚则不能言，不可治也。

（8）风痱

《诸病源候论·卷之一·风病诸候上·风痱候》：风痱之状，身体无痛，四肢不收，神智不乱，一臂不遂者，风痱也。

（9）痱中

《临证指南医案·卷一·中风》：脂液无以营养四末，而指节为之麻木。是皆痱中根萌，所谓下虚上实，多致巅顶之疾。

（10）半身不遂

《金匮要略·卷上·中风历节病脉证并治第五》：夫风之为病，当半身不遂，或但臂不遂者，

中
风

此为痹，脉微而数，中风使然。

（11）半身不举

《黄帝明堂灸经·卷中·背人形第八·列缺》：主偏风，半身不举，口㖞，腕劳肘臂痛，及痎疟，面色不定。

（12）风半身不遂

《诸病源候论·卷之一·风病诸候上·风半身不遂候》：风半身不遂者，脾胃气弱，血气偏虚，为风邪所乘故也。

（13）瘫痪

《古今医鉴·卷之二·中风·证》：夫风中于人也，曰卒中，曰暴仆，曰暴喑，曰蒙昧，曰㖞僻，曰瘫痪，曰不省人事，曰语言謇涩，曰痰涎壅盛，或死，或不死，皆以为中风之候也。

（14）瘫痪风

《肘后备急方·卷三·治中风诸急方第十九》：《梅师方》疗瘫痪风，手足軃曳，口眼㖞斜，语言謇涩，履步不正。

（15）风瘫

《肘后备急方·卷三·治中风诸急方第十九》：若卒中风瘫，身体不自收，不能语，迷昧不知人。

（16）风缓

《金匮翼·卷一·中风·风缓》：风缓即瘫缓。其候四肢不举，筋脉关节无力，不可收摄者，谓之瘫。其四肢虽能举动，而肢节缓弱，凭物不能运用者，谓之缓。

（17）左瘫右痪

《三因极一病证方论·卷二·料简类例》：诸方论中，所谓左瘫右痪者，盖邪气中人，邪气反缓，正气即急，正气引邪，㖞僻不遂。

（18）瘫风、痪风

《医说·卷三·诸风·辨诸风证》：瘫风，半身不遂；痪风，手足拳挛。

（19）风腲腿

《诸病源候论·卷之一·风病诸候上·风腲退候》：风腲退①者，四肢不收，身体疼痛，肌肉虚满，骨节懈怠，腰脚缓弱，不自觉知是也。由皮肉虚弱，不胜四时之虚风，故令风邪侵于分肉之间，流于血脉之内，使之然也。经久不瘥，即变成水病。

《三因极一病证方论·卷二·料简类例》：猥②退风者，半身不遂，失音不语，临事不前，亦偏中于心肺经所致也。

（20）半肢风

《医贯·卷之二·主客辨疑·中风论》：或问人有半肢风者，必须以左半身属血，右半身属

---

① 退："退"通"腿"，下同。
② 猥："猥"通"腲"，下同。

气，岂复有他说乎？曰：未必然。

（21）风弹曳

《诸病源候论·卷之一·风病诸候上·风弹曳候》：风弹曳者，肢体弛缓不收摄也。人以胃气养于肌肉经络也，胃若衰损，其气不实，经脉虚，则筋肉懈惰，故风邪搏于筋而使弹曳也。

3. 语言症状

（1）不语

1）喑

《鸡峰普济方·卷第三·病名不同》：加以古人经方言多雅奥，以痢为滞下，以蹶为脚气，以淋为癃，以实为秘，以天行为伤寒，以白虎为历节，以膈气为膏肓①，以喘嗽为咳逆，以强直为痉，以不语为喑，以缓纵为痹，以怔松为悸，以痰为饮，以黄为瘅，诸如此类，可不讨论。

2）喑痱

《素问·脉解》：所谓入中为喑者，阳盛已衰，故为喑也。内夺而厥，则为喑痱，此肾虚也。

3）风喑

《赤水玄珠·第一卷·风门·中风》：有曰风喑者，以风冷之气客于中，滞而不能发，故使口噤不能言也。

4）舌喑

《医四书·医辨·卷之下·喑》：喑者，邪入阴部也。经云：邪搏阴则为喑。又云：邪入于阴，搏则为喑。然有二证，一曰舌喑，乃中风舌不转运之类是也。一曰喉喑，乃劳嗽失音之类是也。盖舌喑但舌本不能转运言语，而喉咽音声则如故也。喉喑但喉中声嘶，而舌本则能转运言语也。

5）暴喑

《苍生司命·卷一·中风、真中、类中论》：中风者，体气先虚，必有风邪真中，然后见有暴仆、暴喑、口眼㖞斜、手足不举、言语謇涩，甚者人事不省等症。

6）哑风

《秘传证治要诀·卷一·诸中门·中风》：若中饮食，坐卧如常，但失音不语，俗呼为哑风。

7）舌强不得语

《诸病源候论·卷之一·风病诸候上·风舌强不得语候》：脾脉络胃，夹咽，连舌本，散舌下。心之别脉系舌本。今心、脾二脏受风邪，故舌强不得语也。

8）失音不语

《诸病源候论·卷之一·风病诸候上·风失音不语候》：喉咙者，气之所以上下也；会厌者，音声之户；舌者，声之机；唇者，声之扇。风寒客于会厌之间，故卒然无音。皆由风邪所伤，故

---

① 肓：原文作"盲"，据文义改。

谓风失音不语。

9）神昏不语

《局方发挥》：夫不语与语涩，其可一例看乎？有失音不语，有舌强不语，有神昏不语，有口噤不语；有舌纵语涩，有舌麻语涩。

10）口噤不语

《局方发挥》：夫不语与语涩，其可一例看乎？有失音不语，有舌强不语，有神昏不语，有口噤不语；有舌纵语涩，有舌麻语涩。

（2）语涩

1）语言謇涩

《古今医鉴·卷之二·中风·证》：夫风中于人也，曰卒中，曰暴仆，曰暴喑，曰蒙昧，曰喝僻，曰瘫痪，曰不省人事，曰语言謇涩，曰痰涎壅盛，或死，或不死，皆以为中风之候也。

2）言謇

《医宗金鉴·卷三十四·四诊心法要诀上》：言謇不能言者，风病也。

3）语涩

《秘传证治要诀·卷一·诸中门·中风》：肝受风则筋缓不荣，或缓或急，所以有喝斜、瘫缓不遂、舌强语涩等证。

（3）语乱

语言不正

《丹溪治法心要·卷一·中风》：中风证，口眼喝斜，语言不正，口角流涎，或全身或半身不遂，并皆治之。此皆因元气平日虚弱，而受外邪，兼酒色之过所致。

4. 五官症状

（1）口噤

《诸病源候论·卷之一·风病诸候上·风口噤候》：诸阳为风寒所客则筋急，故口噤不开也。诊其脉迟者生。

（2）风口噤

《圣济总录·卷第六·诸风门·风口噤》：风口噤者，风寒客于三阳之筋，使筋脉拘急，口噤不开，牙关紧急。

（3）喝僻

《金匮要略·卷上·中风历节病脉证并治第五》：寸口脉浮而紧，紧则为寒，浮则为虚，寒虚相抟，邪在皮肤。浮者血虚，络脉空虚，贼邪不泻，或左或右，邪气反缓，正气即急，正气引邪，喝僻不遂。

（4）风口喝

《诸病源候论·卷之一·风病诸候上·风口喝候》：风邪入于足阳明、手太阳之经，遇寒则筋急引颊，故使口喝僻，言语不正，而目不能平视。诊其脉，浮而迟者，可治。《养生方》云：

夜卧，当耳勿得有孔，风入耳中，喜令口喎。

（5）口喎

《备急千金要方·卷八·诸风·贼风第三》：治耳聋口喎等，茵芋酒主之。

（6）口眼喎斜

《金匮翼·卷一·中风·口眼喎斜》：足阳明脉，循颊车；手太阳脉，循颈上颊。二经俱受风寒，筋急引颊，令人口喎僻，目不能正视。又云：风入耳中，亦令口喎。缘坐卧处对耳有窍，为风所中，筋牵过一边，连眼皆紧，睡着一眼不合者是也。

（二）以病因命名

风邪是导致中风的重要原因，以风命名是本病的重要命名形式，由于对风之内涵的不同理解，古代医家提出了不同的病名。

1. 脏腑中风

《华氏中藏经·卷上·风中有五生死论第十七》：心脾俱中风，则舌强不能言也；肝肾俱中风，则手足不遂也。

《诸病源候论·卷之一·风病诸候上·中风候》：

心中风，但得偃卧，不得倾侧，汗出，若唇赤汗流者可治，急灸心俞百壮；若唇或青或黑，或白或黄，此是心坏为水。面目亭亭，时悚动者，皆不可复治，五六日而死。

肝中风，但踞坐，不得低头，若绕两目连额上，色微有青，唇青面黄者可治，急灸肝俞百壮；若大青黑，面一黄一白者，是肝已伤，不可复治，数日而死。

脾中风，踞而腹满，身通黄，吐咸汁出者可治，急灸脾俞百壮；若手足青者，不可复治。

肾中风，踞而腰痛，视胁左右，未有黄色如饼粢大者可治，急灸肾俞百壮；若齿黄赤，鬓发直，面土色者，不可复治。

肺中风，偃卧而胸满短气，冒闷汗出，视目下、鼻上下两旁，下行至口，色白者可治，急灸肺俞百壮；若色黄者，为肺已伤，化为血，不可复治。其人当妄，掇空指地，或自拈衣寻缝，如此数日而死。

2. 偏风

《素问·风论》：风中五脏六腑之俞，亦为脏腑之风，各入其门户所中，则为偏风。

《诸病源候论·卷之一·风病诸候上·偏风候》：偏风者，风邪偏客于身一边也。人体有偏虚者，风邪乘虚而伤之，故为偏风也。其状，或不知痛痒，或缓纵，或痹痛是也。

《鸡峰普济方·卷第一·偏枯》：经有偏风候，又有半身不遂候，又有风偏枯候，此三者大要同，而古人别为之篇目。盖指风则谓之偏风，指疾则谓之半身不遂，其肌肉偏小者呼为偏枯，皆由脾胃虚弱所致也。

3. 大风

《金匮要略·卷上·中风历节病脉证并治第五》：侯氏黑散方，治大风，四肢烦重，心中恶寒不足者。

《素问病机气宜保命集·卷中·中风论第十》：中风者，俱有先兆之证，凡人如觉大拇指及次指麻木不仁，或手足不用，或肌肉蠕动者，三年内必有大风之至。

4. 贼风

《识病捷法·卷之六·中风门》：贼风，身体拘急，舌强言涩，手足不遂，服汉防己散或一字散取出涕涎。

《同寿录·卷一·养生法·保生四要》：百病之长，以风为最。七十二候，伤寒传变。贼风偏枯，喎斜痿痹。

5. 急风

《鸡峰普济方·卷第一·诸风》：刘子仪曰，经有急风候，又有卒中风候，又有风癔候。夫急风与卒中，理固无二。指风而言则谓之急风，指病而言则谓之卒中。其风癔，盖出于急风之候也。

6. 缓风

《肘后备急方·卷三·治中风诸急方第十九》：若中缓风，四肢不收者，豉三升，水九升，煮取三升，分为三服，日二作之。亦可酒渍煮饮之。

《识病捷法·卷之六·中风门》：缓风，左瘫右痪，拳挛半身不遂，脚软不能行履，屈伸艰难，服至圣一醉膏。

7. 盛风

《医说·卷三·诸风·辨诸风证》：盛风，语言謇涩。

8. 非风

《景岳全书·卷之十一·从集·杂证谟·非风·论正名》：非风一证，即时人所谓中风证也。此证多见卒倒，卒倒多由昏愦，本皆内伤积损颓败而然，原非外感风寒所致，而古今相传，咸以中风名之，其误甚矣。

9. 内风

《云林医圣普渡慈航·卷之一·中风》：如中风因房劳者，名曰内风。因房劳过度，则真气暴亡，舌本欠柔，言不利也。

10. 真中风、类中风（真中、类中）

《医经溯洄集·中风辨》：以予观之，昔人、三子之论，皆不可偏废。但三子以相类中风之病，视为中风而立论，故使后人狐疑而不能决。殊不知因于风者，真中风也；因于火、因于气、因于湿者，类中风，而非中风也。

（1）类中·火中（中火）

《医宗必读·卷之六·类中风》：火中，河间曰：瘫痪者，非肝木之风，亦非外中于风，良由将息失宜，心火暴甚，热气怫郁，心神昏冒，筋骨不用，卒倒无知，因喜、怒、悲、愁、恐五志过极，皆为热甚也。

（2）类中·虚中（中虚）

《医宗必读·卷之六·类中风》：虚中，东垣以卒倒昏愦，皆属气虚。过于劳役，耗损真元，脾胃虚衰，痰生气壅，宜六君子汤；虚而下陷者，补中益气汤；因于房劳者，六味地黄丸。

（3）类中·湿中（中湿、内中湿）

《医宗必读·卷之六·类中风》：湿中，丹溪曰：东南之人，多由湿土生痰，痰生热，热生风，清燥汤主之。内中湿者，脾土本虚，不能制湿，或食生冷水湿之物，或厚味醇酒，停于三焦，注于肌肉，则湿从内中矣，宜渗湿汤。

（三）以病情命名

以病情轻重命名疾病亦是中风病命名特点之一，体现了古代医家对中风病发展、预后的整体认识。

1. 微风

《素问·调经论》：形有余则腹胀，泾溲不利。不足则四肢不用，血气未并，五脏安定，肌肉蠕动，命曰微风。

2. 暗风

《素问玄机原病式·六气为病·火类·暴病暴死》：或心火暴甚，而肾水衰弱，不能制之，热气怫郁，心神昏冒，则筋骨不用，卒倒而无所知，是为僵仆也。甚则水化制火，热甚而生涎。至极则死，微则发过如故，至微者，但眩瞑而已。俗云暗风，由火甚制金不能平木，故风木自甚也。

3. 小中

《泊宅编·卷八》：风淫末疾，谓四肢，凡人中风，悉归手足故也。而疾势有轻重，故病轻者，俗名小中。

4. 小中风

《景岳全书·卷之十七·理集·杂证谟·眩晕·论证》：至于中年之外，多见眩仆卒倒等证，亦人所常有之事，但忽晕而忽止者，人皆谓之头晕眼花，卒倒而不醒者，人必谓之中风中痰。不知忽止者，以气血未败，故旋见而旋止，即小中风也。卒倒而甚者，以根本既亏，故遽病而难复，即大头眩也，且必见于中年之外，而较之少壮，益又可知。

（四）以病性命名

病性是病变的性质，虚实与寒热是其主要表现形式。以病性命名可直观体现疾病的病机性质。

1. 阳中、阴中

《文堂集验方·卷一·中风·总论》：阳中者面赤，牙关紧闭，目上视，身强直，手

中
风

挛^①掉眩。阴中者面青白，痰喘，手足冷，多汗。

2. 虚中、实中

《寿世保元·卷二·中风》：一论中风手足软弱，不能举动，外症自汗者，虚中风也。若手足强急，口眼㖞斜，伸缩痛者，实中也。

三、中风病与诸风病的关系

两宋以前，中医学对中风病的认识尚未成熟。由于风邪致病的广泛性，诸多风邪所致的肢体经络病、神志病、皮肤病等疾病症状被统归诸风门下，形成内涵庞杂的诸风病，即广义中风，中风病相关记载散在其中。诸风病所包含的疾病范畴含混不清，相关内容需与中风病进行辨析。

（一）以头面症状为主要表现

1. 首风

始出《素问·风论》："新沐中风，则为首风。"指新浴后感受风邪，症见头痛恶风，头面多汗，或眩晕，或偏头痛的病证。

《圣济总录·卷第一十五·诸风门·首风》：新沐之人，皮腠既疏，肤发濡渍，不慎于风，风邪得以乘之，故客于首而为病，其症头面多汗，恶风头痛。

2. 脑风

始出《素问·风论》："风气循风府而上，则为脑风。"指风邪上入于脑所引起的病证。症见项背恶寒，脑户穴（风府穴之上，为督脉、足太阳之会）局部冷感，恶风，头部剧痛，痛连齿颊。

《圣济总录·卷第一十五·诸风门·脑风》：《内经》谓风气循风府而上，则为脑风。夫风生高远，始自阳经。然督脉、阳维之会，自风府而上至脑户。脑户者，督脉、足太阳之会也。又太阳之脉，起于目内眦，上额交颠，上入络脑。今风邪客搏其经，稽而不行，则脑髓内弱，故项背怯寒，而脑户多风冷也。

3. 头风

指头痛日久不愈，时发时止，甚至一触即发的病证。

《类证治裁·卷之五·头风论治》：风邪上干，新感为头痛，深久则为头风。其症头巅重晕，或头皮麻痹，或耳鸣目眩，眉棱紧掣。旧素有痰火，复因当风取凉，邪从风府入脑，郁而为热为痛，甚则目病昏眩。头风不治必害眼。

4. 偏头风

头痛之偏于一侧者，又名偏头痛、边头风。因风火激动痰湿之气，可见头左痛忽移于右，右痛忽移于左。痛久不已，令人丧目。

---

① 挛：原文作"拳"，据文义改。

《张氏医通·卷五·诸痛门·头风》：偏头风者，其人平素先有湿痰，加以邪风袭之，久而郁热为火，总属少阳、厥阴二经。

5. 头面风

指风邪上攻头面所引起的病证。症见头面多汗、恶风头痛。

《圣济总录·卷第一十七·诸风门·头面风》：头面风之状，头面多汗，恶风头痛是也。盖诸阳之脉，皆上至头面。若运动劳役，阳气发泄，腠理开疏，汗多不止，阳气虚弱，风邪乘之，上攻于头面，故恶风而痛也。

6. 风头旋

由风邪入脑，或夹痰水逆上所致眩晕者。

《圣济总录·卷第一十七·诸风门·风头旋》：风头旋者，以气体虚怯，所禀不充，阳气不能上至于脑，风邪易入，与气相鼓，致头晕而旋也。又有胸膈之上痰水结聚，复犯大寒，阴气逆上，风痰相结，上冲于头，亦令头旋。

7. 热毒风

由脏腑虚弱，风邪袭入，客于心胸，或服热药与饮酒过度，心肺壅滞，热积不散所致。症见头面肿热、心神烦躁、眼目昏暗、时复语涩、痰黏口干、皮肤壮热、肢节疼痛。

《圣济总录·卷第一十三·诸风门·热毒风》：热毒风之状，头面肿热，心神烦躁，眼目昏暗，时复语涩，痰黏口干，皮肤壮热，肢节疼痛是也。皆由脏腑虚弱，风邪因入，客于心胸。或服热药与饮酒过度，心肺壅滞，热积不散，故其证如此。

（二）以肢体经络症状为主要表现

1. 风痹

又称行痹或周痹，俗称走注，为痹证之一。临床表现肢体酸痛，痛而游走无定处。病因风寒湿三邪合中，以风邪偏胜，而风邪易于游走所致。

《时病论·卷之二·春伤于风大意·中风》：程曦曰：是书以《金匮》之四中为准绳，而不以《内经》偏枯、风痱、风懿、风痹四者为纲领何？思之良久，恍然有会。盖偏枯者，半身不遂也；风痱者，四肢不举也；风懿者，卒然不语也；风痹者，遍身疼痛也。窃谓偏枯、风痱、风懿，皆属中风，而风痹一病，断断不能混入，恐后学者，以痹为中，所以宗后圣而未宗先圣，职是故耳。

2. 风痉

风伤太阳经脉，复受寒湿所致的病证。症见腰背强直、口噤不开、卒然倒仆。

《圣济总录·卷第八·诸风门·风痉》：风痉者，以风伤太阳之经，复遇寒湿故也。其状口噤不开，腰背强直如发痫。盖风邪内薄于经，则荣卫凝泣，筋脉紧急，故令口噤不开，卒然倒仆，不知所以。凡发极则复苏，苏则复作，其或耳中策策而痛，身背直而不屈者，不可治也。

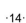

3. 柔风

因气血虚，风邪入中，而见四肢缓弱、腹部拘急的病证。

《诸病源候论·卷之一·风病诸候上·柔风候》：血气俱虚，风邪并入，在于阳则皮肤缓，在于阴则腹里急。柔风之状，四肢不能收，里急不能仰。

（三）以神志异常症状为主要表现

1. 风惊

因体虚风袭所见惊悸不安之证。症见精神恍惚、惊悸不安、健忘、梦魇。

《诸病源候论·卷之一·风病诸候上·风惊候》：风惊者，由体虚心气不足，为风邪所乘也。心藏神而主血脉。心气不足则虚，虚则血乱，血乱则气并于血，气血相并，又被风邪所乘，故惊不安定，名为风惊。

2. 风惊悸

因心气不足，风邪乘袭所致心悸。症见惊悸不安、目睛不转而不能呼。

《诸病源候论·卷之一·风病诸候上·风惊悸候》：风惊悸者，由体虚心气不足，心之府为风邪所乘。或恐惧忧迫，令心气虚，亦受于风邪。风邪搏于心，则惊不自安。惊不已，则悸动不安。其状目睛不转而不能呼，诊其脉动而弱者，惊悸也。

3. 风惊恐

由体虚风邪入乘脏腑所致神志不宁，时发惊恐的病证。

《诸病源候论·卷之一·风病诸候上·风惊恐候》：风惊恐者，由体虚受风，入乘脏腑，其状如人将捕之。心虚则惊，肝虚则恐，足厥阴为肝之经，与胆合。足少阳为胆之经，主决断众事。心肝虚而受风邪，胆气又弱，而为风所乘，恐如人捕之。

4. 风惊邪

由体虚风邪伤于心经所见乍惊乍喜之证。

《诸病源候论·卷之一·风病诸候上·风惊邪候》：风惊邪者，由体虚风邪伤于心之经也。心为手少阴之经，心气虚，则风邪乘虚伤其经，入舍于心，故为风惊邪也。其状乍惊乍喜，恍惚失常是也。

5. 风恍惚

由脏气亏损，风邪侵犯五脏而见恍惚不宁之证。

《圣济总录·卷第一十四·诸风门·风恍惚》：风恍惚者，以风邪经于五脏，其神恍惚而不宁也。盖五脏处于内，神之舍也。脏气充足，神王而昌，则邪不得干。脏气亏损，邪能乘之，则精神魂魄意，无所持守，故恍惚不宁也。

6. 风痫

痫证的一种。症见突然昏仆、不省人事、口吐涎沫、四肢抽搐、移时苏醒、醒后如常人，亦有指代手足偏废如瘫痪之证。

《圣济总录·卷第一十五·诸风门·风痫》：风痫病者，由心气不足，胸中蓄热，而又风邪乘之，病间作也。其候多惊，日瞳子大，手足颤掉，梦中叫呼，身热瘛疭，摇头口噤，多吐涎沫，无所觉知是也。

《奇效良方·卷六十四·小儿门》：风痫为病，废手足，或一手一足，或两手两足，如瘫不遂，或瞤眼，或瞤口，或口㖞牵引颊车。

7. 风狂

由阴阳不调，风邪乘虚而入引起的精神情志病变。

《圣济总录·卷第一十四·诸风门·风狂》：风狂之状，始发则少卧不饥，自高自贤，自辩自贵……故其病妄笑好乐，妄行不休，甚则弃衣而走，登高而歌，或至数日不食，故曰狂也。

以上逐条，或与中风病因相似，或病位相近，或症状表现有交叉，但疾病范畴不宜混淆。头风、风头旋等疾病可增加中风病发病风险，风痫诸疾亦可为中风病后遗表现之一，临床可资参考。

评述

中医对"中风"认识渊源久远，对本病范畴的判别与划定存在一定难度。在溯源中风发展轨迹的基础上，梳理历代中风病病名，对于深入研究中风病，厘清中风病内涵与外延，有着重要的意义。

中医学对中风病的认识有明显的历史时期特色。先秦时期，以《黄帝内经》为代表的中医学著作对中风病的认知尚在朴素的萌芽期。两汉时期，是从经络脏腑辨证中风的开端，其辨证思路直至今日仍是中风病核心诊疗思路之一。两汉至宋代，对于中风的认知较为发散，诸医家在临证积累中逐渐丰富中风病认知。宋代后期，才开始出现中风病专病研究的雏形。金元时期，诸医家对中风病发病的阐发逐渐向内因转移。至明清时期，有关中风病病因病机的认识已极大丰富，因此梳理中风病病因病机的难点在于金元之后，而中风病病名的梳理难点则在两宋以前。

两宋以前，由于未能对中风病疾病范围形成统一的成熟认识，中风病病名繁杂，有关中风病病名的记载集中在对症状的描述上，因此，本篇以症状为主线对中风病病名进行了系统梳理。同时基于中医学以症识病的特点，以中风病症状为主要线索指导古籍挖掘与专著编写工作。由于中西医学理念与思维模式的差异，很难做到与现代中风病内涵的一一对应。

古籍工作成果如何精准对接临床，是目前亟待深入解决的科研问题，综合临床、文献专家意见，寻求各方共识，构建古籍挖掘名词术语规范标准，是古籍挖掘工作可以继续努力的方向。

参考文献

[1] 王永炎.中风病中医诊断、疗效评定标准 [J].中国医药学报，1986，1（2）：56-57.

中风

第二章

病因病机

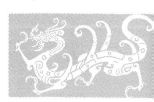

病因病机是古代医家认识疾病的重要方面，医学经验的积累与医学理论的创新是推动病因病机认知革新的重要动力。中医学对中风病的认识和治疗，经历了一个不断发展、完善的过程，对病因病机的认识，从《黄帝内经》时代的外风论，逐渐发展为多元化的理论观点，而内外风之争一直是中风病病因病机争论的焦点。唐宋之前病因病机注重外风而轻内风；金元时期内风论始现端倪；至明清时期，虽有内外风同辨之声，但内风论已全面深化成为主流。厘清古代医家对中风病病因病机认识的脉络，对指导临床实践及促进理论创新具有重要意义。

中风的病因与内伤积损、情志过极、饮食不节、劳欲过度等有关。基本病机为风阳上扰，气血逆乱，直冲犯脑，致脑脉痹阻或血溢脑脉之外。

一、病因

（一）外因

中风病起病急骤，变化迅速多端，临床见症不一，与风邪善行数变的特性相似。唐宋以前，外风被认为是本病的主要病因，风为百病之长。除风邪之外，寒邪、湿邪、燥邪等外邪亦可导致中风病的发生。

1. 风

《素问·风论》：风之伤人也，或为寒热，或为热中，或为寒中，或为疠风，或为偏枯，或为风也，其病各异，其名不同，或内至五脏六腑。

《金匮要略·卷上·中风历节病脉证并治第五》：夫风之为病，当半身不遂，或但臂不遂者，此为痹。脉微而数，中风使然。

《诸病源候论·卷之一·风病诸候上·中风候》：中风者，风气中于人也。

《三因极一病证方论·卷二·叙中风论》：盖风性紧暴，善行数变，其中人也卒，其眩人也晕，激人涎浮，昏人神乱，故推为百病长。

（1）虚风

《灵枢·刺节真邪》：虚邪偏客于身半，其入深，内居荣卫，荣卫稍衰，则真气去，邪气独留，发为偏枯。

《诸病源候论·卷之一·风病诸候上·贼风候》：贼风者，谓冬至之日，有疾风从南方来，名曰虚风。此风至能伤害于人，故言贼风也。其伤人也，但痛不可得按抑，不可得转动，痛处体卒无热。伤风冷则骨解深痛，按之乃应骨痛也。但觉身内索索冷，欲得热物熨痛处即小宽，时有汗。久不去，重遇冷气相搏，乃结成瘰疬及偏枯。遇风热气相搏，乃变附骨疽也。

（2）偏风

《素问·风论》：风中五脏六腑之俞，亦为脏腑之风，各入其门户所中，则为偏风。

《六因条辨·卷下·暴感风寒论》：尝考《内经·九宫八风》等论，风有八方，位分八卦。故冬至后，风从乾方来者为正风，主长养万物。从别方来者，谓之偏风。逆面来者，谓之贼风，主伤害万物。

《金匮要略集解·上卷·中风历节病脉证并治第五》：半身不遂者，偏风所中也；但臂不遂者，风邪上受也。

（3）大风

《灵枢·刺节真邪》：大风在身，血脉偏虚，虚者不足，实者有余，轻重不得，倾侧宛伏，不知东西，不知南北，乍上乍下，乍反乍复，颠倒无常，甚于迷惑。

（4）恶风

《素问·脉要精微论》：粗大者，阴不足阳有余，为热中也。来疾去徐，上实下虚，为厥巅疾。来徐去疾，上虚下实，为恶风也。故中恶风者，阳气受也。

《中风斠诠·卷第一·中风总论·第三节·论昏瞀卒仆之中风，无一非内因之风》：寿颐按：《素问》之明言中风者，本不多见。惟《脉要精微论》曰："中恶风者，阳气受也。"则明言其人阳气不充而始受病，可知其所谓恶风者，必为肃杀之寒风，此古人治中风，所以必用麻桂羌防、姜辛乌附、大小续命汤等温经散寒之剂也。

（5）急风

《肘后备急方·卷三·治中风诸急方第十九》：卒中急风，闷乱欲死。

《鸡峰普济方·卷第一·诸风》：经云：奄然忽不知人，咽中塞窒然，舌强不能言，如此则是中急风而生其候也。

（6）缓风

《肘后备急方·卷三·治中风诸急方第十九》：若中缓风，四肢不收。

（7）风兼他邪

《丹溪摘玄·卷一·中风门》：伏暑中风，昏目卒倒，不省人事。经云：内郁火挟痰实者，可用吐法。因避暑纳凉，大风袭之，郁而身热，或昏冒，宜用吐法。吐中就有汗，火郁得汗则解，风得汗则散，痰得汗则出。此治当时挟痰实之证，非通治诸暑风之大法也。

《医学摘粹·杂病证方歌括·表证类·中风·中风提纲》：湿邪久已遍周身，一中风寒便不仁，入络在经传腑脏，浅深表里辨宜真。

2. 寒

《医便·卷三·冬月诸症治例》：冬三月，太阳寒水用事，水旺则火受邪，金寡于畏，故喘嗽，腹满急痛，癥瘕积聚，坚痞癫疝，下利清白，吐利腥秽，中风瘫痪，屈伸不便，厥逆等症作矣。

3. 湿

《医林类证集要·卷之十·老人门·治法》：湿证瘫疾，口眼㖞斜，半身不遂，舌强不正，似中风者，治湿毒，宜羌活、防己、白术类，随所兼虚实治之。湿痰宜用三生饮、省风汤之类。初皆不可便用香窜之剂。

《医门法律·卷四·热湿暑三气门》：中湿有与中风相似者，其脉必沉涩沉细。由脾虚素多积痰，偶触时令湿热，内搏其痰，心胸涎壅，口眼㖞斜，半身不遂，昏不知人。

4.燥

《校正素问精要宣明论方·卷第五·燥门消渴论》：经云：诸涩枯涸。又如瘫痪中风，皆因火热耗损血液，玄府闭塞，不能浸润，金受火郁，不能发声。（经云：肺主声）肢痛软戾者，风热湿相致，而遂以偏枯、语音涩、手足不遂也。然中寒吐泻，亡液而成燥，亦以鲜矣。亦有寒湿相郁，荣卫不能开发贯注，多成偏枯。

《医门法律·卷四·伤燥门·秋燥论》：肝主于筋，风气自甚，燥热加之，则液聚于胸膈，不荣于筋脉而筋燥，故劲强紧急而口噤，或瘛疭昏冒僵仆也。

（二）内因

内因致病有情志、饮食、劳逸的区别，但常常相互兼夹为病。痰饮与瘀血是常见的病理产物，与中风的发生密切相关。

1.情志

《素问·生气通天论》：阳气者，大怒则形气绝，而血菀于上，使人薄厥。

《金匮翼·卷二·血证·吐血》：气逆失血者，血从气逆，得之暴怒而厥也。

《三因极一病证方论·卷二·四气兼中证论》：更有七情内忤，亦能涎潮昏塞，手足弹曳，一如中风，不可例作六淫气治，其至夭枉。

《儒门事亲·卷三·九气感疾更相为治衍二十六》：怒气所至，为呕血，为飧泄，为煎厥，为薄厥，为阳厥，为胸满胁痛。

《医方集宜·卷之一·中风·病源》：神伤于思则内脱，意伤于忧愁则肢废，魂伤于悲哀则筋挛，魄伤于喜乐则皮枯，志伤于恐则腰脊难以俯仰，皆中风之候也。

2.劳逸

《素问·生气通天论》：阳气者，烦劳则张，精绝，辟积于夏，使人煎厥。

《华氏中藏经·卷上·风中有五生死论第十七》：手足不中者，言语謇涩者，房中而得之。

《云林医圣普渡慈航·卷之一·中风》：如中风因房劳者，名曰内风。因房劳过度，则真气暴亡，舌本欠柔，言不利也。精血一亏，即水竭而心火暴甚，肾水虚衰不能制之，则阴虚阳实而热气怫郁，心神昏冒，筋骨不用而卒倒无所知也。

3.素体

《素问玄机原病式·六气为病·火类·暴病暴死》：所谓肥人多中风者，盖人之肥瘦，由血气虚实使之然也……故血实气虚则肥，气实血虚则瘦，所以肥者能寒不能热，瘦者能热不能寒……或言肥人多中风由气虚，非也。所谓腠理致密，而多郁滞，气血难以通利，若阳热又甚而郁结，故卒中也。故肥人反劳者，由暴然亡液，损血过极故也。瘦人反中风者，由暴然阳热太甚，而郁结不通故也。

《古今医鉴·卷之二·中风·不治证》：肥人多有中风，以其形盛于外，而气歉于内也，肺为气出入之道，人胖者气必急，气急则肺邪盛，肺金克木，胆为肝之腑，故痰涎壅盛。

《尚论后篇·卷之二·真中各篇·论真中风大法》：中风病多见于富贵之人，而贫贱绝少。贫贱之人，非无房室也，以其劳苦奔走，身中之气时为蒸动，才有微风，便从汗解。而富贵之人，身既安逸，内风已炽，尚图乘风纳凉，沐泉饮水，以解其热，致阳气愈遏不舒，加以浓酒厚味之热，挟郁阳而为顽痰阻塞经络，一旦卒然而中，漫不知病所由来。

《济众新编·卷之一·风·中风虚证》：中风，年逾五旬，气衰之际多有之，壮年肥盛者亦有之，是形盛气衰然也。

《林氏活人录汇编·卷一·中风门》：大凡体肥，则肉浮于气，加之斫丧，则真气不足以维持，平日语言气短，行动喘急，一遇劳烦过度，空火陡发，精散神离，暴脱而死。若贫贱辛苦之人，形弱气充，心劳欲寡，力作不宁，何暇酒色？故其血脉流通，机关便利，中者自少。古时天地之气运醇厚，人禀充足，必待衰朽而中。今则天地之元气凋漓，人禀薄劣，加之情欲过伤，身心失调，故少年亦多中也。

4. 饮食

《素问·通评虚实论》：凡治消瘅仆击，偏枯痿厥，气满发逆，甘肥贵人，则高粱之疾也。

《黄帝内经素问注证发微·通评虚实论第二十八》：肥贵人用膏粱之品，肥者令人热中，甘者令人中满，故凡为消瘅、为仆击、为偏枯、为痿、为厥、为气满、为发逆等症，由之而生也。

《卫生宝鉴·卷四·名方类集·饮伤脾胃论》：若醉饱入房，气聚脾中不得散，酒气与谷气相搏，热盛于中。故热遍于身，内热而溺赤，名曰热厥。凡治消瘅、仆击、偏枯、痿厥、气满、发逆，皆肥贵人膏粱之疾也。

5. 痰饮

《三因极一病证方论·卷二·四气兼中证论》：素蓄痰涎，随气上厥，使人眩晕，昏不知人，半身不遂，口眼㖞斜，手足瘫曳。

《丹溪心法·卷一·中风一》：中风大率主血虚有痰，治痰为先，次养血行血。

《金匮翼·卷二·痰饮·痰饮统论》：其为病也，惊痰则成心痛癫疾；热痰则成烦躁懊憹，头风烂眼；风痰则成瘫痪，大风眩晕，暗风闷乱；饮痰成胁痛，四肢不举，每日呕吐；食痰成疟痢，口臭痞气；暑痰头昏眩晕，黄疸头疼；冷痰骨痹，四肢不举，气刺痛；酒痰饮酒不消，但得酒次日又吐；脾虚生痰，食不美，反胃呕吐；气痰攻注，走刺不定。

6. 瘀血

（1）经络瘀血

《丹溪心法·卷一·中风一》：半身不遂，大率多痰，在左属死血瘀血，在右属痰有热，并气虚。

（2）脑腑瘀血

《中风斠诠·卷第三·古方平议·第九节·通络之方》：内风暴仆，而忽然肢体不遂，经络掣痛，皆气血上菀，脑神经忽然不用之病。此非通经宣络、活血疏风之药所可妄治者。古人不知此理，每于暴病之初，治其肢节，则走窜行经，反以扰动其气火，更以激之上升，必有大害而无小效。

（三）五运六气

五运六气是中医药理论的重要组成部分，体现了古代医家天人合一的思想。中风与气候变化密切相关，深入了解全年的气候变化规律对中风的防治有重要的指导意义。

《医衡·卷之一·统论·运气说》：观岁气之流行，即安危之关系。或疫气遍行，而一方皆病风温；或清寒伤脏，则一时皆犯泻痢；或痘症盛行，而多凶多吉，期各不同；或疗毒遍生，而是阴是阳，每从其类；或气急咳嗽，一乡并与；或筋骨疼痛，人皆道苦；或时下多有中风；或前此盛行痰火。诸如此者，以众人而患同病，谓非运气之使然与？

1. 五运主病

（1）木郁之发

《素问·元正纪大论》：木郁之发，太虚埃昏，云物以扰，大风乃至，屋发折木，木有变。故民病胃脘当心而痛，上支两胁，膈咽不通，食饮不下，甚则耳鸣眩转，目不识人，善暴僵仆。

《天元玉册·卷二十八·求六气升降法》：木被金伏之，即清生风少，肃杀于春，霜露复降，草木乃萎。民病瘟疫，早发咽干，胁肠肢痛。久而伏郁，大风摧拉折残。民病卒中，偏痹，手足不仁。

（2）土郁之发

《素问·本病论》：是故子午之岁，太阴升天，主室天冲，胜之不前。又或遇壬子，木运先天而至者，中木运抑之也。升天不前，即风埃四起，时举埃昏，雨湿不化。民病风厥涎潮，偏痹不遂，胀满。久而伏郁，即黄埃化疫也，民病夭亡，脸肢腑黄疸满闭，湿令弗布，雨化乃微。

2. 六气主病

《天元玉册·卷一·八司六气主客相胜法》：厥阴司天，客胜，（木入天内室也）即大风摧拉，太虚埃昏，风胜地动。民病耳鸣，掉眩，甚即偏痹不遂。主胜，（木入天任室也）即燥气至，清化且作，白埃四起，草木凋落，杀霜降于春，肃杀作。民病胸胁胁痛，舌难言，失音语涩，大便能通。

《儒门事亲·卷十·撮要图》：大寒子上初之气，初之气为病，多发咳嗽、风痰、风厥、涎潮痹塞、口喝、半身不遂、失音、风癫、风中妇人、胸中留饮、两脐腹微痛、呕逆恶心、眩晕惊悸、狂惕、心风、搐搦、颤掉。

二、病机

外风立论是唐宋以前的主要病机观。风为百病之长，正气亏虚则风邪容易侵袭机体，因此医家对于中风病机的认识基本以内虚外中为主。

（一）外风立论

1. 内虚邪中

《素问·生气通天论》：汗出偏沮，使人偏枯。

《灵枢·刺节真邪》：虚邪偏客于身半，其入深，内居荣卫，荣卫稍衰，则真气去，邪气独留，发为偏枯。其邪气浅者，脉偏痛。

《金匮要略·卷上·中风历节病脉证并治第五》：

寸口脉浮而紧，紧则为寒，浮则为虚，寒虚相抟，邪在皮肤。浮者血虚，络脉空虚，贼邪不泻，或左或右，邪气反缓，正气即急，正气引邪，喎僻不遂。

寸口脉迟而缓，迟则为寒，缓则为虚。营缓则为亡血，卫缓则为中风。

《圣济总录·卷第六·诸风门·卒中风》：《内经》谓邪风之至，疾如风雨。言邪之迅速如此。卒中风之人，由阴阳不调，腑脏久虚，气血衰弱，荣卫乏竭，故风之毒邪，尤易乘间，致仆倒闷乱，语言謇涩，痰涎壅塞，肢体瘫痪，不识人事者，此其证也。

《仁斋直指方·卷三·诸风·风论》：气血痰水，受病于内者；风寒暑湿，致寇于外者也。人之一身，血气既虚，阴阳不守。饮食居处，嗜欲无节，冲风卧地，调护不加，于是经络空疏，腠理开彻，风邪乘其虚而入之，中风诸风皆是物耳。风之为病，善行数变，其中人也卒，其眩人也晕，激人之涎浮，昏人之神乱。挟热则瘫惰缓弛，挟寒则急痛拘挛。

《素问经注节解·生气通天论篇》：阳气盛，则汗出通身，阳虚，则气不周流，而汗出一偏矣。气阻一边，故云偏沮，是名偏枯，今之半身不遂等证是也。

中风

2. 三虚偏中

《灵枢·九宫八风》：此八风皆从其虚之乡来，乃能病人。三虚相抟，则为暴病卒死。两实一虚，病则为淋露寒热。犯其雨湿之地，则为痿。故圣人避风如避矢石焉。其有三虚而偏中于邪风，则为击仆偏枯矣。

《针灸甲乙经·卷之六·八正八虚八风大论第一》：贼风邪气之中人也，不得以时，然必因其开也，其入深，其内亟也疾，其病人也卒暴；因其闭也，其入浅以留，其病人也徐以迟。问曰：其有寒温和适，腠理不开，然有卒病者，其故何也？对曰：人虽平居，其腠理开闭缓急，固常有时也。夫人与天地相参，与日月相应。故月满则海水西盛，人血气积，肌肉充，皮肤致，毛发坚，腠理郄，烟垢着。当是之时，虽遇贼风，其入浅，亦不深。到其月郭空，则海水东盛，人血气虚，其卫气去，形独居，肌肉减，皮肤缓，腠理开，毛发薄，膲垢泽。当是之时，遇贼风，其入深，其病人卒暴。问曰：人有卒然暴死者，何邪使然？对曰：得三虚者其死疾；得三实者邪不能伤也。乘年之衰，逢月之空，失时之和，人气乏少，因为贼风邪气所伤，是谓三虚。故论不知三虚，工反为粗。若逢年之盛，遇月之满，得时之和，虽有贼风邪气，不能伤也。

3. 暴风卒中

《圣济总录·卷第六·诸风门·急风》：急风中人，乃毒厉之气，非天地阴阳橐籥之常也。其症筋脉紧急，身背强直，面黑鼻干，口噤不语。须臾风入五脏，与青气相引，则通身壮热，汗出如油，直视唇青，痰涎结聚，咽嗌壅塞，如拽锯声。诊两手脉，阴阳俱细缓者生，或沉、微浮，数者难治。

4. 经络感邪

《太平圣惠方·卷第十九·治中风口面㖞斜诸方》：夫风邪入于足阳明、手太阳之经，遇寒则筋急引颊，故使口面㖞僻，言语不正，而目不能卒视。诊其脉，浮而迟者可治。《养生方》云：夜卧当耳，勿得有窍风入耳中，多令口㖞也。

《太平圣惠方·卷第十九·治中风口噤不开诸方》：夫中风口噤者，为诸阳经筋，皆在于头。三阳之筋，并结入额两颊，夹于口也。诸阳为风寒所客，则筋急，故口噤不开也。

《太平圣惠方·卷第十九·治中风不得语诸方》：夫中风不得语者，由心脾受于风邪故也。脾脉络于胃，夹咽连舌根，散于舌下。心之别脉，系于舌本。今二经俱为风毒所搏，故令舌强不得语也。

《医方类聚·第十四卷·诸风门》：四肢拘挛者，以风冷之气，入于肝脏，使诸筋挛急，屈而不能伸也。风柔者，以风热之气，入于肝脏，使诸筋弛张，缓而不可收也。故经云：寒则挛急，热则弛张。风颤者，风邪入于肝脏经络，上气不守正位，故使头招摇而手足颤掉也。

《一见能医·卷之五·病因赋上·卒中风因有四端治分三法》：《内经》又云：风之所中，其气必虚。夫中身之前者，足阳明胃经之虚也。中身之后者，足太阳膀胱经之虚也。中身之侧者，足少阳胆经之虚也。

5. 脏腑感邪

《华氏中藏经·卷上·风中有五生死论第十七》：心脾俱中风，则舌强不能言也；肝肾俱中风，则手足不遂也。

《医方类聚·第十四卷·诸风门》：风癔者，以心肺膈闭不能言，但噫噫作声，盖肺气入心则能言，邪中心肺，涎潮昏塞，故使然也。腲腿风者，半身不遂，失音不语，临事不前，亦偏中于心肺经所致也。

《苍生司命·卷一·中风证》：五脏虽皆有风，而犯肝经为多。盖肝主筋属木，风易入之，肝受风则筋缓不荣，所以有㖞斜、不遂、瘫痪、舌强等症。

6. 经络脏腑，邪渐深入

《素问·风论》：风中五脏六腑之俞，亦为脏腑之风，各入其门户所中，则为偏风。

《素问·调经论》：帝曰：风雨之伤人奈何？岐伯曰：风雨之伤人也，先客于皮肤，传入于孙脉，孙脉满则传入于络脉，络脉满则输于大经脉，血气与邪并客于分腠之间，其脉坚大，故曰实。

《灵枢·邪气脏腑病形》：黄帝曰：此故伤其脏乎？岐伯答曰：身之中于风也，不必动脏，故邪入于阴经，则其脏气实，邪气入而不能客，故还之于腑。故中阳则溜于经，中阴则溜于腑。

《金匮要略·卷上·中风历节病脉证并治第五》：邪在于络，肌肤不仁；邪在于经，即重不胜；邪入于腑，即不识人；邪入于脏，舌即难言，口吐涎。

《医门法律·卷三·中风门》：岐伯谓各入其门户所中，则为偏风。仲景谓风之为病，当半身不遂，或但臂不举者，此为痹，脉微而数，中风使然。门户指入络、入经、入腑、入脏而言也。经言百病之生，必先于皮毛，邪中之，则腠理开，开则邪入，客于络脉，留而不去，传入于经，留而不去，传入于腑，廪于肠胃，此则风之中人，以渐而深，其人之门户未至洞开，又不若急虚卒中，入脏之骤也。仲景会其意，故以臂不举为痹，叙于半身不遂之下，谓风从上入，臂先受之，所入犹浅也。世传大拇一指独麻者，三年内定中风，则又其浅者矣。然风之中人，必从荣卫而入，风入荣卫，则荣脉改微，卫脉改数，引脉以见其人，必血舍空虚而气分热炽，风之由来，匪朝伊夕也。

《医书汇参辑成·卷八·中风》：脏腑有俞，俞皆在背，中风多从俞入，其受病重，非若伤寒之轻也。

7. 伏风稽留，再感外风

《医级·杂病卷三·中风》：风先留舍内伏，最易招风。经曰：诸阳之会，皆在于面。邪之中人，方乘虚时。中于面，则下阳明；中于项，则下太阳；中于颊，则下少阳。凡邪之中，其浅者，皆从皮肤毛发入，留而不去，传舍于脉，复留而不去，渐次于经俞伏冲之间，后及肠胃五脏，或舍于肠胃之外，着于募原，息而成积。故病虽入浅，而留连不已，其传日深。但邪既内伏，则最易感邪，有似招而致之者，此内外之气，感通使然。故中风之候，每多伏风所召。

《证治针经·卷一·中风》：风先留舍内伏，最易招风（邪既内伏，则最易感邪，故中风之候，每多伏风所召），病多麻痹不仁，宜防卒中。

（二）内风立论

金元时期，部分医家对中风病因病机提出了不同的认识，突出内因在中风发病过程中的重要性，火热生风、本气自病、痰热生风等观点对中风的辨治产生重要影响。

1. 阴阳病机

（1）烦劳阳气，辟积煎厥

《素问·生气通天论》：阳气者，烦劳则张，精绝，辟积于夏，使人煎厥。目盲不可以视，耳闭不可以听，溃溃乎若坏都，汩汩乎不可止。

《古今医鉴·卷之一·病机·病机抄略》：气热烦劳，令人煎厥。

（2）阴亏阳损，阳气暴脱

《景岳全书·卷之十一·从集·杂证谟·非风·论气虚》：凡非风卒倒等证，无非气脱而然。何也？盖人之生死，全由乎气，气聚则生，气散则死。凡病此者，多以素不能慎，或七情内伤，或酒色过度，先伤五脏之真阴，此致病之本也。再或内外劳伤，复有所触，以损一时之元气，或以年力衰迈，气血将离，则积损为颓，此发病之因也。盖其阴亏于前而阳损于后，阴陷于下而阳乏于上，以致阴阳相失，精气不交，所以忽尔昏愦，卒然仆倒，此非阳气暴脱之候乎？故其为病而忽为汗出者，营卫之气脱也；或为遗溺者，命门之气脱也；或口开不合者，阳明经气之脱也；或口角流涎者，太阴脏气之脱也；或四肢瘫软者，肝脾之气败也；或昏倦无知、语言不出者，神败于心，精败于肾也。凡此皆冲任气脱，形神俱败而然，故必于中年之后，乃有此证。

（3）阳遏于中，痰盛风炽

《尚论后篇·卷之二·真中各篇·论真中风大法》：盍观平人饮醇食煿，积至无算，全不见其热者，阳气有权，默为运出耳。阳气遏郁无权，势必转蒸饮食之物为痰，痰与风相结，追发之时，其体盛之人，病反加重，盖体盛则阳多，阳多则风与痰俱多也。孰知其风为本，而痰为标耶！孰知其阳气为本，而风痰为标？风痰为标，可汗可吐，而或者见其昏迷舌謇，以为邪入心脏，用牛黄清心之类，驱风散痰，致阳气愈遏，而成不治甚多。夫阳遏在内之人，脏腑有如火烁，平素喜生冷，临病又投金石，覆辙相寻，明哲罔悟，亦独何耶？阳气为本，势必绝欲，而不更扰其阳，病根始拔。然而阳气素动，习惯渐近自然，多不乐于安养。风痰才得少息，往往思及欲事，略一举动，复从本及末，蔓而难图矣。古今无人深论及此，惟善保生者，见体中痰多风炽，无俟病发，预为绝欲可矣。甚哉！

2. 虚实病机

（1）正气虚衰，本气自病

《医学发明·中风有三》：《内经》曰：人之气，以天地之疾风名之。故中风者，非外来风邪，乃本气病也。凡人年过四旬，气衰者多有此疾，壮岁之际无有也，若肥盛则间有之，亦形盛气衰如此，治法和脏腑通经络，便是治风。

《玉机微义·卷之一·中风门·论风非外来乃本气病》：此云本气自病，乃与刘河间论内热所生相合。但彼云热，而此云虚，虚之与热，并行而不相悖也。

《医宗摘要·卷一·元气亏损中风昏晕等证》：《难经》曰：邪在气，气为是动；邪在血，血为所生病。经云：阳之气，以天地之疾风名之。此风非外来风邪，乃本气病也。故诸方多言皆由气体虚弱，荣卫失调，或七情过度，以致真气耗散，腠理不密，邪气乘虚而入，忽焉中仆。

（2）肾气虚损，气厥不至

《素问·脉解》：所谓入中为喑者，阳盛已衰，故为喑也。内夺而厥，则为喑痱，此肾虚也，少阴不至者，厥也。

《增补内经拾遗方论·卷之二·喑痱第三十二　主肾虚》：夫内，肾内；夺，精夺；厥，气逆也。口哑曰喑，足废曰痱。若人肾实，何喑痱之有？今也内夺其精，而其气厥逆，则肾虚矣。肾气既虚，则在上而口不能言，以肾脉挟舌本也；在下而足不能行，以肾脉循阴股也。

《杂证大小合参·卷八·方脉中风合参》：肾者藏精，主下焦地气之生育，故冲、任二脉系焉。二脉同肾之大络，起于胞中，其冲脉因称胞络，为十二经脉之海，遂名海焉。冲脉之上行者，渗诸阳，灌诸经；下行者，渗三阴，灌诸络而温肌肉，别络结于跗。因肾虚而胞络内络不通于上，则肾脉循喉咙挟舌本，故不能言。二络不通于下，则痱厥也。

（3）肾气衰微，上盛下虚

《医贯·卷之二·主客辨疑·中风论》：经曰：根于中者，命曰神机，神去则机息；根于外者，名曰气立，气止则化绝。今人纵情嗜欲，以致肾气虚衰，根先绝矣。一或内伤劳役，或六淫七情，少有所触，皆能卒中。此阴虚阳暴绝也，须以参、附大剂峻补其阳，继以地黄丸、十补丸之类，填实真阴。又有心火暴甚，肾水虚衰，又兼之五志过极，以致心神昏闷，卒倒无知，其手足牵掣，口眼㖞斜，乃水不能荣筋，筋急而纵也。俗云风者，乃风淫末疾之假象。风自火出也，须以河间地黄饮子峻补其阴，继以人参、麦门冬、五味之类滋其化源。此根阳根阴之至论也。若夫所谓痰者，凡人将死之时必有痰，何独中风为然？要之痰从何处来？痰者，水也，其原出于肾。张仲景曰：气虚痰泛，以肾气丸补而逐之。观此凡治中风者，既以前法治其根本，则痰者不治而自去矣。若初时痰涎壅盛，汤药不入，少用稀涎散之类，使咽喉疏通，能进汤液即止。若必欲尽攻其痰，顷刻立毙矣。

（4）命门水衰，风从火出

《保命歌括·卷之一·中风》：按《内经》曰：人年四十则肾气始衰，发斑[①]、面槁，加以纵欲，则不待四十而肾衰也。肾水既衰，火寡于畏，故风病生焉。

《医宗己任编·卷三·四明心法（下）·中风》：类中风者，其风自内出。（景岳故以匪风名之。东庄云：小儿慢惊、慢脾皆此义，但治法不同耳）七情纵恣，六淫外侵，真阴不守，久之水衰火盛，风从火出，离其故宫，飞扬飘逐，卒然仆倒。故其人两肾腰胯间及脐下，必冰冷如铁，盖别病必他脏先病，缓缓穷到肾经。（五脏相伤，穷必及肾也。然由肾经先病以及他脏者亦多）惟中风竟是肾经与命门无形之水火自病，故一病竟绝也。当其发病之际，必有一股虚气，从两肾中间，上夹脊，穿昆仑，过泥丸，直到命门，命门为三阴三阳聚处，此股气一冲，三阴三阳之气，亦突然而散，遂外不省人事，而在内脏腑之气，亦随之而去，脏腑之气既去，而手撒眼合（亦有开而直视者），遗尿，声齁口开等症，又相随而来矣。此命门即《素问》至阴之根，结于命门，乃两肾之上下左右各相去一寸，其中间便是，丹家之元神也。（命门之义，景岳《类经·三焦辨》并吕批《邯郸形景图》最详）此股虚气，是即所谓无形之火也。缘无形之水虚不能守，遂化作冷风，腾空而去。

（5）内伤精气，三邪易发

《王旭高临证医案·卷二·中风门》：中风一证，昔河间言火，东垣言气，丹溪言痰，各持其说。以余观之，要不外阴精阳气，不能转输布化，或痰或火或气得以乘间窃发，阻其窍隧经络，致无故昏仆，或口噤语謇，手足偏废，虽有脏腑经络之分，总是本虚标实。惟本虚故容易受邪，而风也，火也，痰也，虽名外邪，其实风即逆气所化，痰即饮食所生，火亦阳气偏盛，乃化良民为盗贼耳。《内经》曰：人年四十而阴气自半。阴气者，乃五脏之精气也。精气暗亏，三邪易发，故病者每在四十以后，少壮者鲜焉。王清任《医林改错》谓全属虚证，治以大剂黄芪，虽属偏见，不为无因。而细想病情，若非真脏大虚，安有如是卒暴！与外感伤风、中风，岂可同年而语！彼则贼自外来，此则衅由内起。古人以小续命加减治一切中风，余每疑焉。盖以辛温发散之方，而治内伤精气之病。

---

① 斑：原文作"班"，据文义改。

《林氏活人录汇编·卷一·中风门·中脏》：或问：前论中风，不因外感，多由内发，辩之详矣。但人必从精气亏损，血脉枯槁，形神衰惫，方知为虚。如何未中之前绝无虚证外现，起居饮食、言语酬酢如常，形体丰厚、面色红润无异，卒然一中而毙者，其故何居？答曰：经云：出入废则神机化灭，升降息则气主孤危。又云：一息不运则机缄穷，一毫不续则霄壤判。须知人命无根，悬于一息，可不慎欤？五脏者，藏精神而不泄者也，有所藏便有生生不息之机，为性命之本。今人自恃形体丰硕，精神充足，恣意斫削，不为樽节，而真气日亏，年逾半百，气血便衰，脏腑不虚而虚，甚有虚火焕发，神彩外驰，不惟不自觉其虚，而反信为有余。日以空虚之体，当七情六欲、八风六气之冲，陡然触发，则诸气逆上而化火，诸火亢极而化风，诸液结聚而为痰，诸水潮涌而为涎。斯时也，有升无降，有出无入，一如疾风暴雷、龙腾水涌之势，元气孤危，无以主持，遂至面赤如妆，痰喘如锯，小便自遗，六脉搏大如涌泉沸釜，少顷汗出如油，一息不续而死。

3. 寒热病机

（1）火自内生，郁结化风

《素问玄机原病式·六气为病·火类·暴病暴死》：所谓肥人多中风者，盖人之肥瘦，由血气虚实使之然也。气为阳而主轻微，血为阴而主形体。故西方金、北方水，为阴而刚也；东方木、南方火，为阳而柔也。故血实气虚则肥，气实血虚则瘦，所以肥者能寒不能热，瘦者能热不能寒。由寒则伤血，热则伤气，损其不足，则阴阳愈偏，故不能也。损其有余者，平调是故能之矣。故瘦者腠理疏通，而多汗泄，血液衰少，而为燥热，故多为劳嗽之疾也。俗以为卒暴病甚，而为热劳，徐久病微，而为冷劳者，是以迟缓为言，而病非冷也，识其证候，为热明矣，但热有微甚而已。或言肥人多中风由气虚，非也。所谓腠理致密，而多郁滞，气血难以通利，若阳热又甚而郁结，故卒中也。故肥人反劳者，由暴然亡液，损血过极故也。瘦人反中风者，由暴然阳热太甚，而郁结不通故也。

《医方集宜·卷之一·中风·形证》：戴云：今人有患暴病，卒然仆倒，昏晕涎潮，痰鸣拽锯，证类中风，多致不救。此非外受风邪之中也。由于人之不谨调护，素以肥甘悦其口，而热郁内生；妄以色欲无度，而肾水衰亏；适因怒动肝火，火寡于畏，得以上升，是水无以降其火也。火载其痰，胶住喉膈，遂致不救，而为病之暴也。

《古今医统大全·卷之八·中风门·病机·风本于热》：痰涎由热甚则水化挟火而生。偏枯者，由经络一侧不得通，左右痹而成瘫痪也。口噤筋急者，由风热太甚，以胜水湿，又津液滞于胸膈以为痰涎，则筋太燥，然燥金主收敛劲切故也。或筋反缓者，乃燥之甚，血液衰少也。诸筋挛易愈，诸筋痿难复。此皆燥之微甚也。

《医级·杂病卷三·火中》：窃闻阴虚生火，火动生风，热极则生风。风自火出，症[1]似因风而全由火逆；火从虚现，病虽如感而实则因虚。故将息失宜，则五志过极而心主自焚；惟偏实偏

---

[1]　症：原文"症""证"二字混用，以下表证候之意者，统一为"证"。

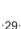

虚，致阳亢阴消而神昏卒倒。微者，气上复下，火降自苏；重者，阴亏已极，阳亦散亡。搐搦瘫痪，热伤经脉纵弛；昏喋仆嘶，火烁元精暴绝。

（2）风热怫郁，热盛生风

《校正素问精要宣明论方·卷第二·风论》：夫风热怫郁，风大生于热，以热为本，而风为标，风言风者，即风热病也。气壅滞，筋脉拘倦，肢体焦痿，头目昏眩，腰脊强痛，耳鸣鼻塞，口苦舌干，咽嗌不利，胸膈痞闷，咳呕喘满，涕唾稠黏，肠胃燥热涩，便溺淋闭……或肾水真阴衰虚，心火邪热暴甚而僵仆；或卒中久不语；或一切暴喑而不语，语不出声；或暗风痫者；或洗头风，或破伤，或中风，诸潮搐，并小儿诸疳积热；惊风积热，伤寒疫疠不能辨者……或热极生风，而风热燥郁，舌强口喋，筋惕肉瞤，一切风热燥证。

4. 脏腑病机

（1）心火暴甚，水不制火

《素问玄机原病式·六气为病·火类·暴病暴死》：斯由平日衣服饮食，安处动止，精魂神志，性情好恶，不循其宜，而失其常，久则气变相为兴衰而为病也。或心火暴甚，而肾水衰弱，不能制之，热气怫郁，心神昏冒，则筋骨不用，卒倒而无所知，是为僵仆也。甚则水化制火，热甚而生涎。至极则死，微则发过如故，至微者，但眩瞑而已。俗云暗风，由火甚制金不能平木，故风木自甚也。

凡人风病，多因热甚，而风燥者，为其兼化，以热为其主也。俗云风者，言末而忘其本也。所以中风瘫痪者，非谓肝木之风实甚，而卒中之也。亦非外中于风尔。由乎将息失宜，而心火暴甚，肾水虚衰，不能制之，则阴虚阳实，而热气怫郁，心神昏冒，筋骨不用，而卒倒无所知也。多因喜、怒、思、悲、恐之五志，有所过极，而卒中者，由五志过极，皆为热甚故也。若微则但僵仆，气血流通，筋脉不挛，缓者发过如故。或热气太甚，郁结壅滞，气血不能宣通，阴气暴绝，则阳气后竭而死。俗谓中，不过尔。或即不死而偏枯者，由经络左右双行，而热甚郁结，气血不得宣通，郁极乃发，若一侧得通，则痞者痹，而瘫痪也。其人已有怫热郁滞，而气血偏行，微甚不等，故经言：汗出偏沮，令人偏枯。然汗偏不出者，由怫热郁结，气血壅滞故也。人卒中则气血不通，而偏枯也。

（2）脾肾虚损，肝木失养

《医学纂要·元集·中风伤寒·中风门·风病本于脾肾之虚》：张景岳曰：非风等证，其病为强直掉眩之类，皆肝邪风木之化也，其为四肢不用，痰涎壅盛者，皆胃败脾虚之候也。然肝邪之见，本由脾肾之虚。使脾胃不虚，则肝木虽强，必无乘脾之患；使肾水不虚，则肝木得养，又何有强直之虞？故凡治卒倒昏沉等证，若无痰气阻塞，必须以大剂参附峻补脾肾元阳，以先其急，随用地黄、当归、枸杞之类，填补真阴，以培其本。

《家藏蒙筌·卷三·中风门·肝无补法辨》：肝无补法一语，因前贤未能明明指出所以然之理，以故从古至今相传，俱以伐肝平肝为事。殊不知厥阴肝为风木之脏，木能生火，体阴用阳，其性刚，主动主升，必借肾水以滋之，肺金以肃之，脾土以培之。庶刚劲之体转为中和之象，而条达畅茂之机遂，则自无病矣。况肝藏血，人卧则血归于肝，是肝之所赖以养者，血也。不观陈临川有云：医风先医血，血旺风自灭。盖谓肝邪之来，由于肝血之虚，血虚则燥气乘之，而木从金化，风即生矣。且中风一证，多有肝肾二经亏损，何也？夫肝主筋，肝藏血；肾主骨，肾藏精。人之精血亏损，不能滋养百骸，故手足拘挛、痿痹不仁等症作矣。兹若不辨明，仅以伐肝为事，愈疏愈虚，害有不可胜言者。又不观经曰：目得血而能视，手得血而能握，足得血而能履。

（3）水不涵木，肝阳化风

《临证指南医案·卷一·中风》：今叶氏发明内风，乃身中阳气之变动，肝为风脏，因精血衰耗，水不涵木，木少滋荣，故肝阳偏亢，内风时起。

《医学刍言·第七章·中风·治法》：中风一证，多系肝风上逆，卒然昏仆，口㖞流涎，手足不遂。

（4）脑气过用，肝风为政

《中西汇通医经精义·下卷·诸病所属》：肝为风脏，凡风病皆属于肝。诸风谓中风、伤风、惊风、疬风之类，所赅之证多矣。掉谓转动，凡卒倒、痉痫、抽掣、摇战之类皆是。肝主筋，此皆筋之为病也。眩是昏晕，凡昏花妄见，头目旋转，皆是肝开窍于目，故有此病也。西医谓目眩惑昏花，痉痫抽掣，皆脑髓筋为病，谓目系通脑，故昏眩。脑气用力太过，则肉缩伸抽掣。究问脑气何故病此，则西医茫然。岂知肝脉通于脑，开窍于目，而主筋，凡西医所谓脑气，皆肝脉所司，而脉筋所以致病，则又肝风为政也。故凡掉眩皆属于风，而诸风为病总属之肝。

5.气血津液病机

（1）大怒气逆，血菀薄厥

《素问·生气通天论》：阳气者，大怒则形气绝，而血菀于上，使人薄厥。

《古今医鉴·卷之一·病机·病机抄略》：气逆太甚，使人薄厥。

（2）内气暴薄，气机逆乱

《素问·通评虚实论》：凡治消瘅仆击，偏枯痿厥，气满发逆，甘肥贵人，则高梁之疾也。隔塞闭绝，上下不通，则暴忧之病也。暴厥而聋，偏塞闭不通，内气暴薄也。不从内外中风之病，故瘦留着也。跖跛，寒风湿之病也。

《灵枢·五乱》：黄帝曰：何谓逆而乱？岐伯曰：清气在阴，浊气在阳，营气顺脉，卫气逆行，清浊相干，乱于胸中，是谓大悗。故气乱于心，则烦心密嘿，俯首静伏；乱于肺，则俯仰喘喝，接手以呼；乱于肠胃，则为霍乱；乱于臂胫，则为四厥；乱于头，则为厥逆，头重眩仆。

《黄帝内经素问注证发微·通评虚实论第二十八》：人暴时有忧者，气闭塞而不行，故凡为隔塞、为闭绝、为上下不通等证，所由生也；人有内气，暴时上迫，故凡为暴时而厥、为聋，为前后一偏而塞，为前后俱闭不通等证，由之而生也。然此皆从内而生，又有外中于风，热极肉消，筋脉不利，故有为瘦、为留着之病也。其有寒、有风、有湿者，则又为跖为跛之病也。

（3）郁痰化热，痰热生风

《丹溪心法·卷一·中风一》：《内经》以下皆谓外中风邪，然地有南北之殊，不可一途而论。

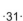

惟刘守真作将息失宜，水不能制火，极是。由今言之，西北二方，亦有真为风所中者，但极少尔。东南之人，多是湿土生痰，痰生热，热生风也。

《医学六要·四诊法·一卷·形诊》：肥人多中风，以形厚气虚，难以周流，而多郁滞生痰，痰生火，故多暴厥也。

（4）积损生痰，壅塞气隧

《景岳全书·卷之十一·从集·杂证谟·非风·论痰之本》：凡非风之多痰者，悉由中虚而然。夫痰即水也，其本在肾，其标在脾。在肾者，以水不归原，水泛为痰也；在脾者，以食饮不化，土不制水也。不观之强壮之人，任其多饮多食，则随食随化，未见其为痰也。惟是不能食者，反能生痰，此以脾虚不能化食，而食即为痰也。故凡病虚劳者，其痰必多，而痰至垂危，其痰益甚，正以脾气愈虚，则全不能化，而水液尽为痰也。然则痰之与病，病由痰乎，痰由病乎，岂非痰必由于虚乎？可见天下之实痰无几，而痰之宜伐者亦无几。故治痰者，必当温脾强肾以治痰之本，使根本渐充，则痰将不治而自去矣。

《王氏医存·卷九·肥人之痰由湿与积非火非风》：肥人痰多，由湿与积，非火也。其发颤者，气隧既狭，痰涎复壅，而卫气滞碍，非风也。其失跌者，乃痰涎灌引隧道，闭塞关节，初觉四肢无力，转侧不便，久则全身僵重，伸屈亦难，一旦勉强动作，偶然失足，则周身气血奔驰于狭隧之中，壅淤于痰涎之内，遂致五官喝斜，四体动摇。其脾困于湿者，肉栗舌强，身不能动，因系湿痰，非火、非风，故不疼不麻也。

（5）元气亏损，气虚血瘀

《医林改错·卷下·半身不遂论叙·半身不遂本源》：或曰：君言半身不遂，亏损元气是其本源，何以亏至五成方病，愿闻其说。余曰：夫元气藏于气管之内，分布周身，左右各得其半。人行坐动转，全仗元气。若元气足，则有力；元气衰，则无力；元气绝，则死矣。若十分元气，亏二成，剩八成，每半身仍有四成，则无病。若亏五成，剩五成，每半身只剩二成半，此时虽未病半身不遂，已有气亏之证，因不疼不痒，人自不觉。若元气一亏，经络自然空虚，有空虚之隙，难免其气向一边归并，如右半身二成半，归并于左，则右半身无气；左半身二成半，归并于右，则左半身无气。无气则不能动，不能动，名曰半身不遂。不遂者，不遂人用也。如睡时气之归并，人不能知觉，不过是醒则不能翻身，惟睡醒时气之归并，自觉受病之半身，向不病之半身流动，比水流波浪之声尤甚，坐时归并，身必歪倒，行走时归并，半身无气，所以跌仆。人便云因跌仆得半身不遂，殊不知非因跌仆得半身不遂，实因气亏得半身不遂，以致跌仆。

《世补斋医书·文十六卷·卷十·文十·论补阳还五汤》：至其言人病之虚，防有瘀血，方故取用桃、红，此意未尝不是。

《医林类证集要·卷之十·老人门·治法》：老人中风，然气虚血涩尤为难疗。

（6）木旺生风，气血冲脑

《中风斠诠·卷第一·中风总论·第二节·论中风之病，汉唐治法皆是外因，金元辨证乃识内因》：近来西国医家，谓此卒然昏仆之病，乃血冲脑经，失其功用，在彼以剖验得之，据死于此病者脑中必有死血或积水，则血冲入脑，固无疑义。惟血在络中，何故而直上冲脑，则亦未闻有精确之发明，因而亦无捷效之治验。光绪中叶，蓬莱张伯龙著有《雪雅堂医案》，其论内风昏仆，谓是阴虚阳扰，水不涵肝，木旺生风而气升、火升、痰升，冲激脑经所致，是以顷刻瞀乱、神志迷蒙，或失知觉，或失运动，皆脑神经为之震动而失其功用之病。西医谓之血冲脑者，正与《素问·调经论》所谓"血之与气，并走于上，则为大厥"之旨吻合。颐谓亦即《生气通天论》所谓"血菀于上，使人薄厥"之意。其治法则惟以潜阳摄纳为主，镇定其上升之势，使血与气不走于上，则厥可定，而脑神经之功用可复，无论昏愦暴仆、痰壅气促、㖞斜不遂、瘫痪不仁、舌强不语、痿躄掣痛等症，卒然而起者，皆可卒然而安。

《医学衷中参西录·前三期合编第七卷·治内外中风方》：风名内中，言风自内生，非风自外来也。《内经》谓：诸风掉眩皆属于肝。盖肝为木脏，于卦为巽，巽原主风。且中寄相火，征之事实，木火炽盛，亦自有风。此因肝木失和，风自肝起。又加以肺气不降，肾气不摄，冲气、胃气又复上逆。于斯，脏腑之气化皆上升太过，而血之上注于脑者，亦因之太过，致充塞其血管而累及神经。其甚者，致令神经失其所司，至昏厥不省人事。西医名为脑充血证，诚由剖解实验而得也。

（三）内风外风并论

1. 荣卫失调，邪乘虚入

《医学正传·卷之一·中风·论》：曰卒中，曰暴仆，曰暴喑，曰蒙昧，曰㖞僻，曰瘫痪，曰不省人事，曰语言謇涩，曰痰涎壅盛，其为中风之候不过如此，无此候者非中风之病也。夫外候既若是之相伴，而病因又何其若彼之异耶？欲求归一之论终不可得，于是积年历试四方之病此者若干人，尽因风湿痰火挟虚而作，何尝见其有真中、类中二者之分哉。是以一旦豁然有所感悟，未知是否，请陈梗概，与明达者共议。夫中风之证，盖因先伤于内而后感于外之候也，但有标本轻重之不同耳。假如百病皆有因有证，因则为本，证则为标。古人论中风者，言其证也。三先生论中风者，言其因也。知乎此，则中风之候可得而详论矣。其所谓真中风邪者，未必不由气体虚弱，荣卫失调，然后感于外邪也。若非体虚所致，则西北二方风寒大盛之地，而中风者比比皆是，何暇为他证哉。其所谓因火、因气、因湿者，亦未必绝无外邪侵侮而作也。若无外邪侵侮，则因气、因火、因湿各自为他证，岂有㖞僻、瘫痪、暴仆、暴喑之候乎。经曰邪之所凑，其气必虚是也，岂可以一中风之证歧为二途哉。

《士林余业医学全书·卷四·六淫治法·中风》：中风之病，守真主火，东垣主气，丹溪主湿。要之，湿能生痰，亦由中气不运，痰能生风，亦因火而动，言虽殊，而意实同也。恒德老人尝折衷云：谓中风之证，先由气体虚弱，荣卫失调，或挟痰火湿，又感外邪，乃有此证。若无外邪侵侮，则因气、因火、因湿各自为他证，岂有此候乎？此论极正。

《百代医宗·卷之三·风论》：中风之疾，原因体虚，腠理疏漏，由是风邪乘之，非惟肝木风实，亦非外邪独胜之耳。河间曰：良由将息失宜，心火暴甚，肾水衰不能制之，则阴虚阳实，热气怫郁，心丧神失，而筋骨不为用，卒倒僵仆不知人事也。兼有喜、怒、思、悲、恐之五者，夫五志过极，元精虚弱，而卒中风疾者，所谓非外来风邪，概可明矣。有气虚血虚者，有痰盛者，有挟火与湿者，皆能作暴仆、暴喑、喝僻、瘫痪等症，其皆先伤于内，而后感于外邪也。外邪既有侵侮之果，未必绝无内伤者也。

《云林医圣普渡慈航·卷之一·中风》：夫风之证，气血痰水受病于内者也，风寒暑湿致寇于外者也。人之一身血气既虚，阴阳不守。饮食居处，嗜欲无节，冲风卧地，调护不加，于是经络空疏，腠理开彻，风邪乘其虚而入之。中风，诸风皆是物耳。风之为病，善行数变，其中人也卒，其眩人也晕，激人之涎浮，昏人之神乱。挟热则痿堕缓弛，挟寒则急痛拘挛。自其邪气之入人也，邪气反缓，正气反急，正气引邪，为喝僻，为窜视，为掣纵，为搐搦，为瘫痪，为反张。在于阳则皮肤缓，在于阴则腹里急。缓则四肢不能收，急则一身不能仰。皆随其邪气所至表里浅深而有证也。

《悬袖便方·卷之一·第一风门》：大风者，百病之长也。皆因元气不足，将息失宜，阴虚阳实，热气怫郁而风邪卒中于经络，心神昏冒不知人而卒倒者。有因体肥气虚而荒淫于酒色者，或膏粱厚味太过者，亦有喜、怒、悲、恐、思五志有所过极而卒中者，又有忿怒伤其气者。虽病情种种，而总归于内虚，其邪乘虚而入。

《中风与针灸·何谓中风》：风之中于人也，有由于痰热内盛，外卫偶疏，邪乘虚而入者，有由于体肥湿溢，腠理致密，气道壅塞，为邪所中者，有由于气虚风渐，肢体麻木，蔓延日久，忽焉暴发者，其内因虽各有不同，然其由于卫阳失固，邪从虚入者则一，轻则中经络，偏废弛重者，半身为之不遂，或口眼喝斜，肌肤为之不仁[①]，重则入于脏腑，神为之昏，舌为之强，口吐涎沫，语言难出而不识人矣。

《百代医宗·卷之一·类中风证江西浙江楚地南直四处地方总论》：犹有杂居无恙，忽然跌倒，醒后瘫痪，或瘫于左，或痪于右，此时也，外须无恙，殊不知中气已虚，郁气痰之三者客入，日久酿于气血之中，一有感焉，身既仆地，内而脏腑，外而筋骨，真气溢散，使平日所蕴湿痰郁气乘虚而搏扬周身，筋骨经络无不到也。吾身四肢运用，皆假真气真阴为之使也，今非真气真阴，皆邪气乘之，其四肢岂复为我用，即所以左右俱感，名之曰瘫痪。假若血虚而气实，其邪即中于左，左体废矣，为之瘫疾，如气虚而血实，其邪即中于右，右体废矣，为之痪疾，恙须一名而有二证，不可不分也。

《医学衷中参西录·前三期合编第七卷·治内外中风方》：中风之证，多因五内大虚，或禀赋素虚，或劳力劳神过度，风自经络袭入，直透膜原而达脏腑，令脏腑各失其职。或卒然昏倒，或言语謇涩，或溲便不利，或溲便不觉，或兼肢体痿废偏枯，此乃至险之证。中之轻者，犹可迟延岁月，中之重者，治不如法，危在翘足间也。

2. 风伤卫表，阳虚卫疏

《中风论·论轻重》：人身卫气，应于五神则为知觉，温于四体则为运动，原是左右齐应，

---

① 仁：原书缺字，据文义改。

两边合用，故能使耳目聪明，心思精详，手足便利。若风邪伤卫，有一处不相应，即有一边不为用，则知觉运动皆为之迟钝矣。所谓一马不行，百马休也。所以中风之后，往往多滞钝之病，虽平生极性急爽利之人，亦变而为迂柔宽缓。盖心欲前，而身不与之俱前，以志不能率气（卫气），气不能率形也，是以知觉多错乱迷忘，运动多艰难迟钝。此皆论病后邪风已衰，卫气未复原也。当夫初起之时，则全视邪风之微甚，以定病情之轻重。其邪风之甚者，昏不知人，即邪风之微者，亦昏不知人。其风中一边者，昏不知人，即风中小络者，亦昏不知人。以卫气卒为邪风所袭，不能自主也。一二日后，或七八日后，邪风少衰，卫气之已伤于左者，虽未能骤复，其未伤于右者，则必运动，而人事始渐清醒矣。再数日后，或一二月后，未伤之卫气必渐溉及已伤之卫气，于是偏枯者亦渐渐灵活矣。若治之得法，则未伤之卫气既可渐溉相助，而已伤之卫气又可逐日生发，如是则两边均平，而知觉运动依然复旧矣。其辨轻重之法，初起昏不知人，痰鸣气促，一日之后即能平静清醒，此受邪极微，病之最轻者也。或一二日后，始能平静清醒，此受邪略甚，病之稍重者也。或七八日后，或十余日后，始能平静清醒，此受邪较甚，病之重大者也。或仍不能平静清醒，而反息高鸣喘者，此受邪最重，直入于脏，正气尽去，病之不可救者也。

3. 火热生风，招致外风

《世补斋医书·文十六卷·卷八·文八·真中风论》：《金匮》之言中经、中腑、中脏者，则经所谓风气入通于肝，及所谓诸暴强直，皆属于风；诸风弦掉，皆属于肝。此则真中风也，善解此证莫如河间。河间谓此多由热甚兼燥，而热为主。心火暴甚，肾不能制，则阳实而热郁，甚则心神昏冒，卒倒无知，皆以热甚故也。此河间主火之说也。至东垣则以气言，气因火郁也。丹溪则以痰言，痰因火结也。二子者，虽一主气，一主痰，实皆主火，而亦皆为通论。盖人身无内风不招外风，无内火不起内风，风由于火，火又生风。风火交煽，风为标而火为本。苟得内火之降，则内风息。苟得内风之定，则外风除。然则欲去风于外者，安得不先去火于内耶？缪仲淳曰：休治风，休治燥，治得火时风燥了。知其要矣。

4. 肝风内动，内外感召

《养新堂医论读本·卷一·中风·中风统论》：中风之病，昔人有真、类之分，盖以贼风邪气所中者为真，痰火食气所发者为类也。以愚观之，人之为病，有外感之风，亦有内生之风。而天人之气，恒相感召；真邪之动，往往相因。故无论贼风邪气从外来者，必先有肝风为之内应，即痰火食气从内发者，亦必有肝风之始基。设无肝风，亦只为他病已耳，宁有卒倒、偏枯、喎僻、牵引等症哉？

5. 土湿阳衰，卒受风邪

《四圣心源·卷七·杂病解下·中风根原》：中风者，土湿阳衰，四肢失秉而外感风邪者也。四肢，诸阳之本，营卫之所起止，而追其根原，实秉气于脾胃。脾土左旋，水升而化血，胃土右转，火降而化气。血藏于肝，气统于肺，而行于经络，则曰营卫。四肢之轻健而柔和者，营卫之滋荣，而即脾胃之灌注也。

《四圣心源·卷七·杂病解下·中风根原》：中风之证，因于土湿，土湿之故，原于水寒。

寒水侮土，土败不能行气于四肢，一当七情内伤，八风外袭，则病中风。

《医学摘粹·杂证要法·表证类·中风》：中风之家，其人素有上湿木郁之病，上湿则脾弱，而气不能达四肢，手足或有时顽麻。木郁则肝虚，而血不能荣诸筋，肢节或有时枯硬。一旦卒受风邪，外而皮毛窍闭，内而经脏气郁，其脏腑湿盛者，必至痰壅心肺，故神迷言拙，则痴喑之病作矣。其经络燥盛者，必至火铄血脉，故筋挛肢拳，则瘫痪之病成矣。人必本气先伤，而后风邪得以中之。

评述

中医学对中风病发病机制的认识经历了漫长的发展过程。唐宋以前，外因致病的主张占据主流。金元以后，百家争鸣，内因致病逐渐成为主要观点。随着医家对中风病的研究逐渐深入，中风病发病过程中多种病理因素相互结合、转化的复杂性逐渐得到正视，从而跳出单一邪气致病的桎梏，逐步完善了中风病病因病机理论体系。

一、病因

古代医家对中风病的病因论述，可总结为以下三个方面：

（一）外因

梳理古籍，外因致病，风邪为主，寒、湿、燥亦可作祟。

唐宋以前，外风致中为中风发病的主流学说，"风之伤人也……或为偏枯"，（《素问》）为外风致病说的早期论述。部分医家亦有其他外邪导致中风发生的描述，如"瘫痪中风，皆因火热耗损血液，玄府闭塞，不能浸润，金受火郁，不能发声。肢痛软戾者，风热湿相致，而遂以偏枯、语音涩、手足不遂也。然中寒吐泻，亡液而成燥，亦以鲜矣。亦有寒湿相郁，荣卫不能开发贯注，多成偏枯"，（《校正素问精要宣明论方》）认为因火热或寒湿而成之"燥"象为中风发病的重要原因之一；"冬三月，太阳寒水用事，水旺则火受邪，金寡于畏，故……中风瘫痪，屈伸不便，厥逆等症作矣"，（《医便》）论述了冬季寒盛易发中风的原因；"湿证瘫痪，口眼㖞斜，半身不遂，舌强不正"，（《医林类证集要》）将中风诸象归为"湿证"。

（二）内因

内因在中风发病过程中的作用历来为诸家认同，金元之后，其重要性大大提高，逐渐成为中风病主要致病因素。情志过极、饮食失节、劳逸过度、痰饮瘀血、素体特质等因素均可使气机逆乱，导致中风病的发生。"更有七情内忤，亦能涎潮昏塞，手足軃曳，一如中风"，（《三因极一病证方论》）"中风大率主血虚有痰"，（《丹溪心法》）这些论述在现代中风病病因研究中仍有探讨价值。

（三）五运六气

早期中医学认为疾病的发生与天时风气密切相关。《素问·本病论》云："木运升天，金乃抑之，升而不前，即清生风少，肃杀于春，露霜复降，草木乃萎。民病温疫早发，咽嗌乃干，四肢满，肢节皆痛。久而化郁，即大风摧拉，折陨鸣紊。民病卒中偏痹，手足不仁。"描述了木运之年，气运受遏，致人生病的学术观点，五运六气学说是中医药理论的重要组成部分，体现了古代先贤"天人相应""天人合一"的思想，对现代中风病的防治具有积极的临床指导意义。

二、病机

中风的发病机制复杂，涉及众多的病理因素，历代医家论述颇多，大体可分为三个方面。

（一）外风立论

中风学说从古至今，风邪成为贯穿其中的主线。自《黄帝内经》时期就已提出外风致中的观点。《灵枢·九宫八风》云："其有三虚而偏中于邪风，则为击仆偏枯矣。"《金匮要略》则对内虚邪中进一步阐释："寸口脉浮而紧，紧则为寒，浮则为虚，寒虚相抟，邪在皮肤。浮者血虚，络脉空虚，贼邪不泻，或左或右，邪气反缓，正气即急，正气引邪，㖞僻不遂。"《圣济总录·卷第六·诸风门·急风》中言："急风中人……其症筋脉紧急，身背强直，面黑鼻干，口噤不语。须臾风入五脏，与青气相引，则通身壮热，汗出如油，直视唇青，痰涎结聚，咽嗌壅塞，如拽锯声。"描述了暴风卒中的危急症状。外风中人，多中于经络，渐入脏腑，具有由浅入深的致病规律；其直入脏腑者，多致不救。或有风邪外袭，内伏稽留者，如《证治针经》云："中风之候，每多伏风所召"，伏风再遇外风侵袭，多致卒中。

（二）内风立论

风自内生，与机体阴阳失衡、虚实失常、寒热失调，脏腑、气血津液异常有关。年老体弱、内外劳伤等原因导致阴亏阳损，本气自伤，故而中风，如《医学发明·中风有三》所言："故中风者，非外来风邪，乃本气病也，凡人年过四旬，气衰者多有此疾，壮岁之际无有也，若肥盛则间有之，亦形盛气衰如此。"

（三）内外风并论

明清时期，部分医家将外风与内风统一看待，建立了内外风并立的中风发病观，《医学正传·卷之一·中风·论》云："夫中风之证，盖因先伤于内而后感于外之候也。"中风病的发生主要在于"中风"，风从何来，中于何处，一直是历代医家所论述的重点。风有外感、内生，可中于脏腑、经络，疾病的发生有既定条件，所谓"邪之所凑，其气必虚"。

中风病是当代急危重症之一，其病因病机复杂，内外因常相互夹杂、多因素常相互影响。深化对中风病病因病机的认识，有助于临床更好地防治中风病。

第三章

治则治法

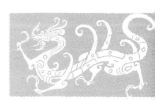

有关中风的治则治法，历代医家积累了许多宝贵的经验。在对历代文献进行梳理时发现，由于对中风发病原因的认识不同，在中风的治则治法方面也产生了很多不同论述。唐宋以前外风致中是本病的主要病因病机观，因此温散祛邪是主要的治疗法则。宋金元时期的学术争鸣促进了中风病治则治法的发展与革新，调气、攻下、化痰、活血等治法逐渐形成。明代张景岳创非风学说，主张培补元气，是中风病治则治法的一大创新。清代叶天士的补阴息风法、王清任的益气活血法进一步丰富了中风病治则治法的内涵。

一、治则

治则是在中医基本理论指导下制定的对防治疾病有普遍指导意义的原则。中风病的治则十分丰富，针对中风发病的原因，确定总体、综合治疗的原则，部分医家或从经络脏腑病位确定治则，或从疾病的分期确定治则。

（一）治病求本

治病求本是中风病防治的重要原则，揭示中风发病的根本原因是历代医家孜孜不倦探索的目标。在错综复杂的临床表现中，抓住疾病发病的根本原因进行治疗是治病求本的内在核心。

1. 内因七情，调气为先

《类编朱氏集验医方·卷一·诸风门》：如是左瘫右痪，俟其人事省定，即当依其所感，随证医疗。若内因七情而得之者，先当调气，不当治风。外因六淫而得之者，先理其气，次依所感六气，随其证而治之。

2. 外因六淫，祛散为主

《医门法律·卷三·中风门·律六条》：凡风初中经络，不行外散，反从内夺，引邪深入者，医之过也。风初中经络，宜外散，不可引之入经。中经即不可引之入腑，中腑即不可引之入脏。

风邪从外入者，必驱之使从外出。然挟虚者，非补虚则风不出；挟火者，非清热则风不出；挟气者，非开郁则风不出；挟湿者，非导湿则风不出；挟痰者，非豁痰则风不出。

3. 外感内伤，治有先后

《医学正传·卷之一·中风·论》：经曰邪之所凑，其气必虚是也，岂可以一中风之证歧为二途哉。治之之法，重于外感者，先驱外邪而后补中气，重于内伤者，先补中气而后驱外邪，或以散风药为君，而以补损药为臣使，或以滋补药为君，而以散邪药为臣使，全在活法量轻重而处治之也。《内经》曰：有取本而得者，有取标而得者，有本而标之者，有标而本之者。

《医学纲目·卷之十 肝胆部·中风》：今详偏枯邪浅者，宜泻外感为主，补内伤佐之；痱病邪深者，宜补内伤为主，泻外感佐之也。

《士林余业医学全书·卷四·六淫治法·中风》：或见外感重，而内伤轻者，先须分表里，法祛风为主，次用气血痰法调治。若见内伤重，而外感轻者，先用调补气血痰法为主，次分脏腑经络祛风。此最宜辨，辨得分明，下手治之，其病即解。不然，不免瘫痪，皆缘始之误故也。

4. 气血痰火，治各有径

《松厓医径·后集·中风》：中风者，专主正气气虚而痰气乘之所致也，分气、血而治之。经云：且如舟行于水，人遇于风，舟漏则水入，体涌则风伤。按治法：治痰先治气，气顺则痰利；治风先治血，血行风自灭。先养血而后去风，必用顺气排风等剂。如左手脉来无力，属血虚，治以血药倍多；右手脉来无力，属气虚，治以气药倍多。依方随病制宜，无如胶柱鼓瑟，而误察病，反嗔制方之不精也。

《丹溪心法附余·卷之一·外感门·中风·附诸方》：内伤者，论是气、是火、是痰之的而理之。先用开关窍之药，次用治本病之剂是也。

《医学入门·卷四·杂病·杂病提纲·外感·风》：风证，皆痰为患，故治以开关化痰为先，急则祛风，缓则顺气，久则活血。如真气渐复，痰饮渐消，或尚有风邪未退，羌活愈风汤调之。

《医方简义·卷二·中风》：故治风之法，必由血气之偏胜求之。如气虚者，以补气为主，祛风为佐，气足风自散矣。血虚者，以养血为主，疏风为佐，血足风自息矣。气血俱虚者，以气血兼调，佐以疏风之剂，血气俱足，风必自灭矣。如真中之风，当察其中腑、中脏、中血脉之由，加以豁痰宣窍，祛风逐秽等法。如类中之风，亦宜察其寒暑温凉燥火湿痰之别。不得名为类中，而概以风药投之也。

5. 正治从治，临用酌情

《杂证大小合参·卷八·方脉中风合参》：今中风瘫痪之证，本风火阳邪，而用乌、附等热药治之，何哉？盖中风瘫痪乃湿痰死血，结滞于脏腑经络之间，非乌、附等热药，焉能开散流通！此非正治，乃从治也。经曰：从少从多，各观其事。则从治之药，只可为引经而已。况风本于热而生，岂可概谓虚寒？用附子取效者，必中寒阴毒之证，及肥白人多湿者，丹溪所谓肥白人多湿，少用乌、附行经是也。若中风阳毒之证忌之，但至瘫痪既久，则痰火拂郁。若于辛凉药中而无香热之药为之向导，则将捍格而不能入也。况此时阳证多系假象，盖真火既已上升而为病矣，有何真阳仍存坎宫而不动耶！能此则无是病矣。所以乌、附为对证之宜，但必兼滋补，但可制其僭热矣。惟中脏阴寒之证，又宜纯阳，忌用阴药，盖略兼阴药，则阳药便难小效，甚有益令阳亡，试不思无阴则阳无以化，当此依希之阳，能经阴药所化乎？所以参、术、芪、附等汤，不入地黄、当归者此耳。

（二）调整阴阳

中医学主张疾病的发生是机体阴阳相对平衡遭到破坏，造成体内阴阳偏盛偏衰的结果。因此，调整阴阳的相对平衡，促进阴平阳秘，也是中风治疗的法则之一。

1. 补其不足，泻其有余

《灵枢·刺节真邪》：黄帝曰：《刺节》言解惑，夫子乃言尽知调阴阳，补泻有余不足，相倾移也，惑何以解之？岐伯曰：大风在身，血脉偏虚，虚者不足，实者有余，轻重不得，倾侧宛伏，不知东西，不知南北，乍上乍下，乍反乍复，颠倒无常，甚于迷惑。黄帝曰：善，取之奈何？岐伯曰：泻其有余，补其不足，阴阳平复。用针若此，疾于解惑。

《医学纲目·卷之十　肝胆部·中风》：尽知调阴阳，补泻有余不足，相倾移者，谓诊手部三候，面部三候，足部三候，视其所候之证，其脉实者泻之，虚者补之。如阳经之脉实，阴经之脉虚，泻其阳经补其阴经。阴经之脉实，阳经之脉虚，泻其阴经补其阳经。又如左实右虚，泻左补右，右实左虚，泻右补左之类是也。

2. 补阳养阴，以固其本

《寓意草·论杨季蘅风废之证并答门人四问》：凡治一偏之病，法宜从阴引阳，从阳引阴，从左引右，从右引左。盍观树木之偏枯者，将溉其枯者乎？抑溉其未枯者使荣茂，而因以条畅其枯者乎？

《杂证大小合参·卷八·方脉中风合参》：中风之风乃内虚暗风，的系阴阳两虚，而五脏本气自病，为内夺暴厥也。然阴虚者为更多，与外来风邪迥别。急者参、芪、术、附，固本为先，缓者顺气化痰，以救其标，补阳养阴，以固其本。阴甚虚者偏于阴，阳甚虚者偏于阳，阴阳两虚甚者，气血峻补，则虽外有风候之假象，不治自愈。所谓养血风自灭，盖指内起之风，由于阴虚内起之火耳。若用辛温风燥之药，焉能治病？徒速其毙。

（三）扶正祛邪

疾病的演变过程，就是正邪相互斗争的过程。正邪斗争的胜负决定疾病的转归与预后，因此通过扶助正气、祛除邪气，可使疾病向痊愈的方向转化。

《医宗粹言·卷之五·用药准绳上·诸风》：经曰：诸风掉眩，皆属肝木。风为百病之长，而有真中、类中之分。中者未有不因真气耗散，腠理不密，风邪乘虚而入也。药以清痰为主，须分虚实而施，风药不得不用，而用之须得其宜，证候虽明，药性宜审。

《医学纂要·元集·中风伤寒·中风门·治风当审虚实》：外风者，邪袭肌表，故多实；内风者，脏气受伤，故多虚。然外感者，非曰绝无虚证，气虚则虚也；内伤者，非曰绝无实证，有滞则实也。治虚者，但察其阴在阳而直补之；治实者，但察其因痰因气而暂开之；内外虚实之间，最当察其有无微甚，而酌其治也。

《医学举要·卷三·杂证合论》：试以天道言之，其象亦然。凡旱则多燥，燥则多风，是以风木之火从乎燥，燥则阴虚之候也。故凡治内风者，专宜培补真阴以救根本，使阴气复则风燥自除矣。然外感者，非曰绝无虚证，气虚则虚也。内伤者，非曰绝无实证，有滞则实也。治虚者，当察其阴在阳而直取之。治实者，但当察其因痰因气而暂开之。此于内伤外感，及虚实攻补之间，最宜察其有无微甚而酌其治也。甚至有元气素虚，卒然仆倒，上无痰，下失禁，瞑目昏沉，此厥绝之证，尤与风邪无涉。使非大剂参附，或七年之艾，破格挽回，又安望其复元气于将绝之顷哉！叶天士曰：凡中风证，有肢体纵缓不收者，皆是阳明气虚，当用人参为首药，而附子、黄芪、炙草之类主之。若短缩拘挛，则以逐邪为急。

（四）标本缓急

辨明标本以判断施治缓急是中医诊疗的重要思维。中风病发病卒急，临证时条分缕析，抓住病情主要矛盾，给予针对性治疗，对改善中风病预后有积极意义。

1. 急则治标，疏涤涌吐

《医学正传·卷之一·中风·论》：急则治其标，缓则治其本。若夫初病暴仆昏闷，不省人事，或痰涎壅盛，舌强不语，两寸脉浮大而实者，急宜以瓜蒂、藜芦等药吐之，以遏其势。或人迎脉紧盛，或六脉俱浮弦者，急宜以小续命汤表之。盖风气大盛，心火暴升，而痰涎壅遏于经络之中，于斯时也，岂寻常药饵而能通达于上下哉。病势稍退，精神稍复，辄当改用丹溪之法，而以补气、补血、清痰之剂，以调养其本气而安，此急则治其标与夫标而本之之治也。

《本草蒙筌·总论·七方》：有风淫疏涤之急方者，谓中风口噤，不省人事，宜急疏涤之类是也。

《悬袖便方·卷之一·第一风门》：治法，先以开窍豁痰为主，待吐痰后，药用顺气疏风化痰之剂，或乌药顺气，或匀^①气，或续命，或二陈加入竹沥、姜汁，或四君、四物，在人选而用之，切不可用大热大补之剂，则在酌量，当宜谨慎。今用味少单方，便宜急救，盖非杜撰，效有十全。

2. 缓则治本，理气调血

《医学正传·卷之一·中风·论》：凡人手足渐觉不遂，或臂膊及髀股指节麻痹不仁，或口眼㖞斜，语言謇涩，或胸膈迷闷，吐痰相续，或六脉弦滑而虚软无力，虽未至于倒仆，其为中风晕厥之候，可指日而定矣。早当从丹溪之法调治，其左手脉不足及左半身不遂者，以四物汤补血之剂为主治。右手脉不足及右半身不遂者，以四君子汤补气之剂为主治。痰盛者，二陈、导痰等汤兼用。气血两虚而挟痰者，八物汤加南星、半夏、枳实、竹沥、姜汁之类。若夫真元渐复，痰饮渐消，或觉有风邪未退者，仍以羌活愈风汤、防风通圣散之类出入加减调治而安。此缓则治其本与夫本而标之之治也。

3. 标本兼治，补中祛邪

《考证病源·十、考证病源七十四种·真中风·脉法》：凡半身不遂，肢体麻痹，亦真气不周所致，慎勿顾标而忘本，且中风多在肥人，为其气居于表，中气必虚也，由是则中风属虚灼然明白矣。

《林氏活人录汇编·卷一·中风门》：故治者当以里虚为本，风痰为标，而外触者又标邪中之兼症也。

---

① 匀：原书缺字，据文义改。

（五）三因制宜

三因制宜，是因时制宜、因地制宜、因人制宜的统称，根据时令、地域、个体等特点指导中风病的治疗，有助于精准施治。

1. 察时虚实，因时制宜

《活人事证方后集·卷之一·中风门·孙用和准四时虚实治风方证》：窃观自古圣贤治疗有法，十有九验。夫疗病之法，必先准四时虚实，以详中病之由。依绳墨拯济，乃是解死脱厄之路。四时之病，春中时风，自东而来，名曰温风，盖时令不和而伤人也。浮而轻浅，可汗而解，败毒散、羌活、细辛之类，更看发起在阴在阳，随而得效。若其人自虚羸，从后而来，名曰虚风。中人烦闷，肢体挛痹不任，便可续命汤、八风汤成剂顿服，更加灸法，三五日间势必减退，渐渐调和以求生路。如从前来，名曰实风。亦主人瞀闷，脉紧浮大。宜以茯神汤、西州续命汤求效。不用火劫，自使势慢，须缓缓治之。故《千金》曰："风者百病之长"，又曰："治风不以续命汤治之，则不为治风"，斯以见圣人之心矣。更有后方，经验颇多，并依四时、虚实治疗。

2. 辨地南北，因地制宜

《丹溪心法·卷一·中风一》：然地有南北之殊，不可一途而论。惟刘守真作将息失宜，水不能制火，极是。由今言之，西北二方，亦有真为风所中者，但极少尔。东南之人，多是湿土生痰，痰生热，热生风也。

3. 观人肥瘦，因人制宜

《医学正传·卷之一·中风·丹溪活套》：肥人中风，口㖞，手足麻木，不分左右皆属痰，用贝母、栝蒌子、南星、半夏、陈皮、白术、黄连、黄芩、黄柏、羌活、防风、荆芥、威灵仙、薄桂、甘草、天花粉。因痰者，加附子、竹沥、姜汁，入酒一匙，行经行火。瘦人中风，属阴虚火热，四物汤加牛膝、黄芩、黄柏。有痰加痰药，入竹沥、姜汁服。

二、治法

治法是在治则指导下制定的针对病与证的治疗大法、具体治法和治疗措施。治疗大法是针对某一类相同病机的证确立的。

（一）统治大法

中风病具有明显的分期特征，不同时期的证候表现差异较大，因此治法亦当随之调整。中风初期以通关开窍为主；病情稳定后可采用顺气化痰、理气活血之法；若出现言语不利、肢体痿废等后遗症，可采用通经活络之法；病情迁延日久，则多采用补益肝肾、益气活血之法等。

1. 治法概略

《杏苑生春·卷三·风》：凡中之初，急用细辛、皂角为末，嗅鼻内，通其关窍，次以苏合香丸灌下，连进生姜自然汁。候其苏醒，先进顺气之剂，然后服中何经络风药。及其久也，即当养血，此为一定之规。

《临证指南医案·卷一·中风》：若肢体拘挛，半身不遂，口眼㖞斜，舌强言謇，二便不爽，此本体先虚，风阳夹痰火壅塞，以致营卫脉络失和。治法急则先用开关，继则益气养血，佐以消痰清火、宣通经隧之药，气充血盈，脉络通利，则病可痊愈。至于风痱、风癔、风痹、瘫痪，乃风门之兼症，理亦相同。

《医级·杂病卷三·中风》：

中风之候，当先辨其真中、类中，及在经络、脏腑之别，更察其阴阳左右，寒热气血之偏虚，湿痰五绝之证据，然后立法施治。其治之大略，不外攻风、逐痰、收气、灸脱、开关、通闭、涌吐、活络、清火、养血、润燥、培元、补气、回阳等法。真中者，感受冲风，忽形卒仆，虽属外邪，多由真气虚而不守，故古方以攻风开表，兼益气血，调养营卫为治。

内风者，即刘、李、朱三子之论，其证并无外邪，惟精血偏伤，水虚木僭，则肝木生火，亢阳上扰，木动生风，而五志之火皆从厥阳之气并逆而形是证，治当补阴、益精、清火为法。若阴阳互损者，则宜温调通补。一由于劳伤内外，中气虚衰，致正气沉陷而眩仆，治当补火、壮元、回阳等法。一由于中虚湿聚，肾虚水泛，饮食尽化痰涎，虚火游行不敛，以致痰随火逆而卒倒无知，治当培脾益肾、降火燥湿、温中镇逆为法。此皆非因风之所致也。

中
风

《体仁堂颐世方书·风寒门》：从来中风者，年逾四旬之外，缘少年纵酒嗜欲，肥甘过度，致生湿痰，伏藏经络，已伤其本，独存其标，倘遇四时不序，腠理不密，邪风乘虚而入，内外俱伤，中风立至，或因气怒相冲，触动肝火，引出诸经伏痰，真气闭塞，卒然仆倒，不省人事，既而受病，当救其急，顺气豁痰为先。次则缓缓搜风，中于左者，用芎归芍药等类，以补其血。中于右者，用参术茯苓之剂，以养其气。间服还真丹、愈风丹、天麻丸、搜风丸、竹沥枳术丸，对证选用，贵乎早治，日久筋骨挛直，屈伸不便，定为残疾人也。始终绝嗜欲，戒气怒，减劳碌，避风寒，清淡饮食，少有不谨，否则不可救矣。

2. 卒中八法

《金匮翼·卷一·中风·卒中八法》：病有阴阳、表里、虚实、缓急之殊，医有寒、温、汗、下、补、泻、轻、重之异，不知此，则不足以临病矣。故立中风八法，以应仓卒之变。至于随证缓调，另详其法于后。盖病千变，药亦千变，凡病皆然，不独中风。余于此首言之者，亦一隅三反之意尔。

一曰开关：卒然口噤目张，两手握固，痰壅气塞，无门下药，此为闭证。闭则宜开，不开则死。搐鼻、揩齿、探吐，皆开法也。

二曰固脱：卒然之候，但见目合、口开、遗尿、自汗者，无论有邪无邪，总属脱证。脱则宜固，急在元气也。元气固，然后可以图邪气。

三曰泄大邪：昔人谓南方无真中风病，多是痰火气虚所致，是以近世罕有议解散者。然其间贼风邪气，亦间有之。设遇此等，岂清热、益气、理痰所能愈哉。续命诸方，所以不可竟废也。俟大邪既泄，然后从而调之。

四曰转大气：大气，不息之真气也。不转则息矣。故不特气厥类中，即真中风邪，亦以转气为先。经云：大气一转，邪气乃散。此之谓也。

五曰逐痰涎：或因风而动痰，或因痰而致风，或邪风多附顽痰，或痰病有如风病。是以掉摇眩晕、倒仆昏迷等症，风固有之，痰亦能然。要在有表无表、脉浮脉滑为辨耳。风病兼治痰则可，痰病兼治风则不可。

六曰除热风：内风之气，多从热化，昔人所谓风从火出者是也。是证不可治风，惟宜治热。《内经》云：风淫于内，治以甘凉。《外台》云：中风多从热起。宜先服竹沥汤。河间云：热盛而生风。或热微风甚，即兼治风也。或风微热甚，但治其热，即风亦自消也。

七曰通窍隧：风邪中人，与痰气相搏，闭其经隧，神暴昏、脉暴绝者，急与苏合、至宝之属以通之。盖惟香药，为能达经隧、通神明也。

八曰灸腧穴：中风卒倒者，邪气暴加，真气反陷，表里气不相通故也。灸之不特散邪，抑以通表里之气。又真气暴虚，阳绝于里，阴阳二气，不相维系，药石卒不能救者，亦惟灸法，为能通引绝阳之气也。

《医学实在易·卷二·表证·治中风八法歌》：口噤目张痰涎着，气塞手握难下药。闭证宜开主白矾（散），稀涎散亦得要略。（一曰开关）若见目合口又开，遗尿自汗脱证作。无论有邪与无邪，脱则宜固参附（汤）嚼。（二曰固脱）六经形证应汗条，加减续命（汤）法亦约。内有便溺阻隔之，三化（汤）攻下非克削。此旨专重泄大邪，内外峻攻两不错。（三曰泄大邪）若还大气不转旋，顺气匀气二散托。（四曰转大气）中风必见痰阵阵，清心（散）涤痰汤可进。（五曰涤痰涎）且风多从热化生，风火相煽无余烬。惟有前人竹沥汤，息风妙在柔而润。（六曰除风热）风与痰气互相抟，神昏脉绝一转瞬。通其窍隧苏合（香）丸，至宝（丹）之功亦奋迅。（七曰通经隧）又恐汤丸效太迟，急灸腧穴倍雄峻。阴阳二气不相维，此引阴阳顷刻顺。（八曰灸腧穴）

按：尤在泾自定八法，余既存其说，而又不能尽徇其意者，谅在泾有知，当亦许余为直友也。一曰开关，尤氏以搐鼻探吐为开，而余则以华佗愈风散追以驷马而为开，祛风至宝丹彻其上下表里而为开也。二曰固脱，尤氏以参附汤加竹沥而为固，而余则以侯氏黑散遵《内经》填窍息风而为固也。三曰泄大邪，尤氏遵刘河间法以续命汤泄其外邪，以三化汤泄其内邪而为泄，而余则用防风通圣散一方，并力以两泄之也。四曰转大气，尤氏以八味顺气汤、匀气散以调之，调之未必能转，而余则用生芪一二两、陈皮、人参、防风各三钱，助其大气，再加天门冬五钱，附子三钱，俾水火之气循环不息以为转。五曰逐痰涎，尤氏以涤痰汤开壅塞而平水饮之逆行，余则以《三因》白散治横流，而为北门之坐镇也。六曰除风热，尤氏以竹沥汤滋液以除热，而余则以白虎汤、竹叶石膏汤、黄连阿胶汤直探阳明、少阴之本源以除大热也。七曰通经隧，尤氏以苏合香丸、至宝丹集诸香之气以通神，而余则用风引汤炼五色之石以补天也。八曰灸腧穴，以中风卒倒，邪风暴加，真气反陷，表里之气不相通，则阴阳之气不相系，艾灸速于汤药，但尤氏之取穴太多，而余则取穴较少耳。

（二）外风治法

风邪为中风的常见病因，正气不足，风邪容易侵袭机体，留于肌表、经络、筋肉及骨节之间。风邪致病范围较广，病情亦比较复杂。祛风为中风病治疗的常用治法。

1. 补虚祛风

《尚论后篇·卷之二·真中各篇·论真中风大法》：风既自内而生，还须自内而息，欲自内而息，何物是息风之药。养血乎，风亦与之俱养；补气乎，风亦与之俱补；实腠理乎，风亦与俱实，将何所取耶？养血补气，自不可少，而实腠理之药断不可用。进而求之于法，然后不患于无药也。盖天地间之风，得雨则息，所以《素问》又曰：阳之汗，以天地之雨名之。以雨治风，不言治而治在其中。以故内风之人，腠理断不可实，实则汗不能出也。气血不可不补，虚则不足以供汗之用也。要使元气足以拒风于腠理之间，务如大病退后之人，饮汤则汗，食粥则汗，如此旬日，以听风之自息，然后为当。其妙全在助阳而通血脉，不取驱风散邪之义，与荆、防、柴、葛之轻药，绝不相干。世传以羌、防等药发散，一食顷者，此但可治偶感之风耳，以治内风不去百分之一，岂有经年积累之风，而取办一药，且仅攻皮肤之理哉！

《时方妙用·卷一·中风》：开窍以驱风，非是正法。《内经》重在填窍，《金匮》有侯氏黑散、风引汤二方，是补天手段。

2. 祛风泻热

《保命歌括·卷之一·中风》：经曰：风淫于内，治以辛凉，佐以苦甘。盖木之味酸，辛胜酸；木之气温，凉胜温。此五行相制之理也。古今所录治中风者，皆以小续命汤为主，有桂、附、干姜辛热之药，虽有黄芩、石膏，如一杯之水，岂能胜车薪之火哉？惟云风从汗散，初则服之，以发散风邪则可，如常服之，宁不助火为变耶？自河间、仲阳深得经中之意，以通圣散、泻青丸为治火泻肝之主，乃治其本也。

《世补斋医书·文十六卷·卷八·文八·真中风论》：喻嘉言宗之，制祛风至宝膏，用药二十六味，炼蜜为丸，如弹子大，每服一丸。方以清火为主，佐以祛风。盖清火以治病本，而祛风以治其标。若阴已伤，加以和阴。陈修园载诸《金匮·中风门》注，极表章之，皆所以治真中风也。

（三）内风治法

内风是体内阳气亢逆变动而生风的一种病理变化，内风与肝的关系较为密切。平息内风为中风病常用的治疗方法，根据内风的成因不同，辨证选用清热、养血、滋阴、镇肝等不同方法。

1. 清热息风

《医钞类编·卷三·中风之证宜用甘寒》：世传中风之人，每见外风一发，宜进续命汤以御之，殊为不然。风势才定，更用续命汤重引风入，自添蛇足也。惟用甘寒药频频热服，俾内不召风，外无从入之路。且甘寒，一可息风，二可补虚，三可久服，何乐而不用耶？

《金匮翼·卷一·中风·卒中八法》：内风之气，多从热化，昔人所谓风从火出者是也。是证不可治风，惟宜治热。《内经》云：风淫于内，治以甘凉。《外台》云：中风多从热起，宜先服竹沥汤。河间云：热盛而生风。或热微风甚，即兼治风也。或风微热甚，但治其热，即风亦自消也。

2. 养血息风

《医宗摘要·卷一·元气亏损中风昏晕等证》：陈临川云：医风先医血，血行风自灭。盖肝藏血而主风，又肝气为阳为火，肝血为阴为水。若肝火旺则肝血必虚，故凡风病多因肝经风火为患，当推五脏相胜相生，以益其血。

《家藏蒙筌·卷三·中风门》：由此思之，肝血可不补乎？然补肝血又莫如滋肾水。水者，木之母也，母旺则子强。经曰：虚则补其母，是滋化源之深义矣。溪思古人并未言肝血之不宜补，不过未明明言出肝之邪气不宜助，宜伐宜平耳。

《内经撮要·卷下·五脏所恶说》：一切风证亦悉伤血液，亦悉为肝所恶也。他如老人中风、小儿惊风、风湿麻木、疮疡痉痫，亦悉属风邪，亦悉损血液，亦悉为肝所恶也。是故诸风为病，统归于肝，无一证不当治肝。治肝之法，无一证不当调血。调血之法，无一证不当祛风。所以治风证无一不用酸凉之药，实以酸先入肝，凉能胜风，力逐其肝之所恶也矣。

3. 滋阴息风

《杂证大小合参·卷八·方脉中风合参》：中风一证，多由肝阴不足，肾水有亏，虚火上乘，无故卒倒，筋骨无养，偏枯不遂，故滋肾养肝，治本之至要。奈有肝无补法一语，举世尽以伐肝平肝为事，殊不知言不可补者，言肝气也，非肝血也。盖厥阴为风木之脏，喜条达而恶抑郁，故经云：木郁达之。夫肝藏血，人卧则血归于肝，是肝之所赖以养者血也。肝血虚则肝火旺，肝火旺则肝气逆，肝气逆则气实为有余，有余者，病气也。殊不知肝气有余，固不可补，补则气滞而不舒，非云血之不可补也。肝血不足则为筋挛、角弓、抽搐，为目眩、爪枯、头痛，为胁肋、少腹疼痛，疝痛诸证，凡此皆肝血不荣。故即肝气之有余，实由于肝血之不足，可不补乎！然补肝血，又莫如滋肾水，水者木之母也，母旺则子强，是以当滋化源，盖肝血之不足，亦由于肾水之失养也。若谓肝无补法，而以伐肝为事，愈疏而愈虚，病有不可胜言矣。

4. 镇肝息风

《医学衷中参西录·前三期合编第七卷·治内外中风方》：此证若手足渐觉不遂，口眼渐形㖞斜，是其脑髓神经已为充血所累，其血管犹不至破裂也。若其忽然昏倒，移时复醒者，其血管或有罅漏，出血不多，犹不至破裂甚剧者也。若其血管破裂甚剧，即昏仆不能复苏矣。是以此证宜防之于预，当其初觉眩晕头疼，或未觉眩晕头疼，而其脉象大而且硬，或弦长有力，即宜服镇肝熄风汤。迫服过数剂后，其脉必渐渐和缓，后仍接续服之。必服至其脉与常脉无异，而后其中风之根蒂始除。若从前失治，至忽焉昏倒，而移时复苏醒者，其肢体必有不遂之处。盖血管所出之血，若黏滞其左边司运动之神经，其右边手足即不遂。若黏滞其右边神经，而左边手足即不遂（左边神经管右半身，右边神经管左半身）。若左右神经皆受伤损，其人恒至全体痿废。治之者，亦宜用镇肝熄风汤。服至脉象如常，其肢体即渐能动转。然服过数剂之后，再于方中加桃仁、红花、三七，诸药以化其脑中瘀血，方能奏效。

（四）经络脏腑治法

脏腑是机体生命活动的场所，经络是气血运行的通路，中风病因症状表现不同而有中经络与中脏腑之差异，因此其治法亦多有不同。中腑多以汗法，中脏多以下法，中经络则以调和之法为常用治法。

《洁古家珍·风门》：中腑者，宜汗之；中脏者，宜下之。此虽合汗下，亦不可过也，汗多则止阳，下多则止阴，止阳则损其气，止阴则损其形。初谓表里不和，须汗下之，表里已和，是宜治之在经也。

《玉机微义·卷之一·中风门》：中腑者多着四肢，有表证，而脉浮恶风寒，拘急不仁。中脏者多滞九窍，唇缓失音，耳聋鼻塞，目瞀，大便结秘。中腑者宜汗之，中脏者宜下之。表里已和，宜治之在经，当以大药养之。

《寿世保元·卷二·中风》：夫中腑者为在表，中脏者为在里，中血脉、中经络俱为在中。在表者宜微汗，在里者宜微下，在中者宜调荣。

《医学原理·卷之三·中风门·论》：治疗之法，在腑宜汗，在经宜和，在脏宜下。看其所挟之证，参之以治火、治气、治痰之剂，兼详内外孰轻孰重而疗。若重于外感者，宜先驱外邪，而后补中气；若重于内伤者，宜先补中气，而后驱外邪。其邪在腑多着四肢，脉浮而拘急不仁，宜小续命汤为主加减；其证在脏多着九窍，脉沉而便溺不通，宜三化汤为主加减；若外无四肢不仁，内无九窍不利，或惟语言謇涩，或止手足不遂，乃邪在经，宜大秦艽汤、愈风汤之类为主加减。参之天时，全在活法。

《医学汇函·卷三·中风治证》：中腑者多着四肢，故面加五色，脉浮而恶风寒，四肢拘急不仁，或中身之前，或中身之侧，皆曰中腑也，其治多易；中脏者，多滞九窍，故唇缓失音，耳聋鼻塞，目瞀，大小便闭结，皆曰中脏也，其治多难。大法中腑者，小续命汤以发其表；中脏者，三化等汤以通其里；脏腑兼见者，又不可拘泥，或一气之微汗，或一旬之通利。

（五）气血治法

气血是机体生命活动的物质基础，气主推动、血主濡养，气血失常则导致机体生理功能受损，因此调补气血为中风病常用的治疗方法。

1. 理气活血

《严氏济生方·卷之一·中风论治》：治疗之法，当推其所自，若内因七情而得之者，法当调气，不当治风；外因六淫而得之者，亦先当调气，然后依所感六气，随证治之，此良法也。

《丹溪心法·卷一·中风一》：治风之法，初得之即当顺气，及日久即当活血，此万古不易之理，惟可以四物汤吞活络丹愈也，正是此义。若先不顺气化痰，遽用乌、附，又不活血，徒用防风、天麻、羌活辈，吾未见能治也……理气者，气滞、气郁、肩膊麻痛之类，此七情也，宜乌药顺气、八味顺气之类；理血者，无表里之急，血弱举发不时者，用大秦艽汤，或羌活愈风汤，兼用化痰丸子。

《秘传证治要诀·卷之一·诸中门·中风》：治之之法，调气为先。经云：善治风者，以气理风，气顺则痰消。徐理其风，庶可收效。先用麻油调苏合香丸，或用姜汁，或用白汤调。如口噤，抉开灌之。稍苏，则进八味顺气散。

《新刊三丰张真人神速万应方·内科·中风门》：凡中风者，先当顺气，然后看病轻重，用药切不可就用醒利之药，须看何经得病，仔细斟酌，不可一例而推。先当用八味顺气散、醒风汤，或导痰汤、乌药顺气散、竹沥汤、羌活愈风汤。如痰多者，用稀涎散，活法加减用之。

《慎斋遗书·卷之七·似中风》：似中风之证，其类不一，要皆阳气闭塞，浊火冒明所致。盖气行则脉行，脉行则五官正；气滞则脉滞，脉滞则五官㖞……故初滞以七气汤之类以理其气，后则随其所滞而平之；必兼肝经之药，因风气通于肝，治风先治肝也。风者，天之肝气；肝者，人之风脏也。

《蜀中医纂·卷二·外感门·中风》：治风之法，初得当顺气，又当活血。故曰：治风先治血，血行风自灭。此为偏枯者言耳。活血固当，此时何暇及顺气耶。

2. 益气养血

《景岳全书·卷之十一·从集·杂证谟·非风·论治血气》：凡非风口眼㖞斜，半身不遂，及四肢无力，掉摇拘挛之属，皆筋骨之病也……经曰：足得血而能步，掌得血而能握。今其偏废如此，岂非血气衰败之故乎？临川陈先生曰：医风先医血，血行风自灭。盖谓肝邪之见，本由肝血之虚，肝血虚则燥气乘之，而木从金化，风必随之，故治此者，只当养血以除燥，则真阴复而假风自散矣。若用风药，则风能胜湿，血必愈燥，大非宜也。偏枯拘急痿弱之类，本由阴虚，言之详矣。然血气本不相离，故阴中有气，阴中亦有血。何以辨之？夫血非气不行，气非血不化。凡血中无气，则病为纵缓废弛；气中无血，则病为抽掣拘挛。何也？盖气主动，无气则不能动，不能动则不能举矣；血主静，无血则不能静，不能静则不能舒矣。故筋缓者，当责其无气；筋急者，当责其无血。无血者宜三阴煎，或大营煎、小营煎之类主之。无气者宜五福饮、四君子汤、十全大补汤之类主之。

《徐灵胎医略六书·杂病证治卷之十八·中风·非风·治血气》：经曰：足得血而能步，掌得血而能握。故治风先治血，血行风自灭，润燥必须养精，精充则燥自能除，而肝邪类中，血虚非风，实由燥气乘之，木从金化，燥必生风，当养血气以除挛急，益精神以强痿废，则真阴复而血气充，不必治风，而假风自息，虚燥自除。若反风燥，则风能胜湿，燥必愈甚也。偏枯痿弱本由阴虚，然血气本不相离，阴中有气，阴中复有血，血非气化不行，气非血泽不化。故血中无气则病为缓纵废弛，气中无血则病抽搐偏枯。且气主动，无气则不能动，不能动则不能举矣；血主静，无血则不能静，不能静则不能润矣。筋缓当责无气，筋急当责无血。无血宜四物汤、大营煎；无气宜四君汤、十全大补汤。

3. 专调卫气

《中风论·论治法》：治法无他，专从卫气治之而已。卫气有根本、有枝叶、有表、有里。卫出下焦，为肾间动气者，根本也。从少阴之分，间行五脏，则为知觉性灵，间行六腑，则为三焦气化，此皆里也。温养形体，为守邪之神者，表也。从诸经而行于脉外，则为运动形体，五官得之，而耳目聪明；四体得之，而手足持行，此皆枝叶也。其根本在肾，附于脂膏，则为水中之火，如灯之附于油也。根本治法，有宜补火者，如灯之添草，则光焰益大；有宜补水者，如灯之加油，则长明不息。世俗专以补火为事，则油竭者，光亦息矣。其枝叶在经，温于肌肉，则附于汗液，如树木之以皮行津，得春夏阳气，而后浆汁盛也。枝叶治法，有宜用散者，如树之津气，通则荣茂；有宜用收者，如树之皮津，泄则枯槁。世俗专以敛补为事，则津壅者，树必胀绝矣。

（六）痰饮治法

痰饮为机体水液代谢异常的病理产物，痰多黏稠，饮多清稀，痰饮是中风发生及病情进展过程中的重要因素。化痰逐饮是中风病常用的治疗方法之一。

1. 祛风化痰

《罗太无口授三法·中风》：大抵中风诸证悉属风痰。初中之时，不论在表在里，必先以攻痰祛风为主。待其苏醒，然后分其经络、审其气血治之。不可因其内气之虚，骤用补剂。盖道路为风痰所壅，虽欲补之，孰从而受之？若其病大虚，的确并无表里诸证，但汗出不休，眩晕不定，四肢软弱，气息短促者，方可用独参汤，而必佐以橘红，加和竹沥、姜汁，始可服。

《古今医统大全·卷之八·中风门·治法·丹溪治法》：中风大率主血虚有痰，治痰为先，次养血行血。或属虚，挟火与湿，又须分气虚、血虚。半身不遂，大率多痰，在左属死血瘀血，在右属痰与热，并气虚。左以四物汤加桃仁、红花、竹沥、姜汁，右以二陈汤、四君子汤等加竹沥、姜汁。气虚卒倒者，用参芪补之。有痰，浓煎参汤，加竹沥、姜汁。血虚用四物汤，俱用姜汁炒，恐泥痰故也。有痰，再加竹沥、姜汁入内服。能食者，去竹沥加荆沥。肥白人多湿，少用乌头、附子行经。凡用乌、附，必用童便煮过，以杀其毒。初昏倒，急捏人中至醒，然后用痰药，以二陈汤、四君子汤、四物汤加减用。瘦人阴虚火热，用四物汤加竹沥、黄芩、黄柏。有痰者，加痰药。治痰气实而能食，用荆沥。气虚少食，用竹沥。此二味开经络行血气故也。入四物汤，必用姜汁助之。遗尿属气虚，以参、芪补之。

2. 清热化痰

《医四书·药准·各证分门检用紧要药品·治风门》：风为阳，善行数变，自外而入，以郁正气，故治风多行气开表药，又风入久变热，热能生痰，宜用祛风化痰药，又热极生风，风能燥液，宜用清热润燥药。

《济世全书·中风瘫痪验方·类中风论方》：语言謇涩，乃痰火壅塞上窍，气血虚而不能上荣，则舌机不转，宜寻痰火兼补养之剂。

（七）脏腑治法

肾为先天之本，元阴元阳寓居之所，真元亏虚是中风发病的根本原因，因此培补真元是中风的常用治法。

1. 补肾益阴

《类经·十五卷·疾病类·肾风风水》：故凡治类风者，专宜培补真阴，以救根本，使阴气复则风燥自除矣。然外感者非曰绝无虚证，气虚则虚也。内伤者非曰必无实证，有滞则实也。治虚者当察其在阴在阳而直补之，治实者但察其因痰因气而暂开之，此于内伤外感及虚实攻补之间，最当察其有无微甚而酌其治也。甚至有元气素亏，卒然仆倒，上无痰，下失禁，瞑目昏沉，此厥竭之证，尤与风邪无涉，使非大剂参、熟或七年之艾破格挽回，又安望其复真气于将绝之顷哉？倘不能察其表里，又不能辨其虚实，但以风之为名，多用风药。不知风药皆燥，燥复伤阴；风药皆散，散复伤气。以内伤作外感，以不足为有余，是促人之死也。班氏云不服药为中医者，正为此辈而发耳。

2. 温补肾阳

《伤寒第一书·利集·中风治法》：缘一切真中风，总由命门元阳亏损，因而风之所伤，不入于肺，不入于胃，而直中于手少阳。夫手少阳上焦属阳，下焦属阴，为命门之表，统一身之气，而风入阴分，则正而不移，风在阳分则变而无定，故曰风气常在。又曰风者善行而数变也。少阳既受虚邪，则邪正相搏，或元气拂逆，而为郁为陷，或邪气稽留，而或行或止，故变现各经之证，又尽似气虚之象。医者随别认经络，且以顺气行痰为急，岂知气之不顺，痰之不清，由于风邪乘虚，而其病总本于少阳经，特因正气之旺衰，与邪气之微甚，分现病之轻重耳。苟非阳气散失，无可治疗者，自当遵少阳不可发汗之正法，祛血分之风邪，舒肾气之虚郁，均以桂枝汤为主，随营卫强弱，消息加减治之。再昔人所称中气、中痰、中火之证，如果并非外中于风，即属命门元阳亏损之故，应用附子理中汤、地黄饮子，分别救药，更不得顺气行痰，及妄用表散寒凉，致虚其虚，而元气脱陷，所谓虚者补之，而治病必求其本也。

3. 培补真元

《琅嬛青囊要·卷之二·论气血》：凡非风证，未有不表里俱亏者也。外病在经，内病在脏。治此之法，宜以培补元气为主。若无兼证，亦不宜攻补兼施，徒致无益。盖其肢体之坏，神志之乱，皆由根本伤损，初无所谓邪也，能复其元，庶几可治。

4. 养血疏肝

《傅青主男科·卷下·厥证门·大怒卒倒》：人有大怒跳跃，忽然卧地，两臂抽搦，唇口㖞斜，左目紧闭，此乃肝火血虚，内热生风之证，当用八珍汤加丹皮、钩藤、山栀。若小便自遗，左关脉弦洪而数，此肝火血燥，当用六味汤加钩藤、五味子、麦冬、川芎、当归。

（八）急救治法

中风多为急症，来势迅猛，因此开关通窍、醒神固脱为中风急症常用的治法。芳香类中药为古代医家经常选用的药物，吹鼻窍为常用的施药途径。

1. 开关法

（1）救急开噤法

《杂病治例·风·捷嚏》：初卒倒或中者，用皂角末或不卧散，于鼻内吹之。

《医意·卷一·中风》：口噤用开关散，乌梅、生南星、冰片擦牙，或用姜蘸南星、冰片擦牙，其噤自开。

（2）涌吐痰涎法

《儒门事亲·卷四·风八》：夫中风，失音闷乱，㖞斜口眼。《内经》曰：风之为病，善行而数变。故百病皆生于风也，可用三圣散吐之。如不省人事，牙关紧闭，粥菜不能下者，煎三圣散，鼻内灌之，吐出涎，口自开也。次服通圣散、凉膈散、大人参半夏丸、桂苓甘露散等，大忌鸡、猪、鱼、兔、酒、醋、荞、面动风引痰之物。

《严氏济生续方·卷一·风评》：夫中风者，风气中于人也，卒然中风，神昏如醉，四肢不收，涎潮于上，声如牵锯，牙关紧急，汤药不能下咽，命在须臾，但[1]眼闭口开，声如鼾睡，遗尿者皆所不治。当此之时，先宜用搐鼻法，俟其喷嚏，即以稀涎散灌之，若气醒神省，却按前方，施以治方。前贤方论中风无吐法，或为有吐法，考之二者，终不可吐，大率一时气闭不行，痰涎蓄众，所以昏愦。盖痰涎者，乃养关节之物，岂可吐乎，痰涎既出，关节无所滋助，虽曰醒省，多为偏废之人矣。如稀涎散，不犯银粉药，又不犯藜芦、瓜蒂药，不特不坏脾胃，其效尤著，岂不奏效。

《古今医统大全·卷之八·中风门·治法·治中风宜先逐痰》：痰壅盛者，口眼㖞斜，不能言者，皆当用吐法。一吐不已，再吐。轻者用瓜蒂散一服，或稀涎散，或虾汁，以虾半斤，入酱葱姜等物，水煮，先吃虾，次饮汁，后以鹅翎探引吐痰。用虾者，盖引其风出耳。重者，用藜芦半钱或三分加麝香少许，韭汁调服，吐。若口噤昏迷者，灌入鼻内，吐之。虚者，不可吐。及不能吐痰者，不可治。

《喉科种福·卷一·论吐》：吐法，经所谓在上者，因而越之也，亦火郁发之之义。顾吐有不可骤用，不可一概用者，牙关未开，吐之，痰从何出？故必先开牙关，然后探吐，此吐之不可骤用者也。虚弱老人，探吐恐伤元气，故仲景吐法有用参芦者，盖虑此也。证险势危，何暇他顾，当以救急为主，所谓两害相形，则取其轻者也。

2. 益气固脱法

《灵兰社稿·风门卷之一·中风·中风治法》：许学士云：中风虽有多因，未有真气得周于

---

① 但：原文作"佰"，据文义改。

身而病者。心是天真神机开发之本，胃是充大真气之标。标本相得，则气海所留宗气盈溢，分布上下中外，无不周遍。若标本相失，则不能致其气于气海而宗气虚矣。故分布不周于五脏则为喑，不周于经络则为偏枯矣。治法必以黄芪为君，人参、归、芍为臣，防风、桂枝、竹沥、姜汁为佐使，胡可杂沓于乌、附哉，痰涎厥冷未常非圣药，羌活、独活（强直身痛亦为先导）之属以涸荣而涸卫也。许胤宗治中风口噤，坐密室煎黄芪、防风数斤，熏之而愈，正此义也。有元气素弱，过于劳役，卒然厥仆者，手撒口开，必用参、芪至斤许，回元气于无何有之乡。若但舌强语涩，痰壅㖞斜，亦宜六君加诸汁。

3. 通窍醒神法

《云林神彀·卷之一·真中风》：中风忽口噤，卒倒昏不省，先要通关窍，后治风痰证。

《杂病治例·风·复气》：初未辨内外所因，多有因七情所动，气厥暴逆，而昏冒牙关紧急。若便作中风，用药多致杀人。惟宜苏合香丸灌之便醒，谓气复则已也。中风如锋镝之中，非感冒伤风之比也。

《杂病治例·风·通关透肌骨》：阳证有至宝丹，阴证用灵宝丹，昏冒者宜用之。为风入骨髓不能得出，故用龙、麝、牛、雄之类，皆入骨透肌肉，使风邪外出也。若中血脉、中腑未可用。

4. 下气豁痰法

《易简方·易简方论叙》：假如中风，昏不知人，四肢不收，六脉沉伏，亦可脉随气奔，指下洪盛，当是之时，脉亦难别，徒具诸方，何者为对。加之有中寒、中暑、中湿、中气、痰厥、饮厥之类，证大不同，而外候则一。急欲求其要领，则皆由内蓄痰涎，因有所中，发而为病。总治之法，无过下气豁痰，可解缓急，气下痰消，其人必苏。自余杂病，以类而求，其稍轻者，对方施治，自可获愈。或未全安，亦可藉此以俟招医。

三、治疗注意

治疗宜忌是中风辨证治疗过程中需要注意的重要方面，是中风治疗共性下的差异，针对体质的不同、经络脏腑部位的不同、病证分期的不同，临床治疗时当有所区分。

（一）治疗禁忌

中风病具有明显的部位特征与分期差异，因此不同的证候当采用针对性的治疗法则，若辨治不当则会加重病情。治疗禁忌是医家在临床辨治过程中总结的经验教训，后世医家可资借鉴参考。

1. 脉虚禁吐

《药理近考·卷上·吐法》：中风，痰涎壅盛，不能言语，不遗尿，脉滑实有力者，稀涎散吐之……尺中脉微弱，两寸不滑，胸膈不闷，不可吐。脾胃素虚，面色痿黄，右寸大而无力，不可吐。中气虚而痞胀，不能运化，不可认为实，误吐，祸不旋踵。

2. 热证禁汗

《医经小学·卷之五·治法第五·伤寒汗吐下禁例略》：类中风热更头疼，汗药施之恐增剧。

《寿养丛书·医学便览·卷之二·中风禁用》：禁汗多，恐亡阳则损其气，而阴愈偏。

3. 中经禁下

《寿养丛书·医学便览·卷之二·中风禁用》：禁下多，恐亡阴则损其形，而阳独盛。

《医门法律·卷三·中风门·律五条》：凡治中风病，不明经络腑脏，徒执方书，妄用下法者，必至伤人，医之罪也。风中经络，只宜宣之使散，误下则风邪乘虚，入腑入脏，酿患无穷。若夫中脏之候，多有平素积虚，脏真不守者，下之立亡，不可不慎。惟在胃腑一证，内实便秘者，间有可下。然不过解其烦热，非大下也。

4. 津亏禁利

《卫生宝鉴·卷七·名方类集·中风门·中风杂说》：如小便少不可以药利之，既自汗，津液外泄，小便内少，若利之使荣卫枯竭，无以制火，烦热愈甚，俟热退汗止，小便自行也。兼此证属阳明经，大忌利小便，须当识此。

《医林正印·卷一·中风·治例》：凡小便不利者，以自汗亡津液也。切不可以药利之，俟其热退汗止，则自行矣。凡烦躁枯渴者，亦禁利小便，恐其津液去也。

5. 痰盛禁补

《医门法律·卷三·中风门·律五条》：凡热痰乘风火上入，目暗耳鸣，多似虚证，误行温补，转锢其痰，永无出路，医之罪也。凡痰饮随食并出，不开幽门，徒温其胃，束手无策，迁延误人，医之罪也。凡遇肾虚水泛痰涌，气高喘急之证，不补其下，反清其上，必致气脱而死，医之罪也。

《医学源流论·卷上·中风论》：今之患中风、偏痹等病者，百无一愈，十死其九，非其证俱不治，皆医者误之也。凡古圣定病之名，必指其实。名曰中风，则其病属风可知。既为风病，则主病之方，必以治风为本。故仲景侯氏黑散、风引汤、防己地黄汤，及唐人大、小续命等方，皆多用风药，而因证增减。盖以风入经络，则内风与外风相煽，以致痰火一时壅塞，惟宜先驱其风，继清痰火，而后调其气血，则经脉可以渐通。今人一见中风等证，即用人参、熟地、附子、肉桂等纯补温热之品，将风火痰气，尽行补住，轻者变重，重者即死。或有元气未伤，而感邪浅者，亦必迁延时日，以成偏枯永废之人。此非医者误耶？或云邪之所凑，其气必虚，故补正即所以驱邪，此大谬也。

6. 病后禁多食

《寿养丛书·医学便览·卷之二·中风禁用》：禁多食。多食必因风胜，脾土得食而强，必制水生痰。

《杂病源流犀烛·卷十二·六淫门·中风源流》：中风之人又必能食，而其能食有二因：一由肝木盛，木盛克脾土，土受制，求助于食，故多食，泻肝治风则脾安，脾安则食自少，而病可以治。一由脾气盛，盛则下克肾水，水亏不能制火，故食益多而病益剧，急服安土滋水之药，不必多食，则食自少，而病可以治。

7. 初期禁香窜

《寿养丛书·医学便览·卷之二·中风禁用》：禁服龙、麝、犀、珠等药，恐镇邪于窍而不出。

《杏苑生春·卷三·风》：且如中血脉脏腑之病，初不宜用牛黄、龙、麝。殊不知，牛黄入肝治筋，龙脑入肾治骨，麝香入脾治肉，恐引风深入骨髓筋肉，如油入面，莫之能出。又不可用大戟、芫花、甘遂泻损阴血，使其气愈虚也。

《医林正印·卷一·中风·治例》：凡中腑、中经之病，初不宜服脑、麝等香窜之药，恐引风深入骨髓，如油入面，莫之能出也。

《病机沙篆·卷上·中风》：古人用牛黄丸、至宝丹、活命金丹品类，皆辛香走窜，为斩关夺门之将，原为中脏之闭证设也。牛黄入脾治肉，麝香入肾治骨，冰片入肝治筋，此惟邪气深入者乃为出矣。若施之于中腑、气虚脱绝之证，反掌杀人，如人既入井而又下石，安得不立毙乎。

8. 虚痰禁苦寒

《医学真传·辨药大略》：《本经》止有南星，并无胆星。南星色白味辛，禀金气而祛风豁痰，功同半夏。今人以牛胆制为胆星，味苦性冷。中风痰涎上涌，多属三焦火虚，土崩水泛，斯时助正散邪，壮火祛寒，尤恐不济，而粗工昧昧，不审其本，但治其末，服以苦冷之胆星，加以清凉之竹沥，必至生阳绝灭而死。

9. 阳中禁辛热

《医学纲目·卷之十　肝胆部·中风》：凡觉中风，必先审六经之候，慎勿用大热药乌、附之类，故阳剂刚胜，积若燎原，为消狂疮肿之属，则天癸绝而荣涸矣。

10. 脱证禁攻痰

《医学三字经·卷三·附录中风俗方杀人以示戒》：风证以攻痰为大戒，凡人将死之顷，皆痰声漉漉，不独中风一证。元阳无主，一身之津血俱化为痰，欲攻尽其痰，是欲攻尽其津血也。

《医学从众录·卷一·类中风证·续论真中风类中风攻痰之误》：凡人将死之顷，阳气欲脱，必有痰声漉漉，是一身之津血，将渐化为痰而死也。时医于此证，开手即以胆南星、石菖蒲直攻其痰，是直攻其津血而速之死也。

（二）治疗宜许

所宜是对疾病有益的方法和措施，有利于疾病康复。中风有其自身演变的规律，古代医家总结整理了许多治疗所宜，对当今中风病的防治有重要的指导意义。

1. 小中不需深治

《泊宅编·卷八》：风淫末疾谓四肢，凡人中风，悉归手足故也。而疾势有轻重，故病轻者俗名小中。一老医常论：小中不须深治，但服温平汤剂，正气逐湿痹，使毒流一边，余苦不作，随性将养，虽未能为全人，然尚可苟延岁月。若力攻之，纵有平复者，往往恬不知戒，病一再来，则难以支梧①矣。譬如捕寇，拘于一室，则不使之逸越，自亡他虑，或逐之，再至则其祸当剧于前矣，此语甚有理。而予见世之病者，大体皆如是。

2. 大剂久服疗痰积

《类证普济本事方·卷第一·治中风肝胆筋骨诸风》：凡中风用续命、排风、风引、竹沥诸汤，及神精丹、茵芋酒之类，更加以灸，无不愈者。然此疾积习之久，非一日所能攻，皆大剂久服而取效。《唐书》载王太后②中风，暗默不语，医者蒸黄芪数斛以熏之得瘥，盖此类也。今人服三五盏便求效责医也，亦速矣。孟子曰：七年之病，三年之艾，久而后知尔。

3. 初宜顺气，久当活血

《医镜·卷之一·中风》：大抵于行痰祛风剂中，日浅则加以顺气，日久则惟活血为要耳。

《罗氏会约医镜·卷十八·禽兽部·牛黄》：心热则火生焰，肝热则木生风，风火相搏，胶痰上壅，遂致中风不语。中脏者多滞九窍，宜用牛黄；中腑者多着四肢，中经络者外无六经形证，内无便溺阻隔③，牛黄若误用之，反引风入骨，不能出也。初宜顺气开痰，继宜养血活血，不宜专用风药以燥其血也。

4. 利窍救急，不可多服

《医家赤帜益辨全书·四卷·中风门·中风治法》：初中，宜诸香利窍，可救急不可多服，否则辛香走散真气，引风入骨。

5. 治虚宜护胃气

《神农本草经疏·卷之一·论治阴阳诸虚病，皆当以保护胃气为急》：夫胃气者，即后天元气也，以谷气为本。是故经曰：脉有胃气曰生，无胃气曰死。又曰：安谷则昌，绝谷则亡。可见先天之气，纵犹未尽，而他脏不至尽伤。独胃气偶有伤败，以至于绝，则速死矣。谷气者，譬国家之饷道也。饷道一绝，则万众立散。胃气一败，则百药难施。

评述

中医学在长期的医疗实践过程中，对中风病的认识不断深入、完善。经过历代医家丰富的临床经验积累和总结，中医学逐渐形成了一套治疗中风应遵循的基本原则，以及在治疗原则指导下针对具体病情所采用的具体治法。

一、治病求本

治疗时应辨明中风病的病因病机，抓住其本质或主要矛盾。外因六淫者，应先理其气，次

---

① 支梧：抵挡之义。
② 本案原载《旧唐书》，患者为"柳太后"，《新唐书》载为"王太后"，遵原文未改，下文同。
③ 隔原作"膈"，据文义改。

依所感六气，随其证而治之。内因七情者，当先调气，不当治风。中风发病有轻重、先后、主次之不同，治疗应分轻重缓急，急则治标，缓则治本。重于外感者，先驱外邪而后补中气；重于内伤者，先补中气而后驱外邪。若夫初病暴仆昏闷，不省人事，或痰涎壅盛，舌强不语，两寸脉浮大而实者，急宜以瓜蒂、藜芦等药吐之，以遏其势；病势稍退，精神稍复，辄当改用丹溪之法，以补气补血清痰之剂，调养其本气而安。

二、扶正祛邪

中风病常为本虚标实之证，本虚应当扶正补虚，标实应当祛除邪气，使得邪去正安，多用通络、化瘀、祛痰、通腑等方法。《景岳全书·卷之十一·从集·杂证谟·非风》言："有邪者，邪必乘虚而入，故当先扶正气，但通经逐邪之品不得不用以为佐。无邪者，救本不暇，尚可再为杂用以伤正气乎。"中风患者，既有风、火、痰、瘀等标实之一面，又存在体质衰弱、阴津不足等本虚一面。徒攻痰热则恐正虚难支，单滋阴又畏滋腻碍胃，更生痰浊。治疗应重视扶正祛邪兼顾，注意正虚与邪实的主次，做到"扶正不留邪，祛邪不伤正"。

三、分期论治

中风治疗应注重分期论治，一般可分为急性期、恢复期和后遗症期，各阶段病机有异，应分别采用不同的治法。急性期需辨中经络、中脏腑，中脏腑者需分闭证、脱证。急性期当先治标，以平肝息风、化痰祛瘀、通腑泄热为主。闭证治当息风清火，豁痰开窍，通腑泄热；脱证急宜救阴回阳固脱；内闭外脱之证，则须醒神开窍与扶正固脱兼顾。中医特色急救治法还包括开噤法、吐涎法等，如用开关散，乌梅、生南星、冰片擦牙，或用姜蘸南星、冰片擦牙，其噤自开。恢复期一般指发病两周后至半年以内，正虚邪实并存，治当扶正祛邪，本虚为气血不足或肝肾阴精亏虚，标实为痰瘀阻络。治疗时标本兼顾，补益气血、滋补肝肾、潜阳息风、豁痰祛瘀诸法并用。后遗症期指发病半年以上，可遗留有半身不遂、口眼㖞斜、语言謇涩、失语等症，此期多以扶正为主，兼以祛邪，除药物治疗外，常配合针灸治疗和康复训练等。虚则应辨阴阳、气血及脏腑，予以滋阴潜阳、益气补血、阴阳平补、补脾和胃、补肾填精、养血柔肝等法；实证需辨风、火、痰、瘀，予以平肝息风、通腑泄热、清化痰热、开窍通络、活血化瘀等法。

第四章

证治条辨

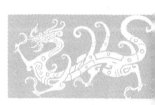

一、辨证要点

辨证是认识疾病的重要过程，借助四诊（望、闻、问、切）收集中风病的所有资料，包括症状和体征，通过综合分析，辨清疾病的病因、性质、部位和发展方向，最终确立证候类型。

（一）辨四诊

四诊指的是望、闻、问、切，四诊具有直观性和朴素性的特点，四诊的准确性与医生的诊治水平密切相关。临床实践中当四诊合参，不可偏重某一项诊法。在诊断过程中，现代医学中的各种理化检查可参考选用。

1. 望诊

望诊是医生运用视觉对人体整体与局部的可见征象进行有目的的观察，以便了解疾病的特点和状态的一种诊断方法。在中风病的辨证过程中，望诊有重要的临床意义。

（1）望头面

1）中风面色可见赤

《医学入门·卷一·脏腑·脏腑总论》：假如中风，肝为心邪，则知色当赤也。

2）中风面色可见青

《望诊遵经·卷上·青色主病条目》：

面青，心闷乱，吐逆呕沫，胁痛头眩重，耳不闻人声，偏枯筋急，曲拳而卧者，肝风发也。

面目青黑，卒然暗哑不声，踞坐不得，四肢缓弱，遗屎便利者，肝虚寒，厉风所损也。

3）中风见颧上赤青

《四诊脉鉴大全·卷之二·察色审音秘授百病生死诀》：颧上赤青唇带白，中风之疾恐难释。

（2）望五官

《望诊遵经·卷下·诊口形容条目》：

中风口开者，心绝也。

口㖞于左者，右边瘫痪，左脸动肉缩短也。口㖞于右者，左边瘫痪，右脸动肉缩短也。口眼㖞斜者，风中经络也。口耳为僻，眦急不能卒视者，足阳明、手太阳之筋急也。口㖞唇疹者，足阳明病也。

目不合，卒口僻者，足阳明之筋急也。目不开，卒口僻者，足阳明之筋纵也。

眼皮垂下，而不能展上者，因于风湿，将有半身不遂之患也。

中风，眼合鼻鼾者，不治之证也。

《望诊遵经·卷下·眼目气色条目》：

瞳黄唇白，面红中有青点者，中风之先兆也。

瞳仁散大，左右不均者，中风极险之证也。

（3）望躯体

《脉诀汇辨·卷七·形体》：肥人中风，形厚气虚。

《望诊遵经·卷下·诊汗望法提纲》：汗出偏沮者，使人偏枯之先兆。

（4）望舌

1）望舌色

《辨舌指南·观舌总纲·辨舌之形容·㖞斜》：若色紫红势急者，由肝风发痉，宜息风镇痉；色淡红势缓者，由中风偏枯。

2）望舌态

①舌本强直

《临证验舌法·上卷·验舌决生死法》：舌本强直，转动不活，而语言謇涩者，危。

《望诊遵经·卷下·诊舌形容条目》：舌本强，食则呕者，足太阴之病也。舌强难言，神气不清者，中风之证也。舌强不能言者，手少阴病也。奄忽不知人，喉中噫噫然有声，舌强不能言，发其汗，身转软者生，汗不出，身直者，七日死，风痱之候也。

②舌体㖞斜

《辨舌指南·观舌总纲·辨舌之形容·㖞斜》：若舌偏㖞，语塞，口眼㖞斜，半身不遂者，偏风也。舌偏向左者左瘫，舌偏向右者右痪，宜补气舒筋，通络化痰。

③舌卷囊缩

《医法征验录·卷下·附古论舌病·舌短》：舌缩不能言，名曰阴强，是厥阴气缩则舌卷而短。

《医述·卷十一·杂证汇参·舌·哲言》：舌卷而囊缩者不治。

3）望舌苔

《辨舌指南·辨舌总论·辨舌明体质禀赋之鉴别·体质·卒中质》：其舌质阔厚而长，尖端平圆，色淡红而白，舌面常有白腻垢苔。此质因常多脂肪少血，平素肝胃多有痰湿贮藏，故常有苔垢。

2. 闻诊

闻诊是医生通过听声音和嗅气味，了解患者发出的各种异常声音和气味，以诊察病情的性质和轻重的一种方法。语言异常是中风患者的常见症状表现。

《医灯集焰·闻诊赋》：声如曳锯者，中风痰鸣……口噤无声者，分厥、痉、中、怒之岐。

《医学摘粹·四诊要诀·闻声·辨声于言》：如小儿抽风不语，大人中风不语，皆极危之候也。

《脉贯·卷九·闻诊》：风滞于气，机关不利，出言謇涩，乃为风病。

3. 问诊

问诊是通过询问患者或者陪诊者，了解疾病的症状、发生、发展、治疗经过及其他与疾病相关的情况的一种方法。

《脉贯·卷九·问诊·病证》：问而懒答，唯点头者，是中气虚。昏愦不知，问是暴厥，抑是久病？妇人僵厥，多是中气，须问怒否？

中风

4. 切诊

切诊包括脉诊和按诊。脉诊是通过诊察脉象了解病情的方法，按诊是在躯体一定部位触摸了解病情的方法。通过脉诊可了解病情变化、推断病因病机、判断病情预后。古代医家十分推崇脉诊，因此中风脉诊的内容十分丰富。

（1）切脉

1）三部诊法

三部诊法是诊察颈人迎、手寸口、足趺阳三个部位脉象变化以推测病情的一种方法，可通过诊察动脉的强弱有无，说明经脉闭阻之有无。

《永类钤方·卷一·中风》：五脏中风脉皆浮，但兼以本脉而见于本部，与人迎相应也。假令肝中风，则左手关部与人迎脉并浮而弦也，余皆仿此。

《袖珍方大全·卷一·文·风》：中于心者，人迎与左寸口脉洪而浮，面舌俱赤，翕翕发热，暗不能言。

《四诊脉鉴大全·卷之六·二十七脉》：人迎浮滑为风痰，缓滑为中风。

2）寸口诊法

寸口又称气口或脉口，位于腕后高骨（桡骨茎突）内侧桡动脉所在部位。历代医家十分注重寸口诊脉，逐渐发展为"独取寸口"的诊脉方法。

①常见脉象

脉象是通过位、数、形、势四个方面来体察的。如浮沉是脉位的不同，迟数是至数的差异，虚实是力量强弱的不同。

A. 单一脉

a. 浮脉类

《明医杂著·卷之三·脉阴阳类成》：气血虚寒，革易常度也。妇人则半产漏下，男子则亡血失精，又为中风、寒湿之诊。

《诊宗三昧·师传三十二则》：逮夫杂证之脉浮者，皆为风象，如类中、风痱之脉浮。

b. 沉脉类

《脉经直指·卷之六·伏脉论》：又有偶中之证，卒然而仆，痰涎壅盛，昏不知人，其脉必伏。

《脉经直指·卷之七·牢脉论》：人知中风所发之时，脉势宜缓，今则不缓而反坚牢实大之见，此谓风邪中于脏也，故见发直不语之症，亦难治矣。

c. 实脉类

《玉机微义·卷之一·中风门·中风脉法》：头痛脉滑者中风，风脉虚弱也。

《脉理求真·卷二·新增四言脉要》：中风之脉，却喜浮迟。坚大急疾，其凶可知。类中因气，身凉脉虚。类中因痰，脉滑形肥。

d. 虚脉类

《医宗说约·卷之首·脉象主病二十九法·代脉》：代脉主中风卒仆，主瘀血、饮食停滞，以致元气不续。

《脉如·微脉》：萦萦如蜘蛛丝者，仲景谓阳气之衰。尝见中风卒倒而脉微，暑风卒倒而脉微，皆为虚风之象，其脉多兼沉缓。

e. 迟、数脉类

《华氏中藏经·卷上·风中有五生死论第十七》：中风之病，口噤筋急，脉迟者，生；脉急而数者，死。

《原病集·元类要法　上·脉病逆顺》：中风口噤，四肢不收，脉浮迟而恬静者存，脉洪数而气粗者亡。

B. 复合脉

复合脉又称"相兼脉"，是指两种或两种以上的单因素脉相兼出现复合构成的脉象。由于临床病情错综复杂，复合脉在临床上十分常见。

a. 二合脉

论脉有浮、洪、濡等浮脉类为首的二合脉，如浮迟、浮缓。

《素问·脉要精微论》：浮而散者，为眴仆。

《医学正传·卷之一·中风·脉法》：脉阳浮而滑，阴濡而弱，或浮而滑，或沉而滑，或微而虚，或微而数，寸口或浮而缓，或缓而迟，皆为中风之证。

《丹溪摘玄·卷一·中风门》：大抵脉微而数，或浮而紧，或缓而迟，皆风脉也。迟浮者可治，大数而急者死。

《雪潭居医约·四卷·六淫分类·风门·诸风约脉》：风邪中脏，脉多沉伏；风邪中腑，脉多浮洪。

《目经大成·卷之一下·诸脉喜忌》：肢体无用木不仁，微濡而缓认宜真。仁者木之全德，瘫痪痿痹皆不仁也。盖由气虚风中，痰泊厥阴经窦。故脉得濡缓为可治，弦大紧躁，虽能食不死，难免残废之忧。

《林氏活人录汇编·卷一·中风门·中腑·中腑实证之脉》：浮弦无力为风，浮滑不清为痰，浮数有力为火。

论脉有沉、伏等沉脉类为首的二合脉，如沉伏、沉滑。

《医宗必读·卷之六·真中风》：中风之脉，每见沉伏，亦有脉随气奔，指下洪盛者。

《林氏活人录汇编·卷一·中风门·中腑·中腑实证之脉》：沉弦有力为气，沉实有力为便结，沉涩而数为血凝。

《林氏活人录汇编·卷一·中风门·中腑·中腑虚证之脉》：脉沉无力为虚，沉滑为湿痰不利，气滞血少，虚微无力为气血两虚，浮数微滑为内热痰凝者，易治。

论脉有虚、微、细等虚脉类为首的二合脉，如微数、虚涩。

《金匮要略·卷上·中风历节病脉证并治第五》：脉微而数，中风使然。

《医经小学·卷之二·脉诀第二·二十四种脉体》：细而滑为僵仆，为发热，为呕吐。滑散

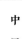

中风

为瘫缓。

《诊宗三昧·逆顺》：中风便溺阻涩，脉滑实为顺，虚涩者逆。

论脉有迟、缓、涩等迟脉类为首的二合脉，如迟浮、缓弱。

《济世全生指迷方·卷一·脉论·辨脉形及变化所主病证法》：缓而浮，为风弹曳。

《丹溪摘玄·卷一·中风门》：大抵脉微而数，或浮而紧，或缓而迟，皆风脉也。

《医述·卷六·杂证汇参·中风·脉候》：非风之脉，迟缓可生。

b. 三合脉

论脉有浮、滑、沉、虚为首的三合脉，如滑浮散、浮缓长。

《玉机微义·卷之一·中风门·中风脉法》：滑而浮散者，瘫痪风。

《诊宗三昧·逆顺》：中风不仁，痿躄不遂，脉虚濡缓为顺，坚急疾者逆。

《林氏活人录汇编·卷一·中风门·中腑·中腑虚证之脉》：脉沉无力为虚，沉滑为湿痰不利，气滞血少，虚微无力为气血两虚，浮数微involved为内热痰凝者，易治。若沉涩不应为气滞血凝，虚弦虚数为血虚内热，浮滑不清为风痰内鼓，浮涩无力为营卫不行者，难治。

《中风论·论风脉》：偏枯日久，则脉多变矣。然亦一二年，其脉仍浮大而缓者，此风邪与卫气相合而不去，如银之入汞也。

②特殊脉象

寸口按照部位分为寸、关、尺三部，桡骨茎突所对应的为关部，近心端为尺部，远心端为寸部。特殊情况下，某些脉象会在寸部、关部或尺部单独出现。此外，左手与右手的脉象亦出现差异，诊脉时当仔细体察。

A. 寸部异常

《中风论·论风脉》：中风在三阳经，则浮大之脉，寸部盛于尺部。

《脉学正义·卷六·脉上鱼入尺主病》：脉紧上寸口者中风，风头痛亦如之。（正义）：此所谓中风，非古人寒风外感之中风，即金元人之所谓类中风。

B. 关部异常

《寿养丛书·太素心要·卷下·杂断类》：瘫癫关脉促急。

C. 尺部异常

《林氏活人录汇编·卷一·中风门·中脏·中脏急证之脉》：下元无根，则两尺不应，或脉来沉涩微细。

《中风论·论风脉》：在三阴经，则浮大之脉，尺部盛于寸部。

D. 单手脉异常

《备急千金要方·卷二十八·脉法·三关主对法第六》：寸口脉偏绝，则臂偏不遂，其人两手俱绝者，不可治。

《脉经直指·卷之五·洪脉论》：是故火炎上行，居右寸而洪大者，非中风即痰火也；居左寸而洪大者，非风热即风痰也。

《脉经·卷二·平人迎神门气口前后脉第二·胆虚》：左手关上脉阳虚者，足少阳经也，病苦眩厥痿，足趾不能摇，躄坐不能起，僵仆，目黄失精晄晄。

《脉语·卷之上·诸脉状主病》：一手独滑，曰半身不遂。

③脏腑分候

脉道为气血运行的路径，与五脏六腑密切相关，寸、关、尺三部与脏腑相对应，通过脉诊可知脏腑气血运行之状态。

A.肝脉

《寿世保元·卷一·七表八里总归四脉》：肝脉浮，主中风瘫痪。

《医经允中·卷之二·阴阳表里之异·七表·缓脉》：以三部言之，寸缓主肌肤不仁……肝缓主中风伤筋，皮肤顽麻。

《医经允中·卷之二·阴阳表里之异·七表·洪脉》：以六脉言之……肝洪主目赤，中焦虚热，烦闷，又主左瘫盗汗，带下热呕。

B.心脉

《针灸甲乙经·卷之四·经脉第一》：胃脉沉鼓涩，胃外鼓大，心脉小坚急，皆鬲偏枯。

C.脾脉

《灵枢·邪气脏腑病形》：脾脉急甚为瘛疭……微缓为风痿，四肢不用，心慧然若无病。大甚为击仆，微大为疝气，腹里大脓血，在胃肠之外。

《图注脉诀辨真·卷之二·脾脉歌》：脾脉溢关而涌于寸部，主本脏之液从口而出，其因由于脾家中风所作。

D.肺脉

《灵枢·邪气脏腑病形》：肺脉急甚为癫疾……微缓为痿瘘，偏风，头以下汗出不可止。

E.肾脉

《林氏活人录汇编·卷一·中风门·中脏·中脏缓证之脉》：涩弱血虚，微弱气虚也，两肾有根，真气未脱也。

④其他

《古今医统大全·卷之四十九·卒中暴死·病机》：卒中者，卒然不省人事，全如死尸，但气不绝，脉动如故，或脉无伦序，或乍大乍小，或微细不绝，而心胸厥者是也。

《奇经八脉考·气口九道脉》：前部左右弹者，阳跷也。动苦腰背痛，癫痫僵仆羊鸣，偏枯，痿痹，身体强。

（2）其他切诊

除脉诊之外，古代医家在临床实践中发现切按章门穴可知中风之发病及预后，章门为八会穴之脏会。

《诊病奇侅·卷下·肋下》：患中风者，其二三年前，章门行至腰骨直筋如绝，按之无力也。左肋下如此，则左半身不遂，右肋下如此者易治，是由气之顺行也。治方二三年前认得此候，急

中
风

服补气顺气之剂，久服为善也。

凡人不论肥瘦，章门穴以指按之，其指先压筋，深入季肋下者，必三年内发中风，是先师历功之秘诀，百不失一也。

章门诊法，一偏如常，一偏柔濡者，不出三年发偏枯，宜预日日多灸于其柔濡处，以助阳气而驱除饮。又一方拘急，一方如常者，壮者无害，四十岁以上者，左则逐饮，右则宜和肝且灸。

《诊病奇侅·卷下·众疾腹候》：中气之腹候，同于中风，而大肉不离，以为中风中气之别，且中气者，脐根软弱也。

（二）辨病位

辨病位就是确定疾病发生所在的部位。邪气作用于机体，多依附停留于一定的部位，如脏腑、经络、官窍、四肢百骸及气血津液等均是病位概念。辨病位在辨证中具有重要意义，因为病位不同，症状有异，中风的病位辨识方法亦有区别。

1. 病在五脏

五脏中风在宋以前是中医学的重要组成部分，五脏中风以症候群为主，其相关病证比较宽泛，包含后世医家所论的具体中风病。

（1）心中风

《奇效良方·卷一·五脏正治方》：心风之证，多汗恶风，善怒，心神颠倒，言语謇涩，舌强口干，面赤头疼，翕翕发热，胸背拘急，手心热甚，但多偃卧，不得倾侧，怔悸汗出，恍惚不安，此皆风邪入于心经，致有斯证，名曰心中风也。

（2）肝中风

《奇效良方·卷一·五脏正治方》：夫肝脏中风者，其候筋脉拘挛，手足不收，厉风入肝，坐踞不得，胸背强直，胁肋胀满，目眩心烦，言语謇涩，此其是也。

（3）脾中风

《太平圣惠方·卷第五·治脾脏中风诸方》：夫脾气虚弱，肌肉不实，则腠理开疏。风邪乘虚入于足太阴之经，则令身体怠惰，多汗恶风，舌本强直，言语謇涩，口面㖞僻，肌肤不仁，腹胀心烦，翕翕发热，神思如醉，手足不能动摇。诊其脉浮缓者，是脾中风之候也。

（4）肺中风

《三因极一病证方论·卷二·五脏中风证》：肺风之状，多汗恶风，色皓然而白，口燥而喘，逆气肩息，身重背痛，面胀肿，昼瘥暮甚，诊在鼻，其色白。

（5）肾中风

《太平圣惠方·卷第七·治肾脏中风诸方》：夫肾气虚弱，风邪所侵，则踞而腰疼，不得俯仰，或则冷痹，或则偏枯。两耳虚鸣，语声浑浊，面多浮肿，骨节疼，志意沉昏，喜恐好忘，肌色黧黑，身体沉重，多汗恶风，隐曲不利，此是肾中风之候也。

（6）脏腑合中

《华佗神医秘传·卷一·华佗论病理神方·论风中有五生五死》：心脾俱中风，则舌强而不能言；肝肾中风，则手足不遂。

《诸病源候论·卷之一·风病诸候上·风舌强不得语候》：脾脉络胃，夹咽，连舌本，散舌下。心之别脉系舌本。今心、脾二脏受风邪，故舌强不得语也。

2. 病在六腑

六腑多无中风，但是胃为气血水谷之海，胃气不足则外邪容易侵袭。胆与肝相表里，胆为阳木，风邪易侵。

（1）胃中风

《丹溪手镜·卷之中·中风》：胃虚中风……饮食不下，腹胀，食寒则泄，㖞斜不遂。

（2）胆中风

《脏腑性鉴·卷上·胆腑性》：夫胆病最难治，胆体属风，风性主动，动而拘急，风之象也，为病急暴，发则周远，无处不到，掉摇眩晕，顿僵卒仆，故经曰：诸暴强直，皆属于风。但风性下软上坚，故病在阴部则柔，在阳部则劲。若胆病发于下，则热伤血分，患在筋，手足拘挛，屈缩而不能伸。或患在脉，四肢软弱瘫痪，多见委柔之象。胆病发于上则痰火升越，患上宫天吊，角弓反张，或牵引搐搦，或头摇手颤，眉角牵引，多见刚劲之象，要知惊风、风痫、中风、头风等病，非外感天气之风，悉出胆腑性气之风也，从来未辨，特为揭之。

（3）膀胱中风

《采艾编翼·卷二·治证综要·中风》：膀胱，偏风不仁。

3. 病在经络

经络遍布周身，沟通内外，贯穿上下。某些病证与经络循行密切相关，明辨经络对选方用药、针灸治疗等有重要意义。

《诸病源候论·卷之一·风病诸候上·风口㖞候》：风邪入于足阳明、手太阳之经，遇寒则筋急引颊，故使口㖞僻，言语不正，而目不能平视。

《百代医宗·卷之三·风论》：中风之人，虽五脏六腑俱受其邪，惟肺肝二经居多，肺为皮毛之合，风邪乘虚而入，肝主筋，东方风木相搏，其邪乘虚内客，则筋缓而㖞斜瘫痪之状见矣。

《方氏脉症正宗·卷之二·风》：

如中风口噤㖞斜者，风寒之邪从胃经而出。

如中风左瘫者，血分先弱，风寒之邪从肝经而出。如中风右痪者，气分先弱，风寒之邪从肺、脾二经而出。

如中风不语者，风寒之邪从心、脾二经而出，但不语又关于咽喉，乃风寒留于会厌也。

如中风角弓反张者，风寒之邪从膀胱经而出。

《医易通说·上卷·地支》：心包络是由肝系上连而生，如木之枝叶；包络包心，象叶之承

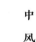

花。肝挟肾水之阴气，上连心包，以阴从阳，有如亥交于巳，化为风气，故经曰：厥阴之上，风气治之。凡中风病，多入于心包。

4. 病在脏腑经络

中脏腑、中经络的中风病分型最早见于张仲景《金匮要略》，是中风辨证的核心内容。中经络者，病位较浅，病情较轻，无神志改变；中脏腑者，病位较深，病情较重，伴有神志不清，两者鉴别的关键在于有无神志改变。由于古代医家对中风的不同认识及对脏腑经络的不同理解，辨证要点存在差异，分歧主要在中经络与中血脉。

（1）中络、中经、中腑、中脏

张仲景首创中风病经络脏腑辨证，并将经、络分开辨证。经络是运行气血、联系脏腑和体表及全身各部的通道。经脉为主，可贯穿上下，沟通内外；络脉为辅，主要在机体表面，遍布全身。

《金匮要略·卷上·中风历节病脉证并治第五》：邪在于络，肌肤不仁；邪在于经，即重不胜；邪入于腑，即不识人；邪入于脏，舌即难言，口吐涎。

《金匮要略直解·卷上·中风历节病脉证并治第五》：邪之浅者在经络，邪之深者入脏腑。孙络之散见肤腠，邪气凝而不行，故其肉不仁。大经之行于经隧，邪气留而不去，故髓重不胜。不识人者，经所谓朦昧暴喑，此邪入腑，则朦昧不识人。入脏则舌难言而为喑矣，舌难言，则唇吻不收而涎下也。

《金匮翼·卷一·中风·中风统论》：而其为病，则有脏腑经络浅深之异。口眼㖞斜，络病也，其邪浅而易治；手足不遂，身体重痛，经病也，邪差深矣，故多从倒仆后见之；卒中昏厥，语言错乱，腑病也，其邪为尤深矣。大抵倒仆之候，经腑皆能有之。其倒后神清识人者在经，神昏不识人者在腑耳。至于唇缓失音、耳聋目瞀、遗尿声鼾等症，则为中脏，病之最深者也。然其间经病兼腑者有之，脏病连经者有之，腑脏经络齐病者有之，要在临病详察也。

《医门法律·卷三·中风门·中风论》：中络邪正入卫，犹在经络之外，故但肌肤不仁；中经则邪入于荣脉之中，内而骨、外而肉皆失所养，故躯壳为之重着，然犹在躯壳之间；至入腑入脏，则离躯壳而内入，邪中深矣。腑邪必归入胃，胃为六腑之总司也，禀于肠胃，非举大小二肠并重。盖风性善行空窍，水谷入胃则胃实肠虚，风邪即进入肠中，少顷水谷入肠，则肠实胃虚。风复进入胃中，见胃风必奔迫于二肠之间也。风入胃中，胃热必盛，蒸其津液，结为痰涎，壅塞隧道，胃之支脉络心者，才有壅塞，即堵其神气出入之窍，故不识人也。诸脏受邪至盛，必进入于心而乱其神明，神明无主，则舌纵难言，廉泉开而流涎沫也。

（2）中经络、中血脉、中腑、中脏

经络为气血运行的通路，血脉为流通血液的脉络，经络与血脉皆在半表半里，其症状表现略有差异。部分医家主张中血脉则出现半身不遂、口眼㖞斜。

1）中经络为口眼㖞斜，中血脉则半身不遂

《医方便览·首卷·病机赋》：中脏命危，中脏者多滞九窍，有唇缓、失音、耳聋、目瞀、鼻塞、便难之症，其口开眼合、撒手遗尿、鼾睡者，不治，此中脏受深，故曰命危。中腑肢废，中腑者多着四肢，此中风受邪浅，故肢废。在经络则口眼㖞斜，中血脉则半身不遂，邪中经络、血脉者，非表非里，邪无定居，或偏于左，或偏于右，无内外证，故口眼㖞斜、半身不遂，而有汗下之戒。

2）中经络为手足不遂，中血脉则口眼㖞斜

《丹台玉案·卷之二·中风门》：若以脏腑言之，则又各有形证焉。中脏者，多滞九窍，故有唇缓失音，鼻塞耳聋，目瞀便秘之症。中腑者，多着四肢，故有半身不遂，手足不遂，左瘫右痪之形。又有中血脉者，则外无六经之形证，内无便溺之阻涩，惟口眼㖞斜，或左或右而已，而手足动静，起居食息故无恙也。其或股不能举，口不能言，更无别症，乃中经也，比中脏腑则为轻，比之中血脉犹为重耳。

（3）中血脉、中腑、中脏

部分医家提倡中风病位主要在脏、腑、血脉之间。在脏为里，在腑为表，血脉则在半表半里之间。

《类证普济本事方·卷第一·治中风肝胆筋骨诸风》：治中风虽能言，口不㖞斜，而手足亸曳，脉虚浮而数，风中腑也。盖风中血脉则口眼㖞斜，风中腑则肢体废，风中脏则性命危。凡风中腑，宜汗而解。

《医学发明·中风有三》：故中风者，非外来风邪，乃本气病也，凡人年过四旬，气衰者多有此疾，壮岁之际无有也，若肥盛则间有之，亦形盛气衰如此，治法和脏腑通经络，便是治风，然轻重有三，中血脉则口眼㖞斜，亦有贼风袭虚伤之者也，中腑则肢废，中脏则性命危急。

《金匮要略广注·卷上·中风历节病脉证治第五》：盖脏腑有俞，俞皆在背，中风者，外为风邪所中，多以俞入者也，而有中脏、中腑、中血脉之分。中脏者，病在里，多滞九窍，故耳聋、鼻塞、目瞀、不能言、二便闭，法当下之。中腑者，病在表，多着四肢，故肢节废，拘急不仁，外有六经形证，法当汗之。中血脉者，病在半表半里，外无六经形证，内无便溺闭涩，但口眼㖞斜，半身不遂，不可过汗，恐虚其卫，不可大下，恐损其荣，法当养血顺气以和之而已。此篇所云中风，大都中腑、中血脉者居多。

《医碥·卷一·中风·内风证》：问：内风亦有中血脉、中腑脏之分乎？曰：病自内发，未有不伤其腑脏者。由于火盛，则火发而血与痰壅矣；由于气虚，则气滞而血与痰凝矣。痰血壅滞，食亦不化，填塞于腑则二便不通，阻碍脏气则昏迷不醒，其重者也。轻者中后，邪散布经络，而血脉之行不利，固有之矣，岂必兼外风乃然哉？

（4）中经、中腑、中脏

部分医家执简驭繁，将中风病位分为在脏、在腑及在经之不同，将常用的经络分辨法简化为"在经"之一项辨治法。

《素问病机气宜保命集·卷中·中风论第十》：其中腑者，面加五色，有表证，脉浮而恶寒，拘急不仁，或中身之后，或中身之前，或中身之侧，皆曰中腑也，其治多易。中脏者，唇吻不收，舌不转而失音，鼻不闻香臭，耳聋而眼瞀，大小便秘结，皆曰中脏也，其治多难。经曰：六腑不和则留结为痈；五脏不和则七窍不通。若外无留结，内无不通，必知在经也。

《医学启蒙汇编·卷之二·中风证注释》：中腑者，多着四肢，故半身不遂，手足不遂，痰涎壅盛，喘气如雷，然目犹能视，口犹能言，大小便不闭，风邪之中，犹浅于中脏也，有表证，面加五色，脉浮弦而恶风，治宜汗之，亦不可过汗，损其卫气。中脏者，多滞九窍，故口噤不开，目瞑无视，失音不语，大小便不通，风邪之中，则深于中腑也，治宜下之，亦不可过下损其荣血。中经脉者，口眼㖞斜，沉沉欲睡，外无六经之证，内无便溺之厄，治不可汗下，宜静胜其燥，是养血也，大秦艽汤，此真中风也。

《林氏活人录汇编·卷一·中风门》：

中腑实证：口眼㖞斜，言语或清而謇涩，气塞痰凝，心境或明而恍惚，或左瘫右痪，或四肢无恙，惟麻木而举动艰难，大便燥结，胸膈痞满，口角流涎，面色或红或青或白，或有汗，或无汗。

中腑虚证：左瘫右痪，精神昏倦，寝梦不安，戴阳面赤，颜色不定，气喘自汗，烦躁[①]不宁，痰声如锯，口角流涎，肠鸣泄泻，不思饮食。

中脏急证：唇吻不收，舌强失音，眼合不开，或直视摇头，口开手撒，鼻鼾遗溺，痰声如锯。此为邪中五脏，九窍不通，闭绝而死。

中脏缓证：缓证者，不过一脏或两三脏受病，但舌不转而失音，鼻不闻香臭，口角流涎，耳聋目瞀，大小便闭结，饮食不思，肢体缓纵，痰涌气逆，神情昏愦，独不现前诸绝证耳。

中经形证：口眼㖞斜，手足不遂，外无六经形证，内无便溺阻隔，言语如故，饮食如常，神情不倦，心志不乱，病在分腠之间，故为轻也。

（5）中腑、中脏

部分医家单纯从中脏、中腑对中风进行辨治，中腑易治，中脏难疗。

《古今医鉴·卷之二·中风·治》：抑考先哲有云，其证有中脏、中腑之分，证各不同。中腑者多着四肢，故面加五色，脉浮而恶风寒，四肢拘急不仁，或中身之前，或中身之侧，皆曰中腑也，其治多易。中脏者，多滞九窍，唇缓失音，鼻塞耳聋，目瞀，大小便闭结，皆曰中脏，其治多难。

（三）辨真中类中

真中与类中是对中风认识的重要转折，不同时期真中与类中鉴别的范围及要点有所差异。一部分医家将风邪所致的称为真中风，非风因素导致的称为类中风；另有部分医家将中风称为真中，与其相似的病证称为类中。

1. 因于外风为真中，因于内风为类中

《医经溯洄集·中风辨》：以予观之，昔人、三子之论，皆不可偏废。但三子以相类中风之

---

① 躁：原文作"燥"，据文义改。

病，视为中风而立论，故使后人狐疑而不能决。殊不知因于风者，真中风也；因于火，因于气，因于湿者，类中风，而非中风也。三子所论者，自是因火、因气、因湿而为暴病、暴死之证，与风何相干哉？如《内经》所谓三阴三阳发病，为偏枯痿易，四肢不举，亦未尝必因于风而后能也。夫风、火、气、湿之殊，望、闻、问、切之异，岂无所辨乎？辨之为风，则从昔人以治；辨之为火、气、湿，则从三子以治。

《医方便览·首卷·病机赋》：原夫中风当分真伪，由外中者，真中风，不由外中者，伪中风也。真者现六经形证，有中脏、腑、血脉之分。风邪中人，有深有浅，风中表者，现六经形证。太阳头疼脊强，少阳脑满寒热，阳明身热目痛而烦，少阴口渴时厥，太阴自利腹疼或便难，厥阴囊缩遗溺、手足厥冷。中腑者浅，中脏者深，中经脉者半表里，血脉之分，所以分其邪之浅深也。伪者遵三子发挥，有属湿火气虚之谓。河间举五志过极动火而卒中，皆因热甚，故主乎火。东垣以元气不足则邪凑之，令人卒倒僵仆如风状，故主乎气虚。丹溪以东南气温多湿，有病风者，非风也，由湿生痰，痰生热，热生风，故主乎湿。三子之发挥，皆非外中之风，故曰伪也。

《思济堂方书·卷之一·中风》：其外又有类中等病，大要真中少而类中多，推其由来，不过虚、痰、食、气使然耳。外有所感，内有所伤，天时人事，两相摧残，故病则卒倒而不知人也。虽然，卒倒最要详辨。第一辨其真中风耶，类中风耶？真中风者，因外感风寒，腠理闭密，卫外之阳不宣，以致卒然晕倒而不知人也。当此之时，宜通关散开窍，防风通圣疏风，稀涎散、牛黄丸豁痰，三化汤通幽导滞。以上诸方，不过治其有余之病。至于类中风病，相别天渊，何则？盖类中风病，得病之由，皆因饮食不节，劳烦过度，七情内损，酒色时伤，精神气血耗散殆尽，偶有触犯，忽然而发。若误作真中风治疗而用前药，则祸不旋踵矣。（批）：其中风病，脉必浮紧洪滑有力者为实，宜通关开窍、疏风之药治之；类中风病，脉必沉小细弱无力者为虚，当用补剂以调。

《类证治裁·卷之一·中风·中风论治》：真中风，虽风从外中，亦由内虚召风，其挛急偏枯，口㖞舌强，二便不爽，由风挟痰火壅塞，致营卫脉络失和……类中风本非外风，卒仆昏厥，无㖞斜偏废等症，是宜辨也。故叶氏谓内风乃身中阳气变化，肝为风脏，因血液衰耗，水不涵木，肝阳偏亢，内风时起，宜滋阴息风，濡养营络。

《神灸经纶·卷之三·中风证略》：真中之证，西北方风高往往有之，故客于脉者，则为厉风；客于脏腑之俞，则为偏风；风气循风府①而上，则为脑风；自脑户而合于太阳，则为目风；饮酒汗出见风，则为漏风；入房汗出当风，则为内风；入于肠胃，则为肠风；外客腠理，则为泄风。其名不同，其治亦异。类中者，状如中风，但无痛苦寒热，而肢节忽废，神气言语倏忽失常。此非外风所致，乃肝邪风木所化，戕贼中土，故忽然卒倒，昏不知人，口眼㖞僻，痰涎上壅，甚则口开心绝，手撒脾绝，目合肝绝，遗尿肾绝，声如鼾睡肺绝，五症全者，死不治。又见

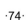

---

① 风府：原作"风腑"，据文义改。

有吐沫，直视，面色如妆者，肉脱筋痛者，不治。

2. 中风病为真中，中风类似证为类中

《赤水玄珠·第一卷·风门·中风》：中于气者，由七情过极，气厥昏昧，或牙关紧急，用苏合香丸之类，误作风治者死；食厥者过于饮食，胃气自伤，不能运化，故昏昧也，用六君子加木香；劳伤者，过于劳役，元气虚耗，不任风寒，故昏冒也，用补中益气汤；房劳者，因肾虚精耗，气不归原，故昏冒也，用六味丸。此皆类中风者也。

《万病回春·卷之二·中风》：中风者，有真中风、有类中风之分。真中风者，中时卒倒，皆因体气虚弱，荣卫失调，或喜、怒、忧、思、悲、惊、恐，或酒、色、劳力所伤，以致真气耗散，腠理不密，风邪乘虚而入，乃其中也。有中腑、中脏、中血脉、气虚、血虚之不同，因而治法亦有异也。大抵中腑可治，中脏难医，有不治之证……类中风者，则常有之。有中寒、中暑、中湿、中火、中气、食厥、劳伤、房劳、痰厥、血晕、中恶、卒死等证，皆类中风者甚多，各有治法，不可作风治。如用风药，误之甚矣。中于寒者，谓冬月卒中寒气，昏冒口噤、肢挛恶寒，脉浮紧也。

《医学心悟·卷第三·类中风》：类中风者，谓火中、虚中、湿中、寒中、暑中、气中、食中、恶中也，共有八种，与真中相类而实不同也。然类中有与真中相兼者，须细察其形证而辨之。凡真中之证，必连经络，多见㖞斜偏废之候，与类中之专气致病者自是不同。然而风乘火势，邪乘虚入，寒风相搏，暑风相炫，饮食招风，种种变证，所在多有，务在详辨精细。

《一见能医·卷之三·辨证上·真中类中辨》：真中风者，中于太阳，则与伤寒外感传经相符。若中血脉，必有偏枯㖞斜之症。中脏虽为在里，亦必兼有经络偏枯之症。若类中者，寒则厥冷，呕泻而暴痛也。暑则亦日中行而卒倒也。湿则痰涎壅盛而闭塞也。火则面赤烦渴，唇燥而便闭也。食则因于过饱而胸胀满闷也。气则因于盛怒而闭塞无音也。恶则因于登冢入庙，冷屋栖迟，而卒然头面青黯也。虚则面色㿠白，鼻息轻微也。见症各殊，与真中之偏枯㖞斜，自是不同，其间或有相同者，乃真中类中相兼也。

3. 西北地高多真中，东南土湿多类中

《丹溪心法·卷一·中风一》：然地有南北之殊，不可一途而论。惟刘守真作将息失宜，水不能制火，极是。由今言之，西北二方，亦有真为风所中者，但极少尔。东南之人，多是湿土生痰，痰生热，热生风也。

《神农本草经疏·卷之一·论似中风与真中风治法迥别，误则杀人》：凡言中风，有真假内外之别。差之毫厘，谬以千里。何者？西北土地高寒，风气刚烈，真气空虚之人，卒为所中，中脏者死，中腑者成废人，中经络者可调治而瘳……若夫大江以南之东西两浙、七闽、百粤、两川、滇南、鬼方、荆、扬、梁三州之域，天地之风气既殊，人之所禀亦异。其地绝无刚猛之风，而多湿热之气，质多柔脆，往往多热多痰。真阴既亏，内热弥甚，煎熬津液，凝结为痰，壅塞气道，不得通利，热极生风，亦致卒然僵仆类中风证。

《病机沙篆·卷上·中风》：风之为言中也，肥人气居于表，中气必虚，土不生金，金气渐薄，肝无所畏，风木乃淫，复来乘土，中气益败，乘其中虚，外邪袭之，则为真中。西北方风高，往往有之。若但因中虚，不犯外邪，则为类中。东南方柔弱，往往有之。

（四）辨阴中阳中

阴阳是辨别病证的纲领之一，可以从总体上概括整个病情。阴证多为阳气亏虚，机体反应衰退，多属虚属寒；阳证多因邪热炽盛，机体反应亢盛，多属实属热。

《常山敬斋杨先生针灸全书·周身折量法·侧胁部左右十二穴》：阳证中风，不语，痰涎壅塞（先针无病手足）。阴证中风，筋脉拘挛。

《针灸大成·卷之九·治证总要（杨氏）》：阳证，中风不语，手足瘫痪……阴证，中风，半身不遂，拘急，手足拘挛，此是阴证也。亦依治之，但先补后泻。

《证治准绳·杂病·诸中门·中风》：中风要分阴阳，阴中颜青脸白，痰厥喘塞，昏乱眩晕，喎斜不遂，或手足厥冷不知人，多汗。阳中脸赤如醉怒，牙关紧急，上视，强直掉眩。

（五）辨虚中实中

虚中多因阴阳、气血等正气亏虚，表现为不足、衰退等各种症状，如神情困倦、牙关不紧等；实中多因邪气偏盛，表现为亢盛、有余的症状，如牙关紧闭、手足僵硬等。

《寿世保元·卷二·中风》：一论中风手足软弱，不能举动，外症自汗者，虚中风也。若手足强急，口眼喎斜，伸缩痛者，实中也。

《金匮翼·卷一·中风·中风失音不语》：比而论之，失音者，语言如故，而声音不出，为脏之虚也。舌强不能语，虽语而謇涩不清，痰涎风气之所为也。不语者，绝无语言，非神昏不知人，即脏气厥，不至舌下，要须分别治之。

《医学汇海·卷之二·中风》：暴中风痰，不省人事，固宜区分寒热，尤当审辨实虚，如牙关紧闭，手足强硬，便是实证。牙关不紧，手足不硬，便是虚证。

《七松岩集·常见病证辨治·中风·中腑》：中腑实证，气壅痰结，口眼喎斜，语言虽清而謇涩，心境虽明而恍惚，左瘫右痪。亦有四肢无恙，惟麻木，举动艰难，大便燥结，胸中痞满，口角流涎，面红，或青，或白，或有汗，或无汗。中腑虚证，神情困倦，左瘫右痪，面赤气喘，自汗烦躁，不思饮食，肠鸣泄泻，寝睡不安，痰声如锯，口角流涎，颜色不定。

（六）辨寒热

寒热是辨别疾病性质的纲领，是阴阳属性的直观体现，可以反映机体阴阳的偏盛与偏衰。

1. 辨风邪中脏寒热之不同

《中风论·论药饵》：中风之从寒化者，何以辨之？曰：其四肢必厥、必无汗，寒则腠理闭，余症与前同……中风之从热化者，何以辨之？曰：其舌必枯，干裂如错，四肢必热，必大汗，热气所蒸，余症与前同。

《杂病广要·卷第一·外因类·中风·冷热虚实》：若脉见沉急，颜青脸白，如懒如怠，此为寒中，治法则有天雄、附子，例三建汤、星附汤之类是也。脉见浮洪而急，颧赤脸赭，如醉如怒，此为热中，治法则有防风、独活，例大小省风汤、紫豆汤之类是也。

2. 纵缓者多由乎热，拘急者多由乎寒

《丹溪手镜·卷之中·中风》：口目㖞斜，乃风贼阳明胃土者也，有寒则急引颊移，有热则筋缓不收，偏于左则左寒而右热，偏于右则右寒而左热也。手足拳挛，筋脉抽掣，中于风冷者也，脉应弦急，治宜缓风之药。手足䐺曳，四肢痛缓，中于风热者也，脉应浮缓，治宜凉热消风之剂。

《景岳全书·卷之十一·从集·杂证谟·非风·论寒热证》：

凡非风口眼㖞斜，有寒热之辨。在经曰：足阳明之筋，引缺盆及颊，卒口僻，急者目不合。热则筋纵，目不开。颊筋有寒，则急引颊移口；有热则筋弛纵缓，不胜收，故僻。此经以病之寒热言筋之缓急也。然而血气无亏，则虽热未必缓，虽寒未必急，亦总由血气之衰可知也……至若经言寒热，则凡如唇缓流涎，声重，语迟含糊者，是皆纵缓之类。纵缓者多由乎热，而间亦有寒者，气虚故也。㖞斜牵引，抽搐反张者，皆拘急之类。拘急者多由乎寒，而间亦有热者，血虚故也。

非风瘛疭等证，亦有寒热之辨。观之经曰：寒则反折筋急，热则筋弛纵不收，此固其常也。然寒热皆能拘急，亦皆能弛纵，此又不可不知。如寒而拘急者，以寒盛则血凝，血凝则滞涩，滞涩则拘急，此寒伤其营也。热而拘急者，以火盛则血燥，血燥则筋枯，筋枯则拘急，此热伤其营也。又若寒而弛纵者，以寒盛则气虚，气虚则不摄，不摄则弛纵，此寒伤其卫也。热而弛纵者，以热盛则筋软，筋软则不收，不收则弛纵，此热伤其卫也。以此辨之，岂不明析？且或寒或热，必有脉证可据，但宜因证而治之。若病无寒热，则当专治血气无疑矣。

《证治针经·卷一·中风》：肢体纵缓多由热，而间亦有寒，气虚故耳，手足拘挛多由寒，而间有偏责热，血少则然。

（七）辨闭脱

闭证与脱证均为中风之危急证候，患者均会出现昏迷等症状。

《灵兰要览·卷上·中风》：中风最宜辨闭脱二证，闭证宜开，脱证宜固，惟当辨其脉虚大以为别。至于闭证气塞，亦有六脉俱绝者，不得以其无脉而误认为脱证也。

《古今名医汇粹·卷之三·病能集一杂证九门·中风证》：最要分别闭与脱二证明白：如牙关紧闭，两手握固，即是闭证，用苏合香丸，或三生饮之类开之；若口开心绝，手撒脾绝，眼合肝绝，遗尿肾绝，声如鼾肺绝，即是脱证。更有吐沫、直视、肉脱、筋骨痛、发直、摇头上窜、面赤如妆、汗出如珠，皆脱绝之证，宜大剂理中汤灌之，及灸脐下，虽曰不治，亦可救十中之一。

《中风斠诠·卷第二·内风暴动之脉因证治·第四节·论闭证宜开》：卒暴昏仆，皆是肝阳上升，气血奔涌，冲激入脑，扰乱神经所致。然必挟其胸中痰浊，泛滥上陵，壅塞清窍，每多目瞪口呆、牙关紧闭、喉中曳锯、鼻鼾气粗，是为气火升浮，痰塞隧道之闭证。多兼有实热确据，如面色、唇色多红赤，或虽不甚红，而亦必神采奕奕，胜于无病，必不㿠白青黯；脉象必洪数弦劲，搏指不挠，或虽不甚劲，而亦必粗浊滑大，必不细软无力；神志虽模糊不醒，而必不僵厥无声。则脉必不伏，肢必不冷，二便多不通，而必不遗溲自利。此皆有升无降、气闭于内之实证，必无一二脱证错杂其间。

《中风斠诠·卷第二·内风暴动之脉因证治·第五节·论脱证宜固》：卒暴痉厥，多由肝阳上升，木火恣肆，是为热痰壅塞，蒙蔽性灵，多属闭证。而亦有真阴虚竭于下，致无根之火仓卒飞腾，气涌痰奔，上蒙清窍，忽然痉厥，而目合口开、手不握固、声嘶气促、舌短面青，甚则冷汗淋漓、手足逆冷、脉伏不见、二便自遗、气息俱微、殆将不继，是为真元式微、龙雷暴动之脱证，多兼有虚寒气象，如面色、唇色多淡白无华，甚且青黯而必不红润（亦有四肢清冷，而面颧独红，是为虚火上浮之戴阳证，又非温补下元不可）；脉多微弱无神，或且不能应指，而必不滑数弦劲、搏指有力；声音鼻息，必轻微断续，或兼有痰声，而必不息高而长、气粗如鼾。此皆元阴告匮，真气不续，已几于一厥不回，大命遂倾之险，与闭证之挟痰上壅、火升气塞者，在在不同。

（八）辨预后

预后是对疾病未来发展趋势的预测，是辨证诊断的重要部分。古代医家在临床实践中总结出许多判断预后的方法，如根据症状、病位、病程等来判断中风的预后，至今仍有重要的借鉴意义。

1. 以症状辨轻重

《备急管见大全良方·卷之一·治诸风第一·中风证治》：经云：风中脏则性命危。且以简易言之，先察口眼开阖，以别重轻。如眼开口噤，无汗搐搦，涎不作声，六脉迟浮者，易治……若是中之轻者，涎潮昏塞，不省人事，语言謇涩，半身不遂，缓纵弹曳，左瘫右痪，偏枯风癔，痿痹不仁，口眼㖞斜……皆可施治。

《医方集宜·卷之一·中风》：风为百病之长，卒然中之，令人迷闷，涎潮壅上焦心腑，盖由脾胃不和，不能收涎故也。轻则为感，重则为中。感则手足缓弱拘挛，中则半身不遂，口眼㖞斜，肌肉疼痛，痰涎壅盛，瘫痪不仁，舌强不语，精神恍惚。

《乾坤生意·上卷·诸风》：中之轻者，风在皮肤之间，言语謇涩，眉角牵引，遍身疮癣，状如虫行，目旋耳鸣，精神恍惚；中之重者，半身不遂，口眼㖞斜，肌肉痛疼，痰涎壅盛，瘫痪不仁，舌强不语。至若口开手撒[①]，眼合遗尿，发直吐沫，摇头直视，声如鼾睡者，难治。

---

① 手撒：原作"手散"，据文义应为"手撒"，以下径改。

中风

2. 以病位辨轻重

《治法汇·卷四·中风门·真中风》：中腑者，多着四肢，拘急不仁，脉浮恶风，或左或右，痿不能动，面加五色。中脏者，多滞九窍，故唇缓失音，耳聋鼻塞，目瞀，大小便秘结。外无六经形证，内无便溺阻涩，但手足不遂，言语謇涩，此邪中于经也。中血脉则口眼㖞，稍轻。中腑则肢节废，差重。中脏则遗尿，气暴绝，性命危。

《中风论·论轻重》：两边齐中，左右俱不仁者，最重。不能运动，不知痛痒者，名为不仁，此即仲师所谓卒病。卒病者，陡然卒发，昏不知人也。或左或右，但中一边者稍轻，此即仲师所谓偏枯也。详《金匮》此二者，皆病之大经者也。若中风入脏，则不可救矣。或但口眼㖞斜，或但臂不举，或但足不用，或但舌喑不能言，或但麻木有定处，麻木即不仁，此五者，皆病之在孙络者。若久而不治，亦能渐入大经矣。左右二十八脉名为大经，三百六十五穴名为孙络。故在脏者极重，其生死只在二三日间；在大经者稍轻，往往连年累月，始可渐愈；在孙络最轻，有不药而亦能自愈者。以上从病之所在论轻重也。

3. 以病程辨轻重

《中风论·论轻重》：其辨轻重之法，初起昏不知人，痰鸣气促，一日之后，即能平静清醒，此受邪极微，病之最轻者也；或一二日后，始能平静清醒，此受邪略甚，病之稍重者也；或七八日后，或十余日后，始能平静清醒，此受邪较甚，病之重大者也；或仍不能平静清醒，而反忽高鸣喘者，此受邪最重，直入于脏，正气尽去，病之不可救者也。以上从邪风之微甚诊轻重也。

4. 论可治不可治

《诸病源候论·卷之一·风病诸候上·风癔候》：风邪之气，若先中于阴，病发于五脏者，其状奄忽不知人，喉里噫噫然有声，舌强不能言，发汗身软者，可治；眼下及鼻人中左右上白者，可治；一黑一赤，吐沫者，不可治；汗不出，体直者，七日死。

《诸病源候论·卷之一·风病诸候上·风痱候》：风痱之状，身体无痛，四肢不收，神智不乱，一臂不遂者，风痱也。时能言者可治，不能言者不可治。

《察病指南·卷之下·中风类》：中风口噤，脉迟浮者生，急实大数者死。被风不仁痿厥，脉虚者生，坚者死。

《丹溪手镜·卷之中·中风》：脉急数而大数者死。鼻下赤黑相兼，吐沫身直者死。汗出不流如珠与汗出不止，呼吸有声者死。口如鱼口，气粗面红者死。口开目开，手撒，声如鼾者死。发直口吐沫，膈①满，咽如锯，喘急摇头者死。昼恶寒，夜烦躁者死。

《世医得效方·卷第十三·风科·中风恶证》：口开者，心气闭绝也。遗尿者，肾气闭绝也。手撒者，脾气闭绝。眼合者，肝气闭绝。鼻鼾者，肺气闭绝。备此五症，尤不可治，五症中才见一症，犹当审余症以救疗。盖以初中则眼合者多，痰上则鼻鼾者亦多，惟遗尿、口开俱见为恶。

---

① 膈：原作"鬲"，据文义改。

心为五脏主君，肾为一身根本，诚不可闭绝也。

《秘传证治要诀·卷一·诸中门·中风》：诸中，或未苏，或已苏，或初病，或久病，忽吐出紫红色者死。昏沉不省人事，口噤不可进药，急以生半夏为末，吹入鼻中。或用细辛、皂角为末，吹入喉，喷嚏则苏。此可以验其受病深浅，则知其可治不可治。

《医学汇函·卷三·中风不治证》：凡中风，但见发直、摇头、吐沫、上撺、面赤如妆、汗缀如珠，或头面青黑、痰响如曳锯者，皆不治。若眼开、手撒、鼻鼾、口张、遗尿不知，此五者为五脏绝，五脏俱绝，亦皆不治。但见其一，犹当施治。心肾绝，尤难治也。若动止筋痛，是无血滋筋，故痛，曰筋枯，不治。

《医法青篇·卷之二·中风·中风死候》：六脉皆平，卒中而厥者，是中邪太甚，闭塞九窍。如脉来一息七八至者，不大不小，维困可治。若大而无伦，小而如织，浮或沉俱死，五脏脱证。若见三四脏绝，摇头上窜，气长虚喘，汗出如油，痰拽如锯，肉脱筋痛，发直者，皆死候。

《医述·卷六·杂证汇参·中风》：凡中风，不可有呵欠之症，有之多死。

二、辨证分治

辨证立法、选方用药是中医诊治疾病的具体思维过程，也是中医学的特点之一。古代医家在临床实践中总结出成熟的中风辨治体系。本部分在辨证、立法的基础上，重点整理收录证、法、方齐全的辨治条文。

（一）急救辨治

中风一旦发生，当采取及时有效的治疗措施，古代医家总结了行之有效的方法，如安抚患者情绪，不得随意移动，通过内服外用药物以醒神开关、祛邪救急等。

1. 救急须知

《医述·卷十·杂证汇参·厥·补编》：凡中风、中气、中暑、中寒、暴厥，俱不得妄动以断其气。《内经》明言：气复返则生。若扰乱其气，不得复返，致夭枉者多矣。

《医粹精言·卷四·暴厥卒中救急须知》：凡暴厥、卒中、痫魇及跌坠、晕仆诸病，其身中气血扰乱未定，切勿张惶喧闹，妄为移动，以致气绝不返。总宜在原处量证设法，可以得生。如闭证宜取嚏，服玉枢丹、苏合丸之类以开之。虚证用炭醋熏之，或令人紧抱，以口接气，再灌以参汤、姜汤、童便之类。按证施治，俟其苏醒，然后移归卧室可也。世俗不知，往往扶掖他徙，多致不救，总由不知古法。

2. 开关通气

中风患者昏迷，药物难以下咽，采用外用开关法及涌吐痰涎法开关通气，可发挥积极的治疗效果，代表方法为通关散吹鼻、醋炭熏鼻、乌梅擦牙关、稀涎散涌吐等。

（1）卒倒昏迷，通气取嚏

《乾坤生意·上卷·诸风》：中风卒然不省人事，先以通关散搐醒。

《医方类聚·第十三卷·诸风门·和剂指南·论诸风之由》：其状奄忽，不省人事，涎潮昏塞，舌强不能言者可先与通关散搐鼻，次服至宝丹，此药性凉，稍壮人可与，气虚及年高人不可与服，只与后药。

《万病回春·卷之二·中风·真中风证》：凡卒中昏倒、不醒人事、牙关紧急者，此中风痰也，宜后方。先用通关散吹鼻，次用吐法；吐后未醒，急灸百会、人中、颊车、合谷；即服导痰汤或摄生饮。

《一见知医·卷四上·六淫分·中风》：初中急救之法：凡中风卒倒，急以大指掐人中，候醒即以通关散一字吹鼻中，有嚏可治，无嚏则肺气绝不可治。

（2）卒然昏仆，引涎离心

《医方类聚·第十三卷·诸风门·和剂指南·论诸风之由》：男子妇人中风，涎潮于心，卒然中倒，当即时扶入暖室中，扶策正坐，当面作好醋炭熏之，令醋气冲入口鼻内，良久，其涎潮聚于心者，自收归旧，轻者即时苏醒，重者亦省人事，惟不可吃一滴水汤入喉也，如吃汤水，则其涎永系于心络不能去，必成废人。今只以醋炭熏之，既得涎离于心，渐渐苏醒，当以生料五积散加麝香煎服之。

《灵验良方汇集·卷四·救急门·暴死》：凡人涎潮于心，卒然倒仆，急扶入暖室，用火炭沃醋，使醋气冲入病人鼻中，良久自苏。或捣韭汁灌鼻中，或用皂角研末吹鼻中，得嚏即醒。或仓卒无药，急于人中穴及两足大拇趾离甲二分，各灸三、五壮即活。

《增订验方别录·中风门·中风治法》：卒然昏仆，身温多痰，虚实难辨，勿遽服补药、米汤等，恐痰塞心窍，永成痼疾，宜扶病人入室正坐，用炭火沃醋，冷气冲入鼻中，良久自苏。或用皂角末吹鼻、韭菜汁灌鼻。

（3）中风口噤，擦开牙关

《丹溪摘玄·卷一·中风门》：凡中风人牙噤不开者，用白梅擦牙，更以菖蒲末安舌上，通心气，即安。

《简明医彀·卷之二·中风》：口噤者，用细辛、南星末泡乌梅捣，擦牙自开。或盐梅、或单用乌梅擦，随以生姜自然汁灌之，次灌稀涎散吐痰。

《程氏易简方论·卷五·风门·中风》：中风初仆，牙关紧急，痰涎潮壅，仆后有风瘛、偏枯、风痱、痹风之证。仆时扶起，先用皂角、半夏、细辛末吹鼻，有嚏可治。口噤不开，用霜梅肉或苏合香丸频擦牙，令开关。

（4）昏迷痰盛，祛痰涌吐

《备急管见大全良方·卷之一·治诸风第八·卒中涎潮昏塞证治》：若中风卒暴不知，涎声上下相引如曳锯，此由饮啖无度，气血闭塞，停留胃中，与风相搏，内化成痰。若投以诸汤，盖气闭涎膈而卒不得下，急当吐之，使快为度，然后随证用药。虽初虞世有金虎、碧霞之戒，且如卒暴涎生，声如引锯，牙关紧急，气闭不行，汤药不能入，命在须臾，执无吐法可乎？但不当用银粉等药，则坏人四肢。尝原古人之论，病在上膈当吐之，瓜蒂之类是也。宜孙兆稀涎散、许学士胜金丸，皆可用也。

《医方类聚·第十三卷·诸风门·和剂指南·论诸风之由》：卒然中风，神昏如醉，四肢不收，涎潮于上，声如牵锯，牙关紧急，汤药不能下咽，命在须臾。但眼闭口开，声如鼾睡，遗尿者，皆所不治。当此之时，先宜用搐鼻法，俟其喷嚏，即以稀涎散灌之，若气苏神醒，却按前方，施以治法。

《林氏活人录汇编·卷一·中风门·中腑·中腑实证治法》：初起之日，胸中痰盛者，先以稀涎散吐去其痰，稍宽，不可复吐，随以清热顺气消痰之剂疏利表邪。

3. 醒神通窍

中风卒倒昏迷，醒神开窍为主要治法，根据病因之不同，古代医家多选用芳香通窍法，以麝香制剂及苏合香丸等为常用方剂。

《是斋百一选方·卷之三·第四门·麝香煎、五积散》：治卒暴中风，未可服它药，先以麝香煎、五积散灌之，甚妙，候醒，随证治之。

《备急管见大全良方·卷之一·治诸风第二·卒中风证治》：若卒中邪风，一时僵仆，不省人事，仓促之间无医可问，或见理未明，虚实冷热难辨，疑似之间，可首以真麝香肉研细，麻油调三钱重，令稀薄，得所服之。

《世医得效方·卷第一·集治说》：中风昏闷，先须通关散，探鼻令喷嚏，次以苏合香丸行其气，仍须分辨冷热为治，不可混滥。五脏正中者，迅雷不及掩耳。

《丹溪心法·卷一·中风一》：凡中风，脉多沉伏，大法浮迟者吉，沉实者凶。先用麻油调苏合香丸，或用姜汁，或葱白汤调。

《琉球百问》：卒倒无知，最防进入于心。当此而用苏合香丸，不独心经之邪可开，即十二经络，亦无不可开。既开之后，按部就班，原可使其渐入佳境。

《寿身小补·卷四·非风急治两可证附方》：昏迷气喘，不省人事，则用淡姜汤调苏合丸一丸，暂开其气。如气不甚满者，万不可用。

《医学津梁·卷一·中风·入药例》：诸药未服，先用麝香三分，皂角末三钱，麻油三两，菜油亦可，搅匀灌下，通其关窍即苏。切勿慌张扶起，乱其气血神思，以致不救。

4. 散风祛痰

《原病集·亨类钤法·风》：卒急中风，口噤全不能言，口眼㖞斜，筋脉牵急，搏掣疼痛，风盛痰实，眩晕僵仆，头目眩重，胸膈烦满，左瘫，右痪，手足麻痹，骨节烦疼，步履艰辛，恍惚不定，神志昏愦，以醒风汤主之。中风昏沉，不省人事，此有顽痰，以醒风汤加木香一钱，全蝎三枚，煎入沉香汁、竹沥与服。

中风

附：闭脱辨治

闭证与脱证为中风之危重证候，若不及时治疗，患者多有生命危险，此时以救命为先，在辨清证候的前提下，可重剂频服。

1. 闭证辨治

闭证为中风危重证候之一，症见牙关紧闭、两手握固、痰涎壅盛，临证分为阳闭与阴闭，苏合香丸、牛黄丸、至宝丹、三生饮、三化汤等为常用方剂。

《医林绳墨·卷之一·中风》：如止牙关紧闭、两手握固，则为闭证，闭证则可以苏合香丸、牛黄至宝之类灌之。

《证治准绳·女科·卷之二·杂证门·中风》：如牙关紧闭，两手握固，即是闭证，宜苏合香丸、三生饮之类开之。

《病机沙篆·卷上·中风·神气昏冒》：痰涎逆冲于上，心主被障，故昏不知人。此系中脏而非中腑，闭证而非脱证，宜牛黄丸清心肺等治之。

《证治汇补·卷之一·提纲门·中风章·中脏》：中脏者，内滞九窍，故昏沉不语，唇缓痰壅，耳聋鼻塞，目合不开，大小便闭。（《机要》）乃邪滞三阴里分，为闭证。实者三生饮以疏上窍，三化汤以利下窍。

《杂证大小合参·卷八·方脉中风合参》：凡牛黄丸与苏合丸所治有异，热阻关窍，宜牛黄丸；寒阻关窍，宜苏合丸。

《三信编·下卷·辨中风形证歌》：假如其人素有积热，或郁火暴发，则风乘火势，火借风威，而风为热风矣，多见闭证，法当疏风。开窍先用搐鼻散吹之，次用牛黄丸灌之。若大便闭结，腹满胀闷，火势极盛者，以三化汤攻之。如或血虚肠燥之人，易以麻仁丸润下之。

《一见知医·卷四上·六淫分·中风》：闭证，牙关紧闭，两手握拳是也。苏合香丸或三生饮开之：生南星一两，生川乌五钱，生附子五钱，生姜^①。然必实系中脏之证，是闭非脱者方可。若中腑、中经即闭亦不宜用，恐牛、麝等引邪入髓也。

《周氏易简集验方合刻·周氏集验方续编·急救门·中风不省》：如紧闭牙齿，手拳面赤，脉息洪大，即闭证，白矾、盐花擦牙，细辛、皂角末吹鼻，用竹沥五钱，入姜汁少许，化牛黄清心丸灌之。

《医学刍言·第七章·中风》：余每以羚羊、天麻、橘红、半夏、钩藤、茯神、竺黄、竹沥、姜汁，中于气而不语者，送下苏合香丸；热阻窍闭，舌强神糊者，化下至宝丹；痰多加胆星。

《中风斠诠·卷第三·古方平议·第二节·开关之方》：闭证宜开，开其关窍，决其痰塞，

---

① 原文无剂量。

使得纳药也。古书之治卒中者，恒用苏合香丸、牛黄清心丸、至宝丹等，以脑、麝为开窍必需之物。不知此病是肝阳之上扰，芳香疏散，反以开泄之，则气火愈浮，为害更烈。于闭证之痰塞者，尚如矛戟，而脱证则更以耗散其垂尽之真元，其祸可知矣。故卒中痰壅而误投大香大开之药，未有不速其毙者。惟尤在泾《金匮翼》治卒中八法第一开关，止录开痰数方，而绝不杂入龙脑、麝香一味，最是识透此层玄奥。寿颐于此，不录苏合、至宝诸方者，承在泾意也。喻氏《医门法律》中风篇，谓卒中灌药，宜用辛香，大谬！

2. 脱证辨治

脱证为中风危重证候之一，临证以神志淡漠、口开手撒、汗出遗尿为主要表现，常见气脱、阳脱、阴阳俱脱等证型，治当益气固脱、温经回阳及补阴固阳为主。

（1）气虚阳脱，益气固脱

《证治准绳·女科·卷之二·杂证门·中风》：若口开手撒，即是脱证，宜用大剂黄芪、人参煎浓汤灌之。

《病机沙篆·卷上·中风》：口开心绝，手撒脾绝，眼合肝绝，遗尿肾绝，声如鼾者肺绝，此虚极而阳脱也。五症不全见者，速以大剂参、芪、术、附，并急灸脐下关元、气海，可救十中之一。

《灵兰社稿·风门卷之一·中风·中风治法》：口开手撒遗尿，速用大料参芪接补，并灸脐下，苏后如外有六经形证，宜小续命汤加减汗之。

《弄丸心法·卷七·中风门》：或下则遗溺，此系脱证，必目开手撒，四肢战栗，筋脉惕动，此即所谓中脏，危在顷刻。其昏厥，心神迷惑等状，乃阳神失守之故，切不可仍当痰迷及气绝论治。此证本难挽救，若冀百死一生以用药，必须与其家言透方可，惟以参附大剂救之。

（2）阳虚冷脱，温经回阳

《医林绳墨·卷之一·中风》：如见脱证，惟宜以大剂理中汤灌之及灸脐下，虽曰不治，亦可望救十中之一。

《寿身小补·卷四·非风急治两可证》：遗尿不自知者，此肾气虚脱，最为危险，急用百一八之经验参附理中汤，再加上肉桂二三钱，去皮，研末冲服。以上诸证皆在两可之间，惟望其应药则吉也。

《内科摘录·卷首·内伤外感杂说》：冷脱则汗珠头摇，以附子理中汤急救之，或三生饮。

《医学辑要·卷一·论中风不一之状》：脱者，口张心绝，眼合肝绝，手撒脾绝，声如鼾肺绝，遗尿肾绝[①]，更有发直摇头上撺，面赤如妆，汗出如珠，皆为脱绝之症，此际须用理中汤加参两余以温补元气，若寒痰阻塞，或用三生饮加人参以灌之，庶救十中之二三。

（3）阳脱痰盛，温阳化痰

《寿世保元·卷二·中风》：有卒中昏冒，口眼㖞斜，痰气上壅，咽喉有声，六脉沉伏，此真气虚而风邪所乘，用三生饮一两，加人参一两，煎服即苏。若遗尿手撒，口开鼻鼾为不治，用

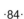

① 绝：原作"厥"，据文义改。

前药亦有得生者，是乃行经络、祛寒痰之药，有斩关夺旗之功。每服必用人参少许，以祛其邪而补助真气，否则不奏效矣。

《时方妙用·卷一·中风》：中风死证，多是风中带寒，其症口开为心绝，手撒为脾绝，眼合为肝绝，遗尿为肾绝，声如鼾睡为肺绝，汗出如油为元气内绝。发直，目上视，面赤如妆，汗缀如珠，法在不治，用药若迟，数刻即死矣，急用三生饮一两，加人参一两。按：三生饮中，近时附子俱以盐腌过，乌头非四川产者无力。愚用熟附子一两，干姜五钱，炙甘草四钱，一服汗略止，再服眼睛略动，三服加人参三钱，渐有生意，必须半日服三剂。中风愈后，照刘、朱、李、薛诸法，缓缓调治之。

《医学从众录·卷一·真中风证》：如阴脏之人，素多内寒，而风邪中之，则风水相遭，寒冰彻骨，亦卒倒不省人事，口开手撒，尿出，脐下冰冷，痰声漉漉，如水沸之势，急用三生饮加人参，或用人参二两，附子一两，生半夏三钱，煎一钟，入生姜汁半匙，蜂蜜一蛤蜊壳灌之，亦有得生者。若以胆南星及涤痰驱风等药投之，如入井而下以石也。

《济世全书·中风瘫痪验方·中风总论》：若气虚阳脱，卒然倒仆，手足厥逆，自汗，当用三建、星香、三生之类温经行湿以回阳气。

《周氏易简集验方合刻·周氏集验方续编·急救门·中风不省》：若口开手撒，眼合遗尿，汗出如珠，面白肢冷，为脱证，宜灸脐下丹田穴，浓煎参汤调三生饮三钱灌之。

（4）阴阳脱离，固阳补阴

《类证治裁·卷之一·中风论治·卒倒无知》：凡类中病出于脏，精去则气去，所以眩晕卒倒，气去则神去，所以昏愦无知。阴阳脱离，精气不交，须参附大剂，峻补其阳；继以地黄丸，加杞子、当归，或十补丸，填补真阴。若心火盛，肾水衰，致卒倒神昏，肢掣口喝，宜地黄饮子去桂、附、巴戟，峻补其阴，继以生脉散，滋其化源。

《家藏蒙筌·卷三·中风门》：凡人忽然卒倒，若无痰气阻塞，必系正气虚而邪气乘之。急宜固其正气，先用参、附峻补元气，随用熟地、甘杞、当归身以填补真阴，或少佐以祛痰除邪之品，此为上策。若单行攻消，必致无救矣。

（二）脏腑经络辨治

脏腑经络是中风分型辨治的主体，历代医家有丰富的论述。中脏腑病情较重，多出现昏迷等神志异常表现；中经络病情较轻，多以口眼喝斜为主要表现。

1. 中络、中经、中腑、中脏

《病机约论·卒中风因有两端治分四中》：

中络者，口眼喝斜，肌肤不仁，宜用乌药顺气散。

中经者，左右不遂，筋骨不用，宜用大秦艽汤。

中腑者，昏不知人，便溺阻隔，宜用三化汤。

中脏者，神昏不语，唇缓涎流，宜用牛黄丸……虚者用参附煎汤送下可也。

《医学摘粹·杂证要法·表证类·中风》：如中风之浅者，只口眼㖞斜，以驱风活血汤主之，此散微邪法也。如血分虚，而左半偏枯者，以桂枝归苓汤主之。如气分虚而右半偏枯者，以黄芪姜苓汤主之。如中风身体缓急，口目不正，舌强不言，小续命汤主之。如风邪初中，手足不遂者，以祛风汤主之。如痰涎胶塞，迷惑不清者，以葶苈散主之。此证明明是风，即可以风治之，不可与脱证相提并论。凡一切补益之药，万勿轻施，庶可以治风病矣。

《医门法律·卷三·中风门》：经络及腑，治分深浅表里之邪，大禁金石。中络桂枝汤，中经小续命汤加减，表里兼治防风通圣散，祛风至宝膏，攻里三化汤、搜风丸。

2. 中经络、中血脉、中腑、中脏

《医学入门·卷五·杂病·杂病提纲·外感·风》：

真中中腑着四肢，手足拘挛，或中身前、身后、身侧，可治。脉浮有表，面见五色，恶寒，宜小续命汤或排风汤，风从汗散，通因通用是也。如脉浮不语者，用防风、黄芪煎水一担，置床下，熏入鼻中，良久能言进药。

中脏闭塞九窍多昏危；中脏之络者，口眼俱闭，可治。如入脏深者，心绝口开，肝绝眼闭，脾绝手撒，肺绝痰如曳锯、鼾睡，肾绝遗尿，或大吐大泻，下血吐血者皆死。宜三化汤、搜风顺气丸、麻子仁丸。凡攻里，忌脑、麝、牛黄引风入骨，芫花、甘遂损伤气血。如汗多尿少者，忌渗利，荣竭无以制火，烦热愈甚，候热退汗止，小便自利。

中血脉络也则㖞口眼，或近于腑，外亦有六经形证，则从小续命汤加减微汗。或近于脏，内亦有便溺阻隔，则从三化汤加减微利。

又有中经亦要知。内无便溺阻隔，外无六经形证，从中治不可汗下，盖风本于热，热胜则风动，宜养血以胜燥，大秦艽汤分经加减，或天麻丸、羌活愈风汤。如欲微汗，愈风汤加麻黄；欲微利，愈风汤加大黄。中腑虽宜汗，汗多则亡阳；中脏虽宜下，下多则亡阴。若脏腑兼见者，或先汗而后利，或表里兼攻者，防风通圣散。

《医林绳墨大全·卷之一·中风》：

然其证有中脏、中腑、中血脉、中经之不同。

中腑者多着四肢，为表证而脉浮，恶风恶寒，拘急不仁，治宜以小续命汤汗之，得小汗为可复也；

中脏者多滞九窍，为里证，唇缓鼻塞，舌不转而失音，耳聋而眼瞀，大小便闭结，痰涎壅盛，不能言语，危甚风烛，急宜以三化汤、麻仁丸下之；

中血脉者病在半表半里，口眼㖞斜，语言不正，痰涎不利，手足瘫痪，宜以二陈汤加竹沥、姜汁。若外有六经之形证，则从小续命汤加减以发其表，后用通圣散辛凉之剂兼治其里；

若内便溺之阻隔，肢不能举，口不能言，此中经也，宜大秦艽汤、羌活愈风汤，先补其血，次养其筋。

《寿世保元·卷二·中风》：

中腑者，多着四肢，如手足拘急不仁，恶风寒，为在表也，其治多易，用疏风汤之类。

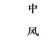

中风

中脏者，多滞九窍，唇缓失音，耳聋，目瞀，二便闭涩，为在里也，其治多难，用滋润汤之类。

中血脉者，外无六经之形证，内无便溺之阻隔，肢不能举，口不能言，为在中也，用养荣汤之类。

中经络者，则口眼㖞斜，亦在中也，用复正汤之类。

3. 中血脉、中腑、中脏

《丹溪心法附余·卷之一·外感门·中风·附诸方》：

经云：阳之气，以天地之疾风名之。此中风者，非外来风邪，乃本气病也。凡人年逾四旬，气衰之际，或因忧喜忿怒伤其气者，多有此疾，壮岁之时无有也。若肥盛则间有之，亦是形盛气衰而如此。治法当和脏腑，通经络，便是治风。然亦有贼风袭虚伤之者也，治法轻重有三，治各不同：

中血脉，外有六经之形证，则从小续命加减；

中腑，内有便溺之阻隔，宜三化汤等通利之；外无六经之形证，内无便溺之阻隔，宜养血通气，大秦艽汤、羌活愈风汤主之；

中脏，痰涎昏冒，宜至宝丹之类镇坠。

《济世全书·中风瘫痪验方·中风总论》：

有中脏，有中腑，有中血脉。中脏则性命危，中腑则肢节废，中血脉则口眼㖞斜。三者之治，各有不同。

若中血脉，外有六经之形证，当从小续命汤随四时加减治之。

若中腑中脏者，内有便溺之阻隔，当从三化汤或麻仁丸之类通利之。若外无六经之形证，内无便溺之阻隔，当养血通气，宜用大秦艽汤、羌活愈风汤之类治之。初证既定，而以大药养之，当顺时令而调阴阳，安脏腑而和荣卫，无有不愈者也。

《内科摘录·卷首·内伤外感杂说》：

外感，一曰风，真中风是也，非表治中之偶感风寒也，风有中腑、中脏、中血脉之殊。

中腑者与伤寒同，太阳用加味香苏散，阳明用葛根汤，少阳用小柴胡汤。

中脏者，眩仆昏冒，痰声如锯，内有热风、寒风二种。热闭则先用搐鼻散，次以牛黄丸灌之，便结胀用三化汤。冷脱则汗珠头摇，以附子理中汤急救之，或三生饮。

中血脉者，口眼㖞斜，半身不遂，大秦艽汤加竹沥、姜汁、钩藤。

4. 中经、中腑、中脏

《丹溪手镜·卷之中·中风》：

中腑者，面加五色，有表证，着四肢，脉浮，恶风寒，拘急不仁，先以小续命汤加减发其表，调以通圣散辛凉之剂。

中脏者，唇吻不收，舌不转而失音，耳聋而眼盲，鼻不闻香臭，便秘，宜三化汤通其滞，调以十全、四物。

中经者，内无便溺之阻，外无留结之患，宜大秦艽调之。

《医方集宜·卷之一·中风·治法》：

中腑，外有六经之形证，宜用羌活愈风汤加减，或小续命汤加减。

中脏，内有便溺之阻滞，宜用三化汤，或疏风顺气丸。

外无六经之形证，内无便溺之阻滞，是血不能养筋，故手足不能用，舌强不能语，宜养血筋自荣矣。所谓治风先治血，血行风自灭，宜用大秦艽汤、秦艽半夏汤。

5. 中腑、中脏

《心印绀珠经·卷下·演治法第七·中风》：中腑者，多着四肢，使人手足瘫痪，不能运动也。中脏者，多滞九窍，使人口眼喎斜，舌謇不语，大小便不通也。治法先以降心火为主，或清心汤，或泻心汤，大作剂料服之。心火降，则肝木自平矣。次以防风通圣散汗之。或大便闭塞者，三化汤下之。内邪已除，外邪已尽，当以羌活愈风汤常服之，宣其气血，遂其经络，病自已矣。或舌謇不语者，转舌膏或活命金丹以治之，此圣人心法也。或有中风便牙关紧急，浆粥不入，急以三一承气汤灌于鼻中，待药下则口自开矣，然后按法治之。

《医门法律·卷三·中风门》：风初入腑，肌肉蠕眴，手足牵强，面肿能食，胃风，宜投胃风汤。风初入脏，发热躁烦，先用泻青，兼解表里，次用愈风，磨入四白。

（三）虚证辨治

中风虽然来势急速，且病情变化较快，但是其形成却是一个较长的、渐进的过程。正虚在疾病发生发展过程中有重要的影响。从虚论治是医家辨治中风的特色之一，根据临床表现多见气虚、气血两虚及阴虚，多与肝肾相关。

1. 气虚血弱，益气养血

《乾坤生意·上卷·诸风》：中风之后，病势已退，气虚血弱，宜常服芎归饮。

《医学正传·卷之一·中风·论》：凡人手足渐觉不遂，或臂膊及髀股指节麻痹不仁，或口眼喎斜，语言謇涩，或胸膈迷闷，吐痰相续，或六脉弦滑而虚软无力，虽未至于倒仆，其为中风晕厥之候，可指日而定矣。早当从丹溪之法调治，其左手脉不足及左半身不遂者，以四物汤补血之剂为主治。右手脉不足及右半身不遂者，以四君子汤补气之剂为主治。痰盛者，二陈、导痰等汤兼用。气血两虚而挟痰者，八物汤加南星、半夏、枳实、竹沥、姜汁之类。

《明医指掌·卷二·类中风二》：僵仆卒倒，气虚也，六君子汤加黄芪、竹沥、姜汁，或浓煎人参汤，加竹沥、姜汁。血虚，八珍汤，地黄须用姜汁炒则不泥膈。

《石室秘录·卷三·射集·终治法》：中风之后，亦气之虚也。此等病断宜补气，不可补血。盖血滞而后中风，不可再补血以增添气滞也。方用人参三钱，茯苓三钱，薏仁三钱，半夏一钱，神曲五分，白术五钱，甘草一钱，肉桂一钱，陈皮五分，水煎服。（批）气血两补丹。此方妙补胃气，以生肺金之气，补命门以生脾土之阴，又何畏风木之旺哉！

2. 肝肾亏虚，滋肾养肝

《原病集·亨类钤法·风》：肾肝虚，筋骨弱，语言艰难，精神昏愦，或瘦而一肢偏枯，或

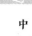

肥而半身不遂，心乱则百病生，静则万病息，安心养神，调阴阳无偏胜，须羌活愈风汤主之。

《原病集·亨类钤法·虚劳》：喑痱，肾虚厥逆，喑者，语声不出，痱者，足废不用，以地黄饮子主之。

《医贯·卷之二·主客辨疑·中风论》：今人纵情嗜欲，以致肾气虚衰，根先绝矣。一或内伤劳役，或六淫七情，少有所触，皆能卒中。此阴虚阳暴绝也，须以参、附大剂峻补其阳，继以地黄丸、十补丸之类，填实真阴。

《宝命真诠·证治·伤寒·真中风》：舌喑足废，不能言，不能行，其气厥不至舌下，地黄饮子。

（四）火热辨治

火热在中风的发生与发展过程中起重要作用，火热与心肝及胃肠等脏腑密切相关。火热为病具有急暴性，其病证多以实证、热证为主，清热泻火、泻下热结为治疗中风火热证的重要方法。

中风有热，清热泻火

《乾坤生意·上卷·诸风》：中风有热，热则生风，口干烦躁，面赤心烦，肠胃干燥，宜服防风通圣散，大便自利者去硝、黄，或小醒风汤。

《原病集·亨类钤法·诸热》：诸般热证，中风惊痫，神志不宁，以当归龙荟丸主之。

《丹溪心法附余·卷之一·外感门·中风·附诸方·泻青丸》：又予尝见中风之证，多是老年因怒而成，盖老年肾水真阴衰虚，火寡于畏，适因怒动肝火，火无所制，得以上升，心火得助，邪热暴甚，所以僵仆不知人事也。火载痰上，所以舌强不语，口眼㖞斜，痰涎壅盛也。治法先吐痰火以治其标，次则豁痰泻火以治其本。豁痰用星附汤、省风汤，泻火用防风通圣散、泻青丸之类是也。

《寿养丛书·医学便览·卷之二·中风治论》：痰潮不醒，昏愦不知，宜调胃承气或三化下之。

《济阳纲目·卷一上·中风·论风本于热》：《绀珠经》云：以火为本，以风为标。心火暴甚，肾水必衰，肺金既摧，肝木自旺。治法先以降心火为主，或清心汤，或泻心汤，大作剂料服之，心火降则肝木自平矣。次以防风通圣散汗之，或大便闭塞，三化汤下之。内邪已除，外邪已尽，当以羌活愈风汤常服之，宣其气血，导其经络，病自已矣。

《杂病源流犀烛·卷十二·六淫门·中风源流》：中风热为[①]何？风因热生，热胜则风动，甚有风毒上攻，头面肿痒，痰涎闭塞，心胸烦热，大小便秘，下注腰脚，肿痛生疮者不治，亦能致瘫痪，宜透冰丹、天麻丸、防风通圣散。

《明医要诀·卷上·中风》：中风一切病风热，防风通圣散为捷。

《医学从众录·卷一·真中风证》：如阳脏之人，素有内火，而风邪中之，则风乘火势，火

---

① 为：原文作"维"，据文义改。

借风威，遂卒倒不省人事，牙关紧闭，两手握固，虽有痰声，非漉漉之声，亦无涌起之势，可用橘皮一两，半夏一两，入生姜汁少许，煎服。或服后探吐之，随以涤痰汤加天麻、丹参、石菖蒲，入竹沥、姜汁以开之。如外热甚，二便闭，可用防风通圣散及凉膈散加石菖蒲、远志、丹参及三化汤之类，表里两解之。

《利溥集·医书捷抄·卷一·中风》：刘河间举五志过极动火而卒中，大法以白虎汤、三黄汤沃之，以逍遥散疏之，以通圣散、凉膈散双解之，以六味汤滋之，以八味丸引之。

（五）痰证辨治

痰为重要的病理产物，为中风发病的重要病机要素，痰浊可蒙蔽清窍，亦可夹风，可化火，久病与瘀血胶着可阻滞气机，发为多种病证，从痰论治为中风治疗的重要法则。根据痰之属性不同，可分为湿痰、风痰、热痰、虚痰，临证可随证治之。

1. 实痰证治

（1）痰涎壅盛，燥湿化痰

《丹溪秘传方诀·卷之一·中风》：初昏倒，掐人中至醒，然后用痰药，二陈、四君子、四物等汤加减用。

《医方集宜·卷之一·中风·治法》：中风痰盛，手足不遂，语言不利，骨节疼痛，宜用涤痰汤。

《治法汇·卷四·中风门》：丹溪曰：凡类中风证，悉以二陈汤加竹沥、姜汁为主。风痰盛，喉中如曳①锯者，加南星、枳壳、皂角、瓜蒌仁。

《病机沙篆·卷上·中风》：痰涎壅盛，星香、二陈为主，盖治痰以顺气为先，挟虚者加参、芪、竹沥；挟寒者加桂、附、姜汁。

《医录便览·卷二·痰证证治》：脾胃虚弱，湿气不渗，蕴湿生热，蒸而为痰，随所流行，皆能为害，故凡诸怪病，多从此出。其证之尚浅者，宜枳桔二陈汤加减。

（2）风痰壅盛，疏风化痰

《乾坤生意·上卷·诸风》：中风风势已定，痰涎壅盛者，宜常服三生丸取效。

《原病集·亨类钤法·风》：风痰壅甚，中风人常服以白附子丸。

《识病捷法·卷之六·中风门·风痰》：头疼，目眩，晕倒，呕喘，恍惚不宁，神思昏愦，肢体倦痛，头项强硬，手足顽麻，服上清白附子丸。

《丹溪摘玄·卷一·中风门》：卒暴中风，仓促之间分次为治，不过乌附、南星、木香等为上，亦当先治痰气，次下风药，然后审其虚实，则万无一失矣。

《医方便览·卷之一·痰饮二十二》：风痰多见半身不遂，口眼㖞斜，挛痹眩晕之病，用南星、乌附、天麻、细辛、僵蚕、牙皂之类散之，白丸子、疏风化痰丸。

---

① 曳：原文作"拽"，据文义改。

中
风

（3）痰热扰动，清热化痰

《治法汇·卷四·中风门·类中风》：脉洪大或数，面赤目赤，口干燥，属火多，导痰汤加芩、连、栀、柏、薄荷、花粉、竹沥、姜汁，须治痰理气为先，补养次之。实者，导痰汤加荆沥。

《明医指掌·卷二·类中风二·痰火》：痰涎盛，偏枯口噤，筋急拘挛，筋反纵，脉数，燥火为病，牛黄清心丸主之。在表，防风通圣散。在上，凉膈散。昏冒发热，不恶寒，不安卧，此风热烦躁，泻青丸。痰火炽盛，烦渴便秘，脉数大，三黄枳实汤、滚痰丸。

《医悟·卷五·中风·眩晕昏愦》：素禀肝旺，木火易动，或操作，或急行，或失睡，或盛怒，虚阳上越，痰热乘之，扰乱清阳则眩晕昏仆，治宜导痰汤加天麻、石决、龙齿、石菖蒲，怒火加连翘、川连。

《利溥集·医书捷抄·卷一·中风》：朱丹溪以东南气温多湿，有病风者非风也，由湿生痰，痰生热，热生风，二陈汤加沙参、苍术、白术、竹沥、姜汁主之。

《保命歌括·卷之一·中风》：如因湿生痰，痰生热，热生风者，此即《内经》土气之下，木气承之，亢则害，承乃制之病，所谓土极而兼木化者也，宜摄生饮子主之。

2. 虚痰证治

（1）气虚挟痰，益气祛痰

《景岳全书·卷之十一·从集·杂证谟·非风·论痰之本》：凡非风之多痰者，悉由中虚而然。夫痰即水也，其本在肾，其标在脾。在肾者，以水不归原，水泛为痰也；在脾者，以食饮不化，土不制水也。不观之强壮之人，任其多饮多食，则随食随化，未见其为痰也。惟是不能食者，反能生痰，此以脾虚不能化食，而食即为痰也。故凡病虚劳者，其痰必多，而病至垂危，其痰益甚，正以脾气愈虚，则全不能化，而水液尽为痰也……故治痰者，必当温脾强肾以治痰之本，使根本渐充，则痰将不治而自去矣。

《景岳全书·卷之十一·从集·杂证谟·非风·论治痰》：凡非风初病而痰气不甚者，必不可猜其为痰而妄用痰药，此大戒也……若其眼直咬牙，肢体拘急，面赤，强劲有力者，虽见昏沉，亦为可治，先用粗箸之类，挖开其口，随以坚实笔干撬住牙关，乃用淡姜盐汤徐徐灌之，然后以中食二指探入喉中，徐引其吐。若指不能入，则以鹅翎蘸汤代指探吐亦可。如是数次，得吐气通，必渐苏矣，然后酌宜可以进药，此治实痰壅滞之法也。若死证已具，而痰声漉漉于喉间者，吐亦无益，不必吐也。若痰气盛极而不能吐者，亦不治之证也。又凡形气大虚者，忌用吐法，是皆不可攻者也。

《云林医圣普渡慈航·卷之一·中风》：如中风属气虚挟痰，宜二陈汤合四君子汤加竹沥、姜汁。能食者去竹沥，加荆沥尤妙，肥人多湿，少加附子行经。

《齐氏医案·卷四·中风论》：若夫所谓痰者，凡人之将死，必有痰，何独中风为然。要知痰者水也，从何处来乎？其原盖出于肾。张仲景曰：气虚痰泛，以肾气丸补之逐之。观此，凡治中风者，即以前法治其根本，则痰不治而自去矣。若初时痰涎壅盛，汤药不入，少用稀涎散之类，使喉咽疏通，能进汤液即止。若必欲尽攻其痰，顷刻立毙。戒之哉！戒之哉！

（2）血虚挟痰，养血化痰

《丹溪心法·卷一·中风一》：气虚卒倒者，用参芪补之。有痰，浓煎参汤，加竹沥、姜汁。血虚，用四物汤，俱用姜汁炒，恐泥痰故也。有痰再加竹沥、姜汁入内服。

（3）阴虚挟痰，滋阴豁痰

《明医杂著·卷之四·风证》：问：或谓二陈汤、南星、半夏一切燥药，止能治痰饮、湿痰，其于阴虚火动之痰，殊无相干，且与补阴药相反。答：阴虚火动之痰，不宜用南星、半夏，若中风偏枯麻木证之痰，必用南星、半夏也，盖其感病在肌表经络筋骨之间耳！

《医门法律·卷三·中风门》：养血豁痰，枘凿不入，先其所急，不宜并施。养血，大秦艽汤、当归地黄汤、天麻丸；豁痰，涤痰汤、青州白丸子；热痰，竹沥荆沥汤、贝母瓜蒌散；阴虚夹痰，《千金》地黄汤。

（六）内风辨治

内风为机体阳气异常变动的结果，内风与肝密切相关，从肝论治内风为主要的治疗方向，根据证候之不同辨证选用相关方剂。

肝阳化风，滋液息风

《指南后论·上·中风论》：今叶氏发明内风，乃身中阳气之变动。肝为风脏，因精血衰耗，水不涵木，木少滋荣，故肝阳偏亢，内风时起，治以滋液息风，濡养营络，补阴潜阳，如虎潜、固本、复脉之类是也。若阴阳并损，无阳则阴无以化，故以温柔濡润之通补，如地黄饮子、还少丹之类是也。

《医述·卷十·杂证汇参·肝风·哲言》：治当缓肝之急以息风，滋肾之液以驱热，如虎潜丸、地黄饮子、复脉等方，是介以潜之，酸以收之，厚味以填之，或用清上实下之法。若思虑烦劳，身心过动，风阳内扰，则营热心悸，惊怖不寐，胁中动跃，治以酸枣仁汤、补心丹、枕中丹，清营中之热，佐以敛摄神志。若因动怒郁勃，痰火风交炽，则有二陈、龙荟。风木过动，必犯中宫，则呕吐不食，法用泄肝安胃，或填补阳明。他如辛甘化风、甘酸化阴、清金平木，种种治法，未能备叙。

《医述·卷十·杂证汇参·厥·补编》：肝风内煽，发厥不省人事，重用茯神木治，效。此病虽属肝风内煽，然必上搏于心，心君为之不安。茯神本治心，而中抱之木又属肝，以木制木，则风定心安而厥自止。

《伤感合编·卷一·中风门证治第二·热风内中》：阳脏之人，素有内火，而风邪中之，则风乘火势，火借风威而风化为热风矣。热风多见阳证、闭证，如面赤唇焦，牙关紧急，两手握固，上视强直，掉眩烦渴，皆阳邪热闭之候也。初闭急用通关散吹鼻取嚏，有嚏可生，无嚏多死。痰甚者，用稀涎散宣吐。既苏，察其热甚便闭者，防风通圣散主之。若血虚动者，宜滋液以息风，方用熟地、首乌、当归、石斛、牛膝、胡麻仁、五味子、甘菊、牡蛎之类。若阴虚阳亢者，宜补阴潜阳，如虎潜丸，固本丸，复脉汤去姜、桂之类。若风痰阻窍，神识不清者，宜芳香宣窍，辛凉散风，如菊叶、菖蒲、山栀、羚羊角、天麻、丹皮、钩藤之类。

（七）瘀血辨治

瘀既是中风的致病因素，又是其病理产物，贯穿于中风各发展阶段，从瘀论治是中风辨治的重要法则。

1. 经络血瘀

（1）经络瘀阻，活络通经

《医方类聚·第十三卷·诸风门·和剂指南·论中风半身不遂》：偏风走注疼痛，身体麻木，可与活络丹。

（2）气虚血瘀，益气祛瘀

《世补斋医书·文十六卷·卷十·文十·论补阳还五汤》：然于其所以为方者，则尚未能明其意也。观其方，用黄芪四两，归尾二钱，赤芍钱半，川芎、桃仁、红花各一钱，加地龙亦一钱，主治半身不遂。方以黄芪为君，当归为臣。若例以古法，当归补血汤黄芪五倍于当归，则二钱之归宜君以一两之芪，若四两之芪即当臣以八钱之归。今则芪且二十倍于归矣，大约欲以还五成之亏，有必需乎四两之多者。若照古方用芪一两，则只还得一成零二分五之气，其无气之三成七分半久假不归，逋负尚多，方即不验。于是乎每服四两之黄芪，亦心领神会而得其解矣。然其方之所以名补阳者，则又何也？盖以当归为补血，血为阴。以黄芪为补气，气为阳。故以黄芪为可补无气之半身，即可补无阳之半身。于是而补阳两字，亦复心领神会而得其解矣。然而黄芪补气，不补阳气，而补阴气者也。正不得以补阴气者谓补阳气，而即用其补阴之药换作补阳之名。阴阳二气之在身，阴气盛则阳气不能与之敌。若以补阴气之药误作补阳气而恣啜之，则阴气日以长，阳气日以消，阴阳消长之机，固非王清任所能喻。独所谓合左右身各二成半而为五成者，则清任独知之，而他人所不能知。即所谓甚于波浪声者，亦清任独闻之，而他人所不能闻。此其所以独有是方，而方独可以是名也。

《通俗伤寒论·风湿伤寒》：凡上截瘫，右肢瘫者，多属阳虚阴凝，每用清任补阳还五汤，送下人参再造丸。下截瘫，左肢瘫者，多属阴虚络热，每用仲淳集灵膏，或用四物绛覆汤，送下顾氏加味虎潜丸。间用河间地黄饮子去萸、味、桂，或用鞠通专翕大生膏。外治仍用电气疗法，亦可十愈五六。

2. 脑腑血瘀

（1）气血上冲，轻泻降血

《（删补）中风论·看护及处方之大法》：内服之药，西人血质强主用大泻，我华人血质较薄亦宜用轻泻以降血下行，观《金匮》风引汤之用大黄、寒水石可知大概。昏睡复醒时能延至两礼拜则宜用轻淡炭养八厘半，或轻淡醋盐一厘，每日服四次，连服一月或月余，直至于脑内瘀血团消散乃止，此要诀也。尤在泾曰：内风之气，多从热化，昔人所谓风从火出是也。《内经》云：

风淫于内，治以甘凉。《外台》云：中风多从热起，宜先服竹沥汤。河间云：热盛而生风，或热微风盛即兼治风，或风微热盛但治其热，则风自息也。

（2）上气不足，益气助血

《医学衷中参西录·第四期第一卷·黄芪解》：盖人之肢体运动虽脑髓神经司之，而其所以能司肢体运动者，实赖上注之血以涵养之。其脉弱者，胸中大气虚损，不能助血上升以养其脑髓神经，遂致脑髓神经失其所司，《内经》所谓"上气不足，脑为之不满"也。拙拟有加味补血汤、干颓汤，方中皆重用黄芪。凡脉弱无力而痿废者，多服皆能奏效。

（3）血菀脑中，镇坠收敛

《医学衷中参西录·第四期第一卷·黄芪解》：若其脉强有力而痿废者，西人所谓脑充血证，又因上升之血过多，排挤其脑髓神经，俾失所司，《内经》所谓"血菀（同郁）于上，为薄厥"也。如此等证，初起最忌黄芪，误用之即凶危立见。迨至用镇坠收敛之品，若拙拟之镇肝熄风汤、建瓴汤治之。其脉柔和而其痿废仍不愈者，亦可少用黄芪助活血之品以通经络，若服药后，其脉又见有力，又必须仍辅以镇坠之品，若拙拟之起痿汤，黄芪与赭石、䗪虫诸药并用也。

（八）其他辨治

1.《内经》四证辨治

古代医家主张中风有四证，分别为偏枯、风痱、风懿、风痹，其临床表现各有侧重，因此治疗时当针对主要症状的不同，辨证选用不同的方剂。

《医门法律·卷三·中风门·附风痱》：岐伯谓中风大法有四，一曰偏枯，半身不遂；二曰风痱，于身无痛，四肢不收；三曰风懿，奄忽不知人；四曰风痹，诸痹类风状。后世祖其说而无其治，《金匮》有《古今录验》三方，可类推之。经谓内夺而厥，则为风痱。仲景见成方中，有治外感风邪，兼治内伤不足者，有合经意，取其三方，以示法程。一则曰《古今录验》续命汤，再则曰《千金》三黄汤，三则曰《近效》白术附子汤。前一方治荣卫素虚而风入者，中一方治虚热内炽而风入者，后一方治风已入脏，脾肾两虚，兼诸痹类风状者。学者当会仲景意，而于浅深寒热之间，以三隅反矣。

《张氏医通·卷一·中风门·中风》：《千金》述岐伯中风大法有四，方治颇繁，今每例采一专方，为逐证之纲旨。如偏枯用八风续命汤，风痱用竹沥饮子，风懿用独活汤，风痹用附子散。

（1）偏枯

偏枯以半身不遂为主要表现，主要病机为气血亏虚、痰瘀留滞，治疗当攻补兼施、补益气血的同时加用化痰祛瘀之品。

《杂病源流犀烛·卷十二·六淫门·中风源流》：一曰偏枯，即半身不遂，由血气偏虚，邪气留着于所虚之半边，阻隔脉道，故手足枯瘦，骨间疼痛。经言：虚邪客于身半，其入深，内居荣卫，荣卫稍衰，则真气去，邪气独留，发为偏枯是也。而仲景又言：言不变，智不乱，病在分腠之间。则知经之荣卫，乃病所发之由。仲景之分腠，乃病所寄之处也，宜加减润燥汤以治左偏，祛风除湿汤以治右偏。

《伤感合编·卷一·中风门证治第二·〈内经〉中风四证》：偏枯，此证身半不遂，言不变，志不乱，病在分腠之间，小续命汤去麻黄、川芎，加独活、黄芩主之。

（2）风痱

风痱以手足不遂及言语不利为主要表现，病情较偏枯为重，地黄饮子等方可辨证选用。

《备急千金要方·卷八·诸风·风痱第五》：论曰，夫风痱者，卒不能语，口噤，手足不遂而强直者是也。治之以伏龙肝五升末，冷水八升和搅，取其汁饮之，能尽为善。

《识病捷法·卷之六·中风门·风痱》：身无疼痛，四肢不收，智乱，不甚言，微有知，可治；甚则不能言，不治。服伏龙肝汤。

《杂病源流犀烛·卷十二·六淫门·中风源流》：二曰风痱，身无痛，缓者四肢不举，或一臂不遂，或左瘫右痪，急则一身皆仰，大约言变智乱者居多，若言变甚、智乱甚者难治。而东垣却以痱病为即邪入于里而中脏者，偏枯为即邪在分腠之间而中腑者。然则痱与偏枯，虽是两疾，其实痱即偏枯之邪气深者也，宜换骨丹、疏风顺气丸、八宝回春汤。

《医书汇参辑成·卷八·风痱》：如瘫痪是也。舌暗不能言，足废不能行，此少阴气厥不至，急当温之，宜地黄饮子。

《伤感合编·卷一·中风门证治第二·〈内经〉中风四证》：风痱，此证于身无痛，四肢不收，由风邪夹痰著于四肢也。《千金》竹沥饮子主之。亦有自房劳伤肾而得者，《内经》所谓"内夺而厥为喑痱"也，河间地黄饮子主之。

（3）风懿（癔）

风懿以突然昏不知人、喉中噫噫有声为主要症状表现，临证治疗当分痰、热、虚之不同。

《识病捷法·卷之六·中风门·风懿》：奄忽不知人事，痰涎上迷心窍，咽中窒塞，舌强不语，牙关不开，手足拘挛，气不升降，风中脏则危，中腑肢体废，其脉短滑或洪数，内热外汗，当清解消痰祛风。

《识病捷法·卷之六·中风门·风癔》：奄忽不知人，喉中噫噫有声，舌强不能言，身软自汗，口吐涎沫，项背强直，神志昏愦，服金箔丸。

《杂病源流犀烛·卷十二·六淫门·中风源流》：三曰风懿，亦名风癔，其病亦在脏腑间，由痰水制火，闭塞心窍，故卒然昏倒，舌强不言，喉中窒塞，噫噫有声是也。但此证有汗身软者可治，无汗身直者不易治。前人断为七日死，良然。总之，风痱病有由脾实者，由膏粱过甚之故，故用疏风顺气丸以导之。有由脾虚者，由饮食失节之故，故用八宝回春汤以调之。风懿病有由于热者，则以痰火郁积而然，非清火不可，宜牛黄清心丸。有由于虚者，则以元弱痰横之故，非化痰不可，宜导痰汤，皆当分治。

《伤感合编·卷一·中风门证治第二·〈内经〉中风四证》：风懿，巢氏《病源》作风癔。此证奄忽不知人，喉中噫噫若有声，舌强不能言。此寒风直中心脏之候也，附子独活汤（方出宋·《太医局程文》）主之。

（4）风痹

风痹由风寒湿邪外袭筋骨导致，以肢体疼痛为主要症状表现，临证治疗当分行痹、痛痹、着痹之不同。

《伤感合编·卷一·中风门证治第二·〈内经〉中风四证》：风痹，此证即风寒湿诸痹类风状。风胜则周身走注疼痛，为行痹，宜大秦艽汤；寒胜则骨节掣痛，为痛痹，宜五积散；湿胜则麻木不仁、肢体重滞，为着痹，宜除湿蠲痹汤。

2. 肥瘦体质辨治

中风发病具备一定的体质特征，肥人多痰湿，为中风发病的高危人群，在临床治疗时当分别患者肥瘦体质，肥人气多虚而夹痰，瘦人阴多亏而火盛，选方用药时不可不辨。

《医学正传·卷之一·中风·丹溪活套》：肥人中风，口喎，手足麻木，不分左右皆属痰，用贝母、栝蒌子、南星、半夏、陈皮、白术、黄连、黄芩、黄柏、羌活、防风、荆芥、威灵仙、薄桂、甘草、天花粉。因痰者，加附子、竹沥、姜汁，入酒一匙，行经行火。瘦人中风，属阴虚火热，四物汤加牛膝、黄芩、黄柏。有痰加痰药，入竹沥、姜汁服。

《识病捷法·卷之六·中风门·治法》：凡中风肥白人，多湿气，宜四君子汤合五苓散加附子、乌头行经。凡中风黑瘦人、阴虚火动人，宜四物汤加牛膝、黄芩、黄柏、姜汁、竹沥，有痰加天花粉。

《医学纂要·元集·中风伤寒·中风门·治风当分肥瘦》：肥人多中风，以气盛于外而歉于内也；瘦人亦有中者，以阴气偏虚而火暴逆也。治肥人之风，以理气治痰为急；治瘦人之风，以养阴清热为先。

《三信编·下卷·明哲论选》：肥人多有非风之证，以肥人多气虚也。何以肥人反多气虚？盖人之形体，骨为君也，肉为臣也。肥人者，柔胜于刚，阴胜于阳者也。且肉以血成，总皆阴类，故肥人多有阳衰气虚之证，而多湿多滞，故气道多有不利。若果痰气壅滞，则不得不先为清利，宜于备急治痰之法，随宜暂用。若无痰而气脱卒倒，必宜四君、六君、十全大补之类，重用参、附为主也。

三、分症论治

病、证、症是医家认识疾病的不同层次，病代表的是疾病发生发展及预后的整体规律，证是在疾病进展过程中，不同病理状态的归纳，症则是最直接的诊疗要素。中风有许多特异性的症状表现，古代医家归纳总结了根据具体的症状进行辨治的诊疗经验，临床实践中可参考选用。

（一）神志症状

神志异常是中风常出现的症状表现，中脏腑多见，中经络则较少见，临床常见昏冒、恍惚及发狂等，临证当分清寒热虚实。

1. 精神昏冒

昏冒即神昏不清，中脏腑多出现昏冒症状，病位在心，病因多为痰，治疗当以醒神开窍为主，可辨证选用至宝丹、牛黄清心丸等方剂。

《东医宝鉴·杂病篇·卷之二·风·精神蒙昧》：风中脏昏冒，宜用至宝丹、牛黄清心丸。蒙昧者，即昏冒、茫昧也。精神不爽，如有物以蒙蔽也。中风者，多昏冒、气不清利，宜四白丹、二参丹、牛黄定志丸、活命金丹、祛风至宝丹。

《简明医毂·卷之二·中风》：神气不清，凉膈散加青黛、蓝根为末，蜜丸弹大，朱砂、金箔为衣，临睡茶下。

《张氏医通·卷一·中风门·中风·神气昏冒》：虚火妄动，挟痰气逆冲，心主被障，所以昏不知人，须大剂人参、芎、归兼柴胡、山栀。审系中在心包而非中腑，闭证而非脱证，牛黄丸。虚人，六君子加星、香、菖、远、竹沥、姜汁。

《医碥·卷之一·杂证·中风·内风证》：昏冒，活命金丹、至宝丹、至圣保命金丹、牛黄清心丸。

《杂病源流犀烛·卷十二·六淫门·中风源流》：蒙昧为^①何？凡风中脏者，其人必昏冒，神情不爽，若有物蒙蔽者，然并有风犯于心，心神不守，致健忘惊悸者，宜牛黄定志丸、四白丹、二参丹、祛风至宝丹。

2. 恍惚不宁

恍惚多指精神意识不集中，多因心气受损导致，治疗当养心定志安神，可选用归神丹、琥珀寿星丸等方剂。

《备急管见大全良方·卷之一·治诸风·恍惚惊悸证治》：若恍惚惊悸者，皆因体虚受风，心气不足，风邪入于心经也，可与捻风汤、定志丸、平补镇心丹、降心丹、辰砂妙香散、十四支丸、天王补心丹。有热者，牛黄清心丸、至宝丹。

《乾坤生意·上卷·诸风》：诸风瘫痪，病势已定，或心神恍惚不宁，及癫痫诸疾，惊悸，神不守舍，宜服安魂白虎丹、归神丹、真珠丹、琥珀寿星丸。

《医方类聚·第十三卷·诸风门·和剂指南·论中风半身不遂》：偏风恍惚不定，可与排风汤。

《简明医毂·卷之二·中风》：四肢不收，恍惚不言，竹沥、生葛（汁，各二升）、生姜（汁，二合），和分三服。

3. 妄语发狂

发狂是中风患者的常见症状，多由痰火扰心、心肝火盛导致，治疗当以镇惊安神为主，辨证加用清热化痰之药，导痰汤、牛黄清心丸、凉膈散等方剂可加减应用。若病情危急，阴阳脱离，患者亦会出现狂躁之状，当仔细甄别，勿犯虚虚实实之戒。

---

① 为原文作"维"，据文义改。

《原病集·亨类钤法·风》：狂言乱语，精神恍惚，痰涎壅盛，以芩连导痰汤加竹沥、生姜汁主之。

《医方类聚·第十三卷·诸风门·和剂指南·论诸风之由》：中风邪气入脏，狂言恍惚，与排风汤。

《医方集宜·卷之一·中风·治法》：中风发热，狂言妄走，神昏恍惚，健忘失志，宜用牛黄清心丸，或安神丸、辰砂散。中风热甚，口舌干燥，扬手掷足，语言错乱，精神昏愦，眼不识人，宜用清心汤、凉膈散，或人参败毒散加减。

《石室秘录·卷三·射集·变治法》：中风系是危证，况变发狂，死在眉睫。倘不以变法救之，何以得免于垂绝耶？方用人参三两，菖蒲三钱，半夏三钱，南星三钱生用，附子一钱，丹砂末三钱。先将参、苓、附子等项煎汤，调入丹砂末灌之。（批：救绝至圣丹）十人中亦可救三四。盖天下无真中风之人，不过中气、中痰、中湿而已。若不用人参、附子大剂煎饮，何能返已去之元阳，回将绝之心气哉？况人将死之时，未有不痰上涌者，妙在用半夏、南星以祛逐之。尤妙用菖蒲以引入心经，使附子、半夏得施其荡邪之功，而丹砂又能镇定心气，所以往往返危为安。倘仍以寻常二陈之类以消痰，痰未必消，而心气已绝，此又证变而法变者也。

中
风

4. 多怒错语

中风患者常见情绪异常，往往由于邪扰神明，情志失司所致，治疗当以祛邪外出、镇惊安神为主，辨证加用凉镇、化痰、安神之药，小续命汤等方剂可加减应用。

《原病集·亨类钤法·风》：中风多怒，此风动肝气，以小续命汤加羚羊角一钱。有热而渴，去桂附，加秦艽一钱。恍惚错语，加茯神、远志各一钱。不得睡者，加酸枣仁一钱。不得言语，加竹沥二蛤蜊壳主之。

（二）语言症状

中风病语言异常以不语、语言謇涩为主，为中风常见后遗症，心、脾二经与舌相关，因此多从心脾论治，风、痰、火为常见的病理要素，临证治疗时当辨明虚实，分清寒热，随证选方。

1. 中风不语

不语亦称失语，中风病急性期及恢复期均可出现失语症状，有邪实与正虚两端，临证宜虚实分治，实证可选用涤痰汤、导痰小胃丹，虚证可选用地黄饮子等。

《备急管见大全良方·卷之一·治诸风·失音不语证治》：若失音不语者，风邪客于心脾二经，上入于机关也。机关者，舌本也。若关膈不通，其人精神昏愦，宜牛黄丸、通关散、神仙解语丹。若渐能语而牙关紧急者，宜细辛散。

《乾坤生意·上卷·诸风》：中风失音者，宜服诃子汤、竹沥汤。

《原病集·亨类钤法·风》：有痰迷心窍，昏愦不能言语，以芩连导痰汤，或醒风汤主之。有心脾中风，舌强不语，以解语汤主之。有口偏头目牵引不能言，以独活竹沥汤主之。

《医方集宜·卷之一·中风·治法》：中风不语，因痰邪塞于心肺二经，上入机关也。宜资寿解语汤，或用竹沥汤加石菖蒲。

《古今医鉴·卷之二·中风》：中风饮食坐卧如常，但失音不语，俗呼为哑风，小续命去附子，加石菖蒲一钱，或诃子清音汤亦可。然不语岂止一端？有舌强不语，有神昏不语，有口噤不语，有舌纵语涩，有舌麻语涩，其间治痰、治风、安神、养气血，各从活法，又难拘续命、诃子而已。

《古今医鉴·卷之二·中风》：中风不语，瘫痪初起，宜导痰小胃丹，用姜汤送三五十丸，少时即能言语如故。

《订补简易备验方·卷一·诸风证》：若舌喑不能言，足痿不能行，属肾气虚弱，名曰痱证。宜用地黄饮子治之。然此证皆由将息失宜，肾水不足而心火暴盛，痰滞于胸也。轻则自苏，重者或死。

《订补简易备验方·卷一·诸风证·治中风不语》：若因痰迷心窍，常清心火。若因痰湿舌强，当清脾热。若因风热牙关紧急，当清肝火。若因风痰塞喉，当导痰涎。若因虚火上炎，当壮水之主。若因气虚厥逆，当益火之源。若因肾虚舌喑而不语，当补肾气。

《宝命真诠·证治·伤寒·真中风·不语》：风寒客于会厌，故卒然无音者。若因痰迷心窍，当清心火；若因湿痰，当清脾热；若因风热，当清肝火；若因风痰，当导痰涎；若因虚火上炎，当壮水之主；若因虚寒厥逆，当益火之源。神仙解语丹、涤痰汤、加味转舌膏、八味丸，随证选用。

《嵩崖尊生书·卷五·病机部·病机赋·喑病》：中风舌不转运，痰涎闭塞舌本。体虚兼之有痰，参芪术归陈饮。若还消烁亡血，四物竹沥姜浸。舌强舌卷而喑，半身不遂方论。喉喑声哑不鸣，诃子汤药补金。

《医学心悟·卷第三·中风门·不语》：不语，有心、脾、肾三经之异，又有风寒客于会厌，卒然无音者。大法，若因痰迷心窍，当清心火，牛黄丸、神仙解语丹。若因风痰聚于脾经，当导痰涎，二陈汤加竹沥、姜汁，并用解语丹。若因肾经虚火上炎，当壮水之主，六味汤加远志、石菖蒲。若因肾经虚寒厥逆，当益火之源，刘河间地黄饮子，或用虎骨胶丸加鹿茸。若风寒客于会厌，声音不扬者，用甘桔汤加疏散药。

《杂病源流犀烛·卷十二·六淫门·中风源流》：经曰：足太阳脉贯舌本，散舌下，病则舌强。又曰：足少阴脉之正者系舌本。又曰：内夺而厥，则为喑痱。可见中风之证[①]，皆由肾脉之气不能上循喉咙，挟舌本，故不能言。脾土不足，痰涎涌盛而謇涩，故亦不能言也（肾不足宜地黄饮子，脾不足宜六君子汤）。至其所兼，有缘风痰者宜涤痰，有缘湿痰者清脾热，有缘迷心窍者清心火，有缘风热者清肝火，有缘虚火上炎者壮水之主，有缘虚寒厥逆者益火之源，各随证兼治之（宜神仙解语丹、涤痰汤、八味丸、加味转舌膏，随所当用而施治）。

---

① 证：原文作"正"，据文义改为"证"。

《类证治裁·卷之一·中风论治·舌强不语》：舌为心、脾、肝、肾四经所系，邪中其经，则痰涎闭其脉道，舌机不掉。因痰迷心窍者，清心火，涤痰汤；因湿痰者，清脾热，六君子汤加枳实、竹茹；因风热者，清肝火，凉膈散加减；肾虚内夺为喑痱，地黄饮子；舌强口角流涎，脾不能摄者，六君子汤加竹沥、姜汁；惊痰堵塞，舌本强硬者，正舌散加薄荷。

2. 中风语涩

语涩又称语言謇涩，因舌体转动不灵，说话艰难，吐字不清，对患者生活及工作影响较大，痰涎阻络为常见病因病机，因此祛痰涎、通舌窍为常用治疗法则。

《医方集宜·卷之一·中风·治法》：舌强不能转利，言语不清，舌本强硬或麻，宜用解语豁痰汤、转舌膏、正舌散。

《治法汇·卷四·中风门·言语謇涩》：痰火壅塞上窍，气血虚不能上荣，则舌机不转，宜寻痰寻火，兼补养之，亦有真气虚极，不能言，右寸弦滑无力，宜大补之，独参汤加竹沥，能食者，用荆沥，或用梨汁、陈酱汁、人乳汁、生葛汁。《难经》曰：三焦之气通于喉，喉咙之声则发矣，气弱不能上通故也，虚回痰自下。脉滑而弦，痰壅舌强者，酒芩、连，导痰加竹沥，兼服转舌膏。

《治法汇·卷四·中风门·言语謇涩》：大肠之脉散舌下，如舌喑而大肠秘，用逍遥散、秦艽、槐角。

《医门法律·卷三·中风门》：转舌正舌，方名虽美，少阴脉萦舌本，三年之艾不言标矣，资寿解语，犹为近之。转舌膏、正舌散、资寿解语汤。

《病机沙篆·卷上·中风·语言謇涩》：脾土不足，痰涎壅盛，言謇涩者，六君子汤加南星、木香、干葛、枳实、远志、竹茹；挟热者，山栀、连、芩、花粉、薄荷。

中
风

《张氏医通·卷一·中风门·中风·语言謇涩》：惊痰堵塞，舌本强硬，语言不正，正舌散加薄荷。舌麻语涩不能言，省风汤加沉香。肥人舌根强硬，作湿痰治，瘦人舌根强硬，作心火治。虽病久正虚，不可纯用补药，壅滞经络中之痰火。

《嵩崖尊生书·卷十·周身部·六淫分·中风病论》：语涩为声不清，有舌纵，有舌麻，皆以火治之。节斋谓诸不语，皆火与痰塞肺络是也。语涩汤，乌药、僵蚕、胆星、黄芩、黄连、枳壳、防风、竹沥、姜汁。

《济世全书·中风瘫痪验方·类中风论方》：语言謇涩，乃痰火壅塞上窍，气血虚而不能上荣，则舌机不转，宜寻痰火兼补养之剂。亦有真气虚极不能言语者，若右寸弦滑无力，宜大补之剂，独参汤加竹沥。能食者，加荆沥或加梨汁、人乳、生姜汁。

《类证治裁·卷之一·中风论治·舌强不语》：舌麻语謇者，省风汤加沉香；唇缓舌强者，解语汤；肥人舌本强，作湿痰治，瘦人作心火治，不可纯补，恐堵塞经络中痰火，通用加味转舌膏。

《弄丸心法·卷七·中风门》：凡诸症渐苏，但语言謇涩，口多流涎，用六君子汤加石菖蒲、益智仁与服。

（三）头面症状

中风病头面症状比较丰富，中风前兆及后遗症期均会出现头面部的异常表现，如中风前常出现眩晕及头痛等症状，中风急性期常见口噤，后遗症期多出现口眼喎斜等表现。临证当仔细观察，辨证用方。

1. 口噤

口噤即牙关紧闭、不能张开，多因正气亏虚、外中风邪所致，其病位在足阳明经，古人虽创制了许多内服方药，但外用乌梅等开噤更符合临床救急的需求，临证治疗时当需留心选用。

（1）风邪乘虚

《医宗必读·卷之六·真中风》：手三阳之筋，结入于颔颊。足阳明之筋，上夹于口，风寒乘虚入其筋则挛，故令牙关急而口噤也，秦艽升麻汤。用甘草二段，每段长一寸，炭火上涂麻油炙干，抉开牙关令咬定，约人行十里许，又换甘草一段，然后灌药，极效。或以苏合香丸擦牙，或南星、冰片擦之。

《金匮启钥（妇科）·卷二·角弓反张论》：噤口者，亦因体虚，风入颔颊夹口之筋。手三阳之筋结于颔颊，足阳明之筋上夹于口，而风挟令乘则筋挛，故引牙急而口噤。若风邪客于手足阳明经，口眼喎斜，用秦艽升麻汤。若风热伤气，用省风汤。

（2）肝风乘胃

《病机沙篆·卷上·中风》：足阳明颔颊之脉偏急，则口噤不能开，肝风乘胃故也。皂角、乳香、黄芪、防风煎汤熏之。须大作汤液，如蒸如雾乃得力耳。再以南星、冰片为细末，擦其牙根；或藜芦、郁金为末，搐鼻；或明矾一两、飞盐五钱，研匀擦牙，又可将钱许棉裹安牙尽处。又法：甘草五寸，截作五段，麻油浸透火炙，抉口令人咬之，约人行十里许，又换一截，从此灌药为便。

2. 口眼喎斜

口眼喎斜是指一侧眼睛闭不上、流眼泪、一侧嘴角下垂、漱口时漏水等表现，若伴见言语不利、肢体活动受限等可诊断为中风病；若仅有口眼喎斜表现，当为吊线风。

（1）风寒留滞

《温隐居海上仙方·前集·第五证》：风寒湿气留滞经络，忽然手足顽麻，口眼喎斜，项强筋疼，遍身烦热，未可便用风药，宜煎《局方》三五七散，加芍药三钱，用水三盏，生姜十片，煎取一盏半，去滓，作三次，调苏合香丸三粒，服饵，留滓再煎。

《古今医鉴·卷之二·中风·不治证》：中风口眼喎斜，头疼发热，恶风初作者，羌活冲和汤加独活、藁本。

《订补简易备验方·卷一·诸风证》：治卒中口眼喎斜，不能言语，遇风寒，四肢拘急，脉浮而紧，此手足阳明经风寒所乘，用秦艽升麻汤治之，稍愈，乃以补中益气加山栀而痊。

《医宗必读·卷之六·真中风》：口眼喎斜，多属胃土，而有筋脉之分。经云：足之阳明、手之太阳筋急,则口目为僻,眦急则不能卒视,此胃土之筋病也。又云:足阳明之脉挟口环唇,此胃土之脉为病也。(口、目常动,故风生焉;耳、鼻常静,故风息焉)先烧皂角熏之,以逐外邪;次烧乳香熏之,以顺血脉。酒煎桂枝,取汁一碗,软布浸收,左喎拓右,右喎拓左,服清阳汤、秦艽升麻汤,或二方合用,外感加葱白。

(2)风热血燥

《治法汇·卷四·中风门·类中风·口眼喎斜》:悉属风热,血脉受病也。手足阳明之筋络于口,会太阳之筋络于目,寒则筋急而僻,热则筋缓,故左寒则逼热于右,右中寒则逼热于左,寒者急而热者缓,急者皮肤顽痹,荣卫凝滞。治法,急者缓之,缓者急之。此证少年平时亦有,不独中风。历诊其人,多是阴虚火盛,亦有痰生热者,往往用滋阴凉血养血药,及滚痰搜风、六味地黄加坎离等丸,调理殊效。一法,黄芪二钱,人参、归、芍各一钱,甘草、桂枝各五分,升麻、葛根、秦艽各一钱,白芷、防风、苏木、红花、酒黄柏各五分,水、酒各半煎,稍热服,初起有表证加连须葱三茎,取微汗。

《简明医彀·卷之二·中风·口眼喎斜》:举世皆谓风邪中于脏腑,痰饮留于经络。专用祛风豁痰之药,多不见效。外用鳝血吊法,尤为非理,切戒!治法当以清火养血为主,或兼散郁行气。有风痰者兼而治之,必宜顿服药饵。脉洪火炎,涩为血少。主方:黄连、黄芩、栀子、当归、芍药、川芎、生地、天麻、秦艽、木瓜等分,上水煎温服。火盛加连翘、石膏、玄参;便秘加大黄;滋阴,天门冬、麦门冬、知母、黄柏、甘菊、枸杞、五味、牛膝、石斛、人乳;利气,乌药。

《病机沙篆·卷上·中风·口眼喎斜》:耳鼻常静,故风息焉;口鼻常动,故风生焉。风摇则血液衰耗无以荣筋,故筋脉拘急,口目为僻,眦急不能卒视。人参、黄芪、当归、白芍、升麻、秦艽、葛根、防风、钩藤、红花、苏木,水煎和酒服;外用桂枝三两,酒煎浓汁,以故布浸之,乘热左喎揭右、右喎揭左;再以乳香二两、皂角一两锉拌匀,烧烟熏之。

《医学实在易·卷二·表证》:口眼喎斜,为足阳明之脉循颊车,手太阳之脉循颈上颊,二经受风,牵引不正,以《外台》独活、竹沥、地黄汁饮之。

《傅青主男科·卷下·厥证门·口眼喎斜》:此证人多治木、治金,固是,而不知胃土之为尤切,当治胃土,且有经脉之分,经云足阳明之经,急则口为僻,眦急不能视,此胃土之经为喎斜也。又云足阳明之脉,挟口环唇,口喎唇斜,此胃土之脉为喎斜也。二者治法,皆当用黄芪、当归、人参、白芍、甘草、桂枝、升麻、葛根、秦艽、白芷、防风、黄柏、苏木、红花,水酒各半煎,微热服,如初起有外感者,加葱白三茎同煎,取微汗自愈。

(3)火盛灼筋

《原病集·亨类钤法·风》:口喎颊腮急紧,胃中火盛,汗出不止,而小便数,以清阳汤主之。

《医碥·卷之一·杂证·中风·内风证·口眼喎斜》:若纯是内风火邪而喎斜者,则为热灼筋枯短缩,与寒而收引者相反,不可灸,亦不可用温散之药,须苦寒降火,有用承气汤下之而愈

中
风

者是也。通用牵正散：白附子辛热，专去头面之风。内火盛者，宜加清凉之品。僵蚕、全蝎二味去风破结痰，痰结筋脉间，非去痰筋不舒。等分为末，每二钱酒调服，外捣蓖麻子一两，冰片三分，为膏，寒月加干姜、附子各一钱，右㖞贴左，左㖞贴右。旧谓左寒则右热，左热则右寒，此为内有热而外感寒者言。若止外寒而内不热，或止内热而外无寒，则左寒者不必右热，左热者不必右寒也。大抵纯是内风而热不甚者必无此证，热甚者乃有之。然㖞斜不甚，以火即暴甚，不至遽枯其根也；若兼外感风寒则甚矣，以寒热相激，其势愈暴也。纯感风寒者亦甚，以寒之收引易也，然亦必虚人乃有之。凡遇旋风而㖞斜者，皆虚人也。

（4）痰涎阻络

《温隐居海上仙方·前集·第十一证》：久年痰饮停滞胸膈，忽然痰涎壅盛，手足头体口眼㖞斜，言语不正，用《局方》麝香苏合香丸三粒，用生姜汁调开，送下《局方》青州白丸子五十丸。如不能吞，将丸子乳细，灌下为妙。

《治法汇·卷四·中风门·类中风》：肥人中风，口眼㖞斜，手足麻，不分左右，皆属痰火，用贝母、蒌仁、南星、半夏、陈皮、二术、芩、连、黄柏、羌活、荆芥、威灵仙、桂枝、甘草、花粉。因湿者，加附子二三分，竹沥、姜汁，入酒一二匙，行经行火。瘦人中风口㖞等证，悉属阴虚火盛，四物、三补、知母、牛膝，入竹沥、姜汁，有痰加痰药。

（5）脏腑论治

《医方集宜·卷之一·中风·治法》：口眼㖞斜，多因忿怒忧思，郁折伤肝，忽然而发，不可便作风治，先宜平肝理气，用牵正散合二陈汤，或天麻丸、芎芷散。

《治法汇·卷四·中风门·类中风·口眼㖞斜》：一膏粱贵介，酒色过度，口㖞，服搜风化痰药不应，用八味丸料煎服，三服即正，乃阴虚之验也，六味滋阴，桂附行经，妙不可言。

《石室秘录·卷一·礼集·偏治法》：如人病口眼㖞斜，人以为胃中之痰，不知非也，乃心中虚极，不能运于口目之间，轻则㖞斜，重则不语。方用人参一钱，白术五钱，茯苓三钱，甘草一钱，陈皮一钱，肉桂一钱，菖蒲五钱，半夏一钱，当归五钱，白芍五钱治之。一剂少愈，二剂全愈。此方之妙，全不在祛风祛邪，一味补正，而㖞斜自愈矣。

（6）左右分治

《医门法律·卷三·中风门》：口眼㖞斜，邪急正缓。左急治右，右急治左，先散其邪，次补其正。左急三圣散，右急匀气散。

《张氏医通·卷一·中风门·口眼㖞斜》：又口眼㖞斜，须分左右，盖邪盛则急，正虚则缓。左急者，属血中有邪，舒筋三圣散加姜、枣；病久气虚者，去延胡索加人参，名参归三圣散。易人参者，以正虚不胜耗血之品，故借阳生阴长之力，流动经脉，勿疑左半属血，不当用参以助其气。右急者，属气分受邪，八味顺气散去青皮加羌活。

《医述·卷六·杂证汇参·中风·口眼㖞斜》：口眼㖞斜，有筋病，有脉病，且形骸之病，有拘处必有缓处，有缓处必有拘处，要见病在缓处与拘处，明白不得混也。而筋病在拘处，脉病在缓处，筋病则左以左治，右以右治；脉病则左以右治，右以左治，失之则千里矣。大都脉病之喎斜，人皆知之，筋病之喎斜，识者鲜矣。

3. 头痛

头痛为临床常见症状，中风发作前部分患者会出现头痛、眉棱骨痛，病因多为风、热、痰，治疗当祛风清热兼除痰邪。若头痛忽发，疼痛难忍，要警惕中风发作，明确中风诊断后，当辨证选方、分经用药。

（1）眉棱骨痛

《金匮钩玄·卷第一·眉棱痛》：风热痰，作风痰治，类痛风。白术、酒黄芩末，茶调服。又方，川乌头、草乌，二味为君，童便浸洗，炒去毒，细辛、黄芩、羌活、甘草佐之。

《医宗粹言·卷之六·用药准绳下·头痛·丹溪活套》：眉棱骨痛，属风热与痰，治类头风。风热者宜祛风清上散。因痰者，二陈汤加酒黄芩、白芷。因风寒者，羌乌散。

《保命歌括·卷之二十九·头痛头风头眩》：眉棱骨痛属风热与痰，丹溪有方，或选奇汤。

（2）头痛如破

《古今医鉴·卷之二·中风·不治证》：中风头痛如破，语言謇涩，小续命汤加羌活。

《治法汇·卷四·中风门》：头目不清，或头痛如破，加川芎、白芷、荆芥穗、细辛、蔓荆。顶痛，去川芎加藁本，或加酒芩。

4. 眩晕

眩晕是自觉自身或周围环境物体旋转或摇动的一种主观感觉，一般多无意识障碍，古代医家观察到眩晕是中风的前驱症状。临床治疗时当辨体质、分虚实、知病位，本症有丰富的证治方药，临证时可参考选用。

（1）风气上冒

《医方类聚·第十三卷·诸风门·和剂指南·论诸风之由》：卒中风，筋急头眩者，可与七宝丹。

《医方集宜·卷之一·中风·治法》：中风，头目昏晕欲倒，宜用天麻汤、芎芍汤。

《临证指南医案·卷一·眩晕》：经云：诸风掉眩，皆属于肝。头为六阳之首，耳目口鼻，皆系清空之窍。所患眩晕者，非外来之邪，乃肝胆之风阳上冒耳，甚则有昏厥跌仆之虞。其证有夹痰、夹火、中虚、下虚，治胆、治胃、治肝之分。火盛者，先生用羚羊、山栀、连翘、花粉、玄参、鲜生地、丹皮、桑叶，以清泄上焦窍络之热，此先从胆治也。痰多者，必理阳明，消痰如竹沥、姜汁、菖蒲、橘红、二陈汤之类。中虚则兼用人参，《外台》茯苓饮是也。下虚者，必从肝治，补肾滋肝，育阴潜阳，镇摄之治是也。至于天麻、钩藤、菊花之属，皆系息风之品，可随证加入。此证之原，本之肝风，当与肝风、中风、头风门合而参之。

《古今医案按选·卷二·晕厥》：《内经》谓：诸风掉眩，皆属肝木。故因于外风者，二陈加荆、防、钩膝、天麻；因于内风者，即类中之渐，宜虎膝、牡蛎、枸杞、首乌、桑叶、菊花、生地、人参。戴复庵曰：头脑挟风，眩晕之甚，抬头即屋转，眼常黑花，如见有物飞动，或见物为两，宜大追风散，或《秘旨》正元散加鹿茸。不效，一味鹿茸，每服五钱，酒煎去渣，入麝少许。盖鹿之阳气钟于头，故以类相从也。此即就风之一端，而有虚实之分也。若在夏月，有冒暑而眩晕者，又不得概从风治。

（2）痰扰清空

《医学正传·卷之四·眩晕·方法》：眩晕者，中风之渐也。如肥白人，气虚而挟痰者，四君子汤倍蜜炙黄芪，加半夏、橘红，或少加川芎、荆芥穗，以清利头目也。如痰盛而挟气虚者，二陈汤加人参、白术、黄芪，或少加炮附子煎，入竹沥、姜汁服。如体瘦血虚而痰火兼盛者，二陈汤合四物，加片芩、薄荷煎，入竹沥、姜汁、童便服。如诸般眩晕，挟风则加防风、荆芥、天麻、秦艽等药，挟热加片芩、黄连、栀子之类，挟寒加干姜、官桂、附子之属，无有不安者也。

《保命歌括·卷之二十九·头痛头风头眩》：眩者，眼黑也，晕者，头旋也。痰在上，火在下，火炎上而动其痰，故眼生黑花，头旋神昏，甚则颠卧，有如中风之状。此皆虚，慎勿用辛发之药。误作风治，必致杀人，治宜补虚为主。如肥白之人，湿痰滞于上，阴火起于下，是以痰挟虚火上冲头目，正气不能制敌，故忽然眼黑生花，若坐舟车而旋转也，甚而至于卒倒无所知者有之，丹溪所谓无痰不作收①者是也，宜加味六君子汤主之。如气虚甚而挟痰者，以四君子汤为主，倍蜜炙黄芪，加半夏、橘红（去白），少加川芎、荆芥穗以清利头目。如曾有痰盛而挟气虚者，以二陈汤为主，加蜜炙黄芪、人参、白术，或少加熟附子以补其虚，入姜汁、竹沥以行其痰。如黑瘦之人，躯体薄弱，真水亏欠，或房劳过度，相火上炎，亦有眩晕者，此火也。治宜滋阴降火，安神汤主之。如体瘦血虚而痰火兼盛者，宜四物汤合二陈汤，加酒片芩、薄荷叶，入竹沥、姜汁、童便，以清痰降火。

（3）内虚失荣

《景岳全书·卷之十一·从集·杂证谟·非风·诸证治法》：非风眩晕，掉摇惑乱者，总由气虚于上而然。经曰：上气不足，脑为之不满，头为之苦倾，目为之苦眩。又曰：上虚则眩，此明训也。凡微觉此证，即当以五福饮之类培其中气；虚甚者，即宜用大补元煎或十全大补汤之类治之。否则，卒倒之渐所由至也。

《三信编·下卷（中厥条辨）·辨非风形证歌》：其有平日头目眩晕难开，开之即见居室百物俱倒转，胸中漾漾，恶心欲吐，即类中风之渐，急须节饮食、戒七情、远房事以预防之。治法同上，但不灸，药物足矣。然服预防之药，当察其脉。如两尺虚衰者，六味、八味等丸，培补肝肾。寸关虚弱者，六君、十全等剂，调补脾肺，才有补益。若服搜风顺气及清气化痰等药，适所以招风取中也。《东医宝鉴》云：凡大指、次指麻木或不用者，三年内有中风之患。薛立斋云：预防者当养气血，节戒情欲，自可无虞。若服愈风汤、天麻丸之类，非惟无益，倘反引邪入内，滋患为害也。

《类证治裁·卷之一·中风·论治·眩晕》：凡虚阳上巅，得痰升则眩晕，经所谓上虚则眩也，宜培其中气，五福饮或大补元煎加甘菊炭、牡蛎、白芍、天麻，此卒倒所由来也。

---

① 收：一说为"风"，一说疑为"旋"。

（四）肢体症状

肢体活动不利是中风常见的后遗症，常见抽搐拘挛、偏瘫麻木、肢体疼痛等，肢体症状多，病程较长，病机多见虚实夹杂，因此临床辨治时当攻补兼施，可辨证加用引经药，如上肢加桑枝、桂枝，下肢加牛膝、独活等。

1. 瘛疭抽搐

瘛疭是全身或部分肌肉强直、抽动、痉挛，肢体抽搐是中风病常见的临床表现，病位在筋，病因多与风邪相关，治疗以祛风散邪、舒筋通络为主。

《类证治裁·卷之一·中风·论治》：瘛疭，因肝经风火搏于经络，则手足抽搐，或伸或缩，而动不止，由血虚不能荣筋，而燥气乘之，宜滋肝肾，灌输筋脉，使水旺火息，则风木自平，大秦艽汤或十补汤加减。

《寿丸心法·卷七·中风门》：凡手足抽掣，名曰瘛疭，乃系筋挛，但审气血，如血虚，必显燥证，用四物汤加苡仁、钩藤、姜汁、竹沥。如气虚，多兼寒象，用六君子汤加苡仁、钩藤、姜汁、竹沥。但背恶寒足冷，仍加熟附子，此瘫痪中多见之。

中风

2. 肢体不遂

肢体不遂主要指肢体瘫痪或者无力，功能活动受限，为中风常见的后遗症，可分为半身不遂、四肢不举、筋挛瘫曳等，其病程比较长，病机以虚实错杂为主，治疗可分期辨治，配合针灸等外治疗法。

（1）半身不遂

半身不遂亦称偏枯，一般指偏瘫，常以同一侧肢体（上、下肢）瘫痪为主，对患者生活质量造成重大影响。

1）气血不周，外邪偏中

《太平圣惠方·卷第二十三·治中风偏枯不遂诸方》：邪初在分腠之间，宜温卧取汗，益其不足，损其有余，乃可复也。

《永类钤方·卷一·中风》：（脉）：浮滑而散。（病证）：偏枯瘫痪。邪入肝经，气血偏虚。春夏甚，秋冬愈。（治）：《简易集》左经丸、四生丸、虎骨散、三奇汤、羌活散、乌龙丹、万灵丹，《本事方》星附散。

《乾坤生意·上卷·诸风》：中风半身不遂，口眼㖞斜，先以顺气之药服之，却宜服星香汤、续命汤。四肢厥者，星附汤、三生饮。

《宝命真诠·证治·伤寒·真中风》：半身不遂偏枯一证，皆由气血不周。譬如树木，一边津液不注，而枝叶偏枯。经曰：风气通于肝。风搏则热盛，热盛则水干，水干则气不荣，精乃亡，此风病之所由作也。故曰：治风先治血，血行风自灭。顺风匀气散：白术、人参、天麻、沉香、白芷、紫苏、木瓜、青皮、甘草、乌药。虎骨散：当归、赤芍、续断、白术、藁本、虎骨、乌蛇肉。骨中头疼加生地，脏寒自利加天雄。又虎胫骨汤：石斛、石楠叶、防风、虎胫骨、当归、茵芋叶、杜仲、牛膝、川芎、狗脊、续断、巴戟。

《医钞类编·卷三·半身不遂》：李士材曰：譬如树木，或有一边津不荫注而枝叶偏枯，故知偏枯一证皆由气血不周。经云：风气通于肝。风搏则热盛，热盛则水干，水干则气不荣，精乃止，此风病之所由作也。故曰治风先治血，血行风自灭。古方有顺风匀气散、虎骨散、虎胫骨酒。外用蚕沙二石，分作二袋，蒸热着患处，冷再易之，以瘥为度；内用羊肚入粳米、葱白、姜、椒、豉煮熟，日食一具，十日止，大效。此等证，尤宜用参、芪、归、术、竹沥、姜汁为当也。

《医学从众录·卷一·真中风证》：又偏枯证，如树木枯去一枝，而津液不能周行灌溉，宜六君子汤加竹沥等法治之，久可望愈，或以六味丸、八味丸入桑寄生、五加皮、牛膝、杜仲，以自制虎骨胶为丸，朝吞五钱，黄酒送下，暮服前汤，可愈十中一二。

2）风入筋骨，身瘫作痛

《医方集宜·卷之一·中风·治法》：中风，手足瘫痪，宜用草灵丹、豨莶丸。

《识病捷法·卷之六·中风门·偏风》：手足一边不遂，筋骨烦疼，服枳壳人参汤。

《识病捷法·卷之六·中风门·偏枯风》：半身不遂，口眼㖞斜，肌肉偏而不用且痛，言不变，智不乱，服神照散加麻黄。

《识病捷法·卷之六·中风门·缓风》：左瘫右痪，拳挛半身不遂，脚软不能行履，屈伸艰难，服至圣一醉膏。

《医学汇函·卷三·论病治法》：中风半身不遂，宜羌活愈风汤加天麻、荆芥、僵蚕各一钱。

《医学津梁·卷一·中风·入药例》：左瘫右痪，四肢不举，风痹等证。宜以麻黄一斤，白芷、桑皮、苍术各二两，浮萍二两五钱，川芎、苦参各三两，煎膏，酒服三钱。服一日，停一日，数日后手脚轻快。

《医门法律·卷三·中风门》：左瘫右痪，风入筋骨，宣导其邪，缓以图之，舒筋保安散。

《张氏医通·卷一·中风门·中风·左瘫右痪》：下半体疼重软弱，甄权防风汤，并用针灸法。半身不遂，骨节离解，口面㖞斜，便利无度，麻黄附子汤加桂心、干姜、芎䓖。

《杂病源流犀烛·卷十二·六淫门·中风源流》：左瘫右痪，盖瘫痪及四肢顽麻，骨节酸痛，一切寒湿风气，与肾虚足膝无力，治法皆同，宜史国公酒。其条款根由方治，各各不同如此。

《医学指南·卷二·瘫痪一条》：

瘫痪之证，手足不能动履，言语为之謇涩，亦有半身不遂者，初得之时调和荣卫，补养肝肾，间有愈者，迨至沉重最为难治。有散风清痰者，有大补气血者，有谓气血阻塞，大为攻破者，究之得此证者，全愈者鲜，其为不治之证与？抑治之不得其方与？后得一方未知验否，故特附录以备后人之探择焉。其方：

当归（三钱） 川芎（二钱） 独活（二钱） 杭茰（三钱） 麻黄（二钱） 牛膝（二钱）木瓜（三钱） 虎胫（钱）[1] 白花蛇（钱）[2]

---

①、② 原文缺剂量。

如无花蛇用乌蛇亦可，将药共为细末，用乌母鸡一只，肠肚去净，用细布包药，纳入鸡中，用水煮烂，不着盐酱，去药饮汤食肉，脚心见汗为度，此药三日一付，见好即止，以汗不可太过也。

3）痰滞经络，半身不利

《医方类聚·第十三卷·诸风门·和剂指南·论中风半身不遂》：偏风痰涎盛者，可与青州白丸子。

《寿世保元·卷二·中风》：论瘫痪之证，因虚而痰火流注为病，当时以速治为妙，若失之于初，痰火停久，便成郁，郁久便生火，火能伤气耗血，而痰则难治矣。如疼痛则为实，用疏通关节之药，而与脑麝少许为引经。如不痛则为虚，服此疏通关节之药，亦要兼服补气血药，如此攻补兼施，而瘫痪可愈矣。

《医四书·药准·用药须知病机论》：中风痿痹，辄用三生、二陈、秦艽、天麻之属。

《张氏医通·卷一·中风门·中风·左瘫右痪》：偏风，其脉沉细，是风与痰饮在上焦，并宜导痰汤加羌活、白术。不应，宜六君子汤加当归。寒，加桂心；热，加竹沥。

《医述·卷六·杂证汇参·中风·半身不遂》：凡偏枯半身不遂之证，虽属痰滞经络，然其原大抵本于气虚。盖气不运行，故痰因之而滞也。治宜重用参、芪大补为主，以行痰药佐之，久服自效。常见此证服参、芪多者，迟以岁月，必然复旧，否则终身不痊。

4）肝肾亏虚，筋骨失养

《订补简易备验方·卷一·诸风证》：大抵左瘫右痪，四肢痿证，不可专主风痰与湿，乃肾水枯不能养肝木。然肝主筋，肝虚而筋槁，疼痛痿弱，不能举动也。滋肾水以养肝，补脾肺以生肾水，宜六味、八味丸料加秦艽、牛膝，并补中益气之类加减，以滋其化源，则病可痊。

《张氏医通·卷一·中风门·中风·左瘫右痪》：然又有身半以上俱无恙，身半以下软弱麻痹，小便或涩或遗，此足三阴虚证也，当用地黄饮子补其下元，慎不可用燥湿攻痰药。

《古今医彻·卷之二·杂证·中风论》：中风痱痪不用，宜八味、十补、还少等丹丸选用，佐以补中、六君、归脾等汤调之，慎勿误治，以夭人命。

《医述·卷十二·杂证汇参·痿·附瘫痪》：瘫痪虽分左右，然皆精血不足，不能荣养百骸。虽云邪之所凑，其气必虚。追夫着而不去，亦有湿、痰、风、热留而为实者，则去邪养正之间，有标有本，固宜以法治之也。

《寿身小补·卷四·论治非风证（附半身不遂、麻木不仁等证指方）》：凡半身不遂、四肢无力、掉摇拘挛者，皆肝肾亏损之候，如树木衰去一枝，而津液不到，即一枝枯槁，是即人之血运不到也。经云：掌受血而能握，足受血而能行是也。又曰：治风先治血，血行风自灭。宜大滋阴血为主，即用三三之仿三阴煎，加倍连日投之，非百余剂不能奏效。倘汗多而气短少者，则又当用百五七之水中取火法，或用二五三之神应养真丹，余以此数法治愈者颇多，非守专方，非用重剂，断不能也。

5）划分阴阳，左右分治

①左右分治

《原病集·亨类钤法·风》：中左半身不遂，或伤血致目昏，耳聩头眩乏力，以祛风养荣汤主之。中右半身不遂，四肢无力，痰涎壅盛，以祛风导痰汤主之。若气弱之人加人参、白术。

《丹溪心法附余·卷之一·外感门·中风·丹溪心法》：半身不遂，大率多痰。在左，属死血、少血；在右，属痰有热并气虚。左以四物汤加桃仁、红花、竹沥、姜汁，右以二陈汤、四君子等汤，加竹沥、姜汁。

《寿养丛书·医学便览·卷之二·中风治论》：左半身不举，血虚有风热，宜四物汤加姜汁。右半身不举，气虚有风热，宜四君子汤加竹茹。

《张氏医通·卷一·中风门·中风·左瘫右痪》：左半身不遂，或伤血，致目昏耳聩头眩乏力，四物加羌、防、肉桂、红花、桃仁、生姜；病久气虚不应，宜参归三圣散。右半身不遂，四肢无力，痰涎壅盛，或一臂不遂，时复转移一臂，千金附子散。

《张氏医通·卷一·中风门·中风·左瘫右痪》：半身不遂，口眼㖞斜，手足战掉，语言謇涩，明显风从外入，身热无汗恶寒，宜小续命加减。自汗，不宜服。然又有病发左半，口往右㖞者，盖大筋短缩，筋属肝，肝病故左半身不遂。舌筋亦短而謇于言，左畔之小筋弛长，故口从左而㖞于右，治宜从右引左，大理右半脾胃之气，以运出左半之热痰虚风，当以四君子加羚羊角、柴胡、姜汁、竹沥。冬月稍加炮姜、熟附以从治，夏月须用知母、石膏，此正治也。

《四圣心源·卷七·杂病解下·中风根原》：风家肢节挛[①]缩，莫妙于熨法。右半偏枯，用黄芪、茯苓、生姜、附子，左半偏枯，用首乌、茯苓、桂枝、附子，研末布包，热熨病处关节。药气透彻，则寒湿消散，筋脉和柔，拳曲自松。药用布巾缚住，外以火炉温之，三四次后，气味稍减，另易新者。久而经络温畅，发出臭汗一身，气息非常，胶黏如饴，则肢体活软，屈伸如意矣。

《一见能医·卷之五·病因赋上·卒中风因有四端治分三法》：半身不遂，左曰瘫，右曰痪，或属瘀血，或血虚。在左用四物汤，加桃仁、红花、竹沥、姜汁，在右用四君子汤加半夏、陈皮、竹沥、姜汁。自汗多者加黄芪为君，少用茯苓、半夏，佐以附子行经也。

《丹溪心法附余·卷之一·外感门·中风·附诸方》：左瘫右痪者，因气血虚而痰火流注也。血虚则痰火流注于左，而为左瘫；气虚则痰火流注于右，而为右痪。治法，左瘫宜补血药，兼散痰火药；右痪宜补气药，兼散痰火药。急治则可，久则痰火郁结难治也。

《医方集宜·卷之一·中风·治法》：左瘫右痪，因气血虚，而痰火流注于经络也。若血虚，则痰流注于左，而为左瘫；若气虚，则痰流注于右，而为右痪。治左宜养血，兼以消痰降火；治右宜补气，兼以清痰化郁。养血宜四物汤为主，补气宜四君子为主。

《医方集宜·卷之一·中风·治法》：肥白人患右肢不举，是湿痰气虚，宜用二陈汤合四君

---

① 挛：原文作"拳"，据文义改。

子汤加竹沥、姜汁，多服效。黑瘦人患左肢废及妇人，多是血虚有火，宜用二陈汤合四物汤加酒黄芩、桃仁、秦艽，姜汁服。

《古今医鉴·卷之二·中风·不治证》：左瘫右痪者，因气血虚而痰火流注也。血虚则痰火流注于左，而为左瘫，宜四物汤加白芥子、竹沥、姜汁；兼有死血，加桃仁、红花。气虚则痰火流注于右，而为右痪，宜四君子汤合二陈汤，加白芥子、竹沥、姜汁，能食者去竹沥加荆沥尤妙。肥人多湿，少加附子行经。瘫痪初起，急治则可，久则痰火郁结而难治也。

《治法汇·卷四·中风门·类中风》：左瘫者，芩、连、黄柏俱酒制，防风各半两，甘草半两，南星一两，附子制三片，丸弹子大，酒化下，肥人忧思气郁①。右手瘫，口渴，补中益气加痰药，仍佐竹沥、姜汁。

《慎斋遗书·卷之七·半身不遂》：半身不遂，须分左右，俱用十全大补汤，初起必加羌活、防风三五帖。在左用气中之血药，在右用血中之气药。大便闭，虽半月、十日无妨。如闭，血药多于气药。

《东医宝鉴·杂病篇·卷之二·风·调治预防》：左半身不遂，左手脉不足者，以四物汤为主治。右半身不遂，右手脉不足者，以四君子汤为主治。痰盛者，二陈、导痰汤等汤兼用之。气血两虚而痰者，八物汤加南星、半夏、枳实、竹沥、姜汁之类。若真元渐复，痰饮渐消，或觉风邪未退者，仍以羌活愈风汤、防风通圣散加减调治而安。《正传》更加灸法尤好。

《东医宝鉴·杂病篇·卷之二·风·手足瘫痪》：痛者为实，先用二陈汤，后用防风通圣散，或河间换骨丹之类。不痛者为虚，左瘫服四物汤，右痪服四君子汤，俱加竹沥、姜汁。

《寿世保元·卷二·中风》：其间又有血气之分焉。血虚而中者，由阴血虚而贼风袭之，则左半身不遂，用四物汤加钩藤、竹沥、姜汁，以补血之剂为主。气虚而中者，由元气虚而贼风袭之，则右半身不遂，用六君子汤加钩藤、竹沥、姜汁，以补气之剂为主。气血俱虚而中者，则左右手足皆不遂，用八珍汤加钩藤、竹沥、姜汁，或用上池饮，乃治诸风左瘫右痪之神方也。

《简明医毂·卷之二·中风》：

主方：（顺气逐痰）陈皮　半夏　白茯苓　人参　白术　乌药　南星　天麻　僵蚕　白芷（等分）　甘草（减半）

上加生姜五片，水煎成，入竹沥半小杯，生姜自然汁五匙，服。

……左瘫属血与风，血虚合四物汤，死血加桃仁、红花。风加羌活、防风、蒺藜；火加芩、连；手不遂加黄芩（酒炒）、桂枝；足不遂加黄柏、牛膝。

右痪属气与痰，气滞加枳壳、桔梗、紫苏子、枇杷叶、郁金；气虚加黄芪、参、术；痰盛加瓜蒌、贝母、天粉、海石、白附、白芥子、皂荚、天竺黄、玄明粉之类；风痰加白附、全蝎；实人用荆、沥；火盛加芩、连、栀子；血虚加四物；自汗加黄芪、白芍、桂枝；身体痛加羌活、苍术、酒芩；头痛加川芎、细辛、荆芥、蔓荆子；顶痛加藁本、酒芩；心虚加远志、石菖蒲；惊

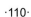

① 肥人忧思气郁：此六字疑为错简，当删去。

中风

悸加酸枣仁、麦门冬、茯神、竹茹；肥人瓜蒌、贝母、黄连、黄芩、羌活、防风、荆芥、灵仙、薄桂，少加附子；瘦人合四物、三黄（俱酒炒）；呕不止加藿香、磨木香。如风热已清，宜天门冬、麦门冬、当归、芍药、菊花、枸杞、郁金、淮生地、五味子、黄柏、黄芪、牛膝、人乳之类。悉以主方加减。大便秘，滚痰丸、搜风顺气丸多服，后服虎潜丸及大补气血、滋培元本之药。

《古今医彻·卷之二·杂证·中风论》：中风喎僻瘫痪，分左右之道路，而大补气血，佐以舒筋豁痰，十补勿一泻之。

《弄丸心法·卷七·中风门》：凡瘫痪，左用左归饮，右用右归饮，病后平调，以大补元煎，久久多服，自效。

②治不分左右

《保命歌括·卷之一·中风》：瘫痪休将左右分，皆因血少不荣筋，若将痿痹同条贯，误杀阎浮多少人。古书云：手足不遂者，左曰瘫，谓属死血也；右曰痪，谓属痰也。自予论之，瘫痪总是血枯之病，盖为痰泥经络，遂气血不行以荣养其筋也。瘫者，为手足木强难举动也。痪者，谓手足软弱，虽能运动而无力也。瘫者已成废人，不可治也；惟痪者，八味地黄丸主之。

《类证治裁·卷之一·中风论治·半身不遂》：因气血不至，故痛痒不知，经曰：营虚则不仁，卫虚则不用，营卫俱虚，则不仁且不用。自丹溪以左枯属血虚，用四物汤，右枯属气虚，用四君子汤，气血两虚而挟痰，用二陈汤，加钩藤、竹沥、姜汁。宗其治者多不效，何也？治偏枯，宜从阴引阳，从阳引阴，从右引左，从左引右，使气血灌注，周流不息，莫如养血温经，补中汤少加附子，下七味地黄丸，以附子能行参、芪之力，而阳和自转，肉桂能通血脉，而筋节自荣，挟痰者，八珍、十全等汤加南星、半夏、姜汁。营卫俱虚者，黄芪五物汤；膝骨软，加牛膝、虎骨；节软，加木瓜、当归。

（2）四肢不遂

中风患者多以偏侧肢体瘫痪为主，若出现四肢不遂，则与双侧颅内病变有关。脾主四肢，古代医家多从脾进行辨治，根据虚实随证选方。

1）病在脾土，虚实两端

《玉机微义·卷之一·中风门·四肢不举有虚有实》：《病机》云：四肢不举，俗曰瘫痪。经谓土太过，则令人四肢不举。此真膏粱之疾，非肝肾经虚。其治则泻，令气弱阳虚，土平而愈，三化汤、调胃承气汤选而用之。若脾虚亦令人四肢不举，其治可补，十全散、加减四物去邪留正。按：四肢不举，世俗皆以为中风病，此云脾土太过不及，皆能致之，其可一概用药乎。

《医四书·方纪·治风诸方》：四肢不举名瘫痪，此证皆由脾土为。脾土实宜三化剂，土之虚者十全滋。大便秘为脾土实，泄利（则）为脾土虚。

《简明医彀·卷之二·中风·四肢不举》：有肥甘过享，脾土太实所致，宜三化承气汤泻，令阳虚土平可安，有脾虚不能为胃行其津液以达四肢，故不举，当十全大补汤，随证加味可也。

《医门法律·卷三·中风门》：四肢不举，有虚有实。阳明虚，则宗筋失润，不能束骨而利机关；阳明实，则肉理致密，加以风邪内淫，正气自不周流也。虚用六君子汤，实用三化汤合承气汤。

《病机沙篆·卷上·中风》：四肢不举，其脉缓大有力者，土太过也，平胃五苓散主之；其脉细小无力者，土不及也，补中益气汤主之。随症加减：身体疼痛，挟湿热者，当归拈痛汤，羌、防、升、葛、知、茯、草、猪、泽、茵陈及苦参、人参、二术、当归，并汤名拈痛有奇勋。挟寒者，铁弹丸，乳、没各一两、乌头炮去皮、灵脂酒淘净，加麝、薄荷宜。挟虚者，十全大补汤加秦艽。身重，气虚也，补中八味治之。周身尽痛者，蠲痹汤，归、芍、姜、黄与羌活、甘草、黄芪、姜、枣煎。身重之症，时师止知燥湿，而不知补虚，按《素问·示从容论》历言肝虚、肾虚、脾虚皆令人体重烦冤。是以身重乃虚证也，不止于湿可尽耳。

《张氏医通·卷一·中风门·中风·四肢不举》：脉缓大有力，而四肢不举者，土太过也，当泻其湿，胃苓汤；脉细小无力，而四肢不用者，土不及也，当补其气，补中益气汤随证加减；瘦人血枯筋急，土旺风淫者，四物汤加钩藤、秦艽、防风；肥盛色白痰多者，六君子加秦艽、天麻、竹沥、姜汁。

《医碥·卷之一·杂证·中风·内风证·四肢不举》：实者，脾湿盛，令筋脉缓软，宜去湿。虚者，脾燥热，壮火食气，无气以动，十全大补汤（见虚损）加减，去邪留正。

《医悟·卷五·中风》：肢体不举，足膝痿弱，有湿痰为患者，五苓散加牛膝、萆薢；有兼肾虚胃热者，宜大补阴加牛膝、麦冬、茯苓。

2）血少筋枯，手足痿弱

《医述·卷五·杂证汇参·燥·哲言》：燥在血分，多见风证，木无所畏也。燥本火之余，故以滋燥养营汤治外，大补地黄汤治内，润燥养阴为第一义。火热亢盛，津液耗竭，不能荣养百骸，手足痿弱，不能收持，反似湿痹之证，养阴药中必加黄柏以苦坚之，如虎潜丸之类。若误作风治则殆矣。

（3）筋挛弹曳

弹曳指一侧上下肢随意运动障碍伴有明显的肌张力低下；筋挛指肌肉痉挛，常由弹曳发展而来，肌张力多增高。

1）筋挛

《备急管见大全良方·卷之一·治诸风·偏风筋脉拘急挛痛证治》：偏风筋脉拘急挛痛者，可与驱风丸、乳香趁痛散、乳香丸、七宝丹。

《秘传证治要诀·卷之一·诸中门·中风》：若人自苏者，能言能食，惟身体不遂，急则挛蜷，缓则弹曳，经年累月，难以起止，加减地仙丹常服。

《局方发挥》：中风，手足拘急，恶寒，不欲饮食者，三黄汤主之。

《医述·卷十二·杂证汇参·痿·附拘挛》：拘挛则急多缓少，寒多热少，经谓寒则筋挛是也。其治莫如养血温经，使阳气以和柔之，阴津以灌溉之。

2）弹曳

《医学妙谛·卷上·杂证·中风》：凡中风症有肢体缓纵不收者，皆属阳明气虚，当以人参为主，附子、黄芪、炙草之类佐之。若短缩牵挛，则以逐邪为急。

《医方类聚·第十三卷·诸风门·和剂指南·论诸风之由》：中风手足战掉，腰脚缓弱，可与活络丹、七宝丹，年高脚弱者，可与黄芪丸。

《医书汇参辑成·卷八·弹曳》：《外台》云：肢体弛缓，不收摄也。人以胃气养肌肉经脉，胃气虚损，则经脉虚，而筋肉懈惰，故邪风搏于筋而使弹曳也。按：此亦风痱也。风痱，身不自收，口不能言，冒昧不知痛处，或拘急不得转侧，《录验》续命汤。小续命汤去防风、防己、白芍、黄芩，加当归、石膏，附子易干姜，虚而感风，风痱主方。

3. 麻木不仁

麻木不仁是指肢体肌肤感觉消失，不知痛痒的一种症状，治疗时当分清寒热虚实，虚证多伴肢体软弱无力，实证多伴肢体疼痛。

《医方类聚·第十三卷·诸风门·和剂指南·论中风半身不遂》：偏风走疰疼痛，身体麻木，可与活络丹。

《医方类聚·第十三卷·诸风门·朱氏集验方·中风评》：若臂重作痛时麻，能饮酒人，此是痰饮，不可服风药，可服局方消饮丸、倍术丸、橘皮半夏汤加片子姜黄、茯苓、生姜同煎服。

《医方集宜·卷之一·中风·治法》：中风，遍身顽麻，四肢疼痛，宜用排风汤加秦艽。

《慎斋遗书·卷之八·麻木》：一指麻木，中风之兆也，宜养血平肝。

《古今医鉴·卷之二·中风·不治证》：中风一身俱麻，乌药顺气散加人参、白术、川芎、当归、麦门冬。中风面目十指俱麻，乃气虚也，补中益气汤加木香、附子、羌活、防风、乌药。

《百代医宗·卷之一·类中风证论》：或有肌肤，或四肢胸背之间而顽麻者，其责在于脾也，脾主肌肉，亦有四说，在胸在肢并腿，非湿痰则郁气也，在肾非瘀血则疝毒，在左手大拇指麻者，责于肺经；次指麻者，责于大肠；右手足大拇指麻者，责于脾经；次指麻者，责于胃经；十指俱麻者，总归咎于胃也。

《景岳全书·卷之十一·从集·杂证谟·非风·诸证治法》：非风麻木不仁等证，因其血气不至，所以不知痛痒。盖气虚则麻，血虚则木，麻木不已，则偏枯痿废渐至日增，此魄虚之候也。经曰：痹之为病，身无痛者，四肢不收，智乱不甚。其言微知，可治；甚则不能言，不可治也。此即其类，而但有微甚之辨耳。又经曰：营气虚则不仁，卫气虚则不用，营卫俱虚，则不仁且不用，肉如故也。人身与志不相有曰死，亦此类也。故凡遇此证，只宜培养血气，勿得误认为痰。

《张氏医通·卷一·中风门·中风·麻瞀不仁》：虚风之证，能食麻瞀，牙关引搐，目内蠕瞤，升麻胃风汤。麻痹不仁，鼻额间痛，唇口颊车发际皆痛，口不可开，言语饮食妨碍，左额颊上如糊急，手触之则痛，此足阳明经受风，气血凝滞不行，犀角升麻汤。一切风气攻注，四肢骨节疼痛，遍身顽麻，手足瘫痪，言语謇涩，无汗气实，乌药顺气散。十指并面麻瞀，乃气虚风袭，补中益气去白术、当归、橘皮，加白芍、五味。麻瞀体软，痒起白屑，乃脾气不荣，补中益气加地黄、芍药。风湿相搏，手足麻痹者，千金排风汤。手足麻瞀，膈塞体痛，寒热眩晕，风成为寒热也，千金解风散。

《蜀中医纂·卷二·外感门·中风》：中风麻顽，骨节疼痛，当与痹证参治，八味顺气散，四君加乌、芷、青、陈，即乌药顺气散，要加秦、归方妥。

《医悟·卷五·中风·麻木瘫痪》：湿壅则麻，血瘀则木，或痰湿、或瘀阻格，气血不行则瘫痪，治以防风汤。麻加独活、秦艽、茯苓；木加红花、炒当归、桃仁、新绛、赤芍；热加羚羊、桑枝；寒加桂枝；气短弱者加参。又再造丸、大活络丹，用之亦有验。

《弄丸心法·卷七·中风门》：凡手足顽麻，头汗，身热语漫，但用补中益气汤，加五味子、白芍、广木香与服。

4. 身臂疼痛

肢体疼痛为中风患者常见症状，多为气血亏虚、风寒外袭所致，治当祛风散寒、益气养血。

《秘传证治要诀·卷之一·诸中门·中风》：中风而疼痛甚者，或在遍身，或在手足，惟铁弹丸佳。如碧霞丹、青州白丸子、防风丸、犀角丸、八风散、骨碎补丸、乌荆丸、大三五七散、四生散、省风汤、五痹汤、四生丸、轻脚丸、伏虎丹、秘方换腿丸、左经丸、木瓜丸、胡麻散，皆治诸中风。斟酌病源，当用治效方药。

《古今医鉴·卷之二·中风·不治证》：中风满身刺痛，四物汤加荆芥、防风、蔓荆子、蝉蜕、麦门冬。

《宝命真诠·证治·伤寒·真中风》：手足不遂，肌肤尽痛，诸阳之经，皆起于手足，而循行于身体。风寒客于肌肤，始为痹，复伤阳经，随其虚处而停滞，与血气相搏，故风痹而手足不遂。实者，脾土太过，当泻其湿。虚者，脾土不足，当补其气。血枯筋急者四物汤，木旺风淫者四物汤加钩藤、秦艽、防风，痰多者六君子加秦艽、天麻、竹沥、姜汁。

《宝命真诠·证治·伤寒·真中风·身痛》：中腑者，多身痛，为风气所束，经脉不和，宜铁弹丸，乳香、没药、川乌、麝香、五灵脂，丸如弹子大。虚寒者，十味锉散，附子、肉桂、当归、黄芪、白芍、川芎、防风、白术、茯苓、熟地。

《医碥·卷之一·杂证·中风·内风证·身体疼痛》：风寒湿三气留滞经脉，故不通而痛，铁弹丸、十味锉散，内有热药，无热者宜之。

《杂病源流犀烛·卷十二·六淫门·中风源流》：身体疼痛。诸阳之经，皆起手足循行于身体，风寒客于肌肤，始痹而痛（宜蠲痹汤），若挟湿热（宜当归拈痛汤）、挟寒（宜铁弹丸）、挟虚皆是（宜十全大补汤）。

《灵兰社稿·卷之一·风门》：四肢不举，身体疼痛：肝木旺，克脾土，脾属四肢，故不举。风入经络，荣卫不和，故疼痛。木实则痛，风痹多麻木不仁，先顺气疏风，后活血，如十味锉散之类。

《原病集·亨类铃法·风》：中风血弱，臂痛连及筋骨，举动艰难，以十味锉散主之。

中风

（五）二便症状

中风后往往患者活动减少，多卧床不起，因此常见便秘，部分患者也会出现二便失禁。

1. 小便

（1）小便不利

小便不利多因汗出，津液减少，故小便减少或排尿异常，临床治疗时当注意少用渗利之品，防止津液亡失。

1）津伤内热

《洁古家珍·风门》：如小便不利，不可以药利之，既以自汗，则津液外亡，小便自少，若利之，使荣卫枯竭，无以制火，烦热愈甚，当俟热退汗止，小便自行也。

《杂病源流犀烛·卷十二·六淫门·中风源流》：中风便不利，盖由自汗，则津液外亡，小便自少，清热止汗，小便自行矣（宜凉膈散、当归六黄汤）。

《琅嬛青囊要·卷之二·论气血》：非风，烦热自汗，小水不利者，不可以药利之。盖津液外泄，小水必少，若再用渗利，则阴水愈竭，无以制火，而烦躁更甚。但使热退汗止，小水自无不利也。且自汗皆属阳明之证，亦忌于利小水，宜用生脉散、一阴煎之类主之。火盛者加减一阴煎。

2）气伤津涸

《弄丸心法·卷七·中风门》：中风小便不利，不可利小便，轻用五苓散、八正散，但用补中益气汤，重加阿胶、麦冬，以清肺化气。肺气壅者，用泻白散加麦冬、黄芩、阿胶。如服此不愈，水涸也，重用六味地黄汤，合生脉饮。

3）虚寒气闭

《医碥·卷之一·杂证·中风·内风证·小便不通》：三因白散子，加木通、灯心、茅根煎，热盛去附子。

（2）遗尿不禁

遗尿不禁是以小便不能固摄，自行排出为主要症状的一种病症，常以气虚失摄与脾肾亏虚为主，治疗以补益为主。

1）轻重两端

《医方考·卷之四·小便不禁门第三十九》：溲溺惟宜，形气治也。溲溺不禁，形气病也。轻者胕中有痹气，重者大气虚而且绝尔！辨此者以他证合之。姑考四方以志大法。

《治法汇·卷四·中风门·类中风》：若卒中有此，兼诸恶症者，为肾绝不治。若已醒日久，不时遗尿者，猪、羊尿胞煮食，伴青盐妙，原汤煎大剂参、芪、术、草、归、芍、续断，加升麻提之。

2）总属气虚

《丹溪心法附余·卷之一·外感门·中风·丹溪心法》：遗尿属气虚，以参、芪补之。

《医学心悟·卷第三·中风门》：遗尿谓之肾绝，多难救。然反目遗尿者，为肾绝。若不反目，但遗尿者，多属气虚，重用参、芪等药补之则愈。

《治法汇·卷四·中风门·类中风》：遗尿者，属气虚，多以参、芪补之，少加益智子频啜，妙。

《医方集宜·卷之一·中风·治法》：中风痰遗尿者，属气虚不能收约膀胱，宜补气，用黄芪、人参兼清痰气之药。

《琅嬛青囊要·卷之二·论气血》：非风遗尿者，由肾气之虚脱也，宜参、芪、归、术之属补之。然命门火衰，所以不能收摄，非用桂附，终无济也。

3）病在脾肾

《病机沙篆·卷上·中风·遗尿不禁》：脾虚下陷者，补中益气汤加益智；肾虚不能收摄者，地黄饮子合参麦散。

《张氏医通·卷一·中风门·中风·遗溺不禁》：脾虚下陷而膀胱不约者，补中益气汤加益智；肾虚不能摄者，地黄饮子。

《类证治裁·卷之一·中风论治》：系肾气亏极，用参、芪、术、附、益智、五味，以保元阳之脱。火虚者，地黄饮子。水虚者，六味丸。

2. 便秘

《原病集·利类钤法·大便秘结》：大便秘结，多得于年老血衰之人，或发汗，或利小便过多，以致津液枯竭，或妇人产后失血，及中风之人，风燥肠胃，皆有此证。法当风实者疏利之，血衰津竭者滋润之。

《原病集·利类钤法·大便秘结》：中风气秘，以三化汤主之。

《医方集宜·卷之一·中风·治法》：大便不通，肠胃虚涩，宜用四物汤合三化汤。

《四圣心源·卷七·杂病解下·中风根原》：其大便结燥，缘于风动血耗，而风动之由，则因土湿而木郁。法宜阿胶、苁蓉，清风润燥，以滑大肠。结甚者，重用苁蓉，滋其枯槁。龟板、地黄、天冬之类，滋湿伐阳，慎不可用，中气一败，则大事去矣。庸工至用大黄，可恨之极！

《医述·卷六·杂证汇参·中风·哲言》：中风，大便必然结燥，盖由痰热郁结于中。宜服润肠丸，使大便常润，则风亦易愈。此釜底抽薪之法，屡试验者。

《弄丸心法·卷七·中风门》：如中风便闭证，但用东垣导滞通幽汤，不可下。

四、鉴别诊断

中风病鉴别纷繁复杂，其症状表现较多，且缺乏一定的特异性，头晕、头痛、肢体麻木等症状可见于多种病证，因此临床实践中当详细询问病史，仔细甄别症状，借助现代实验室检查有助于鉴别相关疾病。

中风

（一）中风与痹证鉴别

中风有中经络、脏腑之分，痹证有行痹、痛痹、着痹之异，中风与痹证均会出现肢体疼痛、痿废不用及麻木不仁等症状，临床当仔细鉴别。

《保命歌括·卷之一·中风》：瘫与痹相似，瘫则木强难动；痹则游走疼痛，乍作乍止也。痿与痹相似，痿则不痛，而痹痛也。治法各见本病，惟瘫痪宜大防风汤主之。

《医学正传·卷之一·医学或问》：古所谓瘫痪者，亦有深意存焉。言瘫者坦也，筋脉弛纵坦然而不举也。痪者涣也，血气散慢涣然而不用也。或曰：其为治之法，与诸痹同乎？曰：不同也。经谓风、寒、湿三气合而成痹，故曰痛痹（筋骨掣痛），曰着痹（着而不行），曰行痹（走痛不定），曰周痹（周身疼痛），皆邪气有余之候也。其瘫痪者，或血虚，或气虚，皆正气不足之证，其治法故不同也。惟痿痹属血虚，麻痹属气虚，与瘫痪治法大同而小异焉。

《沈注金匮要略·卷五·中风》：夫风之为病，当半身不遂，或但臂不遂者，此为痹。脉微而数，中风使然。此分中风与痹也。风之为病，非伤于气，即侵于血，故当半身不遂。但臂不遂者，邪气入于肢节之间，故为痹。痹者，邪气闭塞经隧，气血不通，较之中风，则又轻也。然脉微为阳气微而受风，数则风邪化而为热，此气血虚而风客，故脉微而数，为中风使然。盖微数之脉，是血虚风热之实，若见浮缓，则为阳弱虚风矣。

《金匮玉函要略疏义·卷一·中风历节病脉证并治第五》：盖风之为病，当半身不遂，言半身之气伤而不用也，经所谓偏枯证是也……然中风证往往有与痹相类者，故仲景于首节亦其别，尤为约核矣。尤氏曰：风彻于上下，故半身不遂。痹闭于一处，故但臂不遂。以此见风重而痹轻，风动而痹着也。

《杂病广要·身体类·痹·行痹痛痹着痹》：湿气胜者为着痹，湿胜则筋脉皮肉受之，故其痹着而不去，肌肉削而着骨，世俗不知，反呼为偏枯。此病之作，多在四时阴雨之时，及三月九月太阳寒水用事之月，故草枯水寒为甚。

《钟氏医书歌诀四种·金匮系解歌诀·外感杂病·中风历节》：中风、历节之病，皆内伤湿寒而外感风邪者也。湿寒流关节而伤筋骨则病历节，湿寒侵脏腑而淫经络则病中风。风为阳邪其伤在上，湿为阴邪其伤在下。中风未曾不病足，然究竟足轻而手重，历节则全在足而不在手。盖中风之家阳虚湿旺，上下表里无处不伤，故手足皆病。

《景岳全书·卷之十·从集·杂证谟·诸风·论古今中风之辨》：而今之所谓中风者则不然，但见有卒倒昏迷、神魂失守之类，无论其有无表邪，有无寒热，及有无筋骨疼痛等证，便皆谓之中风。误亦甚矣。虽《热病篇》有偏枯一证，曰：身偏不用而痛，此以痛痹为言，非今之所谓中风也。

（二）中风与痿证鉴别

中风与痿证均具有肢体瘫痪、活动无力等症状。中风发病较急，痿证起病缓慢。中风多一侧肢体活动受限，痿证则多以双侧或一侧肢体无力为主，伴肌肉萎缩、抬头无力等表现。

《保命歌括·卷之一·中风》：痪与痿相似，痪则口角流涎，语言謇涩；痿则无是病，但手足软弱无力也。

《古今医统大全·卷之八·中风门·病机·中风不当与痿证同治》：丹溪曰：今世所谓风病，大率与诸痿证混同论治。良由《局方》多以治风之药通治痿也。古圣论风痿各有条目，源流不同，治法亦异。夫风外感，善行数变，其病多实。发表行滞，有何不可。《局方》治风之外，又历述魂魄恍忽，起便须人，手足不遂，神气昏愦，瘫痪弹曳，手足筋衰，眩晕倒仆，半身不遂，脚膝软弱，四肢无力，颤掉拘挛，不语、语滞、诸痿等证，悉皆治之。不思诸痿皆起于肺热，传入五脏，散为诸证。其昏惑瘛疭、瞀闷、瞀昧、暴病、郁冒、蒙昧、暴喑、瘛昧皆属于火。曰四肢不举、舌本强、足痿不收、痰涎有声，皆属于土，悉是湿热之病，当作诸痿论治。若以外感风邪治之，宁免实实虚虚之祸乎？

中
风

《济阳纲目·卷一上·中风·论中风不当与痿证同治》：楼氏曰：丹溪之论，盖因《局方》治中风猛浪，用发表行湿之药，戕贼血气，诛伐根本，不知补养之法，故引痿病以救《局方》之失，而其言如此。然《局方》所述中风手足不遂，起便须人，神魂恍惚，不语语涩等证，即《内经》热病相同，至于异处，不得不察。《针经·刺节真邪》云：真气去，邪独留，发为偏枯。《痿论》云：阳明虚则宗筋纵（前阴所聚之筋，为诸筋之会），带脉不引，而足痿不用（带脉起于季胁，围身一周，阳明虚则血气少，不能润养宗筋，故至弛纵。宗筋纵，则带脉不能收引，故足痿不为用也）。由是知手足不遂者，在偏枯则手足为邪气阻塞脉道而然，在痿病则阳明虚，宗筋纵，带脉不引而然也。痱病有言变志乱之证，痿病则无之也。痱病又名风痱，而内伤外感兼备，痿病独得于内伤也。痱病发于击仆之暴，痿病发于怠惰之渐也。凡此皆明痱与痿，明是两疾也。

《方氏脉症正宗·卷之二·风》：又前论中以痿附风，以风疑痿，混而合之，以误后人，后人承之而误病者之不浅。常历中风者，其脉迟，寒也，痿者热也，胃火熬干肾水，骨内空虚之病，脉必洪大，或数而无力之为凭验也。中风着床而稍动，痿者着床而不移，中风者胃寒而食减，痿者胃热而食增，于斯详矣。

《杂病源流犀烛·卷十二·六淫门·中风源流·偏枯与痿病异》：《纲目》曰：偏枯者，手足为邪气阻塞脉道而然。痿病则阳明虚，宗筋纵，带脉不引而然。痱病有言变、志乱之证，痿病则无之。盖痱病发于击仆之暴，痿病发于怠惰之渐，明是两疾也。

（三）中风与癫痫鉴别

中风与癫痫均会出现突然昏仆的表现，后者多见口吐涎沫、喉中作声、肢体抽搐、移时苏醒、醒后复作，而中风则无吐涎沫、喉中作声及反复发作等表现。

《玉机微义·卷之四十一·风痫门》：痫病，古方或云风痫，或云惊痫，或云癫痫，由此疾与中风癫狂、急慢惊相类，故命名不同也。原其所由，或在母腹中受惊，或因闻大惊而得。盖小儿神气尚弱，惊则神不守舍，舍空则痰涎归之。或饮食失节，脾胃有伤，积为痰饮，以致痰迷心窍而作者，治法必当寻火寻痰而论。

《医学纲目·卷之十一 肝胆部·眩·癫痫》：癫痫，即头眩也。痰在膈间，则眩微不仆。痰溢膈上，则眩甚仆倒于地，而不知人，名之曰癫痫。徐嗣伯云：大人曰癫，小儿曰痫，其实一疾也。然与中风、中寒、中暑、尸厥等仆倒不同。凡癫痫仆时，口中作声，将醒时，吐涎沫，醒后又复发，时作时止，而不休息。中风、中寒、中暑、尸厥之类，则仆时无声，省时无涎沫者，后不复再发，间有发者，亦如癫痫之常法也。

（四）中风与痉病鉴别

中风与痉病均会出现口噤不言、身体强直等表现，痉病多有明确病因，常伴发热等表现。中风抽搐时间较短，痉病抽搐时间相对较长。

《松崖医径·前集·痉病》：痉病，属太阳经。先曾中风，又感寒湿二气，而然大发湿家汗，亦致此焉。发热、恶寒与伤寒似，但项背反强硬，口噤如痫状，此为异耳。身热足寒、项颈强急、恶寒、面赤、目赤、头摇、口噤、背反强者，属太阳。头低、视下、手足牵引、肘膝相构、属阳明。一目或左右视不正，并一手一足搐搦者，属少阳。

《外科证治全书·卷四·外因杂伤证治·金疮》：更有血亡，身体强痉，口噤不能言，似中风者，只宜大补气血，按发痉治法救之，若作中风治，万无一生。

《金匮要略集解·上卷·痉湿暍病脉证并治第二》：徐彬曰：产后多致痉，阴虚液脱之故。若中风有角弓反张者亦类痉。但中风强直，其先无太阳形证，脉亦必浮大，而非沉细弦迟为异。《内经》曰：诸痉项强，皆属于湿；又曰：诸暴强直，皆属于风，风主动，湿主静，故辨法以强直而安静为湿，强直而搐搦为风也。《千金》谓：温病热入肾中，亦为痉，小儿痫热盛亦为痉，盖中风类也，皆当兼养阴清热为治，与此时论外感风寒湿不同，然由亡阴筋燥则一矣。

（五）中风与厥证鉴别

中风与厥证均会出现昏仆不醒的表现，但厥证发作时间短，发作时常伴四肢逆冷，可自行苏醒，醒后无半身不遂、口眼㖞斜等症状。古籍中存在将厥证与中风交集混称的情况，先秦时期《内经》"煎厥""薄厥""大厥""风厥""暴厥""内夺而厥"等论述均直接或间接描述了中风的神志异常表现。明清时期，更有将厥证作类中者，并不能同中风完全区分开，临床有待于依靠现代诊疗手段进一步明确诊断。

1. 中风与食厥

《保婴全方·卷三·论小儿医难于大人》：大饱则食气上冲心肺之间未散，卒被风冷所伤，故暴厥不醒，如中风状也。《仙经》云：大饱迎风，多成暴厥不醒。《修真秘诀》云：热食汗出，荡风发痉，头疼多睡。

《杂证大小合参·卷八·论厥类中风》：王节斋云：人有饮食醉饱之后，或感风寒，或着气恼，食填太阴，胃气不行，须臾厥逆，昏迷不省，名曰食厥。若误作中风、中气，治之立毙，惟以阴阳淡盐汤探吐之，食出即愈。

《医学纂要·元集·中风伤寒》：食填太阴，抑遏肝胆之气，不得上升，两实相搏，痛连胸膈。阳气不舒，故手足逆冷；下焦隔绝，故尺脉不至。忽然厥逆，口不能言，肢不能举者，名曰食厥。不可作中风、中气治之，宜先以淡盐汤探吐其食，随用消食行气之药，以疏肝醒脾。

2. 中风与气厥

《医林绳墨大全·卷之六·厥》：气厥者，与中风相似，但中风脉浮，且惯多痰涎，气厥身冷并无痰涎，脉必沉细。

《灵验良方汇集·卷四·救急门》：凡人卒然昏倒、身冷无痰，此名气厥，亦名中气，若身温有痰者，则名中风。但扶正坐，气顺即安。

3. 中风与色厥

《景岳全书·卷之十一·从集·杂证谟·厥逆》：色厥之证有二：一曰暴脱，一曰动血也。凡色厥之暴脱者，必以其人本虚，偶因奇遇，而悉力勉为者有之。或因相慕日久，而纵竭情欲者亦有之。故于事后则气随精去，而暴脱不返。宜急掐人中，仍令阴人搂定，用口相对，务使暖气嘘通，以接其气，勿令放脱，以保其神，随速用独参汤灌之。或速灸气海数十壮，以复阳气，庶可挽回。第以临时慌张，焉知料理，故每致不救。然此以即病者言，所见诚不多也。其有不即病而病此者则甚多也，又何以言之？以其精去于频，而气脱于渐。故每于房欲二三日之后，方见此证。第因其病不在即，故不以此为病。兼之人多讳此，而不知中年之后，多有因此而病者，是皆所谓色厥也。奈时师不能察，而每以中风毙之耳。

4. 中风与血厥

《金匮启钥（妇科）·卷二·角弓反张论》：凡人平居无疾，忽如死人状，或微知人，恶闻人声，此由血少，气并于血，阳独上而不下，故如死状。移时气过血还，阴阳通而始醒，名曰血厥，妇人多有，宜服白薇汤、苍公散。

5. 中风与酒厥

《杂病广要·脏腑类·伤酒》：轻者头痛眩晕，呕吐痰逆，神昏烦乱，胸满恶心，饮食减少，小便不利。甚者大醉之后，忽然战栗，手足厥冷，不省人事，名曰酒厥。

《杂病广要·身体类·厥·酒厥》：酒厥之证，即经所云热厥之属也。又经云酒风者，亦此类也。凡纵饮无节之人，多有此病。方其气血正盛，力能胜之，不知酒害之何有。及其将衰，则酒之侮人，斯可畏耳。酒病极多，莫知所出。其为酒厥，则全似中风，轻者犹自知人，重者卒尔晕倒，忽然昏愦，或躁烦，或不语，或痰涎如涌，或气喘发热，或咳嗽，或吐血，但察其大便干燥，脉实喜冷者，此湿热上壅之证，宜以抽薪饮之类，疾降其火。

（六）中风与诸中卒倒鉴别

"中"为卒感邪气之意，症状表现具有急迫、严重的特点，并逐渐衍化为以"卒然仆倒、不省人事"为主要症状表现的疾病统称，包括邪由外来而致的中风、中寒、中暑、中湿、中恶，以及邪自内生而致的中气、中痰、中食等。明清时期，以李中梓为代表的部分医家有将诸中证名为类中风（或名"似中风"）的认识，以作鉴别。诸中证与中风病均可出现卒然昏倒，鉴别要点在有无喎斜、偏废等后遗症，有时甚至不易甄别，需要借助现代检测手段辅助诊断。

《证治汇补·卷之七·腰膝门·附：暴死总断》：暴死者，卒然而倒。其因甚多，详于诸症，今复类举者，欲仓卒之际，辨证显然耳。如暴仆，口噤，吐涎，身温体暖，脉虚者，中风也，二陈汤加天麻、钩藤。如腹痛额黑，手足收引，脉来沉迟，无气以息，中寒也，理中四逆汤，更灸关元。有本于阴虚，复遇暑途饥困劳役，暴仆昏绝者，此暑邪乘虚而犯神明之府，生脉散加香薷。如有痰声者，名曰痰厥，此虚阳载痰上升也，四君子加①竹沥、姜汁，切不可用二陈燥痰之剂。如行立之间，暴眩仆绝，喉无痰声，身无邪热者，此阴虚而阳暴绝也，独参汤。如暴怒卒倒，身冷无涎污者，名曰气厥，六磨汤。如食后着寒着气而暴死者，名曰食厥，二陈汤探吐之，小儿多有此证。有大怒载血，瘀于心胸而暴死者，名曰血升，宜逐瘀行血。妇人产后经行，偶着恚怒多有之。如感臭秽瘴毒暴死者，名曰中恶，宜醋炭熏鼻；候醒，以藿香正气散调之。或探丧入庙，或入无人之室，或造天地坛场归来，暴然面赤不语者，名曰尸厥，进药即死者，宜移患人东首，焚香北面礼拜，更行醋炭熏鼻。有伤寒新瘥，与妇人交，忽患小腹急痛，外肾搐缩，面黑，喘急，冷汗自出，名曰脱元。有因大吐大泻后，卒然四肢厥冷，不省人事，名曰脱阳。俱宜急以葱白紧缚，切去两头，先用一头烧热放脐上，以熨斗熨之，使热气入腹，后以参、附、姜汤救之。汗止喘息为可治，迟则无及矣。有男女交接而死，男子名走阳，女子名脱阴。男虽死，阳事犹然不倒；女虽死，阴户犹然不闭。有梦中脱泄死者，其阳必举，阴必泄，尸容尚带喜笑，为可证也，皆在不救。

（七）中风与外感中风鉴别（辨内风外风）

唐宋以前中风的内涵较为丰富，既可以指发热恶寒的外感病，亦可指卒然昏仆的急性病症。此二者症状差别较大，临床容易区分，鉴别点主要在对疾病病名内涵的理解。

1. 中风与伤风

《景岳全书·卷之一·入集·传忠录·表证篇》：伤风、中风，虽皆有风之名，不可均作表证。盖伤风之病，风自外入者也。可散之、温之而已，此表证也。中风之病，虽形证似风，实由内伤所致。本无外邪，故不可以表证论治。

《景岳全书·卷之十·从集·杂证谟·诸风·论古今中风之辨》：《难经》曰：伤寒有几，其脉有变否？然：伤寒有五：有中风，有伤寒，有湿温，有热病，有温病。其所苦各不同。详此《难经》之云中风者，本五种伤寒之一。又仲景曰：太阳病，发热汗出，恶风脉缓者，名为中风。由此观之，可见《内经》之凡言中风者，本以外感寒邪为言也，岂后世以内伤属风等证悉认之为外感中风耶？

《中风论·论中风》：风为八邪之长，夫人而知之矣。至于伤寒之中风与偏枯之中风，其所

---

① 加：原文为"如"，据文义改。

以判然不同之故，则自晋迄今，千百余年，竟无一人道及，可见历来诸家，多愦愦也。殊不知出在《灵》《素》，特末许浅见窥及耳。夫伤寒之中风，乃六气之风，详在《素问·五运行大论》。此系四时天气与宗气相召，宗气即呼吸天气所生，领营血行于脉中者也。其感于人也，必入营中。故初起必有恶风、发热等症，且营血本左右[1]递注，故病则左右俱病，断无偏枯之症。偏枯之中风，乃八方之风，详见《灵枢》黄帝与岐伯论八风篇中。此是四方贼风与卫气相袭，其入于人也，但在一隅，而不及营血，故起首无恶风、发热等症。且卫气本左右分布，两边各出，故病左者不及右，病右者不及左，此所以有偏枯之症也。知此，则风之源头清矣。再专就八方风论之。

《伤寒论注·卷八文八·真中风论·附：痹痿厥》：风、痹、痿、厥四病，《内经》各有专篇。而风之为病也尤多，《伤寒论》之中风，即今所谓伤风。如经言：风寒客于人，皮肤泄则洒然，寒闭则热而闷者是也。此与《金匮》：风之为病，当半身不遂，脉微而数者不同。《金匮》之言中经、中腑、中脏者，则经所谓风气入通于肝，及所谓诸暴强直，皆属于风；诸风眩掉，皆属于肝。此则真中风也。

2. 中风与瘟病

《瘟疫条辨摘要·瘟病症状五十条》：有卒然跌倒，喉中痰响如水鸡声者（切莫认作真中风，更莫认作类中风）。

（八）中风与其他病证鉴别

1. 中风与痧证

《痧胀源流·总论》：盖痧之发也，与中风痰厥昏迷相似，若脉不洪滑，便有可疑，非真痧矣。故症或口渴身热而脉变为沉迟，症或不渴身凉而脉变为紧数，皆为脉证不合，必取青紫筋色辨之，方有确见，不得误认为中风痰厥昏迷也。

《急救痧症全集·卷上·痧分急慢》：急痧如风雨骤至，其发甚暴，证必霍乱吐泻，腹中绞痛，或哑声，或噤口，或头面肿大，或咽喉紧痛，或卒然昏倒，四肢厥逆，或汗出如沐，状似中风、中暑、中毒、中暍等证，宜辨得真切。

2. 中风与酒湿

《玉机微义·卷之一·中风门·湿病似中风论》：《元戎》云：酒湿之为病，亦能作痹证。口眼㖞斜，半身不遂，浑似中风，舌强不正，当泻湿毒，不可作风病治之而汗也。《衍义》论甚当，《易简》所言，与此相同。按：此则知口眼㖞斜，半身不遂之病，岂止风之一端而已。况六气皆能中人，其证亦有纵急搐搦，不知人等证，不可不以脉证分别。

《杂证大小合参·卷八·论口眼㖞斜》：有形体肥胖，平素善饮，忽舌本强硬，语言不清，口眼㖞斜，痰气上涌，肢体不遂，此肥人多中气，以盛于外而歉于内，兼之酒饮湿热，证乃成矣。须用六君子加煨葛根、神曲，多用人参以挽之，故元戎曰：酒湿之病，亦能作痹证，口眼㖞

① 右：原文作“古”，据文义改。

斜，半身不遂，舌强不正，浑似中风。当泻湿毒，不可作风病治之而汗也。

3. 中风与内伤热证、杂病虚证

《士林余业医学全书·卷四·六淫治法·中风》：有内伤热证，似中风者，有杂病虚证，似中风者，皆卒倒不语，不可风治。盖风必有喎斜搐搦之状为异可辨耳。

评述

一、关于辨证要点

辨证是医家认识疾病、辨别证候的重要环节，通过四诊收集信息，运用中医理论进行综合分析，辨清疾病的原因、性质、部位及发展趋势等。在同中风病斗争的漫长历史中，古代医家积累了丰富的辨证经验。

四诊是医家收集疾病信息的主要手段，具有直观性与朴素性，四诊合参是全面、真实、系统了解病情并作出正确判断的前提。古代医家在中风病的辨证过程中四诊兼顾，又特别注重脉诊的发挥与使用。

望诊见"瞳黄唇白，面红中有青点者"（《望诊遵经》），可能为中风先兆，查中风发病之初情状，及时采取措施。望舌可查中风之体质："其舌质阔厚而长，尖端平圆，色淡红而白，舌面常有白腻垢苔。此质因常多脂肪少血，平素肝胃多有痰湿贮藏，故常有苔垢。"（《辨舌指南》）中风病可见痰鸣或言语謇涩等症，若见不语症则病情较重，多为入脏之危候。中风病的切诊方式包括三部诊法与寸口诊法，三部诊法是指人迎、寸口、跌阳三部合参，多见于早期对五脏中风的诊治，由于上述切诊方法的诊脉部位与操作流程繁多，后世较少应用。

寸口常见单脉有浮、沉、实、虚、迟、数类等十几种脉象；亦有多种脉象同时出现的复合脉：二合脉有迟浮、缓弱、浮缓、沉伏、沉滑、微数、虚涩等；三合脉见有滑浮散、浮缓长等。多变的脉象是辨别病因病机与辨证论治的重要依据。异常脉象以寸脉独见为首，又见关脉促急、尺脉不起、尺寸俱浮或一方偏盛者以及一手脉独滑者；寸口分候脏腑论及肝、心、脾、肺、肾、胃之脉。除了以上描述，还有脉躁、空搏、恬静、脉无伦次、按之渐衰等。此外，按诊章门处，可辅助预判中风病的发生，如"指先压筋，深入季肋下。"（《诊病奇侅》）"章门行至腰骨直筋如绝，按之无力。"（《诊病奇侅》）等。

早期医家在辨治中风时，多从外风立论，风为百病之长，五脏六腑皆可中风。脏腑是机体生命活动的重要场所，经络则是气血运行、沟通内外的通道，中风的许多症状是脏腑与经络失常的外在表现。在漫长的医学发展过程中，古代医家对中风的脏腑经络分类模式不断修正。时至今日，脏腑经络辨证仍然是中风辨治的核心。

东汉时期张仲景将中风分为在络、在经、在腑、在脏四个阶段，后世医家每多尊崇，对仲景所提之中脏、中腑有"中腑归胃腑，中脏归心脏"的发挥。中风发病络、经、腑、脏阶段并非完全分开，而是常可相兼并见。宋·许叔微创立"风中血脉，则口眼㖞斜，风中腑则肢体废，风中脏则性命危"（《类证普济本事方》）的三分法，将中风分为中血脉、中腑、中脏三类，与张仲景主张中腑"即不识人"的观点不同，许叔微主张"肢体废"。金·刘完素或受许叔微之影响，将中风分为中脏、中腑、中经三种，中腑伴随表证，多有四肢症状，中脏则九窍不利，常与中腑症状并见，其他情况则为在经。刘完素亦提出"中腑者多着四肢，中脏者多滞九窍"的论点，对后世亦有较大的影响，其与仲景观点亦明显有异，仲景中腑、中脏出现神志改变，而河间所述中腑为表证，着四肢，恰与仲景之中经络类似。

明代医家倾向于将中风分为中经络、中血脉、中腑、中脏四类。中脏者病情严重，多见唇缓失音、耳聋目瞀、鼻塞便难，甚则口开眼合、撒手遗尿、鼾睡等表现。中腑者则多见脉浮、恶风恶寒、拘急不仁等症状。对于中经络与中血脉则出现不同的辨证要点，部分医家主张"中经络为口眼㖞斜，中血脉为半身不遂"，部分医家则秉持相反的观点"中经络则手足不遂，中血脉则口眼㖞斜"。

亦有医家执简驭繁，将中风分为中腑、中脏两类。中腑者病位在四肢，多出现"四肢拘急不仁""脉浮而恶风寒"等症状，中脏者病位多在九窍，多出现"唇缓失音、鼻塞耳聋、目瞀、大小便闭结"等症状。

自古以来，对于中风病名概念的内涵与外延多有争议，对于中风病因的确切指归亦难成定论。历代医家通过不断的努力，力图将中风病从泛化的、模糊的概念范畴中独立出来，真中与类中的提法是中风病认识的重大转折与突破。

唐宋以前中风病多以外风立论，及至河间、东垣、丹溪三子发挥，外风内风之辨始生，主要体现于真中、类中对比之中。真中类中之说最早由明代王履《医经溯洄集》所述，其认为因于风者，真中风，而河间、东垣、丹溪三子所论火气痰等因于内者，为类中。王履折衷三子论述，从病因角度上将类中风、真中风区分开来，是中风病因学的一个重大突破和转折。延至景岳所提非风，是以内伤积损所致，而非外感风寒，与王履观点实为一也。另外有医家论西北地高多真中，东南土湿多类中，亦与上述相同，其只论病因，无论真中、类中，仍以症状作为判定中风之标准。

此后有医家将真中类中概念内涵扩大，如中暑、中寒、中湿、痰厥、气厥、食厥、热厥、虚晕，症状类似于中风病急中期卒然昏倒，不省人事，均将其称为类中风，此为以症状表现来区分真中、类中。

虚实是辨别邪正盛衰的纲领，虚与实可反映病变过程中人体正气的强弱和致病邪气的盛衰，分析邪正的虚实关系，是辨证的基本要求。如"牙关紧闭，手足强硬"多为实证，"手足不硬"则多为虚证。龚廷贤在《寿世保元·卷二·中风》中提出："一论中风手足软弱，不能举动，外症自汗者，虚中风也；若手足强急，口眼㖞斜，伸缩痛者，实中风也。"提出虚中风和实中风概念，此后亦有较多医家引用其论述，虚中实中之名逐步确立。

中
风

阴阳是区分疾病类别、归纳证候的总纲。明代始分阴中与阳中。《杨敬斋针灸全书》中有"阳证中风，不语，痰涎壅塞，先针无病手足。阴证中风，筋脉拘挛"，提出以阴阳辨中风。王肯堂提出"中风要分阴阳"，将阴阳失衡的纲领地位确立，后世如李中梓、沈金鳌等皆引用其观点，阴中阳中之名亦逐步确立下来。寒热是阴阳辨证的具体表现，古代医家多通过肢体症状辨别寒热，一般筋骨纵缓者多由乎热，热则痿废不收；拘急者多由乎寒，寒则筋挛骨痛。

闭证与脱证均为中风之危重证候。闭证是重症中之较轻者，脱证则是重症中之极重者。闭证属实，因邪气内闭清窍所致，症见神志昏迷、牙关紧闭、口噤不开、两手握固、肢体强痉等。脱证属虚，乃为五脏真阳散脱，阴阳即将离决之候，临床可见神志昏愦无知、目合口开、四肢松懈瘫软、手撒肢冷汗多、二便自遗、鼻息低微等。此外，还有阴竭阳亡之分，并可相互关联。闭证常骤起，脱证则由闭证恶化转变而成。

疾病的预后是医家辨证的重要内容，通过临床表现可推断疾病发生发展的趋势。中经络无神志障碍，而以半身不遂为主，病情轻者，3~5日即可稳定并进入恢复期，半月左右可望明显好转；病情重者，如调治得当，约于2周后进入恢复期，预后较好。少数中经络重症，可在3~7天内恶化，不仅偏瘫加重，还会出现神志不清而成中脏腑之证。中脏腑者神志昏迷，一般预后不佳。中脏腑之闭证，经抢救治疗而神志转清，预后较好。如由闭证转为脱证，是病情恶化之象，尤其在出现呃逆、抽搐、戴阳、呕血、便血、四肢厥逆等变证时，预后更差。中风后遗症多属本虚标实，往往恢复较慢且难以完全恢复。若偏瘫肢体由松弛转为拘挛，伴舌强语謇，或时时抽搐，甚或神志失常，多属正气虚乏，邪气日盛，病势转重。

二、关于辨证论治

中风为常见危急病症，积极的干预措施可挽救患者生命并减少后遗症的发生。在临床实践中，中医学总结了符合当时医疗技术水平的急救措施。许多方法为现代医学脑卒中的急诊治疗提供了借鉴与参考。

指掐人中穴为最简便快速有效的急救措施，人中为醒脑开窍的重要穴位，其在危急重症中的救治作用备受历代医家重视。现代醒脑开窍法以针刺人中、内关、三阴交为主，可扩张脑血管，增加脑血流量，使血管弹性增强，调节大脑血管中枢，改善瘫痪肢体的血流供应[1]。

药物吹鼻为古代中风急救的常用方法，中风患者突然昏仆，不省人事，药物难以下咽，古代医家选用皂角、细辛等芳香药物研末吹鼻，可促使患者苏醒。经鼻腔给药治疗急性缺血性中风，具有简便实用、无创安全、速效高效等特点，已经成为研究的热点[2]。芳香开窍药为中风急救的首选药物，以麝香、苏合香丸为代表。现代研究表明，麝香可迅速透过血脑屏障而直接作用于中枢神经系统，具有增强脑组织耐缺氧的能力，对脑缺血显现出良好的保护作用，芳香开窍药作为一种脑保护剂具有潜在的临床运用价值和优势[3]。

闭证与脱证均属于中风重症。闭证属实，开窍醒神为常用的治法，苏合香丸、至宝丹、三生饮为常用的方剂。脱证属虚，补气固脱为常用的治法，理中汤、独参汤为常用的方剂。临床上，闭证与脱证病性相反，救治迥异。闭、脱证之间又可相互转化，由闭证到脱证，提示病情由轻到重的动态演变过程。正确识别闭证与脱证是提高救治水平的关键[4]。

经络与脏腑辨治是中风辨治的重要内容，自仲景开创中经、中络、中腑、中脏的辨治模式后，后世医家多遵循沿袭。限于古代诊疗技术水平，古代医家无法获知脑组织的病变情况，经络与脏腑辨治的核心实质上是病情轻重的一种分类方法。经络在外，中经络病情多轻微；脏腑在内，中脏腑病情多危重。

张仲景将中风分为在络、在经、在腑、在脏四个阶段。中络宜祛风活血；中经疏风清热，养血活血；中腑宜行气血，通腑开结；中脏开窍醒神。许叔微将中风分为中血脉、中腑、中脏三类，中血脉宜疏风解表，益气养血，方用小续命汤、大秦艽汤等；中腑亦通滞散结，养血通气，方用三化汤、麻仁丸等；中脏宜化浊开窍，以至宝丹之类镇坠。

刘完素将中风分为中脏、中腑、中经三种。中腑宜祛风散寒，清热化痰，方用羌活愈风汤、小续命汤、通圣散等；中脏宜醒神豁痰，宣通气血，方用三化汤或疏风顺气丸通滞，调以十全大补、四物之剂；中经宜疏风清热，调气和血，方用搜风顺气丸、大秦艽汤、秦艽半夏汤等。

龚廷贤将中风分为中经络、中血脉、中腑、中脏四类，中经络宜解表祛风，补血养筋，方用小续命汤；中血脉宜祛风化痰，养血通气，方用二陈汤加减；中腑宜祛风散寒，顺气化痰，方用排风汤等；中脏宜开窍化痰，通滞解闭，方用三化汤、搜风顺气丸、麻子仁丸等。

中
风

受外风理论的影响，古代医家虽有经络与脏腑分治的体系，但是其选方用药仍以祛风之品为主。中经络多以桂枝汤、小续命汤、防风通圣散、羌活愈风汤等发散之剂。中腑者多出现便溺阻隔，因此以三化汤下之为主；中脏者神昏不语，牛黄丸、导痰汤为常用方剂。

"邪之所凑，其气必虚"，中风患者，年过四十而多有之，因此本虚是中风发病的内在因素，气血不足、肝肾阴虚为常见的病证类型。气虚者多以人参、黄芪益气扶正，血虚者以四物汤养血通经，气血俱虚者则多以八珍汤为主。肝阴不足，肾水有亏，虚火上乘，筋骨无养，以致无故卒倒，偏枯不遂，故当滋肾养肝。

在中风病的发生发展过程中，痰为关键致病因素，痰浊可蒙蔽清窍，可夹风，可化火，可成瘀，从痰论治中风病的历代论述颇多。涤痰汤、化痰汤、导痰汤、二陈汤、青州白丸子常用于风痰；三黄枳实汤、滚痰丸、竹沥等常用于痰热。对于痰的物质基础，众多学者作了大量的研究工作，血脂为公认的痰浊指标，自由基活性的改变可作为痰浊辨证的指标[5]。但是，相对瘀血而言，现代研究对痰的认识还不甚清晰，其导致中风的内在机制有待进一步研究，化痰法治疗中风的研究多停留在临床观察层面，高质量深层次的作用机制研究亦亟须开展。

瘀血是重要的病理产物，其阻塞脉道，影响气血运行，从瘀血论治中风始于明代，《医学纲目》云："中风皆因脉道不利，血气闭塞也"，主张以艾灸温通经络而使气血得通。王清任则首创"气虚血瘀"的病机概念，提出以补阳还五汤益气活血治疗中风，本方为现代医家治疗中风的常用方剂。清代开始，随着西方医学的传入，对于中风的认识从抽象的泛化的"风邪"理论，逐渐转变为具体的形象的"脑血管破裂"及"气血上溢"等学说，因此部分医家尝试提出有别于以往中风治疗的措施，如在肘部放血，头上压以冷水，颈部贴芥辣斑蝥等膏等，地黄煎及加味玉女煎为"降血下行"的代表方剂。

从内风辨治是古代医家对中风认识模式的重要转折，内风是机体阳气亢逆变动而形成的一种病理状态。刘完素开创"热极生风"之先河，后世医家依此辨治中风，常以防风通圣散、地黄饮子、当归龙荟丸等为主加减。叶天士言"内风乃身中阳气之变动"，首创"阳化内风"的理论，使后世医家对中风的认识提升到新的高度。滋液息风为叶天士治疗中风常用的法则，熟地、首乌、当归、石斛、牛膝、胡麻仁、五味子、甘菊、牡蛎为其常用的药物；虎潜丸、固本丸、复脉汤为其常用的方剂。

三、关于分症论治

中医学对中风病证候描述丰富，细致入微。中医学对中风病的认知在医学理论与实践的发展过程中逐渐成形完善。唐以前医著对中风病的认识散在于各症状的描述中，直至宋代才开启中风专病研究。基于以上认知思维，中医古籍中对中风症状有着细致入微的诊疗记载，其丰富的中风证候描述，于今天来看仍有可取之处。

古籍中对中风相关症状的记载大致可分为两期。其一为中风先兆症状，古籍中对中风先兆的描述早见于《内经》时期。《素问·调经论》云："肌肉蠕动，命曰微风。"即对肌肉颤动等症状与中风发病之间的联系有了认识。隋·巢元方《诸病源候论·风头眩候》云："风眩久不瘥，则变为癫疾。"元·罗天益《卫生宝鉴·中风门·中风见证》云："凡人初觉大指次指麻木不仁或不用者，三年内有中风之疾也。"金·李东垣《脾胃论·治法用药若不明升降浮沉差互反损论》云："饮食汗出，日久心中虚，风虚邪，令人半身不遂，见偏风痿痹之证。"《乾坤生意·上卷·预防中风》言："眉骨痛不可忍，此乃风疾先兆也。"均从不同角度对中风发生前的诸多征象进行了丰富阐述。

其二为中风发病及后遗症状。古籍中对中风发病的记载经历了逐渐演化成熟的过程。《内经》"仆击""僵仆""大厥""薄厥""煎厥"等有关神志异常表现的描述，都直接或间接的展示了当时对中风卒然昏仆的认识。《灵枢·九宫八风》云："其有三虚而偏中于邪风，则为击仆偏枯矣。"则直接表明了卒然昏倒与半身不遂之间的关联。隋·巢元方"风癔""风口噤""风口喎""风舌强不语""风痱"等诸风候的描述进一步丰富了对中风发病症状的记载，至元·罗知悌《罗太无口授三法·中风》云："中风者，卒倒不知人事，口眼喎斜，痰涎壅盛，舌强不语，摇头直视，喉如鼾睡，遗尿或半身不遂也。"与当今中风发病的描述十分相似。

古代医家对中风病的发病及后遗症状未形成明显划分，但在相关记载中仍然可以体会到对中风病病程发展及证候变化的整体认识。《医学纲目·中风》云："中风，世俗之称也。其症卒然仆倒，口眼喎斜，半身不遂，或舌强不言，唇吻不收是也。然名各有不同，其卒然仆倒者，经称为击仆，世又称为卒中，乃初中风时如此也。其口眼喎斜，半身不遂者，经称为偏枯，世又称为左瘫右痪，及腲腿风，乃中倒后之证，邪之浅者如此也。其舌强不言、唇吻不收者，经称为痱病，世又称为风癔风气，亦中倒后之症，邪之深者如此也。"将口眼㖞斜、半身不遂、舌强不言，唇吻不收等症状描述为"中倒后之症"，暗合当今对中风分期论治的观点。古籍中有关中风候如偏枯、瘫痪、拘挛、弹曳、颤动、语涩等的记载，据今来看，当属于中风后遗诸症的范围。

中医学对中风各证的治疗有相当丰富的积累。在中风病临证累积的过程中，中医学对中风所表现出各种症状的病机及治疗形成了相对独立、各具特色的认知。

以中风语言症状为例。元·朱丹溪《局方发挥》云："夫不语与语涩，其可一例看乎？有失音不语，有舌强不语，有神昏不语，有口噤不语；有舌纵语涩，有舌麻语涩。"另《丹溪治法心要·卷一·中风》云："中风证，口眼㖞斜，语言不正，口角流涎，或全身、或半身不遂。"体现了其对中风所表现出语言症状的认识大致可以分为不语、语涩、语乱三种情况。

明·唐椿《原病集·亨类钤法·风》云："夫中风不语，证有数种，有痰迷心窍，昏愦不能言语，以芩连导痰汤或醒风汤主之。有心脾中风，舌强不语，以解语汤主之。有口噤不能言，以醒风汤主之。有血弱舌强不能言，以大秦艽汤主之。有风热上盛，痰壅不能言，以防风通圣散加半夏主之。有内虚肾弱，语言謇涩，以石斛防风汤主之。有舌本强硬，语言不正，以正舌散主之。有口偏头目牵引不能言，以独活竹沥汤主之。有舌麻语涩，以醒风汤主之。有气壅语涩，以醒风汤加沉香主之。有心血衰少，惊悸不能言，以祛风定志汤主之。有风中心经，暗不能言者难愈；有饮食坐卧如常，但失暗不能言，俗呼为哑风，以小续命汤去桂附，加石菖蒲一钱。有虚人、老人忽一旦语言不出，叩之不应，此血衰心失滋养所致，非哑风也，以十全大补汤去桂，加菖蒲、远志，调补功成自应也。"表明了中风语言症状与风、痰、气血等因素的关系，从急缓、表里、虚实、寒热、脏腑经络等多方面系统展现了其证治分类情况。

本书在编写过程中结合临床中风病诊疗实际与古籍原貌将古代医家对中风的症状辨治分为了神志症状、头面症状、肢体症状、语言症状、饮食二便及其他症状几类，以期能够合理结合古今中风诊疗经验，使得古籍中记载的宝贵经验能够为当今所用。

在中医学发展过程中，"中风"含义存在较为明显的衍变。从早期"中于风"至广义中风再至中风病，其所涵盖的相关症状也随之变化。因此，梳理"中风"含义，明确古籍中风病概念当在症状辨治挖掘工作之先。

四、关于鉴别诊断

中风病，是由于各种因素导致人体阴阳失调，气血逆乱，上犯于脑所引起的以突然昏仆、不省人事、半身不遂、口眼㖞斜；或不经昏仆，仅以半身不遂、口舌㖞斜、言语不利、偏身麻木为主要证候表现的病证，在历代中医古籍中对于该病的记载甚多，其在临床表现上也具有较高的辨识度。然而，在梳理古籍文献中的相关内容时，发现还有其他一些病证也具有类似症状，需要和中风病进行鉴别。

在肢体症状上，中风要与痹证鉴别，因痹证"有筋挛不伸，肌肉不仁者，与风证绝相似"，痹证肢体多重痛沉着，以关节疼痛为主，而中风往往有半身不遂、肢体不用症状，尤其是中风后

中风

的瘫痪患者，日久偏枯，肌肉消瘦萎缩，症状非常突出。此外，古籍中记载的历节、鹤膝风、脚气、痿证等病也有相似的肢节症状，在临床上也要注意与中风相鉴别。另外，痉病以四肢抽搐，项背强急，甚至角弓反张为特征，虽然与中风肢体症状的相似度较上述几种病证低，但在古代医家论述中往往也强调两者的鉴别诊断，因为痉病多由外感中风引发，与内科疾病的中风在古代容易混淆。

在神志症状上，中风要与癫痫（痫病）鉴别，因为两者都有卒然昏仆之证候表现，但癫痫为一发作性疾病，伴四肢抽搐，口吐涎沫、口中异样怪叫是其特征，醒后如常人，无半身不遂、口眼㖞斜等症，发病也以小儿、青年居多。中风则仆时无声，醒时无涎，后不再发。另外，厥证、诸中证也有类似中风的突然昏仆、不省人事的表现，但是时间一般较短，多伴见面色苍白、四肢厥冷，一般移时苏醒，醒后无半身不遂、口舌㖞斜、失语等后遗症。厥证之下有暴厥、食厥、气厥、血厥、色厥、酒厥等各种情况，诸中证之下有中寒、中暑、中恶、中气、中食等各种情况，容易误诊为中风，历代医家皆有所论述。另外，在辨内风外风方面，古籍中提到的病证有太阳中风、伤风等，甚至还有温病患者出现类似症状需与之鉴别。

参考文献

［1］应明军，谢启平，赖志良，等．醒脑开窍针法治疗颅脑损伤的研究进展［J］.中国中医急症，2021，30（6）：1117-1120.

［2］王文会，吴伟．鼻腔给药治疗急性缺血性中风研究概述［J］.辽宁中医学院学报，2004，6（1）：59-60.

［3］齐娜，段文娟，李雅婧，等．麝香酮药理作用的研究进展［J］.世界科学技术－中医药现代化，2020，22（8）：3042-3047.

［4］赵艺亭，任德新．中西医结合在中风闭证脱证辨证中的应用［J］.现代中西医结合杂志，2003，12（13）：1409-1410.

［5］蔡静，侯丽辉．痰浊与现代物质基础的关系［J］.辽宁中医杂志，2007，34（6）：742-743.

附：妇儿中风

一、妇人中风

一般而言中风的发病男性稍多于女性，但是妇人特殊的生理特点和体质特征决定其中风后须格外注意，因此古代医家多单列妇人中风一项。

《妇人大全良方·卷之三·妇人中风方论》：妇人血气虚损，故令中风也。当察口眼开阖以别重轻，涎沫有无以明证治。如眼开口闭，手足不开，涎不作声者可治。如眼闭口开，声如鼾睡，遗尿者死。

《古今医统大全·卷之八十二·妇科心镜·中风门》：妇人中风，角弓反张，风痹手足不遂，偏枯口噤，口眼㖞斜，风眩头痛，血风，心神惊悸，癫狂，骨节痛风，血风走注，瘙痒瘾疹，风痰，脚气，腰痛诸疾，以上诸证，虽各有方论，亦要先明其大体，察脉之虚实，辨证之冷热，相人之强弱，入脏入腑，在络在经，首以局方调治，未可孟浪处施。

《女科万金方·中风门》：遇妇人初中风时，用苏合香丸擦牙龈上。或心闷而痰涌出，以姜汁竹沥吊之；如不死而只口眼㖞斜呕吐者，牛黄清心丸；呕吐沫者，青州白丸子；虚弱者，先服八味顺气汤；实者，乌药顺气散，甚者，小续命汤。谚云：医风先医血，血行风自灭。

《妇科百辨·杂证》：

中风

妇人中风，右半身不遂者何？曰：右属气，此伤气也。服行气药，用乌药、香附、白芷、青皮、陈皮、人参、茯苓、白术、甘草之类；或八味丸、乌药顺气散加枳壳、香附；如腰痛加红花、柴胡。凡治中风，当先以此顺气。

妇人中风，左半身不遂者何？曰：左属血，此伤血也。服活血药，用当归、青皮、甘草、枳壳、赤芍、木香、藿香、香附、乌药、官桂、红花之类。

妇人中风，口眼㖞斜，言语不清，目痛难眠者何？曰：血少着风，先治血后治风，血足风自灭。须服大补气血之剂，兼治痰，二陈之类。

妇人中风，有肥瘦不同，分法治之者何？曰：肥人治痰为主，瘦人治火为主，俱用补中益气汤加贝母、黄连。

妇人中风，有汗者何？曰：中风有汗，是风伤卫气，当用小续命汤去麻黄加化痰药。

妇人中风，无汗者何？曰：中风无汗，是寒伤营血，亦用小续命汤去桂加当归、黄连等化痰药。

妇人中风，大小便闭结不通者何？曰：中风大小便不通者，实也，宜用补药中加滚痰丸之类；中风若大小便自利者，虚也，即宜大补中气兼化痰药。

（一）妊娠中风

妇人受妊后，血气虚损，风邪乘虚入中，容易导致中风病的发生，对孕妇及胎儿的生命健康造成重大威胁，临床辨治时当安胎与治病并举。

《普济方·卷三百三十九·妊娠诸疾门》：若邪风客于皮肤，入于经络，即顽痹不仁；若入于筋脉，挟寒则挛急，㖞僻，挟温则弛纵；若入脏腑，则恍惚惊悸。凡五脏俞皆在背，脏腑虚风邪皆从俞而入，随所伤脏腑经络而为诸病也。妊娠中风，若不早治，则令堕胎也。

《胎产心法·上卷·中恶中暑中湿中风论》：妊娠中风，因体虚则中之，乃四时八方之气为风，自冲方来，中人即病。中其皮毛经络者，则发寒热，头项身体皆痛，或肌肉顽痹。中其筋骨者，则拘挛强直。中其脏腑者，则卒倒昏闷，口眼㖞斜，手足瘫痪，口噤不语。

《女科经纶·卷四·胎前证下·妊娠中风宜养血以安胎为主》：中腑者，多着四肢，则脉浮恶寒，拘急不仁。中脏者，多着九窍，则唇缓失音，耳聋鼻塞，目瞀便秘。中腑者宜汗，中脏者宜下，表里已和，宜治在经，当以大药养之。妊娠患之，亦当以此施治，佐安胎之药为主，勿过用治中风药。

《女科心法·中风》：妊娠中风者，多由脏腑虚弱，而受胎之后，血气虚损，则虚邪贼风，遂得乘虚中之，大抵中于腑，多着四肢，故肢节废，脉浮，恶风，拘急不仁；中于脏，多滞九窍，故唇缓失音，耳聋鼻塞，目瞀便闭；中于血脉，则血弱不能养筋，而挛急不遂，手足顽痹。大法中腑者，宜汗；中脏者，宜下；中血脉者，宜顺气和血。施治之法，宜无甚异。但妊妇患之，虽其证有中脏、中腑、中血脉之分，而大要以健脾养肝，为调和血气之本，而又以安胎佐之，斯为善治。若徒以治风峻剂，耗损真元，卒致胎堕不安，大可患也。今录治风活法，加防风汤、芎藭散、大秦艽汤、生犀角散、防风散之类，虽妊娠中风，亦当以此施治，但如归脾汤、逍遥散以及补中益气之剂，是为肝脾之圣药，不可不斟酌而参之也。

（二）产后中风

产妇为特殊人群，分娩时若大量出血、产褥期大量出汗，使得产妇气血大损，腠理不闭，则增加了中风发生的风险。临证治疗时当兼顾产后的生理特点，适当补益气血。

《经效产宝·卷之中·产后中风方论第二十三》：产后中风，由产伤动血气，劳损脏腑[①]未平，复起早劳动，气虚而风邪气乘之，故中风。风邪冷气客于皮肤经络，但疼痹羸乏，不任少气。若又筋脉挟寒，则挛急㖞僻，挟温则纵缓弱，若入诸脏恍惚惊悸，随其所伤腑脏经络而生病。

《坤元是保·卷上·产后》：产后中风，口眼㖞斜者，必先大补气血，而后治痰，断不可泛作中风治。

《普济方·卷三百五十·产后诸疾门》：夫产后中风者，五七日内，强力下床，或月未满而行房，伤于血室，或怀荡冲和，或因火惊惕，脏腑得病。初时眼涩口噤肉瞤，以渐腰背强直，此候难治，是自作招风中疾，或血下过多，虚极生风，气无所主，唇青肉冷，汗出目眩神昏，命在须臾。若以风药治之，则误矣。

《丹溪心法·卷五·产后九十二》：产后中风，切不可作风治，必大补气血为主，然后治痰。当以左右手之脉，分其气血多少而治。产后中风，口眼㖞斜，切不可服小续命汤。

《丹台玉案·卷之五·产后诸症》：产后中风，危疾也，若外有六经之形证，内有便溺之阻塞，皆难治之证。

《女科百效全书·卷一·众疾类·口噤（附口㖞）》：夫中风口噤，乃体虚受风，入于颔颊。

盖手三阳之经，结于额颊，上夹于口，风邪乘之则筋挛，故牙关急而口噤也。若风邪客于手足阳明经，口眼㖞斜，用秦艽升麻汤。若风热伤气，用省风汤。口㖞者，因体虚受风，而入足阳明胃经。盖足阳明之经，上夹于口，风乘之，其筋偏急故也，当参中风方论治之。

《医镜·卷之四·产后诸症》：产后中风，不可以常人中风例治之。虽中腑亦不宜汗，禁用麻黄。虽中脏亦不宜下，禁用大黄。惟审其在表，则羌活、防风、荆芥、紫苏、甘草之类可用也。审其在里，则枳实、厚朴、茯苓、陈皮、乌药、木通之类可用也。兼用南星、半夏、瓜蒌、苏子、竹沥、姜汁之类以治痰，佐以四物汤补阴血。治之之法，不过如此，必不可求奇取异，而用孟浪之药也。

《女科正宗·第八章产后门·第十一节产后中风》：产后中风危疾也。若外有六经之形证，内有便溺之阻塞，皆难治之候也。惟口眼㖞斜，目定项强，角弓反张者，此气血俱虚，风邪乘虚而入，以致营卫不通，当大补气血为主，不可概作中风治。虽中腑亦不宜汗，禁用麻黄；虽中脏亦不宜下，禁用大黄。惟审其在表，则宜羌活、防风、荆芥、紫苏、甘草，甚则八风汤、举卿古拜散；若口噤四肢肩项强直，则用独活散、小续命汤、大豆紫汤，或独活寄生汤、交加散。总宜以固本为先，用十全大补汤加附子、肉桂，或补中益气汤加姜、肉桂。亦有因月内强力下床，或伤于房室而致者，当以切脉辨之，脉微细者为真状，脉浮大而烦渴发热者，此气血虚极之假象也，宜大剂人参、黄芪、当归、白术、肉桂以培养之，至急者以人参一两、附子三钱灌之；如眼涩口噤，肌肉抽搐，汗出如珠者不治。

《女科秘诀大全·卷四·安全产后秘诀·产后中风·产后中风当补元气为主》：薛立斋曰：产后中风，果外邪所属，形气不足，病气有余，当补元气为主，稍佐治病之药。若强力不休，月内入房，形气俱不足，当纯补元气，多有复苏者。若误投风药，是促其亡也。前证若心脾血气俱虚，十全汤不应，加附子、钩藤；若肝经血虚，逍遥散加钩藤。经云：脾之荣在唇，心之液为汗。若心脾二脏虚极，急用参附救之。

（三）鉴别诊断

妊娠及产后为特殊时期，此时中风发生的概率较大，妊娠子痫及产后痉病的临床表现与中风颇多相似，因此当多加留意鉴别。

1. 妇人中风与妇人风痹

《济阴宝筏·卷二·杂症门·手足不遂》：夫妇人风痹，手足不遂，或肌肤疼痛，或肢体麻木。盖诸阳之经，皆起于手足，循行肢体，因气虚风邪所客而为患也。经云：邪之所凑，其气必虚。《丹溪心法》附录云：若人大拇指麻木不仁，或手足少力，或肌肉微掣，三年内必有大风之证，宜先服八风汤、天麻丸、防风通圣散以预防之。殊不知河间云：风者，病之末也。所以中风有瘫痪者，非谓肝木之风内中，亦非六淫风邪外袭，良由五志过极，心火炽盛，肾水虚衰，不能制之，则阴虚阳实而热气怫郁，心神昏愦，筋骨无用而卒倒无知也。治当以固元气为要，若遽服八风等药，则反伤元气，适足以招风取中也。

2. 妊娠中风与子痫

《罗太无口授三法·产前诸病·子痫》：

妊妇中风，忽然头项强直，手足拘挛，言语謇涩，痰涎不利，或时发搐，不知人事者是也。

病因：此与中风相似，痰热生风也。用四物汤以养血，黄芩、川连以降火，半夏、生姜以消痰气。

脉：乍有乍无，带急者死。

药：用羚羊角、炒川芎、当归、茯神、枣仁、秦艽、竹沥之类。

《太素心法便览·卷之四·子痫》：怀胎火盛，中风，头项强直，筋骨拘急，角弓反张，语言謇涩，痰涎壅塞，时发潮（抽）搐，不省人事，治宜解散邪火，凉心血，宁心神。古人用四物、防风、独活治血热邪盛，何时可安？予立解散邪火，清心宁心，诸症俱除。

《续名医类案·卷二十四·子痫》：妊妇卒倒不语，或口眼喎斜，或手足瘛疭，皆名中风。或背腰反张，时昏时醒，名为风痉，又名子痫。古来皆作风治，不知卒倒不语，病名为厥，乃阴虚于下，孤阳逆上之谓也。口眼喎斜，手足瘛疭，或因痰滞经络，或因阴亏不吸肝阳，内风暴动。

《苍生司命·卷八·胎前诸证六十五》：子晕者，娠妇忽然卒倒，僵仆不知人事，少顷即苏。宜葛根汤，若气血两虚，八物加阿胶、陈皮。

《明医指掌·卷九·胎前四·儿晕》：妇人妊娠七八月以来，忽然卒倒僵仆不知人，倾刻即苏者，名曰儿晕，葛根汤。若气血两虚，因而卒倒者，八珍汤加黄芪。

3. 妊娠中风与失血类中风

《女科秘诀大全·卷二·护养胎前秘诀·十二、胎前内伤杂证·因失血类中风证》：凡妊娠因吐血、衄血，或被伤失血，蓦患口噤项背强直，类中风证，宜服加减安胎饮。

4. 妊娠中风与妊娠瘛疭

《女科经纶·卷四·胎前证下·妊娠瘛疭属心肝二经风火相炽》：

薛立斋曰：瘛者，筋脉急而缩。疭者，筋脉缓而伸。一伸一缩，手足相引搐搦，此证多属风，盖风主摇动。骆龙吉云：……风火相炽，则为瘛疭。治法，若因风热，钩藤汤加栀、柴、芩、术，以平肝木，降心火，养气血；若风痰上涌，加半夏、南星、竹沥；若风邪急搐，加全蝎、天虫；若气血亏损，八珍汤加钩藤、山栀；若无力抽搐，戴眼反折，汗出如油者，肝绝也，不治。

慎斋按：已上四条，序胎前有中风证，而风痉、子痫、瘛疭，其类及也。中风证多因，治法亦不一。立斋以洁古一论，为妊娠中风，治法惟静胜其躁，养血为主，斯为疗胎前中风之要。夫胎之赖以养者血也，血虚则易于感邪，血行风自灭。丹溪于胎前，惟清热养血为主，立斋祖之，引《机要》一条为证论，诚有本矣。

慎斋再按：胎前中风，此正河间所谓将息失宜。肾水衰而心火旺，肝无所养，是非外中风邪，急当滋其化源，泻南补北，壮水制火，则肝木自平，胎气可安。恐养血犹属第二义也。

5. 妊娠中风与妊娠误服打胎药

《亟斋急应奇方·妇人门·妊娠误服打胎药》：妊娠误服打胎药，以致牙关紧急，咬不能言，两手硬直，头低汗出如中风样，若误作中风治必死。白扁豆二两，水泡剥去皮，为末，温水调下即活。

《妇科备考·卷二·经产圆机·胎前》：妊妇误服毒药、毒物及用毒药攻胎，药毒冲心，外证牙关紧急，口不能言，两手强直，握拳头低，自汗，身微热，与中风相似，脉数而软，十死一生。医多不识，若作中风治，必死。用白扁豆生用去皮，为细末，称准二两，新汲水调下即效，或米饮调服。

6. 产后中风与痉病

《永类钤方·卷十五·济阴门·中风痓痉》:《活人书》论：妇人产后血虚，多汗出，喜中风，身体强直，角弓反张，腰背反折，作痉治之，属太阳经。先因伤风，又感寒湿所致，古谓之痓病。发热恶寒，与伤寒相似，但其脉沉迟弦细，而项背反张，强硬如发痫状，此为异耳。

《胎产集要·产后下卷·增订达生编·中风发痉》：产后为风邪所中，角弓反张，口噤不开，名曰褥风，用药不得大发汗并忌转泻，吐利必死无疑，华佗愈风散最妙。若临产努逼，劳伤阳气，阳气虚极，无以养筋，为风邪所感，以致牙关紧闭，四肢痉强，或腰背反张，肢体抽搐，名曰痉证，当大补气血，略兼驱风之品，如荆芥、蔓荆一二味，若专治风邪误矣。

《彤园医书·妇人科·卷五·产后门·产后痉病》：产后血气不足，脏腑空虚，每多汗出。腠理不密，风邪乘虚袭入而成痉病。手三阳之脉结于颈项，风寒侵入则口噤不开，经络周环于身，风寒湿侵入，则项背脊骨强直如角反张之状。产后患此，皆以虚论，当补正祛邪。若头摇喘促，汗出不止，两手撮空，则真气已去，邪气独留，不必治也。陈临川曰：产后口噤，腰背强直，角弓反张，皆名曰痉。古人察其有汗为柔痉，无汗为刚痉，分阴阳而治。今《产宝》诸书，只有中风口噤一门，又有角弓反张一门，其实一也。如痉病之憎寒发热，有似伤寒，究未详言也。

7. 产后中风与产后血晕

《普济方·卷三百四十八·产后诸疾门》：夫产后血晕者，由败血流入肝经，眼见黑花，头目旋晕，不能起坐，甚至昏闷不省人事，谓之血晕，温酒调黑神散，或清魂散最佳。庸医或作暗风中风治之，必难愈。凡晕血热乘虚，逆上凑心，故昏迷不省，气迷欲绝是也。然其由有三，有用心使力过多而晕者，有下血多而晕者，有下血少而晕者。其晕虽同，其治特异，当详审之。

《节斋公胎产医案·产后诸症治法·产后类中风》：产后血气暴竭，百骸少血濡养，率尔口噤牙紧，手足挛搐，症类中风，又类痫痓。虽虚火泛上有痰，皆当以末治之，毋执偏，而用治风消痰之方，当先服生化汤，以生旺新血。如见危症，三帖后即日加参益气，以救血脱也。如有痰有火，少佐橘红、茯苓、竹沥、姜汁之剂，黄连、芩、柏，不可并用。

8. 产后中风与产后恍惚

《济阴宝筏·卷十三·产后门·中风恍惚》：产后恍惚，因元气俱虚，心经血少，或外邪所侵，以致心神恍惚，怔忡不宁。宜大补血气为主，而佐以后方为善。盖风为虚极之假象也，固其本源，诸病自退。若专治风，则速其危矣。

9. 产后中风与类中风

《妇科指归·卷三·十一论类中风》：凡产后发类风证，此病多由于肝。肝主风，主气，主怒。因血虚而气不调，故外邪引动内风，陡然而发。又瘀血未尽，新血未生，筋骸无所滋润，以致口噤牙紧，手足拘挛发搐，如中风之状。又类痉痫，虚火上泛，痰气上壅。治者毋执偏门，专以治风消痰之剂，总要顾产后，重虚弱为主。盖冲任为血脉之海，经脉流利，则筋骨强劲，而关节有养矣。宜生化汤，重当归，去桃仁，加炒荆芥、化红。一二剂后，即用人参益气汤。如痰重有火，加橘红、竹沥、姜汁、炒实芩，并可用滋荣活络汤。

二、小儿中风

小儿脏腑生而未全，全而未壮，生理特点与成人有别，其中风的发病率较成人为低，危险因素亦与成人有别。

（一）病因病机

小儿脏腑娇嫩，肌肤脆弱，易受风邪侵袭，气血闭塞，郁而生痰，则出现筋脉拘急、神昏不语等症状表现。

1. 风热相搏，气血闭塞

《保婴全方·卷十七·论卒中风》：夫卒中风者，由肌肤脆弱，风邪所乘。气血闭塞，停结胃中，风热相搏，则化成痰，痰滞于胸膈，使阴阳之气内不得通，后不得泄，邪正分争，心神昏乱，故涎壅闷厥，不语不省也。

2. 外因风邪，肝热乘脾

《保婴撮要·卷之二·偏风口噤》：小儿偏风者，属少阳厥阴肝胆二经证也。噤者筋急，由风木太甚而乘于脾以胜水湿，则筋太燥，然燥金主于收敛劲切故也。又曰：风之为病，善行而数变，或左或右，其因一也。治须审而药之。若足阳明胃经气虚，风邪所乘，其筋脉偏急者，属外因；若足厥阴肝经风热乘脾，筋脉偏急者，属内因。若脾肺虚弱，腠理不密，外邪所乘，或服金石之剂，耗损肝血，或吐泻后内亡津液不能养肝，致口眼㖞斜，或半身不遂。诸证皆属肝血不足，肝火生风，宜滋肾水、养肝血、壮脾土。

3. 风冷外侵，搏于筋脉

《诸病源候论·卷四十八·中风四肢拘挛候》：小儿肌肉脆弱，易伤于风，风冷中于肤腠，入于经络，风冷搏于筋脉，筋脉得冷即急，故使四肢拘挛也。

《诸病源候论·卷四十八·中风不遂候》：夫风邪中于肢节，经于筋脉，若风挟寒气者，即拘急挛痛；若挟于热，即缓纵不遂。

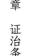

（二）鉴别诊断

小儿易受外邪侵袭，常有痉病、惊风等，均会出现强直、抽搐等表现，当与中风鉴别。小儿痫病多发，临床见突然昏仆、不省人事，但很快就会苏醒，无口眼㖞斜等表现。

1. 小儿中风与痉病

《保婴全方·卷十九·病源歌·痉病强直（恶候）》：强直反如弓，神昏似中风。涎流唇口动，瘛疭与痫同。

《婴童类萃·中卷·中风论》：又有破伤风一证，其候与中风无异，治法颇同。外用敷药，内用解表、驱风、化痰之剂。又有伤寒失于汗、下，变生此证。角弓反张、四肢瘛疭、身体僵直，名曰痉病。无汗为刚痉，有汗为柔痉。亦类中风，详见伤寒门。先用生姜擦牙开口，方可用药。

2. 小儿中风与惊痫

《婴童类萃·中卷·中风论》：小儿中风之证，比大人亦同。小儿气血柔弱，肌肉脆薄，若寒温失度，肤腠乘虚为风邪所中。四肢僵直，口张气急，痰涎壅盛，虽与惊痫相似，然发而时醒，身软者，痫也；腰背反折而不醒者，中风之证也。

3. 小儿中风与惊风

《全幼心鉴·卷一·肝有风甚》：陈氏曰：惊风二证，惊自惊，急慢慢脾也；风自风，五脏中风也，当分别治之。世言热极生风，而不知风寒暑湿之气亦能生风也。医士每见小儿发搐，不辨是否惊风，便用蜈蚣、脑、麝、牛黄、巴霜、轻粉寒凉毒剂，多致夭伤，或成慢候。盖真气者，元阳也。如用药性温，则固养元阳；用药性冷，则败伤真气。宜用温凉之剂，则无过与不及。

《痘疹玄机·卷之二·惊搐中风第十四》：若手足瘛疭，口眼㖞斜，涎盛语涩，腰项强急，口张舌强者，此火盛克金，木无所制而生风，风乘虚而入，谓之中风，乃危兆也，宜消风散、参苏饮加蝉蜕、薄荷、生姜及防己治之，痰盛者加玄明粉以去痰，若浑身冰冷，不省人事者，不可治矣。

4. 小儿中风与中恶

《婴童类萃·中卷·中寒中暑·附中恶》：中恶者，亦类中风。原夫体弱神短，为祟所乘，名曰中恶。其症：面青唇紫，痰涎壅盛，四肢厥冷，目睛不转，身体僵仆，昏愦失音；或梦寐中为鬼所魇，昏昏默默，谵言妄语，推叫不醒。如遇此证，不可妄行汗下、驱风之药。先用擦牙散、通关散吹鼻。焚香，轻击鼓，耳边低低唤其名字，待其苏醒，方用安神驱邪之药。

（三）辨证施治

小儿血气未定，肌肤脆弱，虽有中风之疾，但临床治疗当与成人区别，注意固护小儿生生之气，勿用大辛大热、苦寒败胃及银粉铅硝等药物。

1. 总治

《普济方·卷三百六十七·婴孩诸风门·总论》：中风者，人之骤病，一时仓卒，若未能精审五脏受证，且先于搐鼻开关、豁痰气。盖中风皆因痰郁气滞而作，痰消气下病势稍苏，然后辨证灸治。凡治风先理气。治风良剂，小续命汤为首，排风汤次之，然二药主风不主气，须以人参顺气散、乌药顺气散佐助其间，气一流行，则风自疏散矣。顺气则苏合香丸、南木香辈。消痰则白丸子、南星半夏可用。如银粉铅硝等，谨勿妄施。寒毒入胃，则血脉凝滞，其气销铄，而成废人。俗云：热极则生风，大纲然耳。亦有胃虚气虚血虚而生风者，则天雄、附子、官桂、川芎不可缺也。

《婴童百问·卷三·第二十八问风证风热》：虽然风寒暑湿，皆能中人，况又有因气而中风者，人之骤病，莫急于中风，仓卒之际，若未能精审，且与下气豁痰。盖中风皆因痰郁气滞而作，先用通关散以疏之，急以南星、生姜、木香煎汤，调苏合香丸灌下，牙紧者，南星、细辛末，入麝香、乌梅肉点擦牙自开，进药之后，痰消气下，病势稍苏，即详审五脏外症而调理之，宜省风汤、羌活散，势甚者防风通圣散、化风丹、牛黄散、钩藤散、至宝丹等剂，可选用之。

《慈幼玄机·卷之一·中风》：中风原自中寒起，寒重风邪伤腠理。壮热搐搦及气粗，口噤涎潮痰壅滞。先服香苏桂术汤，次用追风小续命，三生省风排风汤，蝎麝白丸星香饮。审其虚实服通关，乌药顺气及正气。搐之不已作偏风，搐作半身风不遂。辨其五脏证分明，五腧穴中灸法治。㖞斜口眼汗如珠，泻血面黑难救矣。

2. 分治

（1）偏风口噤

《保婴撮要·卷二·偏风口噤》：小儿偏风者，属少阳厥阴肝胆二经证也……治法脾胃虚而动风者，异功散加柴胡、钩藤钩；脾肺虚而外邪所乘者，用钩藤饮；肝火血燥者，用六味地黄丸；津液不足者，用白术散。若兼目紧上视，寒热往来，小便淋沥，面色青洁，两胁胀痛之类，皆肝经之本病也；或唇口㖞斜，腹痛少食，目胞浮肿，面色青黄，肢体倦怠之类，皆肝木乘脾之证也。当审五脏相胜而主之，设执其见症，概投风药，反成坏证者有矣。

（2）五脏中风

《普济方·卷三百六十七·婴孩诸风门·总论》：心中风，偃卧不能倾侧发，失音，其舌焦赤，若汗流唇赤，可治，灸心俞。若唇上白黑青黄，乃心坏为水，不治。肝中风，踞坐不能低头上视，多在胁偏疼，诸筋挛急，头目瞤动，若其目青透两目，连额微青面黄者可治，灸肝俞。若大势青黑，目一黄一白不治。脾中风，踞致腹满，皮肉瞤动，四肢不收，若唇黄身通黄吐汁，可治，灸脾俞。若手足青足冷，或目下青不治。肺中风，偃卧，胸满气短，喘息时嗽，燥闷汗出，目能视人，口不能言，若鼻四图至口及目下色白者，可治，灸肺俞。若鼻口目下色黄乃肺坏为血，及寻衣摸空，不治。肾中风，踞坐面浮，腰脊痛引小腹，其耳黑，视左右胁点点黄色，可治，灸肾俞。若胁上黄点，面如土色，鬓发直，齿黄赤，不治。胃中风，腹满胀，膈塞不通，张口喘息，额上多汗。

《诚书·卷十六·论中风》：盖五脏之俞系于背，当其暴中卒系，必壮热昏仆，或狂躁搐掣，气粗口噤，痰涎呕逆，事在仓卒，先与搐鼻通关[①]，豁痰下气，诸中风无非痰郁气滞而作痰消气下，病势稍苏，加以调元。至若入于腠理，筋络拘挛，口㖞牙紧，脉浮而数，腹胀鼻扇，喉声如锯。在表者宜汗，在膈者宜吐，在中脘者宜下，消息权度，是在良工。若久嗽之后，未经发散，邪传足太阴者，以清肺为主。惟虚寒之极，方用附、桂、川乌，佐以艾灼。治弊大抵有二：风药迫投，厥势转甚，寒品一施，必伤胃气，此朱氏有理气、活血、调畅营卫之论。杨氏亦有续命汤、顺气散之说。

（3）类中风证

《证治准绳·幼科·集之二·肝脏部·中风》：张涣等方有中风方论，今见小儿绝无患者，而用药多犯香燥，恐血热生风、类中风证，误用之，则为害不浅，故一切削而不载。薛氏云：中风之证，西北方有之，东南气温，腠理疏泄，人患之者皆类中风也。况小儿元气未充，皮毛不固，易虚易实，外邪乘之，则壮热抽掣，气粗涎涌，甚至昏愦口噤，即似中风，误以续命等汤投之，多至不救，大人且无真中，况小儿乎。凡有前证，当辨其因，若阳明经气虚，风邪所乘，筋脉拘急者为外因。足厥阴肝火炽盛，筋脉偏急者为内因。脾肺虚弱，腠理不密，外邪乘入，或惊风过服金石之剂，耗损肝血，或吐泻后内亡津液，不能养肝，致口眼㖞斜者，皆肝血不足，肝火生风之类中风之类证也。

（4）中风恶病

《全幼心鉴·卷三·中风》：中风恶病细推求，口噤须迟脉数忧。眼合不开并窜瞪，面排面黑手难收。口张吐沫气粗大，发直摇头汗不流。鼾鮯喉鸣兼鼻冷，遗尿泻血并皆休。先以搐鼻开关，搐鼻而嚏者可医，不嚏者不治。皂角，略煨，去皮弦；细辛，去叶；天南星，去脐，生；半夏，去皮，生。各一分。上为极细末，用小芦管盛药末吹入鼻中，牙关紧者乌梅、盐梅去核同药末擦牙，加麝香一字。

（四）预后

正确的诊断及治疗对预后有重要的意义，若小儿出现面赤如妆，则多为阳气亡脱的表现，预后较差。小儿中风若治疗不及时亦可转变为癫痫。

1. 三虚卒中预后为不治

《保婴全方·卷二十·不治候歌·三虚卒中》：乘年逢月失时和，此是三虚被鬼魔。贼气中心儿暴死，阴阳未绝免沉疴。

2. 中风切忌面如妆

《寿世保元·卷八·小儿科·论歌脉证十五条》：中风切忌面如妆，焉能得久长。

---

① 搐鼻通关：原文作"搐鼻关"，据文义改。

3. 中风传变为癫痫

《全幼心鉴·卷三·中风》：巢氏《病源》曰：小儿中风之证，肝中风则踞坐举头不得，若唇青面黄急治，唇黑面白不治。心中风则但能仰卧，倾侧不得，若汗出唇红急治，唇黑面黑不治。脾中风则腹满而身黄，若吐清咸水可治，面青足冷不治。肺中风则偃卧而胸满喘急，冒闷不醒人事，面白急治，面赤不治。肾中风则目黑而腰疼，两胁未有黄色急治，齿黄发直，面如土色不治。此五脏所中之证，若用药差，则的成癫痫也。

评述

一、关于妇人中风

在历代中风病的论述中，部分医家将妇人中风（非外感性质的妇人中风）的情况独立出来，并结合女性特殊的生理特点和体质特征进行阐释。本书在此基础上，进一步梳理归纳了该类人群的中风病证分期、临床表现、病因病机、治则治法、方剂药物等内容。

首先，根据妇人不同生理时期，古籍中一共论述了妇人中风、妊娠中风、产后中风三种情况。宋·陈自明《妇人大全良方·卷之三·妇人中风方论》载："夫中风者，虚风中于人也……妇人血气虚损，故令中风也。当察口眼开阖以别重轻，涎沫有无以明证治。如眼开口闭，手足不开，涎不作声者可治。如眼闭口开，声如鼾睡，遗尿者死。"《古今医统大全·卷之八十二·妇科心镜（上）·中风门》言："妇人中风，角弓反张，风瘫手足不遂，偏枯口噤，口眼㖞斜……以上诸证，虽各有方论，亦要先明其大体，察脉之虚实，辨证之冷热，相人之强弱，入脏入腑，在络在经，首以局方调治，未可孟浪处施。今之治法，先宜顺气，然后治风，万不失一。"此为妇人中风的总体论治思想，在临床上亦应立足于女性"以血为主"的生理特点，以及"血少着风"的病因病机，"先治血后治风，血足风自灭"（《妇科百辨》），在遣方用药上注意补血养血、活血化瘀。

另外，女性在妊娠期和产后期罹患中风病的几率更高，因此古籍中多数是这两个时期的病情记载。尤其是"妊娠中风，若不早治，则令堕胎也"（《普济方》），为医家们所重视。妊娠中风因体虚而中之，具体情况正如清·阎纯玺在《胎产心法》所言："中其皮毛经络者，则发寒热，头项身体皆痛，或肌肉顽痹。中其筋骨者，则拘挛强直。中其脏腑者，则卒倒昏闷，口眼㖞斜，手足瘫痪，口噤不语。"此处"中其脏腑者"的表现正符合现代临床医生观察到某些怀孕妇女平素体弱，孕后聚血养胎，经络、脏腑失荣，或为"风邪"所袭而致中风的发生。因此，妊娠中风在治疗上应以养血安胎为主，勿过用治中风药，以归脾汤、逍遥散及补中益气之剂，健脾养肝，以调和血气之本，佐安胎之药。产后中风则主要由于生产伤动血气，劳损脏腑，风邪气乘之。古代医家认为有两种情况："产后中风有二：有形气不足，病气有余，卒中风邪者；有阴血暴竭，阳气不能卫外，致风邪乘虚而中者。"（《陈素庵妇科补解》）其核心在于"外感之风，与内生风相并，其病形如实，其病因则虚"（《陈素庵妇科补解》）。因此，产后中风当以大补气血为主，不可泛作中风治，宜用十全大补汤、逍遥散、补中益气汤等，总体以大剂人参、黄芪、当归、肉桂培养气血，甚至急用参附救之，切不可妄服小续命汤。

最后，在鉴别诊断方面，妇人中风应与妇人风痹等鉴别；妊娠中风应与子痫、妊娠癥瘕以及妊娠误服打胎药、失血类中风等情况鉴别；产后中风应与痉病、产后血晕、产后恍惚、产后类中风等鉴别。

二、关于小儿中风

儿科素有"哑科"之称，其病症无以自述，且形气未充，血少气弱，脏腑娇嫩，致病情多变难测。本节论述了小儿中风病的因机论治内容。

病因病机：小儿中风多以外邪为因，致内外合病，亦有内伤致病者。风邪乘虚入内，少阳厥阴二经为患，或风冷搏于肤腠与筋脉，或风热搏于肤腠，或风热相搏致气血闭塞，壅塞经络，上述皆不离乎风邪所乘；又有因误治伤津，肝血不足，肝火生风者。

鉴别诊断：小儿中风在临床与痉病、惊痫、中恶、惊风等病证鉴别。如中风与痉病皆见身体强直；中风与惊痫同见四肢僵直、口张气急、痰涎壅盛，但中风腰背反折而不醒，惊痫发而时醒且身软。关于惊风，部分医家认为十五岁以下小儿、女子惊风，即大人中风也，然又有医家认为小儿惊风当是因惊而得，与小儿中风在病因方面以示鉴别。

治则治法：小儿中风病可因痰郁气滞而暴作，需先搐鼻开关、豁痰气，不可专服风药，先用小续命汤、人参顺气散、乌药顺气散等理气，然后再详审五脏外症，治以理气活血、和平荣卫或调元等；又有邪入于腠理，症见无汗者，须发其汗，如有汗者，但当化痰清热，在膈者宜吐，在中脘者宜下，即使体虚痰盛者，亦只可助阳而通血脉，不可轻用参芪，实其腠理，导致邪无出路。

分而论治：偏风口噤，虽病在少阳厥阴二经，但治法需要根据脾胃虚、脾肺虚与肝火血燥等不同病机而异。小儿五脏中风，病症严重，病势迅速，治当急灸其脏俞。若肝经虚热生风，宜用异功散、地黄丸补之。若中痰危证，急则治其标，需先祛除咽中的痰涎，乃可进药。

预后：三虚卒中与中风病面赤如妆等多是不治之证。此外，小儿五脏中风，若治疗不当，可能会传变为癫痫。

第五章

方药纵横·本草

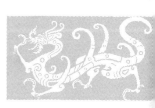

本章将与中风相关的药物进行编排，依据药物属性及药用方式将内容分为植物药、动物药、矿物药、食物药及其他药五部分，其中食物药所录药物虽亦有属植物、动物之类者，但历代记载多作食膳用，较少入药剂，此处单列。

一、植物药

人参

【功能主治】

《本草纲目·第十二卷·草部一·山草类》：治男妇一切虚证，发热自汗，眩晕头痛，反胃吐食，痃疟，滑泻久痢，小便频数淋沥，劳倦内伤，中风中暑，痿痹，吐血嗽血下血，血淋血崩，胎前产后诸病。

《本经逢原·卷一·山草部》：中风失音，产后气喘，小儿慢惊，痘后气虚，溃疡长肉等证，投之靡不立效。

【应用】

《神农本草经疏·卷之六·草部上品之上》：同黄芪、天门冬、五味子、牛膝、枸杞、菖蒲，治中风不语。

《得宜本草分类·下部·妇人科》：人参……世之用者，些少以姑试之，或加消耗以监制之，人何赖以得生？用独参汤或加童便，或加姜汁，或加黄连，或加附子，相得益彰，亦不碍其为独，如薛新甫治中风，于三生饮中加人参两许以驾驭之，此真善用独参汤者。

【注意】

《本经逢原·卷一·山草部》：反藜芦，畏卤盐。阴虚火炎，咳嗽喘逆者，青盐制之。

【禁忌】

《本草汇言·卷之一·草部·山草类》：惟不利于肺家有热咳嗽，吐痰吐血，衄血齿衄，内热骨蒸，劳瘵阴虚火动之候。

川芎

【功能主治】

《洪氏集验方·卷第二·痈疽》：主中风入脑，头痛寒痹，筋挛拘急。除脑中冷痛，面上游风，治一切风，一切气，一切血，一切劳损，诸寒，心腹坚痛，中恶，卒急肿痛，腰脚软弱，半身不遂。

【应用】

《本草发挥·卷一·草部》：东垣云：头痛须用川芎。如不愈，加各引经药：太阳羌活，阳明白芷，少阳柴胡，太阴苍术，厥阴吴茱萸，少阴细辛，如顶巅痛，去川芎，用加藁本。

《本草原始·卷一·草部上》：得细辛疗金疮止痛，得牡蛎疗头风吐逆。

《神农本草经校义·第一卷·上品》：《金匮要略·中风历节病脉证并治第五》中侯氏黑散和续命汤，都用川芎，主大风和中风痹。

【注意】

《本草原始·卷一·草部上》：白芷为之使，畏黄连，伏雌黄。

【禁忌】

《神农本草经疏·卷之七·草部上品之下》：川芎性阳，味辛。凡病人上盛下虚，虚火炎上，呕吐咳嗽，自汗易汗，盗汗，咽干口燥，发热作渴烦躁，法并忌之。

天竺黄

【功能主治】

《神农本经会通·卷之二·木部》：治中风壅痰，卒失音不语，小儿客忤及痫痉。

《本草发明·卷四·木部上》：主小儿惊风，天吊抽搐，痰壅失音，疗肥人卒暴中风，痰涎不语，镇心明目，解诸风热，疗金疮，止血，滋养五脏，小儿药最宜和缓故也。

【注意】

《本草发明·卷四·木部上》：今诸竹内往往得之，旋飞沙结成老竹间，形类黄土。市者多烧诸骨及葛粉等杂之，咸，青黑色，不可不辨。

【医家按语】

《本草汇言·卷之十一·木部·苞木类》：天竹黄：豁痰利窍。《日华子》：镇惊安神之药也。（鲁润之抄）：李氏曰：其气味功用，与竹沥大同小异。第竹沥性速，直通经络而有寒滑之功；竹黄性缓，清空解热，而更有定惊安神之妙。

天南星

【功能主治】

《药镜·卷一·温部》：可施于真中风牙关紧闭，并敷刀箭金疮。

《本草汇笺·卷四·草部·毒草十七种》：南星味辛烈，能散复能燥；气雄猛，能通复能开。故力豁风痰湿痰，主治暴中风不省。古来论中风者不一，曰湿、曰火、曰风，总之湿郁生火，火盛生痰，痰火相搏，而成风象，有痰涎壅盛、口眼㖞斜、手足瘫痪、半身不遂诸症。

【应用】

《本草纲目·第三卷·百病主治药·诸风·痰气》：中风中气痰厥，不省人事，同木香煎服。诸风口噤，同苏叶、生姜煎服。

《本草原始·卷三·草部下》：《经验方》：治急中风，目瞑口噤，无门下药者，开关散：用天南星为末，入白龙脑等分，五月五日午时舍之，每用中指点末揩齿三二十遍，揩大牙左右，其口自开。

《本草汇言·卷之五·草部·毒草类》：《直指方》：治风中经脉，口眼㖞斜，四肢麻痹，或半身不遂。用天南星切片，姜矾水煮二两，白术、黄芪、当归、川芎、川萆薢，各二两五钱，作十剂服。或作丸亦可。

【注意】

《神农本草经疏·卷之十一·草部下品之下》：南星味既辛苦，气复大温而燥烈，正与半夏之性同，而毒则过之，故亦善堕胎也。

《分部本草妙用·卷四·肺部·温泻》：蜀漆为使，恶芥草，畏附子、干姜、生姜。

【禁忌】

《医经允中·卷十八·各经用药说·肺部·温泻》：不可生用。

《本草备要·卷一·草部》：阴虚燥痰禁用。

【医家按语】

《本经逢原·卷二·毒草部》：天南星味辛而麻，故能治风散血；气温而燥，故能胜湿除痰；性紧而毒，故能攻积拔肿。而治口㖞舌糜，诸风口噤，更以石菖蒲、人参佐之。南星、半夏皆治痰药也，然南星专走经络，故中风麻痹以之为向导。

● 胆南星

【功能主治】

《食鉴本草·卷之三·兽部》：腊月取黄牛水牛者良……酿天南星末、姜汁，制数九日套之，阴干，如法三十年。治小儿惊风，大人中风有奇效。

《药品化义·卷八·痰药》：主治一切中风，风痫惊风，头风眩晕，老年神呆，小儿发搐，产后怔忡，为肝胆性气之风调和之神剂也。

《玉楸药解·卷五·禽兽部·牛肉》：牛胆套南星，治惊化痰。

【应用】

《本草求原·卷二十·兽部》：治经络风痰、惊风，酿南星末多年，功同牛黄。

天麻

【功能主治】

《药性要略大全·卷四·天麻》：疗大人风热头眩，治小儿风痫惊悸。主诸风湿痹不仁，却瘫缓语言不遂，利腰膝，强筋力。专治头风。

《本草汇言·卷之一·草部·山草类》：主头风头痛，头晕虚旋，癫痫强痉，四肢拘挛，语言不顺，一切中风风痰等证。

《本草通玄·卷上·草部》：主风湿成痹，四肢拘挛，通血脉，强筋骨，利舌本，疏痰气，为中风家必需之要剂。

【应用】

《本草汇言·卷之一·草部·山草类》：《普济方》：治风痰风湿，周身不利，经脉不舒，腰膝痿痹，并头风头痛，眩晕虚旋，癫痫劲痉，或语言謇涩不清，四肢挛拘，瘫痪等证。用天麻八两，牛膝、当归、川芎、枸杞子、半夏、胆星、白术、五加皮、牡丹皮、防风、萆薢、羌活、木瓜、红花、僵蚕各四两，俱酒洗，炒，共为末，怀熟地十两、酒蒸烂，捣膏为丸如梧桐子大。每服百余丸，白汤好酒随下。

【注意】

《本草洞诠·第八卷·草部上》：雷敩云：凡使天麻，勿用御风草，使御风草勿使天麻，二物相似，若同用有肠结之患。

【禁忌】

《神农本草经疏·卷之九·草部中品之下》：风药多燥，风能胜湿故也。凡病人觉津液衰少，口干舌燥，咽干作痛，大便闭涩，病火炎头晕，血虚头痛，及南方似中风，皆禁用之。

《宝命真诠·本草·草部》：肝为风木之脏，藏血主筋，独入肝经，故主治如上。风剂助火，血虚无风者勿妄投。

【医家按语】

《神农本草经疏·卷之九·草部中品之下》：《大明》云：暖。浮而升，阳也。入足厥阴经。厥阴为风木之脏，诸风湿痹，四肢拘挛，小儿风痫惊气，皆肝脏为邪气所客致病。

五加皮

【功能主治】

《本草元命苞·卷之六·木部上品·总二十八种》：主中风湿痹，骨节拘挛。破留血贼风，四肢不遂，坚筋骨，益精补中，强意志，轻身不老。

《本草原始·卷四·木部》：明目下气，治中风骨节挛急，补五劳七伤。

【应用】

《本草原始·卷四·木部》：酿酒饮，治风痹，四肢挛急。

【注意】

《本草元命苞·卷之六·木部上品·总二十八种》：远志为使，畏蛇皮、玄参。

【禁忌】

《要药分剂·卷二·宣剂下》：《经疏》曰：下部无寒湿邪而有火，及肝肾虚而有火，均忌。

水萍

【功能主治】

《本草汇言·卷之七·草部·水草类》：治左瘫右痪，三十六种风，及偏正头风，口眼㖞斜，大麻癫风，一切无名风毒及脚气，并水肿、便秘，或打扑伤损，与胎孕有伤诸证，服过百丸，即为全人。

【应用】

《本草选·卷一·水草部》：乃是治中风方，名去风丹，诗云："天生灵草无根干，不在山间不在岸，始因飞絮逐东风，泛梗青青飘水面，神仙一味去沉疴，采时须在七月半，选甚瘫风与大风，些小微风都不算，豆淋酒化服三丸，铁幞头上也出汗。"其法以紫色浮萍晒干为细末，炼蜜和丸弹子大，每服一丸，以豆淋酒下，治左瘫右痪，三十六种风，偏正头风，口眼㖞斜，大风癞风，一切有余，风湿脚气，因名紫萍一粒丹。

【禁忌】

《杂证痘疹药性主治合参·卷三·草部下》：苟非大实大热，表虚自汗者勿用。

《得配本草·卷四·草部·水草类》：发汗胜于麻黄。血虚肤燥（服之血涸则死），气虚风痛（服之汗出不止），二者禁用。

丹参

【功能主治】

《本草纲目·第三卷·百病主治药·诸风·血滞》：除风邪留热，骨节痛，四肢不遂。

《药品化义·卷四·心药》主治心腹邪气，寒热痼疾，骨节肿痛，四肢不遂，经水不调。

《本草备要·卷一·草部》：治冷热劳，骨节痛，风痹不遂（手足缓散，不随人用。经曰：足受血而能步，掌受血而能握）。

【注意】

《本草备要·卷一·草部》：畏咸水，忌醋，反藜芦。

甘蓝

【应用】

《植物名实图考·卷之四·蔬类·甘蓝》：烧灰为末，治脑漏、鼻疳；吹鼻治中风不语。叶贴疮，皮治淋证最效。

乌头

【功能主治】

《活人事证方·桃溪刘居士活人事证方·草木部》：主中风，除寒湿痹。治诸风手足不遂，言语謇涩，口眼㖞斜。堕胎。

《本经逢原·卷二·毒草部》：主中风恶风，半身不遂，风寒湿痹，心腹冷痛，肩髀痛不可俯仰，及阴疽久不溃者，溃久疮寒歹肉不敛者，并宜少加，以通血脉，惟在用之得宜。

【应用】

《医学入门·卷二·本草分类·治寒门》：乌龙丹：川乌、五灵脂各五两，量入龙脑、麝香为末，滴为丸，弹子大。每一丸先以生姜汁研化，次暖酒调，日二次，空心、晚食前服，治瘫痪风，手足弹曳，口眼㖞斜，语言謇涩，步履不正，神效。

【注意】

《本草择要纲目·热性药品·乌头》：草乌头，或生用，或炮用，或以乌大豆同煮熟，去其毒用，反半夏、瓜蒌、白芨、贝母、白蔹，恶藜芦，伏丹砂、砒石，忌豉汁，畏饴糖、黑豆，冷水能解其毒。

乌药

【功能主治】

《本草纲目·第三卷·百病主治药·诸风·痰气》：治中风中气，气顺则风散，气降则痰下。

《药品化义·卷二·气药》：疏经气，中风四肢不遂，初产血气凝滞，渐次能通。皆藉其气雄之功也。

【应用】

《本草汇言·卷之八·木部·香木类》：治中风中气，用乌药一两，白术八钱，白芷、陈皮、川芎、麻黄、干姜、桔梗、枳壳、僵蚕、甘草各一钱，俱炒燥，研为末。每服一钱，白汤调下，名乌药顺气散。

巴豆

【功能主治】

《本草纲目·第三十五卷·木部·乔木类》：中风痰厥气厥，中恶喉痹，一切急病，咽喉不通，牙关紧闭。

《本草汇纂·卷三·毒物》：生猛熟缓，可升可降，能行能止，开窍宣滞，去脏腑沉寒，通大便寒结，为斩关夺命之将。破痰癖血瘕，气痞食积，生冷硬物所伤，大腹，十种水肿，泻痢惊痫，口喎耳聋，牙痛喉痹。

【应用】

《类经证治本草·手阳明大肠腑药类·泻》：治飞尸鬼击。取油纸燃点火吹息，或薰鼻，或刺喉，能出恶涎恶血。

《本草纲目易知录·卷四·木部》：巴豆七枚去皮研，左喎涂右手心，右喎涂左手心，仍以热水一盏安药上。须臾即正，洗去。

【注意】

《本草撮要类编·巴豆》：芫花为使，畏大黄、黄连、凉水。得火良，如中巴豆毒，泻不止者，食冷粥一杯，即止。

艾叶

【功能主治】

《本草纲目·第三卷·百病主治药·诸风·风寒风湿》：灸诸风口噤。浴风湿麻痹。

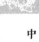

【应用】

《本草纲目·第十五卷·草部四·隰草类》：中风口㖞，以苇筒长五寸，一头刺入耳内，四面以面密封，不透风，一头以艾灸之七壮。患右灸左，患左灸右。（《胜金方》）中风口噤，熟艾灸承浆一穴，颊车二穴，各五壮。（《千金方》）中风掣痛，不仁不遂，并以干艾斛许，揉团纳瓦甑中，并下塞诸孔，独留一目，以痛处着甑目，而烧艾熏之，一时即知矣。（《肘后方》）

【禁忌】

《神农本草经疏·卷之九·草部中品之下》：艾性纯阳，善辟风寒湿气及非时邪气。然性气芳裂而燥热，凡妇人胎动不安由于热，而不由于寒；妊娠下利脓血由于暑湿，肠胃热甚而非单湿为病；崩中由于血虚内热；经事先期由于血热；吐血不由于鬼击中恶；霍乱转筋不由于寒邪，而由于脾胃虚弱停滞，或伤暑所致；不孕由于血虚而不由于风寒入子宫，法并忌之。

石菖蒲

【功能主治】

《本草纲目·第十九卷·草部八·水草类》：治中风湿痹，不能屈伸……能治一切诸风，手足顽痹，瘫缓不遂。

《本草汇言·卷之七·草部·水草类》：又治一切风疾，如手足顽痹。《别录》：瘫痪不遂，服之即健。

【应用】

《本草汇言·卷之七·草部·水草类》：马瑞云方：治中风，中痰，中气，中暑，中食，人事昏迷，语言不出者。用石菖蒲、胆南星各三钱，为末。中风，防风、秦艽汤下。

【注意】

《得配本草·卷四·草部·石草类》：秦皮、秦艽为之使。恶麻黄、地胆。忌饴糖、羊肉、铁器。

【禁忌】

《本草汇言·卷之七·草部·水草类》：至于世俗之人，五欲炽然，六淫叠至，讵可穷年卒岁，久服偏燥之物乎？故阴虚火炎，吐血咳嗽之人，切勿与也。

龙脑香

【应用】

《本草纲目·第三十四卷·木部一·香木类》：中风牙噤，无门下药者，开关散揩之。五月五日午时，用龙脑、天南星等分，为末。每以一字揩齿二三十遍，其口自开。

白芥子

【功能主治】

《本草元命苞·卷之七·菜部三品》：中风失语，苦酒煮之。

《医学入门·卷二·本草分类·治寒门》：其子微炒，研碎入药。利胸膈痰，止翻胃吐食，痰嗽上气，中风不语，面目色黄，安五脏。止夜多小便。

《医学汇函·卷十三·治寒门》：中风不语。

【应用】

《本草品汇精要·卷之三十八·菜部上品》：合苦酒煮，治中风卒不语。敷颈一周，以帛包之，一日夕瘥。

【禁忌】

《医学汇函·卷十三·治寒门》：多食俱动风气，有便血痔疾者忌之。

【医家按语】

《医学入门·卷二·本草分类·治寒门》：丹溪云：痰在皮里膜外，非此不能达。

白附子

【功能主治】

《十便良方·卷第三·六十四药本草节要》：《日华子》云：主中风失音，一切冷风气。

《明医指掌·卷一·药性歌》：一切痰涎，中风诸症。

《灵兰社稿·锦囊药性赋卷一·风湿之剂》：口眼㖞斜，中风痰壅，口噤失音，小儿惊风搐搦。

【应用】

《本草汇言·卷之五·草部·毒草类》：《杨氏方》：治中风口眼㖞斜，或半身不遂。用白附子、白僵蚕、全蝎各四钱，枸杞四两，共为末，每服二钱，热酒调，食后服。

《药性通考·一卷药性考·白附子》：用于人参之中，可开中风之失音。

【禁忌】

《本草汇言·卷之五·草部·毒草类》：气热性燥有毒，如血虚生风，内热生惊，似风似惊之证，须禁用之。

《医学程式·卷一·药性主治·毒草》：中风风痰服之，麻木宜慎。

《伤寒瘟疫条辨·卷六·燥剂类》：脾胃燥热者忌之。

【医家按语】

《本草汇言·卷之五·草部·毒草类》：《日华子》魏景山稿：因其辛烈而散，上升之力，故能主面上百病，而行药势也。《别录》又主中风口眼㖞斜，小儿惊风搐搦，及妇人血痹心痛者，总缘此药辛热风升，故并及之。

白薇

【功能主治】

《千金翼方·卷第二·本草上·草部中品之上》：主暴中风，身热支满，忽忽不知人，狂惑邪气，寒热酸痛，温疟洗洗，发作有时，疗伤中淋露，下水气，利阴气，益精。

《新刊药性要略大全·卷三·白薇》：暴中风，身热肢强，不知人事。

《医家四要·卷四药赋新编·寒性门》：主中风身热，神识朦胧。

【应用】

《本草汇言·卷之一·草部·山草类》：（《续补集方》）治妇人平居无疾苦，忽然头眩，目闭口噤，身不动摇，不知人事。或有微知，移时方寝，名曰血厥。用白薇、当归各一两，人参三钱，甘草一钱，水煎服。此病不治，再发必成痫证。

【注意】

《汤液本草·卷中·草部》：恶黄芪、大黄、大戟、干姜、干漆、山茱萸、大枣。

【禁忌】

《神农本草经疏·卷之八·草部中品之上》：白薇苦咸大寒之药，凡伤寒及天行热病，或汗多亡阳，或内虚不思食，食亦不消，或下后内虚，腹中觉冷，或因下过甚，泄泻不止，皆不可服。

《本草备要·卷二·草部》：血虚则忌。

【医家按语】

《本草汇言·卷之一·草部·山草类》：王绍泉稿：此药芳香寒燥，利湿养阴，故风可驱，疟可解，经滞可行，淋带可止，胎孕可育，诸因热淫为眚，此药苦咸气寒，宜其悉主之也。究其益阴除热，功用之全耳。

瓜蒂

【功能主治】

《本草纲目·第三十三卷·果部五·瓜类》：治脑塞热齆，眼昏吐痰。吐风热痰涎，治风眩头痛。

《药镜·卷四·寒部》：倒仆中风。

【应用】

《本草汇言·卷之十五·果部·瓜果类》：《经验方》：治风涎暴作，气塞倒仆，不能言语，或五般痫证。用瓜蒂研末，每用三分，白汤调灌，即吐涎涌沫。如吐多困甚者，以麝香五厘，泡汤一盏，饮之即止。

【注意】

《神农本草经疏·卷之二十七·菜部上品》：瓜蒂极苦而性上涌，能损胃伤血，耗气损神。凡胸中无寒，胃家无食，皮中无水，头面无湿，及胃虚气弱，诸亡血，诸产后，似中风倒仆，心虚有热，癫痫，女劳，谷疸，元气尪羸，脾虚浮肿，切勿误用。误用则为害非细，伤生不浅。戒之！慎之！

半夏

【功能主治】

《本草发挥·卷二·草部》：东垣云：半夏主中风，除痰，生温熟寒。

《本草汇言·卷之五·草部·毒草类》：中风中气，痰闭昏迷，或痿痉癫痫，惊悸狂越。

【应用】

《本草蒙筌·卷之三·草部下》：风痰卒中昏迷，皂角、天南星和。

【注意】

《医学入门·卷二·本草分类·治湿门》：凡用，生令人吐，熟令人下，故《局方》多用熟者。但本草云：生微寒，熟温。宜生者，姜佐熟煎可也。恶皂荚，畏雄黄、生干姜、秦皮、龟甲，反乌头，忌海藻、羊肉、羊血、饴糖。

【禁忌】

《罗氏会约医镜·卷十六·本草·草部》：若血家、渴家、汗家及阴虚咳痰、孕妇，悉忌之。（若孕妇胃不和，呕吐不止者，加姜汁微炒，用之无妨）

【医家按语】

《本草纲目·第十七卷·草部六·毒草类》：机曰：俗以半夏性燥有毒，多以贝母代之。贝母乃太阴肺经之药，半夏乃太阴脾经、阳明胃经之药，何可代也？……若涎者脾之液，美味膏粱炙煿，皆能生脾胃湿热，故涎化为痰，久则痰火上攻，令人昏愦口噤，偏废僵仆，蹇涩不语，生死旦夕，自非半夏、南星，曷可治乎？若以贝母代之，则翘首待毙矣。

中
风

竹沥

【功能主治】

《药性赋·卷一总赋·平性》：治中风声音之失。

《药品化义·卷八·痰药》：主治中风瘫痪，语言蹇涩，手足麻木，及癫痫惊狂，经年痰火，非此不能成功。

《本草经解要·卷三·竹部》：疗暴中风，风痹，胸中大热，止烦闷消渴，劳复……暴病皆属于火，火炽风生，以致僵仆，或偏痹不仁；竹沥甘寒，可以清热缓急，所以主之。

《伤寒瘟疫条辨·卷六·润剂类》：疗阴虚发热，理中风噤牙，小儿天吊惊搐，入口便定。妇人胎产闷晕，下咽即苏。

【应用】

《本草从新·卷九·木部》：治中风口噤（《经疏》云：中风要药，凡中风未有不因阴虚火旺，痰热壅结所致，如果外来风邪，安得复用此寒滑之药治之哉），痰迷大热。

【注意】

《药性摘录·降痰·二十六》：为中风要药，佐以姜汁。若脾虚肠滑，寒痰湿痰，食积生痰，不可用也。

【禁忌】

《本草征要·第一卷·通治部分·治痰药》：竹沥滑肠，脾虚泄泻者勿用……若寒痰、湿痰与食积痰勿用。

【医家按语】

《本草汇·卷十六·木部》：按：竹沥，即竹之津液也，性滑流利，走窍逐痰，故为中风家要药。凡中风之证，莫不由于阴虚火旺，煎熬精液而为痰，壅塞气道，热极生风，以致卒然僵仆，此药能搜剔经络痰结，气道通利，则经脉流转矣。

羊踯躅

【功能主治】

《本草崇原·卷下本经下品·羊踯躅花》：《和剂局方》治中风瘫痪，伏虎丹中亦用之，不多服耳。

《类经证治本草·经外药类·毒草类二十四品》：治中风瘫痪，贼风在皮肤淫淫痛。

【应用】

《本草纲目·第十七卷·草部六·毒草类》：风湿痹痛。（手足身体收摄不遂，肢节疼痛，言语謇涩。踯躅花酒拌蒸一炊久，晒干为末。每以牛乳一合，酒二合，调服五分。《圣惠方》）

【注意】

《类经证治本草·经外药类·毒草类二十四品》：入口即麻，不能言……然大毒之物，服之至死。中其毒者，以生甘草汁解之。

《本草求原·卷之六·毒草部》：中其毒者，黄糖黄蚬汤、绿豆可解。

【禁忌】

《本草求原·卷之六·毒草部》：其根入酒饮，能杀人。不可近眼，令人昏翳，同南星、川草乌尤甚。

防己

【功能主治】

《本经疏证·卷八·防己》：主风寒，温疟热气诸痫，除邪，利大小便，疗水肿风肿，去膀胱热，伤寒寒热，邪气中风，手脚挛急，止泄，散痈肿恶结，诸瘑疥癣，虫疮，通腠理，利九窍。

《本草详节·卷之四·草部》：主腰以下至足血分湿热肿痛，疗中风手脚挛急、口眼㖞斜。

【应用】

《神农本草经疏·卷之九·草部中品之下》：凡用防己，于下部湿热药中亦必以二术、茯苓、黄柏、甘草、萆薢、木瓜、石斛、薏苡仁等补益之药为主，而使防己为使，乃无瞑眩之患。

《灵兰社稿·锦囊药性赋卷一》：主中风，口眼㖞斜，四肢挛急，为风家之剂。

【注意】

《本经疏证·卷八·防己》：殷蘖为之使，杀雄黄毒，恶细辛，畏萆薢。

第五章　方药纵横·本草

【禁忌】

《要药分剂·卷三·通剂》：《经疏》曰：凡胃虚阴虚，自汗盗汗，口苦舌干，肾虚小水不利，及产前后血虚，虽有下焦湿热，均忌。

防风

【功能主治】

《药品化义·卷十一·风药》：治周身骨节疼痛，四肢挛急，经络郁热，及中风半身不遂，血脉壅滞，以其透利关节之功也。

【应用】

《本草汇言·卷之一·草部·山草类》：张元素：散风寒湿痹之药也。莫士行稿：故主诸风周身不遂，骨节酸疼，四肢挛急，痿躄痫痉等证……为卒伍之职，随引而效……及大人中风，小儿惊风，防风尽能去之。

【注意】

《本经疏证·卷二·防风》：杀附子毒，恶干姜、藜芦、白蔹、芫花。

【禁忌】

《要药分剂·卷一·宣剂上》：《经疏》曰：似中风，产后血虚发痉诸病，血虚痉急，头痛不因风寒，溏泄不因寒湿，二便秘涩，小儿脾虚发搐，慢惊、慢脾风，气升作呕，火升发嗽，阴虚盗汗，阳虚自汗，均忌。

红花

【功能主治】

《本草洞诠·第九卷·草部中》：主活血润燥，止痛散肿，治产后血晕口噤。

【应用】

《本草纲目·第四卷·百病主治药·喑声·风痰》：男女中风，口噤不语，同乳香服。

苏木

【功能主治】

《药性粗评·卷之二·苏方木》：主治中风口噤。

【应用】

《要药分剂·卷六·泻剂上》：男女中风，口噤不语，并宜细研乳头香方寸匕，酒煎苏木调服，立吐恶物瘥。（好古）

【禁忌】

《要药分剂·卷六·泻剂上》：《经疏》曰：产后恶露已尽，由血虚腹痛者，不宜用。

《本草汇纂·卷三·下血》：忌铁。

中风

苏合香

【功能主治】

《医学统旨·卷八·木部》：治中风中气……痰厥口噤，不省人事。

【应用】

《本草纲目·第三十四卷·木部一·香木类》：苏合香丸：治传尸骨蒸，殗殜肺痿，痎疟鬼气，卒心痛，霍乱吐利，时气鬼魅瘴疟，赤白暴痢，瘀血月闭，痃癖疔肿，小儿惊痫客忤，大人中风、中气、狐狸等病。

《本草汇言·卷之八·木部·香木类》：《局方》诸风痰药中，往往用此。以祛风行痰，顺气活血，于卒中痰风、郁闭不通者，极灵。

【注意】

《本草征要·第三卷·脏腑用药·心经及小肠经·开窍通神除恶》：沈括云："苏合油，如胶，以箸挑起，悬丝不断者真也。苏合香，能开窍豁痰，走真气，唯体气壮实者宜之，否则慎用。"

杏仁

【功能主治】

《医学入门·卷二·本草分类·治燥门》：解肌发汗，散肺风寒咳嗽，头面风邪，眼胞鼻塞，冷泪，喉痹生疮，时行头痛，风气来去，中风半身不遂，失音卒哑。

【应用】

《本草纲目·第四卷·百病主治药·喑声·风痰》：生含，主偏风失音不语。

牡丹皮

【功能主治】

《本经疏证·卷八·牡丹》：主寒热，中风，瘛疭，痉，惊痫，邪气，除癥坚、瘀血留舍肠胃，安五脏，疗痈疮，除时气、头痛、客热、五劳、劳气、头腰痛、风噤、癫疾。

【注意】

《本草征要·第一卷·通治部分·清热药》：畏贝母、大黄、菟丝子。忌蒜、胡荽与铁器。

【医家按语】

《本经疏证·卷八·牡丹》：《本经》言牡丹"主中风，瘛疭，惊痫，邪气"，明瘛疭有由于中风者，有不由于中风者。曰中风瘛疭，则与瘛疭之不由中风者有别矣……则凡风热之中，血分者为牡丹所专治，无可疑矣。独是牡丹入心，通行血分，能行血中久瘀瘕结，虽至化脓，亦所擅长。假如血结不流，不有血脉虚而纵驰者乎，不有脉随血聚而拘急者乎，不有因血结而热生，因热熏而惊痫者乎，由此以观，则牡丹之用，未为不广也。

皂角

【功能主治】

《本草纲目·第三十五卷·木部二·乔木类》：通关节，除头风，消痰杀虫，治骨蒸，开胃，中风口噤。(《别录》)

《百代医宗·卷之一·药性赋》：治痰涎，口噤中风。

《医学启蒙汇编·卷之六·药性歌括·治风门》：卒中风痹头痛艰，消食痰嗽除胀满，祛瘀堕胎消肿顽。

【应用】

《二如亭群芳谱·利部·木谱二》：中风口噤，涎潮壅上，皂角一挺，去皮，猪脂涂炙黄色，为末，每服一钱，汤酒调下，气壮者二钱，以吐出风涎为度。

《本草纲目易知录·卷四·木部》：稀涎散：治卒中风，昏昏如醉，形体不收，或倒或不倒，口角涎出，不急治成大病，此乃风涎潮上，胸痹气不通，用此吹之。大皂荚肥实不蛀者四挺，去黑皮，白矾一两，末。每用半钱，温水调灌。不大呕吐，渐渐冷涎出，乃用药治。

【注意】

《十便良方·卷第四·所在皆有之药本草节要》：可为沐药，不入汤。

《药品化义·卷八·痰药》：取小者，名猪牙皂，良。微火炙软，刮去皮弦子，用肉。炙为末，为散则宜上，为丸则下行，大者勿用。

【禁忌】

《本草择要纲目·平性药品》：恶麦门冬，畏空青、人参、苦参，伏丹砂、粉霜、硫黄、硇砂。

【医家按语】

《神农本草经疏·卷之十四·木部下品》：皂荚禀木气而兼火金之性，故味辛微咸，气温有小毒。气味俱厚，浮而散，阳也。入足厥阴，手太阴、阳明经。厥阴为风木之脏，其主风痹死肌。头风泪出者，皆厥阴风木为病。得金气之厚者，能胜木。禀辛散之性者，能利窍。

羌活

【功能主治】

《神农本经会通·卷之一·草部上》：治贼风，失音不语，多痒，血癞，手足不遂，口面㖞斜，遍身痛痹。

《本草汇笺·卷一·草部》：若风热痰病，及中风瘫痪，手足不遂者，少用之以疏通气道。

【应用】

《本草品汇精要·卷之七·草部上品之上》：为末，每服五钱，水酒各半盏，煎去滓，温服。治产后中风语涩、四肢拘急。

《本草纲目·第四卷·百病主治药·喑声·风痰》：贼风失音，中风口噤不语，煎酒饮，或炒大豆投之。

【注意】

《本草品汇精要·卷之七·草部上品之上》：蠡实为之使。

【禁忌】

《本草通玄·卷上·草部》：气血虚而遍身痛者，禁之。

《药笼小品·各论·羌活》：凡属血虚为病，非关风湿者，勿浪用也。

【医家按语】

《要药分剂·卷一·宣剂上》：前论汪昂曰：中风大法有四，一偏枯半身不遂，二风痱四肢不收，三风懿忽不知人，四风痹诸风类痹，风证尽矣，何尝有真中类中之说乎？此证皆由气血亏虚，医者不知养血益气以固本，徒用乌、附、羌、独以除风，命曰虚虚，误人多矣。且真中定重于类中，焉有类中即属内伤，真中单属外感者乎？

附子

【功能主治】

《药性摘录·驱风·十二》：外治游风斑疵，内治胃经冷风，及中风不语，血痹冷痛。

《药性通考·一卷药性考·附子》：中风僵卧不语，中风口眼㖞斜，中风语言謇涩，中风半身不遂，中风痰多神昏，阴证痈疽未溃，共二十一症，皆必须用附子于补阴补阳，始能夺命奏功。

【应用】

《本草纲目·第十七卷·草部六·毒草类》：中风痰厥（昏不知人，口眼㖞斜，并体虚之人，患疟疾寒多者，三生饮：用生川乌头、生附子，并去皮脐各半两，生南星一两，生木香二钱五分。每服五钱，生姜十片，水二盏，煎一盏，温服。《和剂局方》）。

中风气厥（痰壅，昏不知人，六脉沉伏。生附子去皮，生南星去皮，生木香半两。每服四钱，姜九片，水二盏，煎七分，温服之。《济生方》）。

中风偏废（羌活汤：用生附子一个，去皮脐，羌活、乌药各一两。每服四钱，生姜三片，水一盏，煎七分服。《王氏简易方》）

《本草纲目·第十七卷·草部六·毒草类》：宗奭曰：补虚寒须用附子，风家即多用天雄，大略如此。其乌头、乌喙、附子，则量其材而用之。时珍曰：按：王氏《究原方》云：附子性重滞，温脾逐寒。川乌头性轻疏，温脾去风。若是寒疾即用附子，风疾即用川乌头。

【注意】

《本草纲目·第十七卷·草部六·毒草类》：之才曰：地胆为之使，恶蜈蚣，畏防风、黑豆、甘草、人参、黄芪。时珍曰：畏绿豆、乌韭、童溲、犀角，忌豉汁，得蜀椒、食盐，下达命门。

【禁忌】

《药品辨义·卷下·寒病药类》：此乃气虚阳分之药，苦阴虚内热者，服之祸不旋踵，有孕者勿用。

《药性摘录·驱风·十二》：然阴虚类中，及慢惊忌之。

【医家按语】

《本草详节·卷之一·草部》：附子，浮、中、沉无所不至，能引补气药行十二经，追复散失之元阳；引补血药入血分，滋养不足之真阴；引发散药开腠理，驱逐在表之风寒；引温暖药直达下焦，祛在里之冷湿。又须知热因寒用之法，热药冷饮，下咽之后，冷体既消，热性自发，而拒格之患免矣。

松叶

【功能主治】

《医学汇函·卷十三·治疮门》：兼治脚气风痹，历节风，中风口㖞。

【应用】

《山居本草·卷五·竹树花卉部上》：中风口㖞：青松叶一斤捣汁，清酒一升，浸二宿，近火一宿。初服半升，渐至一升，头面汗出即止。三年中风：松叶一斤细切，以酒一斗，煮取三升，顿服，汗出立瘥。

【医家按语】

《汤液本草经雅正·第六卷·香木部》：叶，有二鬣、三鬣、五鬣之异。（颂）凌冬不凋（时珍），故治血中之风，腰脚风痛不能践地及历节痛风，（德轩）恶疾，（弘景）大风，取针之义也。（时珍）

乳香

【功能主治】

《十便良方·卷第三·六十四药本草节要》：疗耳聋，中风口噤，妇人血气，能发酒，理风冷，止大肠泄癖，疗诸疮疖，令内消。

《本草纲目·第三卷·百病主治药·诸风·血滞》：中风口噤，烧烟熏，口目㖞斜，活血止痛。

【应用】

《本草汇言·卷之八·木部·香木类》:《证治要诀》：治中风口眼㖞斜。用乳香烧烟熏之，以顺其血脉。

泽兰

【功能主治】

《千金翼方·卷第二·本草上·草部中品之下》：中风余疾。

《体仁堂颐世方书·痰饮门·法制半夏》：一切风痰卒中昏迷并皆治之。

【注意】

《古今医统大全·卷之九十四·本草集要·草部》：防己为之使。

荆芥

【功能主治】

《药性粗评·卷之二·荆芥入汤汗家自有制度》：主治伤寒中风，口眼㖞斜，湿痹风气，头痛目眩阴阳二毒。

《本草备要·卷一·草部》：中风口噤，身强项直，口面㖞斜，目中黑花。其气温散，能助脾消食（气香入脾）。

【应用】

《本草纲目·第四卷·百病主治药·喑声·风痰》：诸风口噤不语，为末，童尿酒服。

【注意】

《本草韵语·卷上·荆芥》：治血炒黑用：凡血药，用山栀、干姜、地榆、棕榈、五灵脂等，皆须炒黑者，以黑胜红也。反鱼蟹、河豚、驴肉。

【禁忌】

《日用本草·卷之八·五味类》：《夷坚志》云：食黄颡鱼不可食。

《神农本草经疏·卷之九·草部中品之下》：荆芥，风药之辛温者也。主升，主散，不能降，亦不能收。病人表虚有汗者忌之。血虚寒热，而不因于风湿风寒者勿用。阴虚火炎面赤，因而头痛者，慎勿误入。

【医家按语】

《务中药性·卷二·草部》：荆芥入肝经气分，炒黑血分诸血困，发汗散风祛风湿，伤寒头痛中风证，清头利咽治眼花，助脾消食产后病，吐衄肠风痔漏崩，瘰疬疮家称为圣。

荆沥

【功能主治】

《本草汇言·卷之十·木部·灌木类》：王嘉生稿：善治中风昏危，痰迷气闭，语言不出，目睛不活；或痰厥头痛，头风旋晕。

《本草备要·卷三·木部》：除风热，化痰涎，开经络，行血气。治中风失音，惊痫痰迷，眩晕烦闷，消渴热痢，为去风化痰妙药。

【应用】

《本草纲目·第三十六卷·木部》：中风口噤，每服一升。

《本草汇言·卷之十·木部·灌木类》：闽医韩仲白：治中风昏危，痰迷气闭，语言不出，目睛不活。用荆沥一盏，和生姜汁五六匙，调匀。用半夏三钱，南星二钱，木香一钱，当归、白术各一钱五分，甘草五分，水二碗，煎七分，乘热和荆沥，徐徐服。

【禁忌】

《本草发明·卷四·木部下》：气虚少食者，忌之。

【医家按语】

《务中药性·卷之九·木部》：荆沥性平甘淡味，去风化痰祛涎沫，中风失音痰迷心，开通经络行血气，头晕目眩心烦热，消渴惊痫解热痢，气虚食少人勿服，协同姜汁不凝滞。

茯神

【功能主治】

《十便良方·卷第三·六十四药本草节要》：主辟不祥，疗风眩风虚，偏治中偏风，口面㖞斜，毒风筋挛，不语，心神惊掣，虚而健忘。

《洁古珍珠囊》：疗风眩，心虚非此不能除。

【注意】

《本草汇纂·卷二·渗湿》：二茯俱恶白蔹，畏地榆、秦艽、鳖甲、雄黄，忌醋。

中风

枳壳

【功能主治】

《本草纲目易知录·卷四·木部》：枳茹树皮，或云枳壳上刮下皮：治中风身直，不得屈伸反复，及口僻眼斜……树茎及皮：主水胀暴风，骨蒸疼急……嫩叶：煎汤代茶，去风。

【应用】

《本草纲目易知录·卷四·木部》：根皮：刮皮一升，酒煎服。

【注意】

《本草纲目易知录·卷四·木部》：妊妇及气虚人，壳、实俱慎用。陈者良。

枳实

【功能主治】

《重修政和经史证类备用本草·卷二·序例·下》：主大风在皮肤中痒。

【应用】

《本草品汇精要·卷之十八·木部中品之上》：合酒渍木皮，治卒中风，身直不得屈伸。

威灵仙

【功能主治】

《神农本经会通·卷之一·草部中》：治丈夫妇人中风不语，手足不遂，口眼㖞斜，筋骨节风，胎风，头风，暗风，心风，风狂。又治大风。

《本草求原·卷之四·蔓草部》：主风，为十二经络宣导善走之风药。主诸风，宣通五脏之湿，治风湿，痰气肿痛，麻木痹痛，中风头风，半身不遂。

【应用】

《本草汇言·卷之六·草部·蔓草类》：苏氏方：治中风不语，手足顽痹，口眼㖞斜。用威灵仙酒浸，九浸九蒸九晒八两，於白术、人参、黄芪、枸杞子、天麻、胆星各三两，俱焙燥，研为末，炼蜜丸梧子大。每服五钱，白汤送。

【禁忌】

《顾氏医镜·本草必用·草部》：忌茶茗面。多服泄人五脏真气，气弱者勿服。

钩藤

【功能主治】

《本草纲目易知录·卷二·草部》：治大人头旋目眩，卒得痫疾，小儿惊啼瘈疭，客忤胎风，内钓腹痛。退寒热，发斑疹。主肝风相火之病，风静火息，则诸证自除。

《伤寒瘟疫条辨·卷六·散剂类》：主肝风相火，疗瘈疭惊痫，胎风客忤，热壅痰喘，中风失音（煎汤频服）。

【应用】

《滇南本草·第一卷》：一人路遇狂风吹着，口㖞眼斜，半身麻木疼，用之神效。接骨草、防风、钩藤、胆南星，引点水酒、烧酒服，良效。

【注意】

《本草纲目易知录·卷二·草部》：久煎则无力，多用钩，取其力锐。

【禁忌】

《宝命真诠·本草·草部》：大人有寒者忌。

独活

【功能主治】

《东医宝鉴·汤液篇·卷之二·草部》：疗诸贼风，百节痛风，无久新者。治中风失音、㖞斜、瘫痪，遍身顽痹及筋骨挛痛。

【应用】

《本草品汇精要·卷之七·草部上品之上》：每用四两合好酒一升，煎半升温服，治中风通身冷，口噤不知人。

《本草纲目易知录·卷一·草部》：中风不语：独活一两，酒二斤煎汁，乌豆五合炒有声，以药酒投之令热，盖之，取汁，温服。

【注意】

《本草品汇精要·卷之七·草部上品之上》：蠡实为之使。

【其他】

《本草汇言·卷之一·草部·山草类》：缪仲淳先生曰：独活、羌活，阳草中之风药也。本为祛风、散寒、除湿之要品。风能胜湿，以其性燥故也。本草诸书并载主中风及诸风。不知真中风，惟西北边塞，高寒之地，风气刚猛，虚人受之，往往卒中。或口眼㖞斜，或口噤不语，或手足瘫痪，左右不仁，或刚痉柔痉，角弓反张，此药与诸风药并可用也。

栗

【应用】

《滇南本草·第一卷》：栗子：子上壳刺，烧灰吹鼻中，治中风不语，吹之即醒；或中痰邪，亦吹即应。

秦艽

【功能主治】

《本草发挥·卷二·草部》：洁古云：秦艽本功外，又治口噤，肠风泻血。《主治秘诀》云：……养血荣筋，中风手足不遂者用之，去手阳明下牙痛，及除本经风湿。

《玉楸药解·卷一·草部》：发宣经络，驱除风湿，治中风瘫痪、湿家筋挛骨痛、黄疸之证。

【应用】

《本草汇言·卷之一·草部·山草类》：治风寒湿热，壅闭经络，成痿痹瘫痪诸证。用秦艽、苍术，米泔浸，晒干，各四两，草薢、黄柏、羌活、当归、红花各二两，分作十剂，水煎服。

【注意】

《宝命真诠·本草·草部》：菖蒲为使，畏牛乳。

【禁忌】

《神农本草经疏·卷之八·草部中品之上》：下部虚寒人及小便不禁者，勿服。

【医家按语】

《宝命真诠·本草·草部》：治风先治血，血行风自灭。秦艽长于养血，故疗风，无论久新，而能退热舒筋也。世俗不知其功能本于祛风，凡遇痛症，动辄用之，失其旨矣。

桃仁

【功能主治】

《本草汇言·卷之十五·果部·果类》：桃仁：《日华子》：行血活血之药也。

《医学汇函·卷十二·本草分类·治燥门》：主瘀血血闭，血结血热，血癥血瘕，及卒暴出血心痛，骨蒸偏风，半身不遂，润大肠，通月水。

【应用】

《本草汇言·卷之十五·果部·果类》：《外台秘要》：治偏风不遂及癥疾因瘀血者。用桃核仁千七百枚，去皮尖及双仁，以好酒一斗五升，浸二十一日，取出晒干杵细，神曲打糊作丸，梧子大。每服五十丸，以原酒吞下。

【注意】

《药品辨义·卷中·血药类》：桃为五木之精，故花，仁，枝，叶，并可辟邪，生着食多，生痈疽，双仁者有毒，香附为使。

【医家按语】

《本草汇言·卷之十五·果部·果类》：肝为藏血之脏，此药苦能泄滞血，辛能散结血，甘温能通行一身血络，凡一切血败血阻为病，专主之也。

桑枝

【功能主治】

《玉楸药解·卷二·木部》：治脚气，中风喎斜拘挛，咳嗽上气，紫白瘢风，消痈疽，利小便。

【应用】

《神农本草经疏·卷之十三·木部中品》：疗痈疽后渴，嫩条细捣一升，熬香煎饮。亦无禁忌。久服，终身不患偏风。

黄芪

【功能主治】

《药性纂要·卷二·草部》：益元气，补诸虚不足，固卫气敛汗，壮脾胃，去肌热阳气下陷，入阴中则发热，甘温能除大热，排脓止痛，气充化腐为脓，气通则不痛，活血生肌，气充则血活，气旺则肉长，内托阴疽，为疮家圣药。

【应用】

《本草衍义·卷之七》：防风、黄芪世多相须而用。唐许胤宗为新蔡王外兵参军，王太后病风，不能言，脉沉难对，医告术穷。胤宗曰：饵液不可进。即以黄芪、防风煮汤数十斛，置床下，气如雾熏薄之，是夕语。

《本草汇言·卷之一·草部·山草类》：治风邪偏中血脉，手足不遂，口眼喎斜。用黄芪、防风各五钱，人参、白术各三钱，天麻、半夏各二钱，当归、肉桂各一钱五分。水煎服。

【注意】

《本草原始·卷一·草部上》：茯苓为之使；恶龟甲、白鲜皮。

【禁忌】

《神农本草经疏·卷之七·草部上品之下》：黄芪功能实表，有表邪者勿用。能助气，气实者勿用。能内塞补不足，胸膈气闭闷，肠胃有积滞者勿用。能补阳，阳盛阴虚者忌之。上焦热甚，下焦虚寒者忌之。病人多怒，肝气不和者勿服。痘疮血分热盛者，禁用。

萆薢

【功能主治】

《本草纲目·第十八卷·草部七·蔓草类》：冷风顽痹，腰脚瘫缓不遂，手足惊掣，男子肾腰痛，久冷，肾间有膀胱宿水。（甄权）头旋痫疾，补水脏，坚筋骨，益精明目。中风失音。（《大明》）补肝虚。（好古）

《类经证治本草·足厥阴肝脏药类·泻七十七品》时珍曰：治头旋，手足惊掣，中风失音，白浊，茎中便数。

【应用】

《本草纲目·第三卷·百病主治药·诸风·风虚》：石龙芮、骨碎补、巴戟天、狗脊、萆薢、菝葜、土茯苓、何首乌：并主风虚风湿，痹痛软弱，补肝肾，利关节。列当煮酒，去风血，补腰肾。

【注意】

《雷公炮制药性解·卷三·草部中》：薏苡为使，畏葵根、大黄、柴胡、牡蛎，忌牛肉。

【禁忌】

《神农本草经疏·卷之八·草部中品之上》：萆薢本除风湿，若下部无湿，阴虚火炽以致溺有余沥，茎中痛，此真阴不足之候也。无湿肾虚腰痛，并不宜服。

【医家按语】

《雷公炮制药性解·卷三·草部中》：萆薢之入三经，何也？盖肾受土克，则水脏既衰，肝挟相火而凌土湿，脾主肌肉，湿郁肌腠，则生热生风，以致营卫不和，关节不利。而萆薢长于去水，用之以渗脾湿，则土安其位，水不受侮矣。然久用令人小便多，小便既多，则肾气安得复实？今多泥其入肾，用为补剂，亦未深原其理耳。

菊花

【功能主治】

《本草乘雅半偈·第一帙·神农本经上品二》：主风头头眩肿痛，目欲脱，泪出，皮肤死肌，恶风湿痹。久服利血气，轻身耐老延年。茎叶根实并同。

【应用】

《本草汇言·卷之十·木部·灌木类》：治终身无目疾，兼不中风，及生疔疮。用甘菊花、枸杞子，相对蜜丸。每早服五钱，白汤过，久久有效。

【注意】

《本草征要·第一卷·通治部分·发散药、退热药·清散风热》：枸杞、桑白皮为使，去蒂。

【医家按语】

《本草汇言·卷之十·木部·灌木类》：甘菊花，甄权：祛风清热。《日华子》：养肝明目之药也。叶振华稿：此得天地清阴之气，独禀金精，专制风木，故为去风要药。

旋覆花

【功能主治】

《本草原始·卷三·草部下》：结气胁下满，惊悸，除水，五脏间寒热，补中下气。消胸上痰结，唾如胶漆，心胁痰水，膀胱留饮，风气湿痹，皮间死肉，目中眵䁾，利大肠，通血脉，色泽。主水肿，逐大腹，开胃，止呕逆不下食。行痰水，去头目风。

【应用】

《本草纲目·第十五卷·草部四·隰草类》：中风壅滞。（旋覆花，洗净焙研，炼蜜丸梧子大。夜卧以茶汤下五丸至七丸、十丸。《经验后方》）

《本草汇言·卷之三·草部·隰草类》：治中风后，痰涎壅滞，结如胶漆。用旋覆花洗净焙研为末，炼蜜丸梧子大，每卧时以茶汤下三十丸。

【禁忌】

《本草汇言·卷之三·草部·隰草类》：病人涉虚者，不宜多服。冷利大肠，虚寒人禁用。

《名家跌打损伤真传·药性温散类》：金沸草下气消痰，阴虚勿用。

【医家按语】

《本草汇言·卷之三·草部·隰草类》：女医童玉峰先生曰：若热痰，则多烦热；湿痰，则多倦怠软弱；风痰，则多瘫痪奇证；惊痰，则多心痛癫疾；冷痰，则多骨痹痿疾；饮痰，则多胁痛、臂痛；食积痰，则多癖块痞满。其为病状，种种变见。用旋覆花，虚实寒热，随证加入，无不应手获效。

淡竹叶

【功能主治】

《本草纲目·第三十七卷·木部四·苞木类》：消痰，治热狂烦闷，中风失音不语，壮热头痛头风，止惊悸，温疫迷闷，妊妇头旋倒地，小儿惊痫天吊。（《大明》）

【应用】

《得配本草·卷七·竹部（二种）》：得芍药，清肝胆之火。得橘皮，治上气发热。佐小麦、石膏，治时行发黄。

【注意】

《得配本草·卷七·竹部（二种）》：畏皂刺、油麻。

《罗氏会约医镜·卷十七·本草·竹木部》：竹能损人，中病即止，多服坏胃。

【医家按语】

《本草详节·卷之六·木部》：竹叶，生于中半以上，故主多在上焦。心、肺、胃皆脏腑之居上者，凡新久风邪之烦热喘促，气胜之上冲，皆用其甘寒而去客热，缓脾而益元气也。

梅

【功能主治】

《宝庆本草折衷·卷十八·果部》：主下气，除烦满，安心，肢体痛，偏枯不仁。

《本草蒙筌·卷之七·果部》：治妇人乳痈最效，拔肉中箭镞如神。中风紧闭牙关，急宜将肉摩擦。叶煮汁服，久痢亦除。

《本草发明·卷四·果部》：白梅：亦除痰药，擦中风，牙关紧急。杵烂，敷恶毒，妇人乳痈，拔肉中镞。去核用。

《本草纲目·第二十九卷·果部一·五果类》：除痰。苏颂。治中风惊痫，喉痹痰厥僵仆，牙关紧闭者，取梅肉揩擦牙龈，涎出即开。又治泻痢烦渴，霍乱吐下，下血血崩，功同乌梅。时珍。

葳蕤

【功能主治】

《千金翼方·卷第二·本草上·草部上品之上》：主中风暴热，不能动摇，跌筋结肉，诸不足，心腹结气，虚热湿毒，腰痛，茎中寒及目痛，眦烂泪出，久服去面黑，好颜色润泽，轻身不老。

《十剂表·上》：补中益气……润心肺，治风。

【注意】

《本草蒙筌·卷之二·草部中》：勿误取钩吻黄精（二物俱似葳蕤，但葳蕤节上有毛、茎斑，叶尖处有小黄点为异），须仔细辨认真假。考古方多用，畏卤咸勿加。

蓖麻子

【功能主治】

《本草纲目·第十七卷·草部六·毒草类》：主偏风不遂，口眼㖞斜，失音口噤，头风耳聋，舌胀喉痹，胸喘脚气，毒肿丹瘤，汤火伤，针刺入肉，女人胎衣不下，子肠挺出，开通关窍经络，能止诸痛，消肿追脓拔毒。

【应用】

《本草纲目·第十七卷·草部六·毒草类》：半身不遂失音不语。（取蓖麻子油一升，酒一斗，铜锅盛油，着酒中一日，煮之令熟，细细服之。《外台秘要》）

《本草汇言·卷之六·草部·毒草类》：《方脉正宗》：治中风痰闭，失音。用蓖麻子仁一两去油，胆星一两，为末，姜汁拌牙皂末三钱，共捣入蓖麻子内。或作丸，或作散，临是病，白汤调服二钱。

【禁忌】

《本草纲目·第十七卷·草部六·毒草类》：凡服蓖麻者，一生不得食炒豆，犯之必胀死。

《本草汇言·卷之六·草部·毒草类》：但体质多油，而又有毒，如脾胃薄弱，大肠不固之人，慎勿轻用。

【医家按语】

《握灵本草·卷五·草部四》：其性善走，能开通诸窍经络，故能治偏风、失音口噤、口目喝斜、头风七窍诸病，不止出有形之物而已。盖鹈鹕油能引药气入内，蓖麻油能拔病气出外，故诸膏多用之。

槐皮

【功能主治】

《简易普济良方·卷二·诸风门》：槐皮，治中风皮肤不仁，浸洗。

《食物本草·卷二十·木部·乔木类》：木皮、根白皮：治中风、皮肤不仁。

【应用】

《本草纲目·第三十五卷·木部二·乔木类》：中风身直。（不得屈伸反复者。取槐皮黄白者切之，以酒或水六升，煮取二升，稍稍服之。《肘后方》）

《本草纲目易知录·卷四·木部》：煎服，治烂疮，喉痹寒热，及下血，中风皮肤不仁。

《本草汇言·卷之九·木部·乔木类》：又煎汁饮，治中风身强不能屈伸，四肢痿痹、腰膝疼痛诸疾。

槐花

【功能主治】

《十剂表·上》：润肝燥，疏风导热，风眩欲倒，并治口齿风，大肠痔。

【应用】

《本草纲目·第三十五卷·木部二·乔木类》：中风失音。（炒槐花，三更后仰卧嚼咽。《危氏得效方》）

《务中药性·卷之八·木部》：槐花未开槐米是，已开未开性不异……中风失音咽喉痹，槐花苦凉入肝与大肠……中风失音，槐花炒变色，三更后仰卧嚼咽甚效。

蔓荆子

【功能主治】

《本草纲目易知录·卷四·木部》：搜肝风，利九窍，去白虫，清头目，利关节，明目坚齿，凉诸经血。治筋骨间寒热，湿痹拘挛，太阳经头痛脑鸣，头沉昏闷，痫疾，目赤，目泪出多，目睛内痛，为头面风虚要药。治内风，除昏暗，散风邪，长髭发。

《本草正·卷下·竹木部》：主散风邪，利七窍，通关节，去诸风头痛脑鸣，头沉昏闷，搜肝风，止目睛内痛泪出，明目坚齿，疗筋骨间寒热湿痹拘挛，亦去寸白虫。

【应用】

《本草汇言·卷之十·木部·灌木类》：陈秋水方：治头面诸风疾。用蔓荆子五钱，枸杞子、白附子、甘菊花、玉竹、防风各二钱，俱酒拌炒，甘草八分，水煎服。骆仁我方：治九窍不通，目昏耳闭，鼻瘫，口舌謇涩，二便不通。用蔓荆子三钱研，川芎、北细辛、辛夷各一钱，茯苓、白术各二钱，车前子、牛膝、草薢各二钱五分，生姜三片，水煎徐徐服。

【禁忌】

《本草汇言·卷之十·木部·灌木类》：凡头目风痛，不由风寒之邪，而由于血虚有火者，勿用也；痿痹拘挛，不由风湿之邪，而由于阳虚血涸筋衰者，勿用也；寒疝脚气，不由阴湿外感，而由于肝脾羸败者，亦勿用也。

豨莶草

【功能主治】

《本草品汇精要·卷之十四·草部下品之中》：《图经》曰：去肝肾风气，四肢麻痹，骨间疼，腰膝无力，亦能行大肠气，及风湿疮，肌肉顽痹，妇人久冷。《别录》云，治中风失音不语，口眼喎斜，时吐涎沫。

【应用】

《本草集要·下部药性分类卷八·治风门·清热润燥药》：多服、久服治中风偏麻痹，骨间疼，腰膝无力。

豨莶：治中风偏风，麻痹，骨间疼，腰膝无力。

《二如亭群芳谱·利部·药谱二》：豨莶丸，九煎九晒，捣末蜜丸服，益元气，治肝肾风气，四肢麻痹，骨间冷腰膝，无论远年近日，一切中风卧床，口眼喎斜，时吐涎沫诸病。空心温酒或米饮下二三十丸，服至百服眼目明，千服鬓发黑，筋力健，效验多端。

【禁忌】

《药镜·卷一·温部》：《本经》云，脾肾两虚，阴血不足，病不因于外来者，不可纵饵。

【医家按语】

《本草汇言·卷之三·草部·隰草类》：李士材先生曰：古方云豨莶能宣能补，故风家珍之。本草相传，功用甚奇。然近世服之，经年罕效。意者制法未尽善欤？风气有分别欤？药产非地道欤？亦以见执方者之失也。愚按此药长于理风湿，毕竟是祛邪之品，恃之为补，吾未敢信也。

薄荷

【功能主治】

《本草元命苞·卷之九·菜部三品》：祛头面风邪……疗中风能吐痰。

《本草纲目·第十四卷·草部三·芳草类》：治中风失音吐痰。（日华）主伤风头脑风，通关格，及小儿风涎，为要药。（孟诜）清头目，除风热……利咽喉口齿诸病，治瘰疬疮疥，风瘙瘾

中
风

疹。捣汁含漱，去舌苔语涩。授叶塞鼻，止衄血。（时珍）

【应用】

《本草汇言·卷之二·草部·芳草类》：治中风失音，舌强痰壅。用薄荷捣自然汁灌之，立苏。

《本草纲目·第十四卷·草部·草之三·芳草类》舌强语謇：薄荷自然汁，和白蜜、姜汁擦之。

【禁忌】

《本草纲目·第十四卷·草部三·芳草类》：甄权曰：同薤作虀食相宜。新病瘥人勿食之，令人虚汗不止。瘦弱人久食之，动消渴病。

《本草述录·卷二·草部上》：表虚、阴虚、血虚头痛及小儿身热由于伤食或疳积者不可用。

【医家按语】

《本草求原·卷之二·芳草部》：得火气以生，而俱金味，有转夏为秋之能，故卢复谓气温性凉，搜肝气，清利肺热。主贼风伤寒，贼风者，中风也。风为阳而伤卫，寒为阴而伤营。此味辛温，佐温散以治风寒，则金为火用。又性凉，佐清解以治风热，更能达火之化。

藜芦

【功能主治】

《本草真诠·上卷·三集·治风门·祛风化痰药》：吐膈上风痰，中风不语，暗风痫病，喉痹。

《类经证治本草·足厥阴肝脏药类·泻七十七品》：入口即吐，通顶嚏，治风痫，中风不省，牙关紧，不省人事者，可吐之。

【应用】

《本草品汇精要·卷之十三·草部下品之上》：又治中风不省人事，牙关紧急者，以一两去芦头，浓煎，防风汤浴过，焙干碎切，炒微褐色，捣为末，每服半钱，温水调下，以吐出风涎为效。如人行三里未吐，再服。

《医学统旨·卷八·草部》：治上膈风痰，暗风痫病，中风不语，喉痹不通，取一两浓煎，防风汤浴过，焙干，微炒为末，温水下半钱，以吐为度，及蛊毒、恶疮、疥癣，杀诸虫毒。

【注意】

《本草真诠·下卷·一集·诸品药性阴阳论》：专能发吐，不入煎汤，惟作散用。

《本草备要·卷一·草部》：黄连为使，反细辛、芍药、诸参，恶大黄，畏葱白。

【医家按语】

《本草汇言·卷之五·草部·毒草类》：寇宗奭：吐风痰。《本经》：出蛊毒之药也。周士和稿：味苦善涌，能使邪气痰积，凡胸膈部分之病，悉皆吐出，有宣壅导滞之功。故古人治痰涎蛊毒，及暗风五痫之证，一吐即平。

覆盆子

【功能主治】

《本草品汇精要·卷之三十二·果部上品》:《日华子》云：主中风，身热及惊。《别录》云：熬汤服，平肺虚寒。补：唐本注云：补虚续绝，强阴健阳，悦泽肌肤，安和脏腑，和中益力，疗劳损风虚，补肝明目。

《本草发明·卷四·果部》：发明曰：覆盆子甘平，能补，佐巴戟，能补肾，故主益气温中，补虚续绝，治肾伤精滑，阴痿，安和五脏，补肝明目，黑发润肌，亦疗中风，发热成惊。

二、动物药

五灵脂

【功能主治】

《本草纲目·第三卷·百病主治药·诸风·风寒风湿》：散血活血引经有功。

【应用】

《本草纲目·第四十八卷·禽部二·原禽类》：五灵脂散。（中风麻痹痛者，加草乌半钱，同童尿、水酒煎服。《永类钤方》）

《本草纲目·第四十八卷·禽部二原禽类》：中风瘫缓。（追魂散：用五灵脂为末，以水飞去上面黑浊、下面沙石，研末。每服二钱，热酒调下，日一服。继服小续命汤。《奇效方》）

牛黄

【功能主治】

《本草元命苞·卷之七·兽部三品》：主惊痫寒热，中风口噤失音，疗天行时疫，热盛狂走生斑。

《本草汇言·卷之十八·兽部·畜类》：驱风化痰，清热解毒之药也。主神志不守，颠狂妄动，或惊痫搐搦，忽作昏迷；或中风中恶，失音不语；或魂魄飞扬，触事丧志；或寒热交作，乍见神鬼，此是心虚不宁，痰迷心窍之证。

【应用】

《本草汇言·卷之十八·兽部·畜类》:《方脉正宗》：治大人小儿痰热失音，或中风、中热、中气，小儿心热生惊，急惊搐搦诸证。用牛黄一钱另研细，配胆星、天竺黄各二钱，白术、天麻各三钱，俱研细，姜汁为丸如黄豆大。大人服二丸，姜汤化下；小儿服一丸，灯心汤化下。

【注意】

《汤液本草·卷下·兽部》：定魂魄，人参为使，恶龙骨、龙胆、地黄，畏牛膝。

《本草选·卷五·兽部》：（杲曰）牛黄入肝，治筋病，凡中风入脏者，必用牛、雄、脑、麝之剂，入骨髓，透肌肤，以引风出。若风中腑及血脉者用之，恐引风邪流入于骨髓，如油入面，莫之能出也。

【禁忌】

《本草蒙筌·卷之九·兽部》：孕妇忌服，能堕胎元。

《本草正·卷下·禽兽部》：亦能堕胎，孕妇少用。忌常山。

《本草求真·上编·卷四·泻剂·降痰》：惟脾胃虚寒者。其切忌之。

乌蛇

【功能主治】

《药性要略大全·卷十·虫豸禽兽部》：治风痹不仁，去疮疡、风热诸风。

《医门初学万金一统要诀·太医院增补青囊药性赋直解·卷之五·鱼虫部类》：主诸风㖞斜口眼，并治大风疮。

【应用】

《本草汇言·卷之十八·鳞部·龙类》：《开宝》方治中风湿痹不仁，半身不遂，筋脉拘急，口面㖞斜，骨节疼麻，脚弱不能久立，及疠毒延迕，眉发脱落，一切疥癣疮癞，风毒痛痒诸疾。取蛇一条，和归、芎、芪、术、牛膝、木瓜、人参各二两，俱焙燥，好酒十壶浸蒸，早晚各随量饮之。一切风疾瘫痪、疮疥诸疾，一月奏平。

石决明

【功能主治】

《本草便读·鳞介部·石决明》：平肝除热，明目潜阳，味咸性寒，通淋益肾（……凡海物皆味咸性寒，此物能入肝，咸能软坚，寒能清热，又介类之属，皆可潜阳入肾，故能建功于肝，肝闭窍于目，内服外点，皆决能明目也，通淋者，清肝家之湿火，以肝主疏泄，邪热去而淋自愈也）。

《医学衷中参西录·第四期第二卷·石决明解》：为凉肝镇肝之要药。

【应用】

《医学衷中参西录·第四期第二卷·石决明解》：其能凉肝，兼能镇肝，故善治脑中充血作疼作眩晕，因此证多系肝气肝火挟血上冲也。是以愚治脑充血证，恒重用之至两许。

白花蛇

【功能主治】

《十便良方·卷第五·所在皆有之药本草节要》：主中风湿痹不仁，筋脉拘急，口面㖞斜，半身不遂，骨节痛疼，大风疥癞，及暴风瘙痒，脚弱不能久立。

《神农本经会通·卷之十·虫鱼部》：《东》云：治瘫痪，除风痒，癞疹。《甄》云：主中风，瘫痪，㖞斜，及疥癞大风。《本经》云：主中风湿痹不仁，筋脉拘急，口面㖞斜，半身不遂，骨节疼痛，大风疥癞及暴风瘙痒，脚弱不能久立。《局》云：白花蛇肉与乌蛇，主治诸风口面斜，湿痹拘挛疮疥癞，制为丸散酒宜加。白花蛇，主诸风湿痹，拘挛，兼疥癞。

《本草发明·卷六·虫部鳞介类》：《发明》曰：诸蛇皆主风疾，白花蛇专治风，止风痛、风毒，速于诸蛇，以其性窜也，故本草主中风，湿痹不仁，筋脉拘挛，口面㖞斜，半身不遂，骨节疼痛，脚软不能久立，大风癞。

《随息居饮食谱·鳞介类·白花蛇》：祛风湿，治半身不遂，口面㖞斜，风疠，疬疡，骨节疼痛，痘疮倒陷，搐搦，惊痫，麻痹不仁，霉疮，疥癣。

【注意】

《罗氏会约医镜·卷十八·鳞介鱼虫部》：但服蛇药酒，切忌见风（宜于密室静坐）。凡似中风、虚弱人禁用。

《本草求原·卷十六·鳞部》：服蛇酒忌见风，开坛宜避其气，免至面目浮肿。忌铁。

【禁忌】

《神农本草经疏·卷之二十二·虫鱼部下品》：阴虚血少、内热生风者，非其所宜。开坛时须避其气，免致面目浮肿。

《要药分剂·卷二·宣剂下》：仲淳曰：若中风口面㖞斜，半身不遂，定缘阴虚血少内热而发，与得之风湿者殊科，非所宜也，当辨。

《本草撮要·虫鱼鳞介部·白花蛇》：类中风属虚者大忌。

【医家按语】

《医学汇函·卷十二·本草分类》：《雷公》云：蛇性窜，能引药至有风处耳。

地龙

【功能主治】

《本草征要·第一卷·通治部分·清热药·清热泻火》：清热定惊，平喘通络。火证高烧，神昏抽搐。半身不遂，肢体麻木。风阳上扰、蒙蔽头目。小便欠利。时发喘促。

《本草汇言·卷之十七·虫部·湿生类》：须四可曰：此药得土中阴水之气，性大寒，善降而下行，善治一切风痰热痰诸疾。

竹虱

【功能主治】

《本草纲目·第四十一卷·虫部三·化生类》：中风，半身不遂，能透经络，追涎。（时珍）

【应用】

《本草纲目·第三卷·百病主治药·诸风·风寒风湿》：半身不遂，同麝香浸酒服，出汗。

《本草纲目·第四十一卷·虫部三·化生类》：中风偏痹。（半身不遂者。用麻黄，以汤熬成糊，摊纸上，贴不病一边，上下令遍，但除七孔，其病处不糊。以竹虱焙为末三钱，老人加麝香一钱，研匀，热酒调服，就卧。须臾药行如风声，口吐出恶水，身出臭汗如胶。乃急去糊纸，别温麻黄汤浴之。暖卧将息，淡食十日，手足如故也。《峋嵝神书》）

全蝎

【功能主治】

《十便良方·卷第三·六十四药本草节要》：疗诸风瘾疹，及中风半身不遂，口眼㖞斜，语涩，手足抽掣。

《药性赋·平性》：主风瘫。

《医学入门·卷二·本草分类·治风门》：蝎味甘辛去风涎，卒中㖞僻瘫半边，瘾疹耳聋真可疗，小儿惊搐最当先。

《医学入门·卷二·本草分类·治风门》：治中风口眼㖞斜，半身不遂，语涩手足抽掣，诸风瘾疹，小儿惊风不可缺也。

《本草发明·卷六·虫部》：《发明》曰：全蝎治风要药，故本草主诸风瘾疹及中风半身不遂，口眼㖞斜，语涩，手足抽掣。注云：小儿抽搐方多用之，又大人、小儿通用，治小儿惊风及痫，不可缺也。治耳聋，末之，酒服。

《本草通玄·卷下·虫部》：主中风，半身不遂，口眼㖞斜，语涩，手足抽掣。小儿惊风尤为要药。

《医经允中·卷十七·各经用药说·肝部·温泻》：主治大人中风，口眼㖞斜，语涩，小儿惊痫风搐。肝经风家要药。盖辛温走散之物，故能祛风散邪。

【应用】

《本草求原·卷十八·虫部》：中风，口眼㖞斜，抽掣不遂，同白附、僵蚕为末，酒下。

《本草汇纂·卷一·驱风》：牵正散，治口眼㖞斜，全蝎同白附、僵蚕为末，酒服甚效。

【禁忌】

《神农本草经疏·卷之二十二·虫鱼部下品》：蝎，风药也。似中风，及小儿慢脾风病属于虚，法咸忌之。

《本草备要·卷四·鳞介鱼虫部》：类中风、慢脾惊属虚者，忌用。

【医家按语】

《十便良方·卷第三·六十四药本草节要》：《衍义》：蝎，大人小儿通用。治小儿惊风不可缺也。有用全者，有只用梢者，梢力尤切。今青州山中石下捕得，慢火逼，或烈日中晒，蝎渴热时，乃与青泥食之，既满，复以火逼杀之。故其色多赤，欲其体重而售之故也。医家用之，皆悉去土。如虿人还能禁止之，自尝被其毒，兄长禁而止，故螫终不痛。翰林禁科具矣。

《神农本草经疏·卷之二十二·虫鱼部下品》：诸风掉眩，属肝木，风客是经，非辛温走散之性，则不能祛风逐邪，兼引诸风药入达病所也。故大人真中风，小儿急惊风，皆须用之。

衣鱼

【功能主治】

《药性要略大全·卷之十·虫豸禽兽部》：正口眼㖞斜。

《本草撮要类编》：主小便不利，妇人疝瘕，治中风口㖞，项背强急，摩之甚效。

【应用】

《医学入门·卷二·本草分类·治风门》：卒患偏风口眼㖞斜，㖞右摩左耳下，㖞左摩右耳下，正即止。妇人瘕疝小便不利，小儿中风项强背起摩之，淋闭取摩脐及小腹即通。研烂敷瘢疮，又和乳汁点眼，治翳及沙石草落目中。

守宫

【功能主治】

《本草纲目·第四十三卷·鳞部一·龙类》：中风瘫痪，手足不举，或历节风痛，及风痉惊痫，小儿疳痢，血积成痞，疠风瘰疬，疗蝎螫。（时珍）

【医家按语】

《本草洞诠·第十六卷·鳞部》：治中风瘫痪、历节风痛，及惊痫，小儿疳痢，血积成痞，疠风瘰疬。杨仁斋言：惊痫皆心血不足。蝘蜓之血，与心血相似，取其血以补心，故治惊痫。其说近似而实不然，盖蝘蜓食蝎蠹，蝎蠹乃治风要药，故蝘蜓所治风𤺋惊痫诸病，亦犹蜈蝎之性能透经络也。蜥蜴利水，蝘蜓祛风，功用自殊，不可不辨。

龟甲

【功能主治】

《寿养丛书·食鉴本草·卷上·虫部》：止漏下赤白，破癥瘕，咳疟，五痔，阴蚀，湿痒，瘫痪，四肢重弱。

《本草汇笺·卷九·虫部》：其主潮热盗汗，遗精，腰痛腿酸，瘫痪拘挛，久疟血枯。

《药品辨义·卷下·肾膀胱类》：主治夜热朝凉，盗汗遗精，神疲力怯，腰腿酸疼，瘫痪拘挛，手足虚弱，久疟血枯，小儿囟颅不合，病由真脏衰，致元阴不生，非此味浊纯阴者，不能补其不足之阴，古云寒养肾精识此义耳。

【应用】

《寿养丛书·食鉴本草·卷上·虫部》：《野人闲录》：治诸风瘫痪等。以败龟甲以酥炙为末，每服一钱，酒调下。

【注意】

《本草详节·卷之十一·介部》：恶沙参、蜚蠊。

龟溺

【应用】

《食物辑要·卷之七·鱼品类》：尿滴耳内治聋，点舌下，止中风舌暗及惊风不语。一云：取龟尿以猪鬃或以松叶刺鼻，尿即下。

《食物本草·卷十一·介部·龟鳖类》：置龟荷叶上，以镜照之，其尿自遗，滴耳，治聋。点舌下，治大人小儿中风，惊邪不语。

《调疾饮食辩·第六卷·虫类》：点舌下治中风不语。甲补阴益血。今人惟取下版熬胶用，以龟运任脉，故能补阴。

阿胶

【功能主治】

《罗氏会约医镜·卷十八·本草·禽兽部》：养肝补肾，清肺益气，除一切风病（血足养肝，则木平风息）。久服轻身益气，温和之品也（阿井乃济水之眼，《内经》以济水为天地之肝，骡皮又合北方水色，气味俱阴，功力自大，故入血，治血证及风证如神。取其益阴滋水、补血清热之功也）。

【应用】

《本草纲目·第三卷·百病主治药·诸风·风虚》：醍醐酒服，治中风烦热。

【注意】

《本草征要·第二卷·形体用药及专科用药·女科》：山药为使。畏大黄，蛤粉拌炒。

【禁忌】

《本草征要·第二卷·形体用药及专科用药·女科》：胃弱作呕吐，脾虚食不消者，均忌。

【医家按语】

《伤寒论条辨·本草抄》：陶隐居云：出东阿，故曰阿胶，入汤微炙，丸散须极燥。陈藏器云：阿井水煎成，人间用者，多非真也。凡胶俱能疗风，止泄补虚，驴皮胶主风为最。

鸡冠血

【功能主治】

《药性要略大全·卷之十·虫豸禽兽部》：治中风不省人事，能行乳汁。

《神农本草经疏·卷之十九·禽部三品》：凡风中血脉则口角僻㖞，冠血咸而走血，透肌肉，故以之治中风口㖞不正，涂颊上效。

《药性纂要·卷四·禽部》：风中血脉则口㖞，冠血咸而走血透肌，鸡之精华所聚，本乎天者亲上也。

【应用】

《药性要略大全·卷之十·虫豸禽兽部》：遇中风者，急令人咬碎活鸡冠，开牙关，将热血滴入喉内，良久即苏。

《本草汇笺·卷八·禽部》：治风中血脉，口角僻喎，涂颊上效。须三年老雄者，取其阳气充溢，咸而走血透肌肉也。

《医林纂要探源·卷三·药性·羽类》：涂恶风口眼喎斜，及中恶卒忤及百虫咬毒。

《罗氏会约医镜·卷十八·本草·禽兽部》：治白癜风、中恶客忤，及风中血脉，口角喎斜（涂颊即止），缢死欲绝。

《本草求原·卷十九·禽部》：治风中血脉僻喎，热涂颊。阴毒卒痛，入热酒饮，取汗。中恶卒死，自缢，卒惊，俱滴口、涂面、吹鼻，仍破鸡押心下。

【医家按语】

《本草汇言·卷之十八·禽部·原禽类》：祝多士曰：按李氏方云：鸡为阳禽，冠为阳分，冠血乃诸阳所聚，大能祛风活血，使阳气充溢，反阴为阳，从里出表。凡风中血脉而口角偏喎，或中恶卒死而惊痫客忤，或痘疮初发而闭逆不出，或毒虫咬伤而疼痛不止，此乃咸能走血，以血治血。

鸡屎白

【功能主治】

《居家远行随身备急方书·卷首·药目·十六》：治中风失音痰迷。

《十剂表·上》：下气利水，治鼓胀，中风，风痹转筋入腹。

【应用】

《本草汇言·卷之十八·禽部·原禽类》：《范汪方》：治四肢偏痹，风疾疼痛，不能举动，并治白虎历节风痛。用鸡屎白一两，浸好酒一壶煮热，每日熏洗痛处。

《食鉴本草·卷之二·禽部》：治中风，失音，痰迷，炒服。治小儿客忤，虫毒，疗白虎风，贴风痛。

珍珠

【功能主治】

《寿世保元·卷一·本草·药性歌括》：镇惊除痫，开聋磨翳，止渴坠痰。

【应用】

《本草纲目·第四卷·百病主治药·音声·风痰》：珍珠：卒忤不语，鸡冠血丸，纳口中。

《本草纲目易知录·卷五·介部》：小儿中风，手足拘急：珍珠末一两，石膏末一钱，匀，每服一钱。

穿山甲

【功能主治】

《本草正·卷下·虫鱼部》：能通经络，达腠理，除山岚瘴气疟疾，风痹强直疼痛，疗小儿

中
风

五邪惊啼，妇人鬼魅悲泣，下乳汁，消痈肿，排脓血，除疮疥痔漏，通窍杀虫。

《玉楸药解·卷六·鳞介鱼虫部》：鲮甲善穿通走窜，透坚破结……至于瘫痪㖞斜，缓急拘挛，未必能也。而引达木荣筋之药，斩关深入，直透拳曲拘挛之处，则莫过于此。

【应用】

《本草纲目·第四十三卷·鳞部一·龙类》：中风瘫痪：手足不举。用穿山甲，左瘫用右甲，右痪用左甲，炮熟，大川乌头炮熟，红海蛤如棋子大者各二两，为末。每用半两，捣葱白汁和成厚饼，径寸半，随左右贴脚心，缚定。密室安坐，以脚浸热汤盆中，待身麻汗出。急去药。宜谨避风，自然手足可举。半月再行一次，除根。忌口，远色，调养。亦治诸风疾。

蚕沙

【功能主治】

《本草纲目·第三十九卷·虫部一·卵生类》：肠鸣，热中消渴，风痹瘾疹。(《别录》)治消渴癥结，及妇人血崩，头风、风赤眼，去风除湿。(时珍)

《寿世保元·卷一·药性歌括》：湿痹瘾疹，瘫风肠鸣，消渴可饮。

【应用】

《本草发明·卷六·虫部》：炒黄，袋盛，浸酒，去风湿，皮肤顽痹，偏风，筋骨瘫痪，手足不遂，腰脚软，腹内宿冷，冷血瘀血，腰脚冷痛。炒令热，袋盛，乘热熨之。

《本草纲目易知录·卷四·虫部》：半身不遂：蚕沙二硕，以二袋盛，蒸熟，更互熨患处。以羊肚、粳米煮粥，日食。又方：好酒五升，拌蚕沙五斗，甑熟，于暖室中，铺油单上。令患风痹及近瘫风人，就以患处一边卧蚕沙上，厚盖取汗。

【禁忌】

《本草汇言·卷之十七·虫部·卵生类》：缪氏曰：如瘫缓筋骨不遂，由于血虚不能荣养经络，而无风湿外邪侵犯者不服。

蚺蛇

● 蚺蛇肉

【应用】

《本草汇言·卷之十八·鳞部·龙类》：《集简方》治诸风瘫痪，筋挛骨痛，痿痹麻木，及皮肉瘙痒，脓癞疥癣恶疮。用蚺蛇肉炙十两，皂角刺三两，好酒十五壶，浸蒸一日，每日随量饮。

● 蚺蛇胆（南蛇）

【功能主治】

《本草汇言·卷之十八·鳞部·龙类》：疗大风。蚺蛇胆：退目翳，定痫疾。魏景山曰：蚺蛇禀火土之气，其胆为甲乙风木之化，故《别录》主目赤肿痛、翳障昏蒙，或五痫陡发，暴仆痰迷。

【应用】

《本草求原·卷十六·鳞部》：治诸风瘫痪挛痛，麻木瘙痒，疥癣恶疮，小儿疳疮及疬风肌死，鼻未倒者，俱同羌活浸酒饮，或加糯米酒曲酿之饮，或作脍食，并效。

蛇蜕

【功能主治】

《调疾饮食辩·第六卷·鱼虫类》：故治蛇伤，雄黄、羖羊角、白芷、苍耳、荆芥、穿山甲、蜈蚣均治风之药，而用蛇治病，亦能主大风疬疾、中风风痹、半身枯死者，以风治风，同气相求也。

海蛤

【功用主治】

《本草纲目·第四十六卷·介部二·蚌蛤类》：清热利湿，化痰饮，消积聚。除血痢，妇人结胸，伤寒反汗搐搦，中风瘫痪。（时珍）

鹿

【功能主治】

《医学入门·卷二·本草分类》：鹿肉补虚又疗风，血止诸血治肺痈，鹿肉，甘，温，无毒。益中气，调血脉，补虚羸。

【应用】

《普济方·卷二百五十七·食治门》：肉生者，主中风，口僻不正，细细碎锉，以薄僻上，华佗云：和生椒捣薄，使一人专看，正则急去之，不尔复牵回不僻处。

《医学入门·卷二·本草分类》：生肉，贴中风口偏，左患贴右，右患贴左，正即除之。蹄肉，主诸风脚膝疼痛。

《寿养丛书·食物本草·卷下·禽类》：生者，疗中风口偏，割薄之，左患右贴，右患左贴，正即除之。筋，主劳损，续绝骨，主虚劳，作酒饮去风。

《本经逢原·卷四·兽部》：鹿肉之生者，主中风口僻不正，锉碎薄贴僻上，正急去之，不尔复牵向不僻处矣。

羚羊角

【功能主治】

《日用本草·卷之三·五畜类》：主中风筋挛。

《分部本草妙用·卷一·肝部·寒泻》：定风安魂，散血，平肝舒筋……肝风主于筋，凡惊痫、中风、搐搦，筋脉挛急，历节掣痛，而羚角舒之；肝藏魂，凡惊骇、狂越、魔魅、卒死，羚角能安之。

《罗氏会约医镜·卷十八·本草·禽兽部》：祛风舒筋，散惊痫拘挛（肝木生风），疗狂越邪梦（肝藏魂，能泻心肝邪热）。

《本草正义·卷下·苦寒类》：清肝定风，行血行气，疗伤寒邪热、小儿痰火惊痫、妇人子痫强痉、一切毒邪中恶，亦能安魂魄。

《本草求原·卷二十·兽部》：除邪气、恶鬼、魇寐、卒死，羚羊灵异通神之功。去风，舒筋，治惊痫、中风、子痫、搐搦、拘挛、历节痛，肝主风，主筋，热生风则挛痛，咸寒舒之。安神魂，定惊狂，肝热则魂越。

雁肪

【功能主治】

《本草元命苞·卷之七·禽部三品》：治风拘急偏枯，疗麻痹气不通利，久服长毛发鬓眉。

《医经允中·卷二十三·禽部》：主治风挛拘急偏枯，气血不利。其肉治风麻痹。

《本草简明图说·禽部》：治风挛偏枯，通利气血，金疮肿，耳疳，生长鬓发。

【应用】

《本草详节·卷之十一·禽部》：主风挛麻痹，炼烊滤过，空心暖酒，调服一匙。

《本草求原·卷十九·禽部》：取肉炙熟帖之，取脂煎汁，每日温酒下。

犀角

【功能主治】

《本草元命苞·卷之七·兽部三品》：杀钩吻鸩羽蛇毒，除邪不迷惑魇寐安神，解大热风毒，疗伤寒温疟，狂言妄语，治中风失音迷闷惊痫，镇肝经，明目，退虚热，消痰解山岚瘴气毒。

《东垣试效方·卷一·药象门》：治中风失音，小儿肤痘，风热惊痫。

《药论·泻剂·泻火》：解心热伤寒发狂，清心神中风不语。止吐血而治惊痫，疏痘毒而化斑疹。

【应用】

《本草发明·卷六·兽部》：中风失音，小儿风热惊痫，皆由其性能走散中气，寒能清热耳。犀角生地黄汤中用之，以其凉而散瘀血。

《本草述·卷之三十一·兽部》：入至宝丹，治中风不语，中恶气绝，一切神魂恍惚，癫狂扰乱等证。

《法古录·人集·兽部》：孟诜曰：烧灰，水服，治卒恶心痛，饮食中毒，药毒热毒，筋骨中风，心风烦闷，中风失音，皆瘥。以水磨服，治小儿惊热。山犀、水犀，功用相同。

【注意】

《本草元命苞·卷之七·兽部三品》：恶雷丸，松脂为使。

《神农本经会通·卷之八·兽部》：角有数种，俱有粟文。入药用牯者，须用生角乌色，未经汤水浸煮，入药。已经浸煮，不入药。用汤散，用则屑之为末，取屑，以纸裹置怀中，良久取出，合诸色物，绝为易捣，故曰人气粉犀。若磨服，取角尖为佳。

《本草纲目·第五十一卷·兽部二·兽类》：时珍曰：升麻为之使。恶乌头、乌喙。

【禁忌】

《本草品汇精要·卷之二十四·兽部中品》：犀角妊娠勿服，能消胎气。肉不宜多食，若食过多，令人烦，即取麝香少许，和水服之即散。

《本草纲目·第五十一卷·兽部二·兽类》：敩曰：忌盐，及妊妇勿服，能消胎气。

【医家按语】

《本草述·卷之三十一·兽部》：何以能治中风？盖风火，阳也，固为同气，心为火主，风逐火焰，火散而风自平。且肝脾之系俱连系于心，故风毒风热惊痫之能治，发黄发斑之悉瘳也。至于疮肿化脓，固疗血分热毒之余事耳。又按方书之主治，兹味于中风证居多，而《本经》首主治百毒者，中风证其一也。

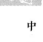

蜈蚣

【功能主治】

《罗氏会约医镜·卷十八·本草·鳞介鱼虫部》：治小儿惊痫风搐。

《医学衷中参西录·第四期第四卷·蜈蚣解》：其性尤善搜风，内治肝风萌动，癫痫眩晕，抽掣瘛疭，小儿脐风；外治经络中风，口眼㖞斜，手足麻木。

【应用】

《本草汇言·卷之十七·虫部·湿生类》:《直指方》：治小儿急惊风痫，脐风天吊，眼反白睛，角弓反张，声不出者。用蜈蚣一条，炙干为末，朱砂、轻粉各一钱，麝香五分，共研匀，用乳汁调灌一分，再取一分，吹两鼻孔。

【注意】

《本草征要·第三卷：脏腑用药·肝胆二经·镇肝熄风》：畏蜘蛛、蜒蚰、鸡屎、桑皮、盐。

【禁忌】

《本草征要·第三卷：脏腑用药·肝胆二经·镇肝熄风》：使用此物，须药病相当，不可过剂。

蜗牛

【功能主治】

《本草蒙筌·卷之十一·虫鱼部》：主贼风口眼㖞僻，治惊痫筋脉拘挛。

《本草汇纂·卷三·解毒》：除贼风，定惊痫，治口眼㖞斜，筋脉挛拘。

【禁忌】

《神农本草经疏·卷之二十一·虫鱼部中品》：其气大寒，非真有风热者不宜用。小儿薄弱多泄者不宜用。

蜘蛛

【应用】

《医学入门·卷二·本草分类·治疮门》：中风口眼㖞僻，捣摩颊车上，候正即止。

《本草纲目·第四十卷·虫部二·卵生类》：中风口㖞。（向火取蜘蛛，摩偏急颊车上，候正即止。）

蝉蜕

【功能主治】

《种痘新书·卷之一·药性》：驱风除热，催生下胎。治中风失声，小儿夜啼。

《医法青篇·卷八·药性》：蝉乃土木余气所化，饮风露而不食，其气清虚而味甘寒，故除风热，发痘疹。其性善蜕，故退目翳，催生下胞，皮肤疮疡瘾疹。其声清响，故主中风失音，小儿夜啼。

《药性摘录·驱风·十四》：中风不语皆全用。

【应用】

《医宗粹言·卷之五·用药准绳上·诸风》：蝉蜕、全蝎、白附子多用之，以治中风抽掣，惊痫。

《类经证治本草·手太阴肺脏药类·散十九品》：同薄荷酒调，治中风失音，小儿夜啼。

【禁忌】

《神农本草经疏·卷之二十一·虫鱼部中品》：痘疹、虚寒证，不得服。

【医家按语】

《本草详节·卷之十二·虫部》：蝉乃土木余气所化，饮风吸露，其气清虚，故能入肝，祛风散热，如小儿壮热惊痫是矣。

《本草求真·上编·卷三·散剂·驱风》：轻虚入肝散风，蝉蜕（专入肝，兼入皮肤）。止一虫壳，味甘气寒，如何主治甚多……其言能治中风不语者，以其蝉声清响之意也（声以通声）。

僵蚕

【功能主治】

《本草元命苞·卷之七·虫部》：主小儿惊痫夜啼，疗女子崩中带下，去皮肤风动若虫行，除面部黚生如漆点，减诸疮瘢痕，治中风不语。

《十便良方·卷第五·所在皆有之药本草节要》：《日华子》云：僵蚕，治中风失音，并一切风疾，小儿客忤，男子阴痒痛，女子带下。

《医学入门·卷二·本草分类·治风门》：主散风痰，治中风失音，半身不遂，并一切风疾头风口疮面黚，喉痹欲死，灭诸疮瘢痕，及遍身疬疡、瘰疬发背、痔疮痔肿、火丹金疮，皮肤风动如虫行。

《本草通玄·卷下·虫部》：治风化痰，散结行经。

【应用】

《本草纲目·第三卷·百病主治药·诸风·痰气》：酒服七枚，治口噤发汗，并一切风疰、风疹。

《本草纲目·第四卷·百病主治药·音声·风痰》：中风失音，酒服。

《本草原始·卷十一·鱼虫部》：治口噤发汗，同白鱼、鹰屎白等分，治疮灭痕。以七枚为末酒服，治中风失音，并一切风疰，小儿客忤，男子阴痒痛，女子带下。焙研，姜汁调灌，治中风喉痹欲绝，下喉立愈。

【注意】

《神农本经会通·卷之十·虫鱼部》：恶桑螵蛸、桔梗、茯苓、草薢。

《麻疹全书·卷四·各种药物逐细详注》：僵蚕，清肺之正化，惟闽广淡天虫专受风化，无湿毒，方为合用。若乡村药店多收取本地病蚕，在筐中受蒸，湿热毒盛，气味俱别，不可误用，致受其毒。

【禁忌】

《顾氏医镜·本草必用·虫鱼部·白僵蚕》：长于祛风化痰，小儿惊痫夜啼，由心虚神魂不宁，血虚经络劲急所致，及类中失音，非因外邪者均忌。

《罗氏会约医镜·卷十八·本草·鳞介鱼虫部》：若诸证由于血虚，而无风寒客邪者勿服。

【医家按语】

《本草洞诠·第十八卷·虫部》：盖蚕病风死，僵而不化，用之治风化痰，散结行经，所谓因其气相感而使之者也。

《本草述·卷二十七·虫部》：诸方书所治，如中风之伏虎丹、蠲风引子，于中用兹味者，固皆治风湿瘫痪等证，非治风淫而以金平治之谓也。又如头痛证，因于风者固不少，然未见其概用。即如大追风散，虽主消风化痰，清利头目，乃却因肝脏久虚，血气衰弱，以成风毒，而制此方，则知方中用此不止以散风也。

《本草求原·卷十七·介部》：凡内风外风，无论阴阳，各随主治而咸宜。因其感风而僵，以之治风，同气相求也。

鳝鱼

【功能主治】

《本草汇言·卷之十九·鳞部·鱼类》：去风活血。龚云林：治血燥筋挛之药也。

《药镜·拾遗赋》：鳝鱼补中益血，治口眼㖞斜。

《本草洞诠·第十六卷·鳞部》：主补中益血，逐风邪……疗十二风邪，风中血脉，则口眼㖞斜，用血主之，从其类也。

《本草征要·第四卷：外治、食疗与附录·食疗·动物》：补中益血，逐风除痹。产后失调，食疗甚宜。

《本草述·卷二十八·鳞部》：疗口眼㖞斜。

《本草辑要·卷之六·鱼部》：补五脏，除风湿。

《本草求原·卷之十六·鳞部》：能通血脉，走诸窍，行湿逐风。湿不化而病于血，则为风……益血，止血。治虚损，风湿冷气，产前百病，产后恶露淋沥。其血壮阳。

【应用】

《本草汇言·卷之十九·鳞部·鱼类》：李仁甫曰：按李氏时珍方疗口眼㖞斜，用血半盏，研麝香二三厘调匀，左㖞涂右，右㖞涂左，正即用热汤洗去。风中血脉，则口眼㖞斜，用血治之，从其类也。

《本草征要·第四卷：外治、食疗与附录·食疗·动物》：血：可涂口眼㖞斜。

《药性纂要·卷四·虫部》：血，疗口眼㖞斜，同麝香少许，左㖞涂右，右㖞涂左，正即洗去。

《本草辑要·卷之六·鱼部》：尾血：疗口眼㖞斜。（和少麝香，左㖞涂右，右㖞涂左，正即洗去。《千金》云：鳖血、鸡冠血、和伏龙肝，并治口㖞）滴耳治耳痛，滴鼻治鼻衄，点目治痘后生翳。（鳝善穿穴，与蛇同性，故能走经络，疗风邪及诸窍之病。风中血脉，用血主之，从其类也）

《本草求原·卷之十六·鳞部》：其尾血治口眼㖞斜，同麝少许，左㖞涂右，右㖞涂左，正即洗去。鳖血、鸡肝血同伏龙肝亦治口㖞。滴耳治聋，滴鼻治鼻衄，滴目治痘疹后生翳。同蒜汁、墨汁，涂赤疵、赤游风。水族皆以血为用，而此尤足于血，使血行风灭，风中血脉用之，从其类也。况温更能达血。

《本草简明图说·鳞部》：鳝鱼涂口眼㖞斜，又点耳痛鼻衄。

【注意】

《医经允中·卷十七·各经用药说·脾部·温补》：时行病后食之，多致复病。凡中其毒，食蟹解之。

【医家按语】

《神农本草经疏·卷之二十·虫鱼部上品》：鳝鱼得土中之阳气以生，故其味甘，气大温。甘温俱足，所以能补中益血；甘温能通经脉，疗风邪，故又主沈唇，及今人用之以治口眼㖞斜也。

《本草述·卷二十八·鳞部》：时珍曰：鳝鱼穿穴，无足而窜，与蛇同性，故能走经脉，疗十二风邪及口㖞，耳目诸窍之病。风中血脉，则口眼㖞斜，用血主之，从其类也。希雍曰：鳝鱼得土中之阳气以生，故其味甘，气大温，甘温具足，所以能补气。

鳖血

【功能主治】

《重修政和经史证类备用本草·卷二·序例·下·疗风通用》：鳖头血：治口僻。

《本草纲目·第四十五卷·介部一·龟鳖类》：鳖甲头血：风中血脉，口眼㖞僻，小儿痨劳潮热。（时珍）

【应用】

《本草纲目·第四十五卷·介部一·龟鳖类》：中风口㖞（鳖血调乌头末涂之。待正，则即揭去。《肘后方》）

《本草求原·卷十七·介部》：头血，涂脱肛尤妙，及风中血脉、目睛唇动口㖞。服小续命汤后，以生血调伏龙肝、百药煎涂，鸡冠血调亦可。

鬐膏

【功能主治】

《本草纲目·第五十卷·兽部一·畜类》：生发。《别录》：治面䵠，手足皴粗。入脂泽，用疗偏风口㖞僻。

【医家按语】

《本草纲目·第五十卷·兽部一·畜类》：时珍曰：按《灵枢经》云：卒口僻急者，颊筋有寒，则急引颊移，颊筋有热，则纵缓不收。以桑钩钩之，以生桑灰置坎中坐之，以马膏熨其急颊，以白酒和桂末涂其缓颊，且饮美酒，啖炙肉，为之三拊而已。《灵枢》无注本，世多不知此方之妙。窃谓口颊㖞僻，乃风中血脉也。手足阳明之筋络于口，会太阳之筋络于目。寒则筋急而僻，热则筋缓而纵。故左中寒则逼热于右，右中寒则逼热于左，寒者急而热者缓也。急者皮肤顽痹，荣卫凝滞。治法急者缓之，缓者急之。故用马膏之甘平柔缓，以摩其急，以润其痹，以通其血脉。用桂酒之辛热急束，以涂其缓，以和其荣卫，以通其经络。

麝香

【功能主治】

《本草纲目·第五十一卷·兽部二·兽类》：（好古）通诸窍，开经络，透肌骨，解酒毒，消瓜果食积，治中风、中气、中恶，痰厥，积聚癥瘕。

《本草真诠·下卷·一集·诸品药性阴阳论·温性药品》：能通关窍，吐痰逐血。

《本草单方·卷十六·兽部上品》：主辟恶气，杀鬼精物，温虐，蛊毒，痫痉，去三虫，疗诸凶邪鬼气，中恶心腹暴痛，胀急痞满，风毒，妇人难产，堕胎。

《本草通玄·卷下·兽部》：通经络，开诸窍，透肌骨，辟鬼邪，去三虫，攻风痰，辟恶梦，堕胎孕，止惊痫。

《本草详节·卷之十·兽部》：主中风、中气、中恶、痰厥、积聚癥瘕、温疟、瓜果食积、蛊毒、目翳、小儿惊痫客忤、妇人难产，堕胎，辟恶气，杀鬼精物，去三虫，杀疮虫，又能蚀一切痈疮脓水。

《务中药性·卷十五·禽兽部·八十二》：麝香气味性辛温，开窍活络窜通经，透肌入骨暖水脏，邪气中恶痛腹心，中风痰厥惊痫病，果积酒积聚瘕癥，鼻塞耳聋去目翳，瘴疟解毒制虫侵。

《本草韵语·卷下》：温肾，行经络、肌骨，宣通九窍，开气血滞凝，消痛痒、风痰壅闭，去阴霾。

【应用】

《本草纲目·第三卷·百病主治药·诸风·痰气》：麝香，入肉，治风在骨髓，中风不省，香油灌二钱。

《本草纲目·第五十一卷·兽部二·兽类》：《济生方》中风不省，麝香二钱研末，入清油二两和匀，灌之，其人自苏也。

《东医宝鉴·内景篇·卷之一·气·单方》：与龙脑相同，香窜过之。

《本草求真·上编·卷三·散剂·驱风》：登时眼翻手握，僵仆昏地，故必用此辛香自内达外，则毫毛骨节俱开，而邪始从外出……药之辛香，虽同冰片，然冰片入口，贴肉即冷，稍顷热性即发，不似麝香香气慓烈，入耳与肉而不冷耳。

《法古录·人集·兽部》：昂曰：中风不省，麝和清油灌之。

《本草求原·卷二十·兽部》：逐心窍凝痰，而治惊痫，水调服。凡中风、中痰不醒，以油调灌，先开其关。

【注意】

《分部本草妙用·卷三·脾部·温泻》：忌大蒜，不可近鼻。

【禁忌】

《本草真诠·下卷·一集·诸品药性阴阳论·温性药品》：若中风初时用，恐入脾治肉，引风深入，如油入面，莫之能出，切不可也。

《本草汇言·卷之十八·兽部·野兽类》：凡气血两虚似中风证，小儿慢脾惊风，与夫阴阳虚竭，发热吐血，气虚眩晕，气虚痰结，血虚痿痹，血虚目翳，心虚惊悸，肝虚痫痉，胎前气厥，产后血晕，中虚痞胀诸证，或痈疽脓血已泄新肉将长之时，麝香概勿轻用。

《名家跌打损伤真传·药性温散类》：性易堕胎。

【医家按语】

《本草纲目·第五十一卷·兽部二·兽类》：李杲曰：麝香入脾治内病。凡风病在骨髓者宜用之，使风邪得出。若在肌肉用之，反引风入骨，如油入面之不能出也。朱震亨曰：五脏之风，不可用麝香以泻卫气。口鼻出血，乃阴盛阳虚，有升无降，当补阳抑阴，不可用脑、麝轻扬飞窜之剂。妇人以血为主，凡血海虚而寒热盗汗者，宜补养之，不可用麝香之散，琥珀之燥。严用和曰：中风不省者，以麝香、清油灌之，先通其关，则后免语謇瘫痪之证，而他药亦有效也。时珍曰：严氏言风病必先用麝香，而丹溪谓风病、血病必不可用，皆非通论。盖麝香走窜，能通诸窍之不利，开经络之壅遏。若诸风、诸气、诸血、诸痛、诸痫、癥瘕诸病，经络壅闭，孔窍不利者，安得不用为引导以开之、通之耶？非不可用也，但不可过耳。

三、矿物药

丹砂

【功能主治】

《古今医鉴·卷之二·药性赋》：辰砂通血脉，杀鬼魅，养气安神。

《医宗粹言·卷之四·药性论上·药性纂》：辰砂安神杀鬼，消痰抑火。

【应用】

《本草纲目易知录·卷七·石部》：和南星、川乌，祛风。

● 灵砂

【应用】

《本草汇言·卷之十二·金石类》：《证治准绳》：治上盛下虚，气不升降，痰涎壅盛，及中风涎潮，不省人事；或伤寒阴盛阳衰，自汗唇青；或妇人血海久冷。用灵砂一钱，姜汁打米糊丸，如小豆大，每服七丸，急者九丸，姜汤送下。头旋吐逆，人参白术汤下。偶感暴惊而得诸病，用人参汤下。

石灰

【应用】

《本草汇言·卷之十二·火石类》：寇氏《衍义》：治中风口㖞。用新石灰炒热，米醋调如泥涂之，左㖞涂右，右㖞涂左，立时牵正。《集玄》：治痰厥气绝，心头尚温者。用千年古石灰三钱为末，和水煎滚，澄去滚水，再和水一盏煎滚，澄清灌之，痰降自愈。

《本草求原·卷二十五·石部》：痰厥气绝，心头尚温，千年石灰煎滚，去水，入水再煎数滚，澄清灌。中风口㖞，醋炒，左涂右，右涂左。

《本草纲目易知录·卷七·石部》：内服止水泻血痢……敷偏堕，贴口㖞。

【注意】

《本草汇言·卷之十二·火石类》：李氏曰：但不可着水，着水不免烂肉。

龙骨

【功能主治】

《本草汇言·卷之十八·鳞部·龙类》：安心神，定魂魄……其骨虽系脱化之余，其体坚重，其质黏着，其性收涩，故本草主精物鬼魅为患，小儿惊痫，大人颠狂，神志浮越不宁之证，以此神以宁之，坚重以镇之，所以能安心神、定魂魄，而惊痫狂乱之证，宜其专用之也。

《神农本草经疏·卷之十六·兽部上品》：主心腹鬼疰，精物老魅，咳逆，泄痢脓血，女子漏下，癥瘕坚结，小儿热气惊痫，疗心腹烦满，四肢枯痿，汗出，夜卧自惊，恚怒伏气在心下，不得喘息，肠痈内疽，阴蚀，止汗，缩小便，溺血，养精神，定魂魄，安五脏。白龙骨：疗梦寐泄精，小便泄精。

【应用】

《本草汇言·卷之十八·鳞部·龙类》：治大人小儿一切癫狂、惊搐、风痫，神志不宁等疾。用龙骨一两，火煅、研极细末，犀角、丹砂、琥珀、天竺黄各五钱，俱研极细末，钩藤、怀生地、茯苓各一两五钱，俱微炒燥，为极细末，苏合香三钱，牛黄二钱，俱用酒溶化。共十味，总和一处，用胆星八钱研细末，竹沥一碗，打糊为丸如梧子大。大人服十丸，小儿服二三丸，俱用生姜汤调灌。

【禁忌】

《神农本草经疏·卷之十六·兽部上品》：龙骨，味涩而主收敛。凡泄痢肠澼，及女子漏下崩中，溺血等证，皆血热积滞为患，法当通利疏泄，不可便用止涩之剂，恐积滞瘀血在内，反能为害也。惟久病虚脱者，不在所忌。

代赭石

【功能主治】

《医学要诀·草诀·神农本经下品·代赭》：代赭鬼疟贼风侵，兼杀蛊毒恶鬼精；腹中毒邪及惊气，女子赤沃漏下平。

【应用】

《医学衷中参西录·第四期第二卷·赭石解》：内中风之证，忽然昏倒不省人事，《内经》所谓"血之与气并走于上"之大厥也。亦即《史记·扁鹊传》所谓"上有绝阳之络，下有破阴之纽"之尸厥也。

白矾

【功能主治】

《本草汇言·卷之十三·石部·卤石类》：若中风涎痰，语音浑浊，或癫痫卒暴，人事昏迷诸证，服此立安。能解毒消瘴，石药中之救急剂也。

《急救疹症全集·卷中·疹症药选》：治中风语涩，癫痫昏迷，产后失心。

【应用】

《本草纲目·第四卷·百病主治药·音声·风痰》：中风失音，产后不语，汤服一钱。痰盛多服，吐之。

《本草纲目·第四卷·百病主治药·口舌·强痹》：皂荚、矾石：并擦痰壅舌麻。

《本草汇言·卷之十三·石部·卤石类》：陈师古方：治中风痰厥，四肢不收，气闭昏塞，人事不明者。用白明矾一两，猪牙皂角五钱，共为末，每服一钱，温汤调下，吐痰即苏。

《得配本草·卷一·石部·卤石类》：得皂角末，吐中风痰厥。得细茶叶五钱、生白矾一两，蜜为丸如梧子大，治风痰痫病（一岁十丸）。

金箔

【应用】

《本草汇言·卷之十二·金石部·金类》:《和剂》至宝丹:治中风不语,痰闭气绝,并尸疰暗风,中热瘟瘴,疫毒厉气。《和剂》牛黄清心丸:治诸风缓纵不遂,语言謇涩,心怔健忘,恍惚去来,头目眩冒、胸中烦郁,痰涎壅塞,精神昏愦。又治神志不定,惊恐畏怖,悲忧惨戚,虚烦少睡,喜怒不时,或发狂癫,神情昏乱等证。

《神农本草经疏·卷之四·玉石部中品》:入至宝丹,治中风不语,气绝中恶,蛊毒尸疰,难产血晕等证。

《本草通玄·卷下·金石部》:仲景紫雪方用赤金煎液,取其制肝风,降炎逆也。

【注意】

《神农本草经疏·卷之四·玉石部中品》:生金有毒,能杀人,且难解,有中其毒者,惟鹧鸪肉可解之。

胆矾

【功能主治】

《药性要略大全·卷之八·金石贝壤部》:除热毒诸痫,消痰气,疗诸风瘫痪,可吐风痰。

【应用】

《医学入门·卷二·本草分类·治风门》:治初中风瘫痪,诸痫痉,醋汤调一字,吐痰立瘥。

铅丹

【功能主治】

《医学汇函·十二卷·本草分类·治燥门》:治男妇气血衰弱,痰火上升,虚损,左瘫右痪,中风不语,肢体疼痛,饮食少进,女子经闭等证服之神效。

铅霜

【功能主治】

《本草蒙筌·卷之八·石部》:止惊悸驱热,解酒毒消痰。疗胸膈闷烦,逐中风痰实。

《医学汇函·十三卷·治疮门》:兼治中风痰实,小儿惊滞药多用之。

《杂证痘疹药性主治合参·卷五·石部》:止惊悸驱热,解酒毒消痰,疗胸膈闷烦,逐中风痰实,生津止渴,并治吐逆。

《本草求原·卷二十四·金部》:清心肺热,以坠肝风火。

【应用】

《本草求原·卷二十四·金部》:中风惊悸,皆热生风生痰也。同牛黄、朱砂、龙齿、胆草、竺黄、生地、远志、茯神、犀角、人参、金箔、铁粉，蜜丸，竹叶汤下……小儿惊热，夜卧多惊，同牛黄、铁粉研，竹沥下。惊痫喉闭、牙紧，同蟾蜍研，以乌梅肉点揩龈上，仍吹通关散。

铜绿

【应用】

《神农本草经疏·卷之五·玉石部下品》：治痰涎潮盛，卒中不语，及一身风瘫。用生绿二两研细，水化去石，慢火熬干，取辰日辰时辰位上修合，再研入麝香一分，糯米粉糊丸弹子大，阴干。卒中者，每丸作二服，薄荷酒研下，吐出青碧涎，泻下恶物，大效。

● 空青

【功能主治】

《本草汇言·卷之十二·金石类》：目疾诸方首称之也。推此而外，如头风脑胀，中风口㖞，苏、甄两氏屡用奏功。

《分部本草妙用·卷一·肝部·寒补》：一切目疾眼晄，黑翳覆瞳，及中风口㖞摇掉。

【应用】

《本草纲目·第十卷·金石部四·石类下》：中风口㖞不正，以豆许含咽，甚效。

《本草汇言·卷之十二·金石类》：时珍方：治中风口眼㖞斜。用空青豆粒许，干嚼，含咽甚效。治头风脑痛，百药不效。用空青一钱，冰片一分，共研极细末，吹一分于两鼻孔中，或用一二分，白汤调服亦可。

雄黄

【功能主治】

《本草纲目·第九卷·金石部三·石类上》：疗疥虫䘌疮，目痛，鼻中息肉，及绝筋破骨，百节中大风，积聚癖气，中恶腹痛鬼疰，杀诸蛇虺毒，解藜芦毒，悦泽人面……搜肝气，泻肝风，消涎积……夫雄黄乃治疮杀毒要药也，而入肝经气分，故肝风肝气、惊痫痰涎、头痛眩晕、暑疟泄痢、积聚诸病，用之有殊功。又能化血为水。而方士乃炼治服饵，神异其说，被其毒者多矣。

【应用】

《本草纲目·第四卷·百病主治药·口舌·强痹》：中风舌强，同荆芥末，豆淋酒服。

磁石

【功能主治】

《本草纲目易知录·卷七·石部》：色黑属水而入肾，故能养肾脏，强骨气，通关节，收脱肛，益精除烦，聪耳明目，治风湿周痹……风虚身强。

【应用】

《本草纲目·第三卷·百病主治药·诸风·风虚》：周痹风湿，肢节中痛，男女风虚，同白石英浸水，煮粥食。

礞石

【功能主治】

《本草纲目易知录·卷七·石部》：其体重堕，制以硝石，性便疏快，使木平气下，而通利痰积，治积痰惊痫，咳嗽喘急，食积不消，留滞脏腑，宿食癥块。小儿食积羸瘦，妇人积年食癥，攻刺心腹。急慢惊风，痰涎壅盛咽喉，垂危，服此堕风痰，乃治利痰之圣药。

【应用】

《本草汇言·卷之十二·土石类》：一切中风瘫痪，痰涎壅塞，大便或通或结者，每服八九十丸，或加至百丸，永无闭结之患。

四、食物药

人乳

【应用】

《本草品汇精要·卷之二十二·人部》：以五合，合三年陈酱五合和研，用生布绞取汁，不计时候，少少与服，疗卒中风不语，舌根强硬，良久当语。

《本草纲目·第四卷·百病主治药·音声·邪热》：酥、人乳：失音，和竹沥服。卒不得语，和酒服。中风不语，舌强，和酱汁服。

大豆

【功能主治】

《本草衍义·卷之二十》：治产后百病、血热，并中风、疾痱、止痛、背强、口噤，但烦热、瘛疭。

《本草汇言·卷之十四·谷部·菽豆类》：藏器：善解五金八石、百草诸毒，及虫毒、蛊毒诸毒，宜水浸，生捣作膏，白汤调服一合。又去风、利水、散热。藏器：故风痹瘫痪方中用之。

【应用】

《本草品汇精要·卷之三十六·米谷部中品》：中风口噤，加鸡白屎二升和熬，投酒中服，神效。大豆炒令烟未断，乘热合酒中服，疗风痹瘫缓、口噤，产后诸风。穞豆炒黑，乘热合酒中，渐渐饮之，去贼风，妇人产后冷血。

《本草汇言·卷之十四·谷部·菽豆类》：寇氏方：治中风口㖞，及瘫痪不仁，或头风头痛诸证。又治产后百病，或烦热瘛疭，身热呕逆，或背强口噤，或身头皆肿，或呵欠直视，头旋眼眩，手足顽痹，此皆虚热中风也。

乌鸡

【功能主治】

《本草纲目·第三卷·百病主治药·诸风·风虚》：中风舌强，烦热麻痹，酒煮食。

《本草品汇精要·卷之二十六·禽部上品》：主风寒湿痹，五缓，六急，安胎。血，无毒，主中恶，腹痛及踒折骨痛，乳难。粪治中风失音，痰逆，消渴，破石淋，利小肠余沥。敷疮痍，灭瘢痕。炒服，治小儿客忤、蛊毒。

【应用】

《本草纲目·第四十八卷·禽部二·原禽类》：黑雌鸡肉（附方）：中风舌强。（不语，目睛不转，烦热。乌雌鸡一只治净，以酒五升，煮取二升去滓，分作三次，连服之。食葱姜粥，暖卧，取小汗。《饮膳正要》）

《东医宝鉴·杂病篇·卷之二·风·单方》：治中风语涩，及风、寒、湿痹。取肉作羹，入葱、椒、姜、盐、油、酱，煮熟食之。粪主风痉，口噤、身强直。取屎白，同黑豆炒热，浸酒服之。（《本草》）

【注意】

《得配本草·卷九·禽部》：纯酒煮。久服动肝经风火，吐血者不宜食。

甘蔗

【应用】

《滇南本草·第一卷》：治一切百毒诸疮……中风失音，头发黑晕，冲开水下。又熬饧食，和胃更佳。

白柑子

【功能主治】

《本草简明图说·草部》：治中风失音，消痰去湿。

冬瓜

【应用】

《植物名实图考·卷之三·蔬类·冬瓜》：冬瓜：皮治中风，煨汤服效。

羊

● 山羊肉

《日用本草·卷之三·五畜类》：主蛇咬、恶疮，筋骨急强，中风虚劳，益气。

《食物本草·卷十四·兽部二·野兽类》：和五味炒熟，投酒中经宿饮之，治筋骨急强，中风。北人恒食，南人食之，免蛇、虫伤。

- **山羊血**

《本草发明·卷六·兽部》：主女人中风，血虚闷。产后血晕，闷欲绝者。生饮一升即活。

《本草纲目·第五十卷·兽部一·畜类》：女人血虚中风，及产后血闷欲绝者，热饮一升即活。

- **羊乳**

《证类本草·卷十六·兽部上品》：《食疗》：补肺肾气，和小肠，亦主消渴，治虚劳，益精气，合脂作羹食，补肾虚，亦主女子与男子中风。

- **羊肚**

《本草纲目·第五十卷·兽部一·畜类》：胃（一名羊膍胵）附方：中风虚弱。（羊肚一具，粳米二合，和椒、姜、豉、葱作羹食之。《正要》）

龟肉

【功能主治】

《医学入门·卷二·本草分类·治热门》：主大风挛急，或瘫痪不收。

【应用】

《重修政和经史证类备用本草·第二十卷·虫鱼部上品》：唐本注云：龟，取以酿酒。主大风缓急，四肢拘挛，或久瘫缓不收摄，皆瘥。

《本草蒙筌·卷之十一·虫鱼部》：肉煮啖，除风痹身肿瘴气及踒折并奇；又酿酒，主风痛拘挛缓急并瘫痪皆妙。作成羹臛，尤补虚羸。

《医学入门·卷二·本草分类·治热门》：作羹食，主久咳嗽，大补而有神灵。

《本草纲目·第四十五卷·介部一·龟鳖类》：酿酒，治大风缓急，四肢拘挛，或久瘫缓不收，皆瘥。（苏恭）煮食，除湿痹风痹，身肿踒折。（孟诜）

《食物本草·卷十一·介部·龟鳖类》：食之，令人轻身不饥，益气资智。能食。酿酒，主大风缓急，四肢拘挛，或久瘫缓不收，皆瘥。煮食，除湿痹风痹，身肿踒折。治筋骨疼痛，及一、二十年寒嗽。止泻血血痢。

《调疾饮食辩·第六卷·虫类》：《唐本草》曰：龟肉酿酒服，治大风缓急，四肢拘挛，多年瘫痪不收。

鸡子

【功能主治】

《本草纲目易知录·卷五·禽部》：鸡子：黄雌鸡良。甘，平。镇心益气，安胎止惊，安五脏，开喉音，暖水脏，缩小便。治贼风麻痹，耳鸣耳聋，男子阴囊湿痒，妇人白带阴疮，妊娠天行，热病狂走，及胎动下血，产后血晕，小儿发热疳痫。醋煮食，止赤白久痢，及心气痛，产后虚痢，解野葛、胡蔓草毒。

【注意】

《本草纲目易知录·卷五·禽部》：多食令腹中有声，动风气。

【禁忌】

《本草纲目易知录·卷五·禽部》：小儿痘疹忌食。

拐枣

【功能主治】

《滇南本草·第一卷》：拐枣，一名天藤、一名还阳藤。味甘，微温，无毒。治一切左瘫右痪、风湿麻木。能解酒毒，或泡酒服之，亦能舒经络。久服轻身延年。小儿服之，化虫养脾，其效如神。俗人不以此枣为然，而又不知用处。

苦笋

【功能主治】

《食物本草·卷一·菜类》：治中风失音。

《寿养丛书·食物本草·卷上·菜类》；苦笋，治不睡，去面目并舌上黄，利九窍消渴，明目，解酒毒，不发痰，除烦热出汗，治中风失音。

松子

【功能主治】

《医学入门·卷二·本草分类·治疮门》：主麗风湿疮、冻疮，生毛发，安五脏，守中不饥，延年，兼治脚气风痹，历节风、中风口㖞，瘟疾恶疮，并煮汁酿酒服之，效。

茶

【功能主治】

《汤液本草·卷下·木部》：《液》云：腊茶是也。清头目，利小便，消热渴，下气消食，令人少睡，中风昏愦多睡不醒宜用此。

胡麻

【功能主治】

《本草纲目·第三卷·百病主治药·诸风·风热湿热》：久食不生风热，风病人宜食之。

《药性全备食物本草·卷一》：炒食不动风气。中风人久食，语言不謇，步履端正。

《食物辑要·卷之二·谷类三》：补中益气，养五脏，去风湿和肠胃。久食耐寒暑益人。患风病者长食令言语不謇，步履端正。

《本草征要·第四卷：外治、食疗与附录·食疗·谷类》：养血润肠，燥结焦烦诚易退。补中益气，风淫瘫痪岂难除。

韭菜

【功能主治】

《医学汇函·十三卷·治寒门》：中风失音，俱捣汁饮之。

《本草明览·卷五·菜部》：温中下气，归心益阳。暖膝胻，和脏腑。除疟癖痃冷，止白浊遗精。根汁清胃脘瘀血，下胸膈结气，开中风失音，消中恶膨胀。

【应用】

《本草纲目·第三卷·百病主治药·诸风·血滞》：韭汁：肥白人中风失音。

《山居本草·卷三·菜部上》：捣汁服，治肥人中风失音，上气喘急欲绝，胸痹刺痛如锥。

【注意】

《本草纲目易知录·卷三·菜部》：春食香，夏食臭，多食昏神暗目。忌蜜、牛肉同食。

【禁忌】

《顾氏医镜·本草必用·菜部》：胃气虚而有热者勿服。

中风

【医家按语】

《医学汇函·十三卷·治寒门》：韭菜辛温性最急，温中又除胃客热，中风中恶腹心疼，消瘀破积止便血，根同捣汁利膈胸，子主精寒多梦泄。

虾

【功能主治】

《本草从新·卷十七·虫鱼鳞介部》：托痘疮，下乳汁，吐风痰（中风证，以虾半斤，入姜葱酱料水煮，先吃虾，次吃汁以鹅翎探引，吐出痰涎，随证用药），壮阳道（有毒，动风热）。

《务中药性·卷十六·鳞介部》：虾性补肾能壮阳，妇人少乳下乳长，中风痰涎喉如锯，配合姜葱吐痰良。

料豆

【功用主治】

《类经证治本草·足少阴肾脏药类·补三十三品》：时珍曰：治男女阴肿，中风不语，月经不断。

酒

【应用】

《本草元命苞·卷之七·米部》：姜酒：治偏风中恶。

《日用本草·卷之八·五味类》：炒鸡屎以热酒淋之，名紫酒，治角弓。卒中偏风，不能言者，服之甚妙。

《本草蒙筌·卷之五·谷部》：葱豉酒：解烦热而散风寒。

《本草求原·卷十四·谷部》：黑豆炒焦，淋酒饮，破血去风，治中风口喎，阴毒腹痛及尿血、产后各病。

海参

【应用】

《调疾饮食辩·第六卷·鱼虫类》：老人风秘，及中风瘫痪，肌肤羸瘦，筋骨无力，同羖、猪蹄脚煮食，火腿尤佳。

黄笋

【功能主治】

《药性全备食物本草·卷一》：黄笋味簌难食，止渴下气。

【注意】

《药性全备食物本草·卷一》：多食动气发风作胀。

梨

【功能主治】

《滇南本草·第一卷》：滇南处处皆有，种类殊别，皮有厚薄。乳梨，味香，治中风。

《务中药性·卷之十·果部·七十一》：梨性甘寒故凉心，醒酒止渴能生津，润肺降火利二便，中风痰喘喉失音，伤寒发热口干燥，小儿心脏风热昏，脾虚泄泻不宜食，乳娘血虚防闭经。能润肺凉心。消痰降火。止渴解酒。利大小肠。

【应用】

《本草品汇精要·卷之三十四·果部下品》：消梨主客热、中风不语并伤寒发热，祛邪止惊，咳嗽消渴，亦利大小便。

《本草蒙筌·卷之七·果部》：消梨萧县（属山东）产，捣汁主中风失音。

《医学入门·卷二·本草分类·食治门》：除心肺客热，烦热，胸中痞结，咳嗽气喘，止渴，捣汁作浆服之，吐风痰，治中风失音不语，及伤寒发热惊狂，利大小便，孕妇临月食之易产。

【禁忌】

《神农本草经疏·卷之二十三·果部三品》：肺寒咳嗽，脾家泄泻，腹痛冷积，寒痰痰饮，妇人产后，小儿痘后，胃冷呕吐，及西北真中风证，法咸忌之。

《食物本草·卷八·果部一·山果类》：多食令人寒中。金疮、乳妇尤不可食。

《顾氏医镜·本草必用·草部》：脾虚泄泻者勿用。

葱

【功能主治】

《寿养丛书·食物本草·卷上·菜类》：主伤寒寒热，骨肉酸痛，汗不出。能达表和里，除肝经邪气，明目。治中风面浮肿，咽喉不通，安胎止血。解百药毒，杀鱼肉毒。

【应用】

《神农本草经疏·卷之十二·木部上品》：《杨氏家藏方》治中风不省人事，得病之日，便进此药，可使风退气和，不成废人。柏叶一握去枝，葱白一握连根研如泥，无灰酒一升，煎一二十沸，温服。

椰子

【应用】

《本草蒙筌·卷之七·果部》：肉时啖，益中气虚弱，且却瘫痪偏风；皮煮汤，止吐衄来红，兼理霍乱吐逆。浆如乳汁，气亦醺人。涂须发转乌，润咽喉不渴。

中
风

黑豆

【功能主治】

《务中药性·卷十三·谷部·三十七》：黑豆甘寒能补肾，助水济火镇心静，腰膝疼痛由肾虚，祛风散热水肿病，妊娠腰疼胎不安，产后中风诸血证，协同甘草解百毒，痘疮发狂试验应。

【应用】

《汤液本草·卷下·菜部》：烟未断，热投酒中，治风痹瘫痪，口噤，产后诸风。食罢生服半掬，去心胸烦热，明目，镇心不忘。

《本草纲目易知录·卷二·谷部》：卒风不语：黑豆煮汁，煎稠如饴，含之，并饮。

鳅鱼

【应用】

《本草求真·上编·卷七·食物》：能治十二经风邪，并耳目诸窍之病。如风中血脉，口眼㖞斜，用尾血同麝少许，右㖞涂左，左㖞涂右，止即洗去。（《千金》云：鳖血鸡冠血和伏龙肝，并治口㖞）……食则必有气弱动风与气之变，不可不慎。

鲍鱼

【应用】

《山公医旨·卷五·鳞部》：鲍鱼：肉味甘平无毒。治百病，作臛补人，疗水肿，利小便，治口眼㖞斜。

蟹

【功能主治】

《本草纲目·卷四十五·介部一·龟鳖类》：胸中邪气，热结痛，㖞僻面肿，能败漆。烧之致鼠。（《本经》）

《神农本草经疏·卷之二十一·虫鱼部中品》：主胸中邪气热结痛，㖞僻面肿。

【注意】

《药性纂要·卷四·介部》：此物极动风，风疾人不可食。勿同柿、荆芥食，发霍乱动风，木香汁可解，详柿下。

【医家按语】

《神农本草经疏·卷之二十一·虫鱼部中品》：㖞僻者，厥阴风热也。面肿者，阳明热壅也。解二经之热，则筋得养而气自益，㖞僻、面肿俱除矣。

五、其他药

土

● 灶心土

【应用】

《本草蒙筌·卷之八·石部》：疗中风不语心烦，止崩中吐血咳逆。并有捣细，调水服之。

《医学入门·卷二·本草分类·治疮门》：催生下衣，小儿夜啼，大人中风不语，心烦恍惚，手足不遂或腹中痛满，冷水搅汁服之。

《杂证痘疹药性主治合参·卷五·石部》：中风不语，心烦，崩中吐血，咳逆，去湿消肿，尿血遗精，肠风反胃，鼻衄带下，催生下胞，小儿夜啼，并用极细，调水服之。

《本草纲目易知录·卷七·土部》：中风，口噤不语，心烦恍惚，手足不遂，或腹痛满，或时绝而复苏：伏龙肝末五升，水八升搅，澄清濯之。

【禁忌】

《神农本草经疏·卷之五·玉石部下品》：阴虚吐血者不宜用，以其中有火气故也。痈肿毒盛难消者，不得独用。

《本草求原·卷二十三·土部》：无湿勿用。

● 鼠壤土

《本草品汇精要·卷之四·玉石部中品之下》：主中风，筋骨不遂，冷痹，骨节疼，手足拘急，风瘈痛，偏枯死肌，多收取曝干用之。

《本草蒙筌·卷之八·石部》：主中风筋骨挛疼，日曝干用。

水

● 井水

【功能主治】

《食物本草·卷二·水部二·名泉类一·南直诸泉》：仙姑井水，主劳瘵虚热，中风瘫痪，黄疸，水胀鼓胀，膈噎反胃，偏头风病，目痛赤肿，以此水煎药并效；云姑井水，主风邪中人，口眼㖞斜，半身不遂，及厉风鼻崩眉脱。

● 泉水

《食物本草·卷二·水部二·名泉类一·南直诸泉》：百药泉水，主疗伤寒寒热邪气、疟痢诸疾，呕吐霍乱，劳瘵反胃臟膈，中风半身不遂，头痛目疼，及痈疽疔毒。仁峰泉水，主治风邪中人，偏枯瘫痪，口眼㖞斜，四肢不举，伤寒时气，疟痢吐下。神泉水，主中风痿痹，筋挛腕急，厉风手足废坏，膨胀吐血劳瘵，时行目痛，烂赤发肿。

● 流水

【功能主治】

《本草纲目·第五卷·水部二·地水类》：逆流水，中风、卒厥、头风、疟疾、咽喉诸病，宣吐痰饮。（时珍）

《要药分剂·卷三·通剂》：逆流水，主中风卒厥，头风，疟疾，咽喉诸病，宣吐痰饮。

血余炭

【应用】

《本草纲目·第四卷·百病主治药·音声·风痰》：乱发灰：中风失音，百药不效，同桂末酒服。

灯盏油

【应用】

《本草纲目·第三十八卷·服器部二·器物类》：一切急病，中风、喉痹、痰厥、用鹅翎扫入喉内，取吐即效。又涂一切恶疮疥癣。（时珍）

评述

一、植物药

在同疾病斗争的漫长历史中，中医学积累了丰富的植物药实践经验，是应用最多、最广泛的一类药物。植物药来源广泛、方便易得、炮制简单，其有效成分稳定，不像动物成分易分解，从植物药中提取的小分子化学物质更容易透过血脑屏障，疗效更有保障。植物药的研究、应用与开发日益受到人们的关注。就中风而言，植物药的使用备受重视。

历代医家对中风的病因和治法均有探讨和发挥，唐宋以前，"外风"学说为主，唐宋以后"内风"立论为主。平息内风为治疗中风的重要方法，邪热亢盛、肝肾阴虚、阴亏血少等导致风自内生，上扰清窍，出现头晕目眩、卒然昏倒、半身不遂等内风症状。天麻、钩藤等为常用的息风药物。天麻，别名定风草，为祛风之药，善疗头眩，可医瘫痪语塞，因此《宝命真诠》称其为"中风家必需之药"。天麻素又称天麻甙，是由天麻块根中提取的半水化合物，可扩张血管、缓解脑血管痉挛，具有较好的降压作用，在临床中广泛应用于头痛、眩晕、肢体麻木等病症的治疗。随着现代医学对中风认识的日益加深，外风在中风发病中的作用被再次重视，祛除外风的治法仍然具有一定的临床价值，葛根、麻黄、防风、羌活、荆芥、细辛等可辨证应用。现代研究表明，葛根黄酮可扩张脑部血管、对抗血管痉挛、增加血管血流量，对急性缺血性脑中风治疗有效[1]。

活血化瘀法为现代中医药防治中风的常用治法之一。肝风妄动，扰乱气血，气血瘀滞，因而出现口舌喎斜、言语謇涩、肢体拘挛、手脚麻木等症状，因此活血化瘀、通经活络为常用治法。川芎、桃仁、红花、丹参等为常用的活血化瘀之品。川芎历来是治疗中风的良药，《名医别录》载其"主中风入脑，头痛"，后世《本草原始》云："此药上行，专治头脑诸病。"现代研究表明川芎的生物碱可改善脑循环，具有脑保护作用，可抑制血栓形成和血小板聚集[2]，川芎嗪注射液在国内已经广泛用于缺血性中风的治疗。丹参性寒味苦，红花性温味辛，二者常相须使用，有良好的活血化瘀、通经止痛的功效。中风患者多出现肢体拘挛，手脚麻木等症状，葛根、桑枝、秦艽等通经活络之品亦为常用药物。明代《本草汇言》云："凡藤蔓之属，皆可以通经入络。"藤类药物的治疗优势值得进一步挖掘。活血化瘀药多为气味芳香之品，其功可推陈致新，但多服、久服易伤气耗血，因此多配伍补益行气之品，人参、黄芪等可辨证选用。现代研究发现黄芪含有多种皂苷、黄酮、多糖等复杂成分，可通过抑制炎症反应，改善能量代谢，抗氧化，清除氧自由基，抑制细胞凋亡，保护血脑屏障等多种机制起到对缺血性脑卒中神经保护作用[3]。

中医药在保障人类健康方面作出了巨大贡献，其中植物药占绝大部分，我国的植物药十分丰富，种类繁多，在长期的临床实践过程中，历代医家发现并总结了许多行之有效的治疗中风的单药及复方，这为现代临床中风病的防治提供了丰富的素材。

二、动物药

动物药是中药的重要组成部分，其应用在我国有着悠久的历史。动物药疗效高、活性强、资源广，相较植物药，其生理活性更强。历代医家十分推崇动物药的临床运用。清代医家唐容川在《本草问答》中云："动物之功利尤甚于植物，以其动物之本性能行，而又具有攻性。"因此动物药具有攻窜行走的特性。

在中风病的辨治中，动物类药材取材较为广泛，几乎涉及所有类别的药源，汇总起来，大致可归为以下几类：①动物骨骼、犄角类：如犀角、羚羊角、龟甲等；②动物内脏类：如牛黄等；③甲壳类：如珍珠、石决明等；④虫类：如地龙、全蝎、僵蚕、蜈蚣、白花蛇等。

动物药善于入络搜风剔邪，全蝎、蜈蚣、乌梢蛇、白花蛇等在临床应用较广。《本草求真》中载："全蝎，专入肝祛风，凡小儿胎风发搐，大人半身不遂，口眼㖞斜，语言謇涩，手足抽掣，疟疾寒热，耳聋，带下，皆因外风内客，无不用之。"现代研究发现全蝎有不同程度抗血栓形成、抗凝、扩张血管、抗血小板聚集的作用，可改善脑循环，增加脑部血氧供应，恢复脑神经细胞功能[4]。《开宝本草》谓白花蛇："主中风湿痹不仁，筋脉拘急，口眼㖞斜，半身不遂。"现代研究表明蛇毒素可清除氧自由基，减轻脑缺血后脑水肿和脑损伤[5]。

动物药攻逐走窜之性较强，因此善于破血逐瘀。地龙咸寒，具走窜之性，周行全身以行药力，为化瘀通络之要药，补阳还五汤用之活血通络。现代药理学提示，地龙中的蚓激酶在溶解血栓、降低全血黏度和减少血小板聚集方面具有显著疗效，可抗脑缺血，在脑梗死疾病治疗中有优越性[6]。

中风病虽多急性起病，但痰浊、瘀血等病理产物的生成是一个缓慢的过程，属于"久病入络"，因此搜剔走窜的动物药被广泛应用且疗效肯定。穿山甲、五灵脂可活血祛瘀，促进新血再生，僵蚕、地龙可剔除经络内之痰浊胶结。中风病恢复期或后遗症期出现头晕目眩、气短乏力等表现，多为气血亏虚，阿胶、龟板等养血补肾益精的动物药均可辨证选用。

动物药具有丰富的药理作用，药用功效非常强，具有非常广阔的开发前景，在中风病的防治方面也备受重视。但是动物药，尤其虫类药物，多为有毒之品，如何减毒增效，提高药物的安全性是需要关注的重点。动物药多含有蛋白质、脂肪酸、氧化三甲胺类成分，易发生分解，从而产生腥臭气味，患者在服用时多出现恶心、呕吐等副作用，影响治疗的依从性，因此当在保证药效的前提下，借助现代技术稀释或掩盖腥臭气味，从而提高患者服药的顺从性[7]。

三、矿物药

矿物药是中药的重要组成部分，多采自自然界中天然出产的矿藏，包括金属和非金属。中医使用矿物药预防和治疗疾病有着悠久的历史，矿物药的数量和种类较植物药和动物药为少，但就医疗价值而言，同样十分重要。矿物药的功能确切，疗效肯定，其加工炮制比较简单。

代赭石为氧化物矿物赤铁矿的矿石，其质重，性苦寒，善于平肝降逆，张锡纯谓其"下达之力速"，可使上逆之气血随之而下，因此常与怀牛膝、生龙骨、生牡蛎、白芍等滋阴潜阳药同用。代赭石为重镇降逆之要药，对于中风并发顽固性呃逆，可配伍丁香、柿蒂、旋覆花等辨证选用。龙骨为古代大型哺乳动物类、三趾马类、犀类、鹿类、牛类等骨骼的化石，可平肝潜阳、重镇安神，常配伍牡蛎、代赭石等使用。

矿物药是微量元素最集中的药物种类，微量元素与人类健康及疾病防治有着密切的联系，矿物药大多具备镇静安神的作用，在精神类疾病中有广泛的运用[8]。中风患者常并发多种类型的情感障碍，如抑郁、焦虑、躁狂等，朱砂、磁石、龙骨等均可安神，在临床实践中取得较好的效果。

目前对矿物药的研究尚未深入开展，药效物质及作用机理研究尚较薄弱，临床应用多参照历代本草论述，因此借助先进的实验室技术与方法对矿物药开展深入研究势在必行。

四、食物药

民以食为天，食物是常人和患者不可或缺的生活要素。在古籍中，从症状表述上与中风相关的食物很多，主要可以分为动物性食物、植物性食物、不便分类的物品几大类。其中，动物性食物主要涉及畜类、禽类、水产类。植物性食物主要涉及谷薯类、菜果类、菌类、坚果类、调料类。以及不便分类的包括人乳、酒、茶等物品。

从食物的食性、功效上看，这些古籍中记载的食物，并不是全部都标记有性味归经，一些食物的性味归经是不明确的。这也可能导致我们在应用具体食物辅助治疗中风时，暂时只能根据书籍中表述的具体主治功效等内容来初步判断，并不能根据疾病阴阳、寒热等辨证来有效选择食物，或许需要与一些中医饮食营养的具体文献研究来互参、判断。同时，也可进行必要的实验研究，进一步明确某味食物的性味归经，尤其是寒热食性问题。

从食物的具体主治内容上看，古籍中记载的食物主治是比较丰富的，如《本草汇言》记载大豆："寇氏方：治中风口喎，及瘫痪不仁，或头风头痛诸证。又治产后百病，或烦热瘭疾，身热呕逆，或背强口噤，或身头皆肿，或呵欠直视，头旋眼眩，手足顽痹，此皆虚热中风也。"有此种表述的食物较多，所涉及的方剂和使用方法包括内服、外用，也包括了多种剂型。针对这些食物类药物，无论是单味食物的具体研究，还是对于食物类方剂进行临床深入研究，都会推动中风病临床治疗和康复的进步，还会从日常养生保健及中风病的二级预防等角度，为目前的中风病预防、治疗与康复提供新的思路。

参考文献

［1］伟唯，江培．葛根素药理作用研究进展［J］．黑龙江医药，2014，27（1）：51-55.

［2］蒲忠慧，代敏，彭成，等．川芎生物碱的物质基础及药理作用研究进展［J］．中国药房，2020，31（8）：1020-1024.

［3］杜澍金，高维娟．黄芪甲苷对急性缺血性脑卒中神经保护作用研究进展［J］．中国中医基础医学杂志，2021，27（9）：1532-1534.

［4］陈辉霞，李国毅，程记伟，等．全蝎的药理作用及其在脑病中的应用［J］．中西医结合心脑血管病杂志，2021，19（18）：3137-3140.

［5］卜宪聪，刘诗翔．蛇毒降纤酶治疗脑卒中后脑水肿的机制研究新进展［J］．医学综述，2012，18（6）：882-886.

［6］夏梦瑶，李艳灵，魏艳平，等.蚓激酶的药理作用研究进展［J］.世界科学技术－中医药现代化，2021，23（12）：4641-4646.

［7］范建伟，刘武占，李艳芳，等.制剂用水蛭原粉掩味前后主要腥臭异味物质的变化分析［J］.中国实验方剂学杂志，2018，24（6）：22-25.

［8］袁鹏，马瑜璐，刘圣金，等.矿物药在神经精神疾病中的临床应用及药理作用研究进展［J］.中国现代中药，2022，24（11）：2269-2277.

中
风

第六章

方药纵横·方剂

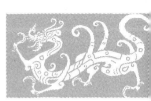

本章将与中风相关的方剂进行重新编排，在编写过程中，依据药味组成及有无方名等信息将方剂划分为单药、单方；依据方药主治功能等信息划定急救方、头面方、肢体方、语言方、预防方、调养方及杂方；依据给药途径划定外治方、内外结合治方；依据目标人群划定妇人方、小儿方；依据方剂特色划定食疗方与酒方，从多角度展现了历代医籍中有关中风治疗方剂的记载。

一、单验方

（一）单方

桂心散（《范东阳方·卷一·中风》）

治风舌殆不语。

新好桂，削去皮，捣下筛，以三指撮舌下咽之。

伏龙肝汤（《备急千金要方·卷八·诸风·风痱第五》）

风痱者，卒不能语，口噤，手足不遂而强直者是也。

治之以伏龙肝五升末，冷水八升和搅，取其汁饮之，能尽为善。

去风丹（《活人事证方·卷之一·诸风门》）

治中风，兼疗脚气、颠仆伤损及胎伤。服过百粒，即为全人。

世传东京开河掘得石碑，梵书无人晓。有林灵素者，逐字解辨，乃是治中风方，韵语乃是浮萍也。

半夏散（《魏氏家藏方·卷第十·妇人》）

治产后中风，不省人事。

半夏（末如豆许）

用竹管吹入鼻中，立醒。

豨莶丸（《严氏济生续方·卷一·风评》）

治中风偏风，口眼㖞斜，时吐涎沫，语言謇涩，筋脉拘挛，手足缓弱，伏床不起之证，悉宜服之，久服耳目聪明，髭须乌黑，筋力壮健，多有效验。

豨莶草（一名火杴草）

上五月五日、六月六日、七月七日收采，洗去土，摘其叶不拘多少，九蒸九曝，每一次蒸用，少酒蜜水洒之，蒸一饭，又曝干，如此九遍蒸曝，日干为末，炼蜜为丸，如梧桐子大，每服百丸，空心食前，温酒米饮任下，此草多生于沃壤间，带猪莶气者是也。

一得散（《世医得效方·卷十二·风科·热证》）

治中风，口噤，不知人事。产后中风同。

白术（四两）

水三升，煎一升，顿服。

竹沥饮（《乾坤生意·上卷·诸风》）

治中风不语。

青水竹（去枝叶，截作一尺余长，劈作二片）

每用不拘多少，或五六十片，以新汲井水浸一宿，如用急只浸二三时，却以砖二片侧立，搁竹仰于砖上，砖内以熟火烘竹青热，砖外以碗盛竹流下清水，以瓦瓶收贮，外以冷水浸瓶收用，或沉井底亦好。每用半钟与病人服之，或入煎药内亦可。

威灵仙丸（《卫生易简方·卷一·诸风》）

治中风不语，手足不遂，口眼㖞斜，鼻流清涕，头旋目眩，言语涩滞，心胸痰积，口中涎水，手足顽痹，腰膝疼痛，久立不得。

威灵仙（一味，冬三月丙丁戊己日采，洗净，焙干，为末）

好酒和，令微湿，入竹筒内，牢塞口，九蒸九曝；如干，添酒重洒之，以白饭和捣为丸，如梧桐子大。每服二十丸至三十丸，温酒下。

独参汤（《医方考·卷之六·暴死门第六十八》）

人参（二两，去芦煎）

行立之间，暴眩仆绝，喉无痰声，身无邪热者，阴虚阳暴绝也，此方主之。

阴阳之在人身，互为其根而不可离者也。若阴道亏乏，则孤阳无所依附，亦自飞越，故令人暴眩仆绝。过不在痰，故无痰声。病不因感，故无体热。斯时也，有形之阴血，不能急生，无形之呼吸，所宜急固，况夫阴生于阳，又太极之妙乎！故以独参主之，取其为固元益气之圣品尔。

太白散（《古今医鉴·卷之二·中风·方》）

治中风痰气厥绝，心腹微温，喉间微响，此药下痰如神。

陈煅石（千年古者）

石刮去土，为细末，水飞过，每服三钱，水一碗，煎至七分温服。

太玄汤（《古今医鉴·卷之二·中风·方》）

治中风失音，昏迷欲死。

染布活靛缸水一盏，温而灌之，即能言语。

羽泽散（《古今医鉴·卷之十六·通治·方》）

中风痰厥，不省人事，用生矾末二三钱，生姜自然汁调，灌服。

石膏散（《众妙仙方·卷之二·诸风门》）

治卒急中风痰厥，舌强不语，不知人事。

石膏（醋淬七次，不拘多少）

上为细末，每服二钱，温水调灌，即醒。

荆芥散（《说郛·卷十二·悦生随抄》）

荆芥穗（为末）

以酒调下二三钱，凡中风者，服之立愈，前后甚验。

三厘抽筋散（《良朋汇集经验神方·卷之一·中风门》）

专治半身不遂。

番木鳖（不拘多少，用香油炸，待浮起取出，乘热去皮为末）

每服三分，黄酒下，汗出即愈。

虎骨法（《巫斋急应奇方·中风门（附类中风）》）

治中风手足瘫痪，半身不遂，手足拘挛，浑身骨节疼痛，一切风痰、筋骨之病，兼治白虎历节风，遍身走注，痛不可忍者，立效。

但足骨即是，不必专求胫骨、膝、全身，虎骨去头尾更效。

用虎骨不拘多少，入锅煮数十滚，刮去外面筋膜，再换水煮，随便当茶，泡饭对酒饮之。随添滚水，不断火煮至骨酥，以手捻粉碎则力尽矣，神效万全。

地金至宝丹（《奇效丹方·卷一·内科·中风》）

土内久埋旧铁，将铁锈刮下，连土煎水常服。每服用锈八钱煎水方效。

此方专治中风有痰，不能言语，用前药遍身瘀痰自化。

（二）单药

豆豉（《太平圣惠方·卷第十九·治中风失音不语诸方》）

治中风失音，立效。

豆豉煮取浓汁，放温，稍稍服之。

大豆（《太平圣惠方·卷第十九·治中风失音不语诸方》）

大豆（一、二升，淘令净）

上以水五升，煮令烂，去豆，熬取汁如膏。少少含咽津，频服，效。

芭蕉根（《圣济总录·卷第六·诸风门·风口喎》）

治偏风口面喎斜，一切热毒风攻头面。

芭蕉根（不以多少）

于甑内蒸两炊久，取出烂研，绞取自然汁，每日饭后，取二合，生蜜一匙头，以酒调之，顿服，日再服。

蓖麻子油（《千金宝要·卷之三·中风大风水气第十二》）

腲腿风。

蓖麻脂（一升）　酒（一斗）

铜钵盛着酒中一日，煮之令熟服之。

天南星（《卫生易简方·卷一·诸风》）

治虚风不省人事，吐泻不止，或数转筋，四肢发厥。

天南星（为末）

每服三钱，大枣三枚，水一盏，煎八分，温服。未醒再服，则四肢渐暖，神识便醒。

白僵蚕（《卫生易简方·卷一·诸风》）

治中风，急喉痹欲死。

白僵蚕（焙黄为末）

生姜自然汁调，灌下喉立愈。

香油/生姜汁（《卫生易简方·卷一·诸风》）

治中风不省人事。

香油或生姜自然汁

灌之即醒。

附子（《卫生易简方·卷一·诸风》）

治偏风，半身不遂。

生附子（一两，锉碎）　酒（一升）

渍，春冬五日，夏秋三日。服一合，以瘥为度。

苍术（《医林类证集要·卷之一·中风门》）

《千金方》治中风口噤，不知人。

苍术（四两）　酒（三升）

煮取一升，顿服。

益母草（《养生四要·却疾第四》）

益母草（单一味，为末）

不犯铁器，炼蜜为丸，如弹子大，每服一丸，久服亦令人有子……产后中风，牙关紧闭，半身不遂，失音不语，童便无灰酒送下。

法制半夏（《医家赤帜益辨全书·六卷·痰门·备用诸方》）

化痰如神。

半夏（七八粒）

研入痰碗内，化为清水，有痰疾中风不语，研七八粒用井华水送下，以手摩运腹上一炷香时，即醒能言。

细辛（《众妙仙方·卷之二·诸风门》）

治暗风倒地。

北细辛（为末）

每挑一字，搐鼻中。

野棉花（《（新刻）经验积玉奇方·卷上》）

治左瘫右痪。

野棉花（不拘多少，阴干为末）

每用分半，先以新鲜黏米淘去头水，却又淘二次，米泔水二壶，将心肺一付，以泔水浸一日，又换泔水，却入封好，酽酒一壶入药，分半同煨至熟，任意服之，服后却昏闷觉有麻痹是效。

桑寄生（《济人自济经验诸方·卷一·中风诸证·半肢风》）

半肢风，半边身冷。

广西桑寄生

缓用则浸酒温服，急用则煎酒服。

黄春彫花（《巫斋急应奇方·备急方》）

黄春彫花（俗名搜山虎，生根一大把，细切）

炆水一大罐，浓浓的，去渣，又熬成膏，晒干为末。治凡人卒患腰痛，半身不遂，手足痹麻，量人虚实，只可服七厘至一二分，止酒调服。

皂角（《卫生要诀·卷一·中风门》）

中风痰厥，四肢不收。

牙皂（五钱）

每服一钱，效。

二、急救类方

（一）吐方

碧霞丹（《太平惠民和剂局方·卷之一·治诸风》）

治卒中急风，眩晕僵仆，痰涎壅塞，心神迷闷，牙关紧急，目睛上视，及五种痫病，涎潮搐搦。

石绿（九度飞过，十两） 附子尖 乌头尖 蝎梢（各七十个）

上将三味为末，入石绿令匀，面糊为丸，如鸡头大。每服急用薄荷汁半盏化下一丸，更入酒半合温暖服之，须臾吐出涎，然后随证治之。如牙关紧急，斡开灌之立效。

解毒雄黄丸（《太平惠民和剂局方·卷之八·治杂病》）

解毒，治缠喉风及急喉痹，卒然倒仆，失音不语，或牙关紧急，不省人事。

雄黄（研，飞） 郁金（各一分） 巴豆（去皮，出油，二十七个）

上为末，醋煮面糊为丸，如绿豆大。用热茶清下七丸，吐出顽涎，立便苏醒，未吐再服。如至死者，心头犹热，灌药不下，即以刀、尺、铁匙斡开口灌之，药下喉咙，无有不活，吐泻些小无妨。及治上膈壅热，痰涎不利，咽喉肿痛，赤眼痛肿，一切毒热，并宜服之。如小儿患喉咙赤肿，及惊热痰涎壅塞，服二丸或三丸，量儿大小加减。

白矾散（《圣济总录·卷第五·诸风门·中风》）

治初中风，失音不语，昏昧不知人，先宜吐风痰，令醒觉，次可服诸汤散，吐痰。

白矾（二两，生用） 生姜（一两，连皮捣碎，水二升，煮取一升二合）

上二味，先细研白矾为末，入浓煎生姜汤研滤，分三服，旋旋灌，须臾吐出痰毒，眼开风退，方可救治。若气衰力弱，不宜用猛性药吐之，设吐得痰毒，别增疾。

取涎丸（《圣济总录·卷第五·诸风门·中风》）

治中风病不语，喉中如拽锯，口中沫出。

天南星（大者一枚，去浮皮，剜中作坑，入醋令八分满，四面用火逼醋干黄色，锉） 藜芦（一分）

上二味，捣研为末，用面糊丸，如梧桐子大。每服三丸，温酒下，良久吐出涎为效。吐不止，用冷葱汤呷即止。

救生散（《圣济总录·卷第六·诸风门·卒中风》）

治卒中风。

白矾 半夏（汤洗去滑，焙） 天南星（三味等分，生用）

上三味，为细散。每服以好酒一盏，药末二钱匕，生姜三片，煎七分通温灌之，当吐涎。

乌梅饮（《圣济总录·卷第六·诸风门·风口噤》）

治中风不语，口噤吐痰，颈项筋急。

乌梅（二七枚，并子椎碎） 菝葜（碎锉椎，一两半） 白矾（生用，一两）

上三味，先以水一升煎菝葜根，取三合，去滓别盛。又别以水一升，煮乌梅至三合，去滓别盛。又以水五合煮白矾，取三合别盛。以物斡口开，先灌菝葜汤，次下乌梅汤，又次下白矾汤，旋消停服之良，久久即吐恶痰毒涎。如不吐，以鹅毛搅喉中取吐。

急救稀涎散（《类证普济本事方·卷第一·治中风肝胆筋骨诸风》）

治中风，忽然昏倒若醉，形体昏闷，四肢不收，风涎潮于上，膈气闭不通。

猪牙皂角（四挺，肥实不蛀者，去黑皮） 晋矾（光明者，一两）

上为细末，和匀。轻者半钱，重者三字匕，温水调，灌下。不大呕吐，但微微冷涎出，一二升便得醒。次缓而调治，不可便大服，亦恐过伤人。（孙兆方）

胜金丸（《类证普济本事方·卷第一·治中风肝胆筋骨诸风》）

治中风，忽然昏倒若醉，形体昏闷，四肢不收，风涎潮于上，膈气闭不通。

生薄荷（半两） 猪牙皂角（二两，锤碎。水一升，二味一处浸，杵汁，慢火熬成膏） 瓜蒂末 藜芦末（各一两） 朱砂（半两，研）

上将朱砂末一分，与二味研匀，用膏子搜和丸如龙眼大，以余砂为衣。温酒化下一丸，甚者二丸。以吐为度，得吐即醒，不醒者不可治。《必用方》论中风无吐法，引金虎碧霞为戒。且如卒暴涎生，声如引锯，牙关紧急，气闭不行，汤药不能入，命在须臾者，执以无吐法，可乎？但不当用银粉药，恐伤脾，坏人四肢尔。予每用此二方，屡屡有验。

碧霞散（《扁鹊心书·神方》）

治痰涎壅盛，卒仆，或发惊搐，一切急证，服此吐痰。

猪牙皂角（炙，去皮弦） 铜青（另研） 大黄（生用） 金线重楼（即金线钓虾蟆，制法见

后①，各五钱）

上为末，每服一钱，小儿三五分，白汤灌下。牙关紧者，鼻中灌下，吐痰立愈。

夺命散（《杨氏家藏方·卷第一·诸风上》）

治卒暴中风，涎潮气闭，手足瘛疭，项背反张，牙关紧急，眼目上视，不省人事。并破伤风，搐搦潮作，小儿急惊风，膈实涎极。

甜葶苈　香白芷　天南星　半夏（汤洗去滑）　巴豆（去壳、不去油，五味各等分，并生用）

上为细末。每服半钱，用生姜自然汁一呷调下，小儿用半字。须臾利下恶涎或吐涎，立效。中风闭目不语，牙关紧急，汤剂灌不下者，此药辄能治之。

独圣散（《儒门事亲·卷十二·吐剂》）

瓜蒂（不以多少）

上为细末。每服一钱或二钱，齑汁调下服之。胁痛加全蝎，头痛加郁金。

瓜蒂散（《儒门事亲·卷十二·吐剂》）

瓜蒂（七十五个）　赤小豆（七十五粒）　人参（半两，去芦）　甘草（半两或三钱五分）

上为细末，每服一钱，或半钱，或二钱，量虚实加减用之，空心，齑汁调下服之。

二神散（《乾坤生意·上卷·诸风·吐剂》）

治中风痰迷心窍，癫狂烦乱，人事昏沉，痰涎壅盛，及治五痫、心风等证。

常山（一两）　葱管藜芦（半两）

每服用水一钟，空心服。

三仙散（《乾坤生意·上卷·诸风·吐剂》）

治中风痰迷心窍，癫狂烦乱，人事昏沉，痰涎壅盛，及治五痫、心风等证。

防风（去芦）　瓜蒂（微火烘，细锉，研为细末，各五钱）　葱管藜芦（一两）

上为粗末。每服三五钱，以齑水二钟煎七八沸，去渣，将渣又用齑水一钟煎至半钟，却将先二钟药汁合作一处，再熬五七沸，去渣澄清，放温，徐徐服之。不必尽剂，以吐为度。

四灵散（《乾坤生意·上卷·诸风·吐剂》）

治中风痰迷心窍，癫狂烦乱，人事昏沉，痰涎壅盛，及治五痫、心风等证。

瓜蒂（一钱）　人参芦（二钱）　赤小豆　甘草（各一钱半）

上为细末。每服一二钱或半钱，量人虚实，加减用之，空心齑汁调下。

五玄散（《乾坤生意·上卷·诸风·吐剂》）

治中风痰迷心窍，癫狂烦乱，人事昏沉，痰涎壅盛，及治五痫、心风等证。

猪牙皂角（不蛀者，去皮弦，炙）　绿矾（各一钱）　明矾（二钱）　赤小豆（一钱）　葱管藜芦（五钱）

上为细末。每服半钱或一二钱，斡开牙关，浆水调灌之。

---

① 制法见后：原文载："采得，去外黑粗皮，用石头打碎，勿见铁器。晒干为末，小罐收贮。"

四神散（《医方类聚·第二十卷·诸风门·神巧万全方·治急风诸方论》）

治卒中风，痰壅盛，不记人事，并中恶等疾。

干蝎 瓜蒂 赤小豆 雄黄（通明者，各半两）

上件四味为末，每服二钱，温水调下，以吐为度。

回生丹（《医家赤帜益辨全书·四卷·中风门·备用诸方》）

治中风痰厥，不省人事。

葱管藜芦（二两，用河水一桶煮为汁） 青礞石（二两，火煅通红，投入汁内如此数次，滤净） 猪胆汁（十个，雄者，取汁，搅前汁内）

上用重汤煮成膏，候温入片脑末一钱五分，装入磁罐内，黄蜡封口。每用黄豆一大粒，新汲水化开。男左女右，鼻孔灌进，其痰自吐。若牙关紧不能吐，将口拨开，其痰得出，任下别药。

稀涎散（《赤水玄珠·第一卷·风门·中风·附方》）

治中风不语，牙关紧急。

江子仁（六粒，每粒分作两半） 牙皂（三钱，切片） 明矾（一两）

化开矾，将二味投入，搅匀，待矾枯，为末，每用三分吹入，诸病皆愈。痰涎壅盛者，以五分，灯心汤下。喉中之痰逆上者即吐，膈间者即下。

祛涎散（《仁术便览·卷一·中风》）

治中风不省人事，多因痰壅所致。

白矾（二钱）

生为末，生姜自然汁调服，其痰或吐或化，便苏。蜜水滚水俱可调服，腹中响即开。

神仙夺命丹（《鲁府禁方·卷一·中风》）

治中风、痰厥、气厥，牙关紧，不省人事。

南薄荷叶（一两） 天南星（汤泡透切片，姜汁炒，五钱） 僵蚕（三钱） 南羌活（五钱）荆芥穗（二钱） 川椒（去目，一钱） 辽细辛（二钱） 牙皂（刮去皮弦，八两） 石脑油（真者二两） 硼砂（一两）

上各制如法。将牙皂以上八味，共合一处，用好酸浆水四碗，入磁盆内浸药，春秋五日，夏三日，冬七日。临熬时，滤去滓，存净汁，入银锅或铜锅内，用桑柴火熬，以槐柳汁频搅。熬数十沸，方入石脑油、硼砂，再熬成膏，形如琥珀色，乘热摊于厚连四纸上，干收贮。临用时，剪方寸一块，以温浆水溶化盏内，用二苇筒，吹入二鼻孔中，良久吐痰涎即醒。若吹之太重，或药水太热，致鼻出血，勿惧，即饮淡盐汤一二口便止。

通关散（《鲁府禁方·卷一·中风》）

治中风痰厥，昏迷，不省人事欲绝者。先用皂角、细辛等分为末，每用少许吹入鼻中，有嚏可治，随用吐法。

皂角末（五分） 半夏 白矾（各三分）

上为末，姜汁调服，探吐后，服对证药。

中
风

夺命通关散（《寿世保元·卷二·中风》）

一论中风中气，痰厥不省人事，牙关紧急，汤水不下。

皂角（如猪牙者，去皮弦，二两，用生白矾一两，以苎布包，入水，与牙皂同煮化，去帛再煮令干，取出晒干为末） 辽细辛（去土叶，为末，五钱）

上合匀，每遇痰厥或喉闭不省人事者，先以少许吹鼻，候有嚏可治，无嚏不可治。却用蜜汤调服二匙即吐痰，不吐再服。

风痰卒中方（《串雅内编·卷三·顶药》）

生石绿（二两）

乳细，水化去石，慢火熬干，取辰日、辰时、辰位修合，再研入麝香一分，糯米粉糊丸弹子大，阴干。卒中，每丸作二服，薄荷酒下。余风朱砂酒下，吐出青涎，泻下恶物立效。小儿用铜绿研粉，醋面糊丸芡实大，每服薄荷酒下一丸，须臾吐痰如胶，神效。

（二）其他急救方

小续命汤（《备急千金要方·卷八·诸风·诸风第二》）

治卒中风欲死，身体缓急，口目不正，舌强不能语，奄奄忽忽，神情闷乱，诸风服之皆验，不令人虚。

麻黄 防己（崔氏、《外台》不用防己） 人参 黄芩 桂心 甘草 芍药 芎䓖 杏仁（各一两） 附子（一枚） 防风（一两半） 生姜（五两）

上十二味㕮咀，以水一斗二升，先煮麻黄三沸，去沫，内诸药，煮取三升，分三服，甚良。不瘥，更合三四剂，必佳。取汗随人风轻重虚实也。有人脚弱，服此方至六七剂得瘥。有风疹家，天阴节变辄合服之，可以防喑。一本云：恍惚者，加茯神、远志；如骨节烦疼，本有热者，去附子，倍芍药。（《小品》《千金翼》同。深师、《古今录验》有白术，不用杏仁。《救急》无芎䓖、杏仁，止十味。《延年》无防风。）

防风散（《千金翼方·卷第十六·中风上·诸散第二》）

主风所为，卒起眩冒不知人，四肢不知痛处，不能行步。

防风 蜀椒（去目闭口者，汗） 麦门冬（各一两，去心） 天雄（炮，去皮） 附子（炮，去皮） 人参 当归（各五分） 五味子 干姜 乌头（炮，去皮） 细辛 白术（各三两） 柴胡 山茱萸 莽草 麻黄（去节） 桔梗 白芷（各半两）

上一十八味捣筛为散，酒服方寸匕，日三。不知，稍增之，以知为度。

白垩丸（《太平圣惠方·卷第二十·治卒中风诸方》）

治卒中风，语涩多涎。

白垩（二两） 鹿角霜（二两） 天南星（一两，炮裂） 羌活（一两） 附子（一两，炮去皮脐） 川乌头（一两，炮裂，去皮脐） 天麻（一两） 蛤粉（三两） 白附子（一两，炮裂） 白僵蚕（一两，微炒） 龙脑（一分，细研） 麝香（半两，细研）

上件药，捣罗为末，入研了药，都研令匀。用糯米饭，和捣三二百杵，丸如鸡头实大。每服，不计时候，以温酒研下一丸。

独活散（《太平圣惠方·卷第二十·治卒中风诸方》）

治卒中风，忽倒闷绝，口噤不语，气厥不识人，闭目不开，针灸不知痛处。

独活（一两） 防风（一两，去芦头） 桂心（一两） 汉防己（半两） 白术（半两） 麻黄（一两，去根节） 人参（半两，去芦头） 羚羊角屑（半两） 细辛（半两） 茵芋（半两） 附子（一两，炮裂，去皮脐） 秦艽（半两，去苗） 甘草（半两，炙微赤，锉）

上件药，捣粗罗为散。每服四钱，以水一中盏，入生姜半分，煎至五分，去滓，入竹沥一合，更煎三二沸。不计时候，温服。

桂心散（《太平圣惠方·卷第二十·治卒中风诸方》）

治卒中风，半身不遂，舌强难言。

桂心（一两） 独活（三分） 葛根（一两，锉） 防风（三分，去芦头） 当归（三分，锉，微炒） 赤芍药（三分） 附子（半两，炮裂，去皮脐） 半夏（三分，汤洗七遍，去滑） 甘草（三分，炙微赤）

上件药，捣粗罗为散。每服三钱，以水一中盏，入生姜半分，煎至六分，去滓。不计时候，温服。

虎掌丸（《太平圣惠方·卷第二十·治卒中风诸方》）

治因沐浴，卒中风不语，喉中如拽锯声。

虎掌（一两，汤洗七遍，微炒） 牛黄（半两，细研） 天南星（一两，炮裂） 板蓝根（二两） 川乌头（一两，炮裂，去皮脐） 白僵蚕（一两，微炒） 雄黄（一两，细研） 桂心（一两） 白附子（一两，炮裂） 大豆黄卷（一两，炒熟） 麝香（一分，细研） 龙脑（一分，细研）

上件药，捣罗为末，入研了药，都研令匀，炼蜜和捣五七百杵，丸如梧桐子大。每服，不计时候，以热酒研下五丸。

龙脑丸（《太平圣惠方·卷第二十·治卒中风诸方》）

治卒中风，心神烦闷，肢节拘急，疼痛。

白龙脑（一分，细研） 朱砂（半两，细研） 琥珀（半两，细研） 牛黄（一分，细研） 雄黄（半两，细研） 附子（三分，炮裂，去皮脐） 天麻（一两） 白僵蚕（一两，微炒） 麝香（一分，细研） 安息香（一两，用酒半升，煎成膏） 玳瑁（三分，细锉）

上件药，捣罗为末，入研了药，都研令匀。用安息香膏，和捣三二百杵，丸如梧桐子大。每服，不计时候，以温酒下七丸。

天麻散（《太平圣惠方·卷第二十·治卒中风诸方》）

治卒中风仆倒，不识人，口角㖞斜。

天麻（半两） 麒麟竭（半两） 白僵蚕（半两，微炒） 干蝎（半两，微炒） 防风（半两，去芦头） 犀角屑（半两） 麻黄（一两，去根节） 牛黄（一分，细研） 麝香（一分，细研）

上件药，捣细罗为散，入研了药令匀。每服，不计时候，以温酒调下一钱。

中风

杏仁散（《太平圣惠方·卷第二十·治卒中风诸方》）

治卒中风，言语謇涩，肢体不仁。

杏仁（一两，汤浸，去皮尖，双仁麸炒微黄） 麻黄（一两，去根节） 芎䓖（一两） 独活（三分） 当归（三分，锉，微炒） 附子（一两，炮裂，去皮脐） 桂心（半两） 秦艽（一两，去苗） 干姜（半两，炮裂，锉）

上件药，捣粗罗为散。每服四钱，以水一中盏，煎至六分，去滓。不计时候，温服。

防风散（《太平圣惠方·卷第二十·治摊缓风诸方》）

治卒中摊缓风，手足不遂，身体拘急，神思昏沉。

防风（三分，去芦头） 当归（三分，锉，微炒） 麻黄（一两，去根节） 泽泻（一两） 天门冬（一两，去心） 附子（一两，炮裂，去皮脐） 生地黄（一两） 白术（一两） 山茱萸（一两） 黄芩（一两） 甘草（半两，炙微赤，锉） 桂心（一两）

上件药，捣筛为散。每服四钱，以水一中盏，煎至六分，去滓。不计时候，稍热服。忌生冷、毒滑、鱼肉。

干蝎散（《太平圣惠方·卷第二十二·治急风诸方》）

治急风，顽涎壅闷，不知人事。

干蝎（一分，微炒） 白僵蚕（半两，微炒） 桑螵蛸（一分，微炒） 蝉壳（一分，微炒） 白附子（一分，炮裂） 腻粉（一分）

上件药，捣细罗为散。不计时候，以温酒调下一钱。

牛黄丸（《太平惠民和剂局方·卷之一·治诸风》）

治卒暴中风，眩晕倒仆，精神昏塞，不省人事，牙关紧急，目睛直视，胸膈、喉中痰涎壅塞。

石燕（火烧，醋淬，九遍） 雄黄（研，飞） 蛇黄（火烧，醋淬，九遍） 辰砂（研，飞） 磁石（火烧，醋淬，九遍） 石绿（研，飞，各一两） 轻粉（细研） 牛黄（研） 粉霜（研） 麝香（细研，各半两） 金箔（为衣） 银箔（研，各一百片）

上件都研匀细，用酒煮面糊和丸，如鸡头大。每服一丸，煎薄荷酒磨下。老人可服半丸。小儿十岁以下，分为四服，蜜水磨下。四岁以下，分为五服。未满一岁，可分为七服。如牙关紧急，以物斡开灌之。

牛黄金虎丹（《太平惠民和剂局方·卷之一·治诸风》）

治急中风，身背强直，口噤失音，筋脉拘急，鼻干面黑，遍身壮热，汗出如油，目瞪唇青，心神迷闷，形体如醉，痰涎壅塞，胸膈、喉中拽锯声。

牛黄（细研，二两半） 雄黄（研，水飞，一百五十两） 金箔（八百片，为衣） 生龙脑（研，五两） 天雄（炮裂，去皮、脐，一十二两半） 白矾（枯过） 天南星（为末，用牛胆汁和作饼子，焙干，如无牛胆，即用法酒蒸七昼夜） 腻粉（研） 天竺黄（研，各二十五两）

上为末，炼蜜搜和，每一两半作十丸，以金箔为衣。每服一丸，以新汲水化灌之，扶坐使药行化。良久，续以薄荷自然汁，更研化一丸灌之，立愈。肥盛体虚，多涎有风之人，宜常服此药随身备急。忽觉眼前暗黑，心膈闷乱，有涎欲倒，化药不及，急嚼一丸，新汲水下。

铁弹丸（《太平惠民和剂局方·卷之一·治诸风》）

治卒暴中风，神志昏愦，牙关紧急，目睛直视，手足瘛疭，口面㖞斜，涎潮语涩，筋挛骨痛，瘫痪偏枯，或麻木不仁，或瘙痒无常，应是风疾。

乳香　没药（各一两，别研）　五灵脂（四两，为细末）　麝香（一钱，细研）　川乌头（一两半，为末）

上先将乳香、没药于阴凉处细研，次入麝香，次入药末再研，滴水和丸，如弹子大。每服一丸，薄荷酒磨下，食后，临卧服。

省风汤（《太平惠民和剂局方·卷之一·治诸风》）

治卒急中风，口噤全不能言，口眼㖞斜，筋脉挛急，抽掣疼痛，风盛痰实，眩晕僵仆，头目眩重，胸膈烦满，左瘫右痪，手足麻痹，骨节烦疼，步履艰辛，恍惚不定，神志昏愦。应一切风证可预服之。

天南星（生用）　防风（去芦，各四两）　甘草（生用）　半夏（米泔浸一宿）　黄芩（去粗皮，各二两）

上㕮咀，每服四大钱，用水二大盏，生姜十片，煎至一中盏，去滓，温服，不拘时候。

至宝丹（《太平惠民和剂局方·卷之一·治诸风》）

疗卒中急风不语，中恶气绝，中诸物毒，暗风。

生乌犀屑　生玳瑁屑　琥珀（研）　朱砂（研细，水飞）　雄黄（研，水飞，各一两）　龙脑　麝香（各一分，研）　牛黄（半两，研）　安息香（一两半，为末，以无灰酒搅澄飞过，滤去沙石，约取净数一两，慢火熬成膏）　银箔（五十片，研）　金箔（五十片，一半为衣）

上将生犀、玳瑁为细末，入余药研匀，将安息香膏重汤煮凝成后，入诸药中和搜成剂，盛不津器中，并旋丸如桐子大，用人参汤化下三丸至五丸。

附子汤（《圣济总录·卷第五·诸风门·中风》）

治中风欲死，身体缓急，目不得开，舌强不能语。

附子（炮裂，去皮脐，一枚）　芍药　甘草（炙）　麻黄（去根节，先煎，掠去沫，焙）　白术（各一两）　防风（去叉）　防己（各一两半）　人参　黄芩（去黑心）　桂（去粗皮）　独活（去芦头）　芎劳（各一两）　天雄（炮裂，去皮脐，一枚）

上一十三味，锉如麻豆，每服五钱匕，水一盏半，入生姜半分，切，煎至八分，去滓，空心、日午、夜卧各温服。如人行五里，以热生姜粥投之，微汗出，慎外风。

麻黄汤（《圣济总录·卷第五·诸风门·中风》）

治中风肢体弛缓，言语謇涩，精神昏愦。

麻黄（去根节，先煎，掠去沫，焙，三两）　桂（去粗皮，半两）　独活（去芦头）　羚羊角（镑，各三分）　萎蕤（切，焙，一两）　葛根（锉，三两）　升麻　防风（去叉，各一两半）　石

膏（碎，六两） 甘草（炙，锉，三分）

上一十味，粗捣筛，每服五钱匕，水一盏半，煎至八分，去滓，温服。如人行五里，再服，用热生姜稀粥投，汗出，慎外风。

七宝丸（《圣济总录·卷第五·诸风门·中风》）

治中风不计缓急，涎潮冒闷，不知人。

丹砂 牛黄 水银 龙脑 腻粉 麝香（并细研，各一分） 金箔（大者二十一片，与药末同研）

上七味再同研，令水银星尽，用蒸枣肉丸如梧桐子大，病轻者每服十丸，重者二十丸，温水化破服，利下涎，须服和气药，日后时服慢治风药。

七宝膏（《圣济总录·卷第五·诸风门·中风》）

治中风涎潮，言语謇涩，精神恍惚烦闷，内有热气在下，使大肠秘涩，热气乘虚上冲，则神志昏昧，宜顺三焦化涎。

牛黄 麝香 龙脑 丹砂 雄黄（各一分，同研） 白花蛇（酒浸，去皮骨，炙） 天竺黄 白僵蚕（炒） 白附子（炮） 天麻（各半两） 天南星（酒浸一宿，切作片子，焙，半两） 蝎梢（炒，一分） 腻粉 真珠末（各研，一钱） 蛇黄（煅，醋淬） 铁粉（研） 自然铜（煅，醋淬七遍） 银矿（煅） 乳香（研） 芦荟（研） 犀角（镑） 铅白霜（研，各一分） 龙胆 芎䓖 人参 胡黄连 桑螵蛸（炙） 原蚕蛾（炒，各半两）

上二十八味，捣研为末，炼蜜为剂，丸如皂子大，每服一丸，薄荷汤化下，食后、临卧服。卒病不拘时服。

神照散（《圣济总录·卷第五·诸风门·中风》）

治中风昏塞，肢体不收，口眼㖞僻。

木香 白茯苓（去黑皮） 芎䓖 人参 独活（去芦头） 蒺藜子（炒，去角） 黄芪（锉，各一两一分） 附子（炮裂，去皮脐） 远志（去心，各三分） 草薢 茵芋（各一两） 栀子仁（二两）

上一十二味，捣罗为末，每服一钱匕，温酒调下，加至二钱、三钱匕，空心，日午夜卧服。

延寿丹（《圣济总录·卷第五·诸风门·中风》）

治卒中恶风，涎潮昏重，口眼㖞斜，四肢弹曳，口噤不醒。

丹砂（研） 腻粉（研） 铁粉（研） 白附子（各二两） 蛇黄（煅，醋淬） 附子（炮裂，去皮脐，各九两） 巴豆（打碎，用新水浸七日，逐日换水，日足以纸裹压出油） 生金 生银（并锉末，各一分） 麝香（别研） 牛黄（别研，各一两一分） 羌活（去芦头） 牛膝（去苗，酒浸，切，焙） 蝎梢（炒） 天南星（生用，各三两）

上一十五味捣研为末，炼蜜和粟米饭，丸如鸡头实大。中恶风弹曳，及诸痫疾，薄荷酒磨下一丸，年老半丸。小儿惊痫，十岁以上一丸，分四服；四岁以下一丸，分五服；新生儿一丸，分七服，并用蜜水磨下。如中风发直，面如桃花色，口眼俱闭，喉中作声，汗出如油，及汗出不流，多要下泄或泻血者，并是恶候，更不用服。唯口噤眼开者，药下立瘥。

丹砂丸（《圣济总录·卷第六·诸风门·急风》）

治中急风，昏乱不识人。

丹砂（研） 牛黄（研） 阿魏（研） 龙脑（研） 水银 天麻 防风（去叉） 芎䓖 细辛（去苗叶） 羌活（去芦头，各一分） 麝香（研，二分） 乌鸡血（一两） 乌蛇（酒浸，去皮骨，炙，二两）

上一十三味，各别为末，先以酒二升煎蛇末令浓，和前药，又以盐、米醋、白矾末合研匀，候色光白，入铫内煮令热，下丹砂同煎，结成砂子，研和前药，丸如梧桐子大，每服十丸，热酒下，汗出即瘥。

防风丸（《圣济总录·卷第六·诸风门·急风》）

治中急风。

防风（去叉） 白僵蚕（炒） 干蝎（酒炒） 白附子（炮） 五灵脂（研） 丹砂（研） 羌活（去芦头） 天麻 天浆子（去壳，入药末研，各一分） 牛黄（研，一钱）

上一十味，捣研为细末，拌匀，糯米煮糊和丸，麻子大，薄荷酒下五丸，加至七丸。或口噤，研化灌下。小儿急惊风，荆芥薄荷汤下二丸，至三丸。

矾蝴蝶散（《圣济总录·卷第六·诸风门·急风》）

治中急风，牙关紧，不能转舌语涩。

矾蝴蝶 密陀僧（各三钱）

上二味，同研匀。每服半钱匕，温水调灌之。若牙紧不能下药，即鼻中灌之。

归命丸（《圣济总录·卷第六·诸风门·急风》）

治急风中人，身背强直，面黑鼻干，口噤不语。

蛇黄（紫色者，火煅令通赤，取出，以纸衬地上出火毒一宿，杵罗为末，研如面，四两） 铁粉（一两） 獖猪粪（用瓶子固济烧，才烟尽为度，候冷研细，二两） 丹砂（研，半两） 麝香（研，一钱）

上五味，同研极细，糯米粥和丸，如鸡头大。一切风，用薄荷酒磨下一丸，小儿半丸。小儿被惊及发热，并以薄荷汤磨下少许。

龙脑丸（《圣济总录·卷第六·诸风门·急风》）

治中急风。

龙脑（研） 白花蛇（酒浸，去皮骨，炙） 白附子（炮） 白僵蚕（炒） 半夏（汤浸，生布揉洗七遍，为末，姜汁作饼，曝） 天麻 干姜（炮裂） 干蝎（酒炒） 麻黄（去根节，先煎，掠去沫，焙） 腻粉 麝香（入龙脑、腻粉同研，各半两）

上一十一味，除研药外为细末，与研药和匀，酒煎槐胶和丸，麻子大，豆淋酒下五丸至十丸，日三夜一，不拘时候。

天南星丸（《圣济总录·卷第六·诸风门·急风》）

治中急风。

天南星（炮） 白附子（炮） 干蝎（酒炒） 白花蛇（酒浸，去皮骨，炙） 桂（去粗皮） 附子（炮裂，去皮脐，各半两）

上六味捣罗为末，炼蜜和丸如梧桐子大，用腻粉半两衮为衣，以粉尽为度，每服热酒下三丸，衣覆出汗，避外风。

天竺黄丸（《圣济总录·卷第六·诸风门·急风》）

治中急风。

天竺黄（研） 牛黄（研） 雄黄（研） 龙脑（研） 犀角（镑） 麝香（研，各一分） 水银（一分） 丹砂（半两，研为末，一半内铫子中，入前水银，更入一半丹砂，热熔搅匀，下火刮取） 西甘石（研） 天麻 乌蛇（酒浸，去皮骨，炙） 干蝎（酒炒） 白僵蚕（炒） 蝉壳（微炙） 桑螵蛸（炙） 羚羊角（镑） 莎草根（炒，去毛） 附子（炮裂，去皮脐） 白附子（炮） 羌活（去芦头） 独活（去芦头） 蔓荆实（去白皮） 麻黄（去根节，先煎，掠去沫，焙，各半两） 狐肝（一具，炙干）

上二十四味，除研药外为细末，再入研药拌匀，炼蜜和丸梧桐子大，每以豆淋薄荷酒下二丸至三丸，加至五丸，后以热稀姜粥投之，日夜可三四服，汗出多即减服数。

银星丸（《圣济总录·卷第六·诸风门·急风》）

治急风涎盛，口眼㖞斜，言语謇涩。

天南星（为末，牛乳拌，炒干，细研，四两） 白附子（为末，生姜自然汁拌，炒干，细研，二两） 灶突中煤黄（细研） 蝎梢（炒） 麝香（研） 水银（各一两） 铅（一两，与水银结沙子，研） 牛黄（研，半两）

上八味，合研令匀，炼蜜和丸，如绿豆大。每服十丸，至十五丸，煎甘草黑豆汤下。小儿慢风，痰涎不利，服三五丸。欲利者，以龙脑、腻粉、薄荷汁调下。

透关丸（《圣济总录·卷第六·诸风门·急风》）

治中急风，营卫痹滞，头目昏晕，额角偏痛，手足无力，举动战掉，言语謇涩，心神不宁。

乳香（研，一两） 麝香（研，半两） 天麻（半两） 没药（研，一两） 地榆（一两） 玄参（一两） 乌头（生，去皮脐，一两） 甜瓜子（一两） 麻黄（去根节，二两）

上九味，同为末，以酒一升，慢火熬为膏，更量入炼熟蜜，同和为丸，如梧桐子大。每服三十丸，温荆芥汤下，不计时候。

白僵蚕丸（《圣济总录·卷第六·诸风门·卒中风》）

治卒中风。

白僵蚕（炒） 白附子（炮） 天南星（炮） 桑螵蛸（中劈破，炒） 藿香（叶） 干蝎（去土，酒炒） 天麻 乌蛇（酒浸，去皮骨，炙） 麝香（别研，各一分） 天雄（炮裂，去皮脐，一枚）

上一十味，先将九味捣，入麝香再拌令匀，用糯米粥研如糊，为丸如大麻粒，别以腻粉为衣，每服酒下七丸至十丸，日二夜一。

白丸子（《圣济总录·卷第六·诸风门·卒中风》）

治卒中风，口眼㖞斜，手足不遂。

天南星　半夏（各半两）　白僵蚕　干蝎（去土）　胡粉　腻粉　麝香（各一分，研）

上七味并生用，捣研如粉，用糯米粥和剂，丸如绿豆大，每服二丸至三丸，嚼破，温酒下。荆芥薄荷汤下亦得。如中风口噤，研化灌服之。

夺命散（《圣济总录·卷第六·诸风门·卒中风》）

治中风卒倒，不省人事，口面㖞斜，失音不语，但吐涎沫，或口噤不开，目瞑垂死。一切风疾。

黑豆（一合）　乌鸡粪　马牙硝（研）　龙胆（去芦头，锉碎，各一分）

上四味，先将鸡粪及豆同炒熟，次入龙胆、马牙硝拌匀，以酒三盏煎二盏去滓，分三服，不拘时温服。

防风汤（《圣济总录·卷第六·诸风门·卒中风》）

治卒中恶风，口噤不能言，肢体缓软，心神恍惚。

防风（去叉）　赤芍药　独活（去芦头）　黄芩（去黑心）　枸杞根　芎䓖　防己　白术　乌头（炮裂，去皮脐）　甘草（炙锉）　茵芋（各二两）　麻黄（去根节）　生姜（切，焙，各三两）　细辛（去苗叶）　桂（去粗皮）　白茯苓（去黑皮，各一两）

上一十六味，锉如麻豆，每服三钱匕，水一盏，研石膏一钱匕，同煎至七分，去滓，温服，不拘时。

羌活汤（《圣济总录·卷第六·诸风门·卒中风》）

治卒中风闷乱，语言謇涩，牙关紧急。

羌活（去芦头）　桑根白皮　麻黄（去根节）　天雄（炮裂，去皮脐）　当归（切，焙，各二两）　桂（去粗皮）　旋覆花（微炒）　远志（去心，各一两）　大腹皮（锉）　甘草（炙锉）　芎䓖　威灵仙（去苗土）　枳壳（去瓤，麸炒）　菖蒲（各一两半）　杏仁（汤浸去皮尖，双仁炒，二十一枚）

上一十五味，锉如麻豆，每服五钱匕，水一盏半，入生姜三片，煎至八分，去滓，温服，不拘时。

青金丸（《圣济总录·卷第六·诸风门·卒中风》）

治卒中风涎潮，精神昏塞。

半夏（生姜水洗七遍，焙干取末，三钱）　滑石（三钱，研）　腻粉（一分，研）　水银（铅结作沙子，皂荚子大，研）　续随子（一百粒，去壳研）　青黛（二钱，研）　龙脑（一钱，研）　麝香（一钱，研）

上八味，研匀，滴水和丸，如豌豆大。煎葱白汤化下五丸至七丸。

神灵散（《圣济总录·卷第六·诸风门·卒中风》）

治卒中风涎潮。

粉霜（一两，白面少许，滴水和作饼子，炙令黄色为度）　丹砂（研，一钱）　硼砂（研，一钱）　牛黄（研，半钱）　龙脑（一字，细研）

上五味同研匀细，每服一字匕，煎陈粟米饮调下。

透罗丸（《圣济总录·卷第六·诸风门·卒中风》）

治卒中风，忽然仆倒闷乱，言语謇涩，痰涎壅塞。

水银（用炼净者，黑锡一分，结为沙子）　粉霜　干蝎（全者，炒，各一分）　天南星（半分，生用）　腻粉（一钱）　龙脑　麝香（各半钱）

上七味，先杵天南星、干蝎，细罗了，同前五味入乳钵细研，入石脑油和丸，如梧桐子大，每服三丸，温薄荷水化下。大段即加二丸，小儿十岁以上两丸，一丸临时相度虚实与吃。

篁竹沥饮（《圣济总录·卷第六·诸风门·卒中风》）

治卒中风倒闷，口噤不语，昏不知人，针灸不知痛处。

篁竹沥（五合）　防风（去叉）　甘草（炙）　桂（去粗皮，各一两）　防己　麻黄（去根节）　白术　人参　黄芩（去黑心）　细辛（去苗叶）　茵芋　秦艽（去土）　附子（炮裂，去皮脐，各一两）　生姜（三两，切，焙干）

上一十四味，除竹沥外，锉如麻豆，每服五钱匕，水一盏半，竹沥一合，同煎至一盏，去滓，温服，不拘时。

金箔丸（《圣济总录·卷第六·诸风门·风痱》）

治风痱，奄忽不知人，喉中嘤嘤然有声，舌强不能言，身软自汗。

金箔（研，一百片）　银箔（研，一百片）　犀角（细屑为末）　牛黄（研）　丁香　龙脑（研）　沉香　真珠末　木香　麝香（研）　琥珀　硼砂（研）　乌蛇（酒浸，去皮骨，炙）　天麻（酒浸，切，焙）　雄黄（研）　蝎梢（炒）　白僵蚕（炒）　附子（炮裂，去皮脐）　天南星（炮）　防风（去叉）　白附子（炮）　甘草（炙，各一分）　丹砂（研，一两）　墨（烧研，半两）

上二十四味，先以十五味捣罗为细末，入研者药一处和匀，内将金、银箔入水银三分，同研如泥，入诸药研和匀，炼蜜和丸，如绿豆大，每服大人五丸，薄荷酒下，小儿二丸，薄荷汤化下。

独活饮（《圣济总录·卷第六·诸风门·风口噤》）

治中风口噤不语，不知人，饮食不下。

独活（去芦头，一两）　葛根（锉）　甘草（炙，各半两）

上三味，粗捣筛，每服四钱匕，以水一盏半，入生姜半分切，煎取七分，去滓热服。口噤服药不下，斡口开灌之，效，日夜四五服。

红龙散（《三因极一病证方论·卷二·中风治法》）

治中风，开关窍。

朱砂（别研）　五灵脂（各半两）　茯神（去心中木）　草薢（各一两）　全蝎（半两）　脑麝（各一钱，别研）

上为末。每服二钱，酒调服。先服此，次服神异温风丹。

四神汤（《卫生家宝方·卷第一·治诸风瘫痪》）

治卒中风，牙关紧急，不省人事。

附子（一两，去皮、尖，生用）　木香（一两）　五灵脂（二钱半）　真麝香（一钱）

上锉碎，每服二大钱，水二盏，生姜二十片，煎至七分，去滓放温，斡开口灌一服，定醒。如未，再服。开口略能言，即不须服，徐与粟粥。

香附汤（《卫生家宝方·卷第一·治诸风瘫痪》）

治卒暴中风，涎潮目瞑，口面㖞斜，偏风瘫痪，精神昏愦，便利不禁，数服立效。

大附子（一个，重八钱，生，去皮、尖）　木香（半钱，纸裹煨熟）　甘草（一分，炙）

上锉细碎，分二服，每服用水二大盏，生姜二十片，煎至七分，去渣，空心温服。大凡中风，首用此药，通关顺气，多服取汗，自可永瘥。

梦仙备成丹（《叶氏录验方·上卷·治诸风》）

治卒中急风，左瘫右痪，口眼㖞斜，语言不正，不省人事。

川乌（一两，炮微黄色）　乳香（一钱，研）　五灵脂（取净，半两）　没药（一两）

上四味为细末。炼蜜丸，如弹子大。每服一丸。如服药时，先以酒一盏，生姜七片，薄荷心七枚，同煎至七分。去滓，候温，入脑子一字，细嚼药一粒，窨气少时用。先煎酒送下，临卧服。切忌动风及湿面等。如空心，兼服升降气药助之。此方传于前福建巡辖王舜臣。王云镇江刘节使家方也。

回阳汤（《是斋百一选方·卷之三·第四门》）

中风

治丈夫妇人，无问老幼，卒暴风中气中，左瘫右痪，手足不遂，言语謇涩，口眼㖞斜，筋脉挛缩，半身不举，不省人事。

干姜（炮）　益智仁　大川乌（炮，去皮脐。以上各一两）　青皮（半两）　附子（一只，七八钱重者，生用，去皮脐）

上为㕮咀，每服秤半两，水二大盏，生姜十片，枣子一枚，入盐少许，同煎七分，去滓，空心食前温服，并滓再煎。

三建汤（《是斋百一选方·卷之三·第四门》）

治中风，风涎，不省人事。

附子　天雄　乌头（上件等分，生用，去皮脐，薄切）

每药一两，生姜一两，同水三大盏，煎至一盏半，去滓，温服。

加减青州白丸子（《是斋百一选方·卷之五·第六门》）

治丈夫、妇人卒中风邪，半身不遂，口眼㖞斜，痰涎闭塞，喘嗽咯血，胸膈满闷，小儿惊风，妇人血风，大人洗头风，并宜服之。

白附子　天南星　半夏　川姜（各二两）　天麻　白僵蚕　干蝎（各一两）　川乌头（去皮尖，半两）

上八味并生用，为细末，白面糊丸，如梧桐子大，每服三、五十丸，生姜汤下，不拘时候。如瘫风，温酒下；小儿惊风，薄荷汤下五、七丸。此药宜常服，安神定志，去风痰膈壅之疾，有孕妇人不可服。

花蛇续命汤（《医学启源·中卷·六气方治·风》）

治卒中风，牙关紧急，精神昏愦，口眼㖞斜，不知人事，痰涎不利，喉中作声。

白花蛇（酒浸，去皮、骨，焙干） 全蝎（炒） 独活（去土） 天麻 附子 人参 防风 肉桂 白术 藁本 白附子（炮） 赤箭 川芎 细辛（去叶） 甘草（炙） 白僵蚕（去丝、灰，炒） 半夏（汤浸，切） 白茯苓（去皮） 麻黄（去节，水煮三沸，去沫，细切。以上各一两）

上为粗末，每服五钱，水一盏，生姜五片，煎至七分，去滓，稍热服，不拘时。

三生饮（《易简方·校正注方真本易简方论·增损饮子治法三十首》）

治卒中，昏不知人，口眼㖞斜，半身不遂，咽喉作声，痰气上壅。无问外感风寒，内伤喜怒，或六脉沉伏，或指下浮盛，并宜服之。兼治痰厥、饮厥，及气虚眩晕，悉有神效。但口开手撒，眼合遗尿，声如鼾睡者，并难治疗。

南星（一两） 川乌（半两） 生附（半两） 木香（一分）

上㕮咀，每服半两。水二盏，姜十片，煎至六分，去滓。温服。或口噤不省人事者，用细辛、皂角各少许，或只用半夏为末，以芦管吹入鼻中，俟喷嚏，其人少苏，然后进药。痰涎壅盛者，每服加全蝎五枚，仍服养正丹镇坠之。以其用硫黄、黑锡，皆有利性，则痰涎随去矣。

一法，气盛人只用南星八钱，木香一钱，加生姜十四片，煎两服，名星香散。

一法，气虚人用生附并木香，生姜如前数，煎服，名附香饮。亦有用天雄代附子者，无不效。

苏合香丸（《易简方·校正注方真本易简方论·市肆丸药治法》）

白术（二两） 丁香（二两） 苏合香油（一两，入安息香内） 朱砂（研，水飞，二两） 沉香（二两） 白檀香（二两） 乌犀（镑，二两） 荜茇（二两） 青木香（二两） 龙脑（一两） 麝香（一两） 熏陆香（别研，一两） 香附子（去毛，二两） 安息香（二两，别为末，用无灰酒一升熬膏） 诃黎勒（煨，去皮，二两）

上为细末，入研药匀，用安息香膏并炼，白蜜和剂。每服一大丸，沸汤少许化令开，乘热呷服。能饮者，以热酒少许调之。

治卒中昏不知人……口噤不能服者，扶开灌之，如灌不下，则用三生饮中治法，搐鼻令苏，然后进药。

五积散（《活人事证方·卷之一·诸风门》）

治卒急中风。

不得令病人倒卧，须用两人扶坐。急煎五积散半贴，入麝香半钱，同煎令熟。乘热服，汗透便觉轻快。如目前未即见效，却别下药，终易为力，不为废人。每见人中风便进灵宝丹，无不死者。唯是先进此药，后却依虚实加减。

陈橘皮（去白） 麻黄（去根节，以上各六两） 枳壳（去瓤，麸炒，六两） 芍药 川芎 当归（洗，去芦头） 甘草（炙，锉） 茯苓 半夏（汤洗七次） 肉桂（去粗皮） 白芷（以上各三两） 厚朴（去粗皮，姜制） 干姜（炮，以上各四两） 桔梗（去芦头，十二两） 苍术（净洗，去皮，二十四两）

上除桂、枳壳二味别为粗末外，一十三味同为粗末，慢火炒，令色转。摊冷。次入桂、枳壳末，令匀。每服三钱，水一盏半，入生姜三片。煎至中盏，去滓，稍热服之。

灵龙丹（《魏氏家藏方·卷第一·中风》）

治一切风疾卒中，潮搐口噤，不语舌强，脚弱鹤膝，瘫痪半身不遂，偏风口眼㖞斜。

五灵脂（去沙石，别研） 草乌（生，去皮尖，半两） 木鳖子（新者去壳，二两，别研） 白胶香（别研） 地龙（去土） 乳香（各半两，别研） 麝香（一钱，别研）

上为细末，入诸别研药拌和，以辰年辰月辰日辰时取辰方上野水溲，做小阿胶片风干，每有患者，以一片分作三服，用酒磨下。卒中急风，以白矾一小块研末，用童子小便同酒磨下。或口噤，灌少许入鼻中，待口开一时灌尽。小儿惊风，分作六服，薄荷汤入酒化下。手足疼痛，薄荷酒下。或姜汁磨涂患处。如治牙疼，以少许塞之。

一呷散（《魏氏家藏方·卷第一·中风》）

治卒中昏不知人，痰气上壅，咽喉作声，喉痹缠喉，一切风痰壅塞，命在须臾者，一服立见神效。

天南星（大者，半两） 白僵蚕（半两） 全蝎（七个，去毒）

上生为细末，每服抄一钱，用生姜自然汁半灯盏许，调药灌之，消豁痰涎，如汤沃雪，即时苏醒，却随证别用药调理。

木香附子汤（《魏氏家藏方·卷第一·中风》）

治急中风，不语，口眼㖞斜，半身不遂，肢体瘫痪。

附子（一枚一七钱重者，炮去皮脐） 南木香（一两，不见火）

上切片，量病势重则分作二服，轻则分作四服。每服水一盏半，生姜二十片，煎至半盏，去滓，空心食前热服。间服小续命汤一服，如急中，附子不炮。

独活续命汤（《御药院方·卷一·治风药门》）

治卒暴中风不省人事，渐觉半身不遂，口眼㖞斜，手足战掉，语言謇涩，肢体麻痹，神情昏乱，头目眩重，痰涎并多，筋脉拘挛不能屈伸，骨节烦疼不得转侧，及治诸风，服之皆验。若治脚气缓弱，久服得瘥。久病风人，每遇天色阴晦，节候变更，宜先服之，以防喑哑。

麻黄（去节根，一两） 人参（去芦头，一两） 黄芩（一两） 芍药（一两） 芎䓖（一两） 甘草（锉温，一两） 防己（半两） 杏仁（去皮，炒黄，细切，一两） 桂（一两） 防风（去芦头，一两半） 附子（炮去皮脐，细切，三两） 白花蛇肉（三钱） 独活（三钱） 干蝎（三钱）

上件为粗末，每服三钱匕，水一盏半，入生姜五片，煎取一盏，去滓，稍热食前服。

分涎丸（《御药院方·卷一·治风药门》）

治中风忽然倒，作痰涎郁塞，不省人事。

水银（锡结沙子） 粉霜 干蝎（为末，各半两） 腻粉（二钱） 脑子 麝香 天竺黄 朱砂（各一钱） 天南星（生用，为末，一两）

上件同研令匀，石脑油丸，如鸡头大。每服三五丸，薄荷汤化下。一岁小儿服半丸至一丸。

活命金丹（《御药院方·卷一·治风药门》）

治中风不语，半身不遂，肢节顽痹，痰涎上潮，咽嗌不利，饮食不下，牙关紧噤。

贯众　甘草　板蓝根　干姜（各一两）　龙脑（研，三钱）　麝香（研，三分）　牛黄（研，半两）　生犀　珠子末（各半两）　川大黄（一两半）　辰砂（四分，一半入药，一半为末）　青黛（三钱）　薄荷（半两）　桂（三两）　甜消（一两）

上件药捣罗为末，与研药一处搅匀，炼蜜同水浸，蒸饼为剂，每两作十丸，另以朱砂为衣，就湿真金箔四十箔为衣，腊月修合，瓷器收贮，多年不坏。

青金丹（《御药院方·卷一·治风药门》）

治中风不省，痰涎郁滞在咽嗌间，如拽锯声。连服三两丸，或吐或利后，精神出立醒。

腻粉　粉霜　水银（锡结沙子，各一分）　半夏（汤洗过，生姜汁浸，为末，三分）　续随子（去皮，研，一百二十斤）　滑石（为末，三钱）　青黛（二钱）　脑子　麝香（各一钱）

上件各为末，同研令匀，水丸如榛子大。每服三两丸，煎葱白汤下，或薄荷汤化下。

麝香散（《瑞竹堂经验方·卷一·诸风门》）

治卒风哑中，忽然倒地，不省人事，左瘫右痪，口眼㖞斜，诸药未服者。

真麝香（二钱或三钱，研细）　真香油（二三两）

上若遇此证，急将麝香研细调入清油内搅匀，将患人口斡开灌下，其人自苏，不惟只治中风，又全其后。语言不謇，手足不瘫，服此药后，方服顺气疏风之药，为麝香通关，余药可以能行至病所也。

蝉蜕丸（《奇效良方·卷二·风门》）

治急风卒中，半身不遂，腰脚软弱，历节疼痛，手足拘挛，口面㖞斜，言语謇涩，白癜顽麻，心惊恍惚，肢体战掉，腰腿瘫缓，及脚气风肿疼痛等疾。

蝉蜕（一两）　干蝎（炒，一两）　乌蛇（酒浸，去皮骨，炙，一两）　五味子（一两，四味用酒浸，焙干）　附子（生，去皮脐，一两）　南星（炮）　天麻（各二两）　白附子（炮）　川芎　僵蚕（炒）　防风（去叉）　干姜（炮）　麻黄（去根节）　蔓荆子（去白皮）　狗脊（去毛）　雄雀粪（炒，各一两）　当归（切焙，三分）　雄黄（研，一分）　丹砂　麝香（研，各三分）

上为细末，炼蜜为丸，如弹子大，每服半丸，薄荷酒嚼下。急风瘫缓，及攻注、筋骨疼痛，薄荷汁化开一丸，以热酒投下，向患处卧，衣被盖汗出，睡觉疼痛即定。

小驱风散（《医方类聚·第二十卷·诸风门·神巧万全方·治急风诸方论》）

治风入脏，身体缓急不遂，及不能言。

人参　肉桂　大川乌头（炮）　麻黄（去节，各一两）　甘草（炙）　防风　汉防己　白术　黄芩　川芎　赤芍药　白茯苓（各三分）

上件为散，每服四钱，以水一中盏，入生姜半分，煎至六分，去滓，不计时候，稍热服，汗出为度。

大驱风散（《医方类聚·第二十卷·诸风门·神巧万全方·治急风诸方论》）

治卒中欲死，风攻身体及五脏，言语謇涩，神思昏昧。

麻黄（二两，去节）　川芎（一两半）　石膏（一两半）　肉桂　白芷　甘草（炙）　干姜

（炮）当归　黄芩（炒）杏仁（去皮尖，炒黄，以上各三分）

上件捣为散，每服四钱，以水一中盏，煎至六分，去滓，不计时候稍热服，以汗出为度。一法，入荆沥五合同煎，大验。

开关散（《脉症治方·卷之一·风门·中风》）

治诸中风，中痰中气，牙关紧急，痰涎壅盛者。先用此散灌之，然后随症用药。

荆芥穗（一两）皂角（去皮弦子，一钱五分）麝香（一字，另研）

共为末，每服方寸匕，姜汤调灌下。

通关散（《仁术便览·卷一·中风》）

治卒中风邪，昏迷不醒，牙关紧急，汤水不下。

细辛（洗去土叶）猪牙皂角（去子，各一钱）

上为细末，男左女右，吹鼻中。

红白散（《鲁府禁方·卷一·中风》）

治中风痰厥，不省人事。

辰砂　白矾（各等分）

三伏内装入猪胆内，透风处阴干。每用一块，凉水研下。

牛黄散（《鲁府禁方·卷一·中风》）

治中风痰厥，不省人事，小儿急慢惊风。

牛黄（一分）辰砂（半分）白牵牛（头末，二分）

上共研为末，作一服，小儿减半。痰厥，温香油下。急慢惊风，黄酒入蜜少许送下。

大竹沥汤（《证治准绳·类方·脚气》）

治卒中风，口噤不能言，四肢纵缓，偏痹挛急，风经五脏，恍惚恚怒无常，手足不遂。

竹沥（一斗四升）独活　芍药　防风　茵芋　甘草　白术　葛根　细辛　黄芩　芎藭（各二两）桂心　防己　人参　石膏　麻黄（各一两）生姜　茯苓（各三两）乌头（一枚）

以竹沥煮取四升，分六服。先未汗者取汗，一服相当即止。

参附汤（《万全备急方·诸中部》）

中风口噤，喘急如鼾，撒手遗尿，汗出不止，阳虚暴绝，死证也，当以大剂人参附子救之。

一时无药，急以黄芪一二两，煎汤频灌，以回其阳，然后用药。（如虚证兼风加防风一二钱）

四生散（《万全备急方·诸中部》）

中风痰涎涌盛，昏不知人。

南星　附子　乌头　人参

若有热者，但以胆南星三钱、木香一钱，水煎灌之。

夺命散（《救急选方·上卷·卒中风门》）

疗卒暴中风，痰涎壅塞，牙关紧急，目上视等危证，大有神效。

中
风

青礞石（四两，焰消煅过）

研为末，每服半钱，酒调下，功效不可尽述。

三因白散（《医学实在易·卷五·各证各方·中风证》）

治中风不省人事，痰涎如涌，真起死回生之神方也，气喘痰多用之甚效。

滑石（四钱，研） 半夏（三钱） 生附子（二钱）

共研末，生姜四片，白蜜五钱，水一杯半，煎八分，温服。寒化证，脉微或脉脱，四肢逆冷，痰盛者，用此方。或脉数，手足温，为热化证，宜风引汤、竹叶石膏汤之类。

保元汤（《观聚方要补·卷一·中风》）

治中风虚脱，卒昏塞不省人事，半身不遂。

桂枝（二钱） 白术 人参（各一钱） 黄芪（八分） 当归（三分） 生附子（七分）

上水煎，肾气易动而燥者加芍药、地黄。

靖暴三虎丸（《普济内外全书·元·卷之二·痹证汤饮》）

治口眼㖞斜，暴中恶、中风、中痰等证。

大黄（一两） 巴霜（三钱） 朴硝（五钱）

共末，米糊为丸，绿豆大，每服大人十数丸，幼子六七丸，白滚汤下。瓷罐收贮，勿令燥泄无效。

冰壶拯苏丸（《普济内外全书·亨·卷之三·中风汤饮》）

治中风口眼㖞斜，不省人事。

雄黄（三钱） 贝母（二钱） 天麻（一两） 天竺黄（三钱） 当归（五钱） 全虫（五钱）
朱砂（三钱） 珍珠（一钱） 胆星（八钱） 冰片（五分） 川连（二钱） 甘草（一两）

共为细末，甘草面糊为丸，如圆眼核大，金石衣，辰砂为衣。每服大人一丸，小人半丸，薄荷汤调下。

三、头面类方

（一）口眼㖞斜方

干姜附子汤（《千金翼方·卷第十六·中风上·㖞僻第四》）

治心虚寒风，半身不遂，骨节离，缓弱不用，便利无度，口面㖞斜。

干姜 附子（炮，去皮，各八两） 芎䓖（三两） 麻黄（去节） 桂心（各四两）

上五味，㕮咀，以水一斗煮取三升，分三服，三日复进一剂。

独活散（《太平圣惠方·卷第十九·治中风口面㖞斜诸方》）

治中风，口面㖞斜，手脚不遂，风入脏腑，昏闷不语，腰脊如解，难以俯仰，骨痹冷疼，心惊不定。

独活（一两） 羌活（一两） 芎䓖（三分） 桂心（三分） 赤茯苓（一两） 附子（炮裂，

去皮脐，一两）　羚羊角屑（三分）　白僵蚕（微炒，一两）　天麻（一两）　麻黄（去根节，一两）　丹参（三分）　干蝎（微炒，一两）

上件药，捣细罗为散。每服，不计时候，以薄荷热酒，调下二钱。

防风散（《太平圣惠方·卷第十九·治中风口面喎斜诸方》）

治中风口面喎僻，手足不遂，风入于脏，则语不得转，心神昏闷。

防风（去芦头，一两）　羌活（二两）　川升麻（一两）　桂心（一两）　芎䓖（二两）　羚羊角屑（三分）　麻黄（去根节，一两）　杏仁（汤浸，去皮尖，二两，双仁麸炒微黄）　薏苡仁（一两）

上件药，捣筛为散。每服四钱，以水一中盏，煎至五分，去滓。入竹沥一合，重煎一两沸。不计时候，稍热服。如人行五七里再服，以衣盖之，汗出为度。

麻黄散（《太平圣惠方·卷第十九·治中风口面喎斜诸方》）

治中风，口面喎斜，筋脉拘急。

麻黄（去根节，一两）　芎䓖（一两）　川升麻（一两）　防风（去芦头，一两）　汉防己（一两）　桂心（一两）　羚羊角屑（一两）　酸枣仁（一两）　秦艽（去苗，半两）

上件药，捣筛为散。每服四钱，以水一中盏，煎至五分，去滓。入竹沥一合，更煎一两沸。不计时候，温服。

酸枣仁散（《太平圣惠方·卷第十九·治中风口面喎斜诸方》）

治中风口面偏斜，痰壅头疼。

酸枣仁（微炒，一两）　羚羊角屑（一两）　丹参（一两）　防风（去芦头，一两）　汉防己（一两）　甘菊花（一两）　麻黄（去根节，一两）　羌活（一两）　石膏（细研，二两）

上件药，捣细罗为散。每服，不计时候，以温酒调下二钱。

白圣散（《圣济总录·卷第六·诸风门·风口喎》）

治中风口面喎斜。

天雄（炮裂，去皮脐）　山茱萸（炒过候冷，各二两）　山芋（三两）　干姜（炮，一分）

上四味，捣罗为散，每服用热豆淋酒半盏，调下二钱匕，患重者加至三钱匕。

葛根汤（《圣济总录·卷第六·诸风门·风口喎》）

治中风口面喎斜。

葛根　防风（去叉）　附子（炮裂，去皮脐）　麻黄（去根节煎，掠去沫，焙干，各一两）　独活（去芦头，二两）　杏仁（汤浸去皮尖，双仁炒，四十枚）　松实（去壳，一两半）

上七味锉如麻豆，每用药十钱匕，以水二盏，酒一盏，入生姜三片，煎取一盏半，去滓，分三服，日二夜一。

麻黄汤（《圣济总录·卷第六·诸风门·风口喎》）

治中风口眼喎斜。

麻黄（去根节，汤掠去沫，焙）　萆薢　附子（炮裂，去皮脐，各二两）　黄连（去须）　当

中
风

归（切，焙） 桂（去粗皮） 枳壳（去瓤，麸炒） 甘草（炙，锉） 羚羊角（镑，各一两） 桑根白皮 牡丹皮 羌活（去芦头） 芎藭（各一两半） 旋覆花（炒，半两） 杏仁（去皮尖，双仁炒，十四枚）

上一十五味，锉如麻豆，每服五钱匕，水一盏半，入生姜半分切，煎至八分，去滓，温服。

升麻汤（《圣济总录·卷第六·诸风门·风口㖞》）

治中风口目㖞斜。

升麻 防风（去叉） 麻黄（去根节煎，掠去沫，焙干，各一两） 芎藭 羚羊角（镑，各一两半） 桂（去粗皮，三分）

上六味，粗捣筛，每用药十钱匕，以水三盏，煎至二盏，去滓，入竹沥一合，更煎三沸，分温三服，空心一服，夜并二服，相去如人行五里，良久更服，以衣覆令微汗出，避外风。

天雄散（《圣济总录·卷第六·诸风门·风口㖞》）

治中风，口㖞引目不合，又令耳有风声而聩，面骨冷疼，风眩头痛。

天雄（炮裂，去皮脐） 细辛（去苗叶，微炒，各一两半） 山茱萸 干姜（炮，各二两半） 山芋 防风（去叉，各三两半）

上六味，捣罗为散，每服温酒调下三钱匕，渐加至五钱匕，日再服。

乌蛇丸（《圣济总录·卷第六·诸风门·风口㖞》）

治中风，口面㖞僻，言语不正。

乌蛇（酒浸，去皮骨，炙） 乌头（炮裂，去皮脐） 五灵脂 羌活（去芦头） 天麻（酒浸，切，焙，各半两） 牛黄（研） 雄黄（研） 麝香（研） 干蝎（去土，酒炒） 天南星（炮裂，汤洗，各一分） 香墨（烧，醋淬，研） 独活（去芦头） 皂荚（不蛀者，去皮子，酥炙，各三分） 白附子（炮裂，汤洗，三枚） 虎骨（酥炙，一两） 黑豆（先与乌头同捣烂，焙，二十一粒）

上一十六味，捣罗十三味为末，入牛黄、麝香、雄黄末拌匀，重罗一遍，炼蜜和丸如绿豆大，每服七丸，温酒下，渐加至十丸，空心，午时、夜卧各一服。

无忧散（《校正素问精要宣明论方·卷第四·积聚论》）

一名万病散。

治风疾……或中风口㖞，语多謇涩，睡后口中涎出，不限时节，不问男子、女人，但五日一服，不过三服永瘥。

黄芪 木通 桑白皮 陈皮（各一两） 胡椒 白术 木香（各半两） 白牵牛（炒，另取头末，四两）

上七味，为细末，每服二钱，牵牛末二钱、生姜二钱切作片子，煎生姜汤一大盏调药，须臾，又用生姜汤或温汤送下，平明可行三五次，快利无妨。如病息后，以白粥补之，痊矣。

牵正散（《杨氏家藏方·卷第一·诸风上》）

治口眼㖞斜。

白附子 白僵蚕 全蝎（去毒，并生用，各等分）

上为细末。每服一钱，热酒调下，不拘时候。

三圣散（《是斋百一选方·卷之三·第四门》）

大治手足拘挛，口眼㖞斜，左瘫右痪，骨节酸疼，脚弱无力，行步不正，一切风疾，又名舒筋散。

当归（洗，焙）　肉桂（去皮）　延胡索（灰炒）

上等分，为细末，每服二钱，温酒调下，空心临卧日进三服。除孕妇外，老幼皆可服。

秦艽升麻汤（《卫生宝鉴·卷八·名方类集·风中血脉治验》）

治中风手足阳明经，口眼㖞斜，恶风恶寒，四肢拘急。

升麻　葛根　甘草（炙）　芍药　人参（各半两）　秦艽　白芷　防风　桂枝（各三钱）

上㕮咀，每服一两，水二盏，连须葱白三茎，长二寸，约至一盏，去渣，稍热服。食后服药毕，避风寒处卧，得微汗出则止。

贝母瓜蒌汤（散）（《丹溪心法·卷一·中风一》）

肥人中风，口㖞，手足麻木，左右俱作痰治。

贝母　瓜蒌　南星　荆芥　防风　羌活　黄柏　黄芩　黄连　白术　陈皮　半夏　薄桂　甘草　威灵仙　天花粉

（多食湿面，加附子、竹沥、姜汁、酒一匙行经）

芎劳散（《医方集宜·卷一·中风》）

治口眼㖞斜。

芎劳　天麻（各一钱）

共为末，服一钱，用姜汤调，临睡时服。

加减排风汤（《古今医鉴·卷之二·中风·方》）

（陈白野方）　治中风口眼㖞斜。

天麻　苍术　杏仁（各一钱）　羌活　独活　防风　白鲜皮　川芎　当归　白芍药　白术　茯苓　黄芩　半夏（各八分）　麻黄（七分）　甘草（四分）

上㕮咀，生姜三片，水二盏，煎一盏，不拘时服。

理气祛风散（《古今医鉴·卷之二·中风·方》）

（秘方）治口眼㖞斜。

青皮（一钱）　陈皮（八分）　枳壳（八分）　桔梗（七分）　南星（制，一钱）　半夏（制，一钱）　乌药（八分）　天麻（一钱）　川芎（八分）　白芷（七分）　防风（八分）　荆芥（七分）　羌活（一钱）　独活（一钱）　白芍药（七分）　甘草（六分）

上㕮咀，生姜五片，水二钟，煎至八分，食前温服。

复正汤（《寿世保元·卷二·中风》）

一论风中经络，则口眼㖞斜也。

防风（一钱）　荆芥（一钱）　细辛（八分）　黄芩（二钱）　乌药（二钱）　天麻（二钱）

当归（酒洗，三钱）　白芍（酒炒，二钱）　川芎（一钱五分）　白术（去芦，一钱五分）　陈皮（去白，一钱五分）　半夏（二钱）　枳壳（去瓤麸炒，一钱）　白芷（八分）　桔梗（八分）　僵蚕（三钱）　甘草（八分）　白茯苓（去皮，二钱）

上锉，生姜煎服。

正容汤（《审视瑶函·卷六·因风证》）

治口眼㖞斜，仪容不正，服此即能正之，故云。

羌活　白附子　防风　秦艽　胆星　白僵蚕　半夏（制）　木瓜　甘草　黄松节（即茯神心木，各等分）

上锉剂，白水二盅，生姜三片，煎至八分，去滓。加酒一杯服之。

上方祛风以羌、防，化痰须星、夏，生草清热，秦艽荣筋，面部需白附、僵蚕，筋舒急资木瓜，松节，姜散风邪，酒行药势。此方服十剂，平复如故，敢陈一得，愿献知音。

（二）其他头面方

大三五七散（《备急千金要方·卷十三·心脏·头面风第八》）

治头风眩，口㖞目斜，耳聋。

天雄　细辛（各三两）　山茱萸　干姜（各五两）　薯蓣　防风（各七两）

上六味治下筛，清酒服五分匕，日再。不知，稍加。（《翼》云：亦治面骨疼）

入顶散（《备急千金要方·卷十三·心脏·头面风第八》）

治头面胀满，脑癜偏枯，发作有时，状如刀刺，失声，阴阴然疼，面目变青。

山茱萸　芎䓖　防风　独活（各一两半）　细辛　莽草　白术　薯蓣　牛膝　石南　甘草（各一两）　乌头　通草　菖蒲　附子　麻黄　天雄　蜀椒　桔梗（各一两六铢）

上十九味治下筛，酒服方寸匕，日三。

加减三五七散（《太平惠民和剂局方·卷之一·治诸风》）

治八风五痹，瘫痪蝉曳，口眼㖞斜，眉角牵引，项背拘强，牙关紧急，心中愦闷，神色如醉，遍身发热，骨节烦痛，肌肉麻木，腰膝不仁，皮肤瞤动或如虫行。又治阳虚头痛，风寒入脑，目眩晕转，有似舟船之上，耳内蝉鸣或如风雨之声。应风寒湿痹，脚气缓弱等疾，并皆治之。

山茱萸　茯苓（去皮）　干姜（炮，各三斤）　防风（去芦，四斤）　附子（炮，三十五个）细辛（一斤八两）

一方天雄　细辛（各三钱）　干姜　山茱萸（各五钱）　山芋　防风（各七钱）

上为细末。每服二钱，温酒调下，食前服。即大三五七散。

八风丹（《杨氏家藏方·卷第二·诸风下》）

治体虚有风，痰涎壅盛，头目昏重，口眼牵引，面若虫行，瘫痪诸风。

附子（去皮脐）　川乌头（去皮脐尖）　草乌头（去皮尖）　白附子　半夏　天南星　香白芷

天麻（去苗） 川芎 细辛（去叶土，以上十味，并生用，各半两） 朱砂（别研，半两） 麝香（别研，一钱）

上件并为细末，入白面五两，一处研匀，水和为丸，每一两作一十二丸，阴干。每服一丸，细嚼，茶清或温酒送下，食后、临卧。

犀角升麻汤（《卫生宝鉴·卷八·名方类集·风中血脉治验》）

治中风麻痹不仁，鼻颊间痛，唇口颊车发际皆痛，口不可开，虽语言饮食亦相妨，左额颊上如糊急，手触之则痛。此足阳明经受风毒，血凝滞而不行故也。

犀角（一两二钱半） 升麻（一两） 防风 羌活（各七钱） 川芎 白附子 白芷 黄芩（各半两） 甘草（二钱半）

上为末，每服五钱，水二盏，煎至一盏，去渣，温服，食后，日三服。

论曰：足阳明者，胃也。经云：肠胃为市，如市廛无所不有也。六经之中，血气便多，腐熟水谷，故饮食之毒聚于肠胃。此方以犀角为主，解饮食之毒也。阳明经络，环唇挟口，起于鼻，交颊中，循颊车，上耳前，过客主人，循发际，至额颅。故王公所患，此一经络也，以升麻佐之，余药皆涤除风热。升麻、黄芩，专入胃经为使也。

上清白附子丸（《丹溪心法附余·卷之一·外感门上·中风·附诸方》）

治诸风痰甚，头目疼眩，旋晕欲倒，呕哕恶心，恍惚不宁，神思昏愦，肢体倦痛，颈项强硬，手足顽麻，常服除风化痰，清利头目。

白附子（炮） 半夏（汤洗） 川芎 菊花 南星（炮） 僵蚕（炒） 陈皮（去白） 旋覆花 天麻（各一两） 全蝎（炒，半两）

上为细末，用生姜汁浸，蒸饼为丸，如梧桐子大。每服三十丸，食远生姜汤下。

三生丸（《医家赤帜益辨全书·四卷·中风门·备用诸方》）

治痰厥头痛，中风痰涎壅盛者。

半夏 白附子 天南星（各等分）

上为末，生姜自然汁浸，蒸饼为丸如绿豆大，每服四五十丸，食后姜汤下。

羊肾丸（《证治准绳·类方·耳聋》）

治肾虚耳聋，或劳顿伤气，中风虚损，肾气升而不降，或耳虚鸣。

山茱萸 干姜 川巴戟 芍药 泽泻 北细辛 菟丝子（酒浸） 远志（去心） 桂心 黄石斛 干地黄 附子 当归 牡丹皮 蛇床子 甘草 苁蓉（酒浸） 人参（各二两） 菖蒲（一两） 防风（一两半） 茯苓（半两）

上为末，以羊肾一双研细，以酒煮面糊丸，梧子大。食前盐酒下三十九至五十丸，立效。

导痰小胃丹（《医学汇函·卷五·痰饮治方》）

最能化痰化痞化积，治中风眩晕，喉痹头风，哮吼等证。上可取高上之湿痰，下可利肠胃之痰，极有神效。

南星、半夏（二味，用白矾、皂角、姜汁水煮十五次，各二两半） 白术（去芦炒，一两）

中
风

陈皮、枳实（二味，用白矾、皂角水泡半日，去白，焙干，炒，各一两） 桃仁 苍术（米泔、白矾、皂角水浸一宿，去黑皮，晒干，炒，一两） 杏仁（白矾、皂角水泡去皮、尖，各一两） 红花（酒蒸，一两） 白芥子（炒，一两） 大戟（长流水煮一时，晒干，一两） 芫花（醋拌一宿，炒黑，一两） 甘遂（面里煨，一两） 黄柏（炒褐色，一两） 大黄（酒蒸，纸煨干，再以酒炒，一两）

上为细末，姜汁、竹沥煮蒸饼糊为丸，如绿豆大。每服二三十丸，极甚者五七十丸，量虚实加减。再不可太多，恐损胃气也……中风不语，瘫痪初起，用浓姜汤下三十五丸，少时即能说话。

天麻半夏汤（《卫生宝鉴·卷八·名方类集·风中血脉治验》）

治风痰内作，胸膈不利，头旋眼黑，兀兀欲吐，上热下寒，不得安卧。

天麻 半夏（各一钱） 橘皮（去白） 柴胡（各七分） 黄芩（酒制，炒） 甘草 白茯苓（去皮） 前胡（各五分） 黄连（三分，去须）

上九味吹咀，都为一服，水二盏，生姜三片，煎至一盏，去渣，温服，食后。忌酒面生冷物。

滋肾息风汤（《医醇胜意·卷一·中风》）

中风僵卧，头目眩晕，中心悬悬，惊恐畏人，常欲蒙被而卧，滋肾息风汤主之。

熟地（四钱） 当归（二钱） 枸杞（三钱） 菟丝（四钱） 甘菊（二钱） 巴戟天（三钱） 豨莶草（三钱） 天麻（八分） 独活（酒炒，一钱） 红枣（十枚） 姜（三片）

滋生青阳汤（《医醇胜意·卷一·中风》）

中风僵卧，头目眩晕，肢节摇颤，如登云雾，如坐舟中，滋生青阳汤主之。

生地（四钱） 白芍（一钱） 丹皮（一钱五分） 麦冬（一钱五分） 青黛（拌石斛，二钱） 天麻（八分） 甘菊（二钱） 石决（八钱） 柴胡（八钱） 桑叶（醋炒，一钱） 薄荷（一钱） 灵磁石（整块同煎，五钱）

四、肢体类方

（一）半身不遂方

黄芪桂枝五物汤（《金匮要略·卷上·血痹虚劳病脉证并治第六》）

血痹阴阳俱微，寸口关上微，尺中小紧，外证身体不仁，如风痹状。

黄芪（三两） 芍药（三两） 桂枝（三两） 生姜（六两） 大枣（十二枚）

上五味，以水六升，煮取二升，温服七合，日三服。（一方有人参）

甘草汤（《备急千金要方·卷八·诸风·风癔第六》）

治偏风积年不瘥，手脚枯细，面口喎僻，精神不定，言语倒错。

甘草 桂心 芎䓖 麻黄 当归 芍药（各一两） 附子（二枚） 独活 防己（各三两）

生姜　石膏　茯神（各四两）　白术　黄芩　细辛（各一两）　秦艽　防风（各一两半）　侧子（二枚）　菊花（一升）　淡竹沥（四升）　人参（二两）

上二十一味，㕮咀，以水一斗先煮麻黄，去沫，取七升，内竹沥及药，煮取三升，分四服。服三服讫，间一杯粥，后更服，待药势自汗。慎生冷、醋、蒜、面、乳酪、鱼等。

白蔹汤（白蔹薏苡汤）（《千金翼方·卷第十七·中风下·中风第一》）

主中风，痿躄拘挛，不可屈伸。

白蔹　干姜　薏苡仁　酸枣　牛膝　桂心　芍药　车前子　甘草（炙，一升）　附子（炮，去皮，三枚）

上一十味，㕮咀，以酒二斗渍一复时，煮三沸，服一升，日三服，扶杖而起。不能酒者，服五合。

牛膝散（《太平圣惠方·卷第二十三·治中风半身不遂诸方》）

治中风半身不遂，筋脉拘急疼痛。

牛膝（去苗，二两）　羚羊角屑（二两半）　漏芦（二两）　败酱（二两）　茯苓（二两）　酸枣仁（微炒，二两）　芎䓖（一两半）　防风（去芦头，一两）　枳壳（麸炒微黄，去瓤，一两）

上件药，捣粗罗为散。每服五钱，以水一中（大）盏，煎至六分，去滓，入荆沥一合，更煎一两沸。不计时候，温服。

川乌头丸（《太平圣惠方·卷第二十三·治中风偏枯不遂诸方》）

治中风，偏枯不遂，手足挛急疼痛。

川乌头（炮裂，去皮脐，一两）　天南星（炮裂，半两）　白僵蚕（微炒，三分）　桂心（半两）　赤箭（一两）　安息香（一两）　麝香（细研，三钱）　牛黄（细研，半两）

上件药，捣罗为末，研入后二味令匀，炼蜜和捣三二百杵，丸如梧桐子大。每于食前，麻黄酒下五丸。兼取麻黄末三两，以酒二升，慢火煎如膏，放冷，丸如弹子大。每服，以冷酒或冷水，研下一丸。须臾偏枯处有汗，通手足舒展。

山茱萸散（《太平圣惠方·卷第二十三·治中风偏枯不遂诸方》）

治中风偏枯不遂，筋脉拘急，肢节疼痛。

山茱萸（一两半）　天雄（炮裂，去皮脐，一两半）　麻黄（去根节，一两）　川椒（去目及闭口者，微炒去汗，一两）　萆薢（锉，一两）　桂心（一两）　川乌头（炮裂，去皮脐，一两）　防风（去芦头，一两）　甘草（炙微赤，锉，一两）　牛膝（去苗，一两）　狗脊（一两）　莽草（微炙，一两）　石南（一两）　踯躅花（酒拌，炒令干，一两）

上件药，捣细罗为散。每服不计时候，以温酒调下一钱。

天雄散（《太平圣惠方·卷第二十三·治中风偏枯不遂诸方》）

治中风踒躄，偏枯不遂，肢节疼痛，昼夜呻吟。

天雄（炮裂，去皮脐，一两）　白蔹（一两）　桂心（一两）　附子（炮裂，去皮脐，一两）　吴茱萸（汤浸七遍，焙干，微炒，半两）　干姜（炮裂，锉，半两）　薯蓣（一两）　干漆（捣碎，

炒令烟出，一两）　狗脊（一两）　防风（去芦头，一两）　当归（一两）　枳壳（麸炒微黄，去瓤，半两）

上件药，捣细罗为散。每服不计时候，以温酒调下二钱。忌生冷油腻。

乌蛇散（《太平圣惠方·卷第二十三·治中风偏枯不遂诸方》）

治中风偏枯，手足不遂，筋骨疼痛。

乌蛇（酒浸，去皮骨，炙令微黄，二两）　赤箭（一两）　羌活（一两）　防风（去芦头，一两）　桂心（一两）　海桐皮（一两）　藁本（一两）　草薢（锉，一两）　独活（一两）　当归（一两）　阿胶（捣碎，炒令黄燥，一两）　麻黄（去根节，一两）　天雄（炮裂，去皮脐，一两）　枳壳（麸炒微黄，去瓤，一两）　干姜（炮裂，锉，一两）　牛蒡根（干者，刮去皮，一两）

上件药，捣细罗为散。每服，不计时候，以温酒调下二钱。忌生冷，油腻，鸡、猪、犬肉。

皂荚丸（《太平圣惠方·卷第二十三·治中风偏枯不遂诸方》）

治中风，偏枯不遂，行立艰难，出汗大效。

肥皂荚（去黑皮，涂酥炙令黄，去子，十梃）　羌活（二两）　防风（去芦头，三两）　桂心（三两）　附子（二两）　干薄荷（四两）

上件药，捣罗为末，炼蜜和捣三二百杵，丸如梧桐子大。每服，以温酒，或薄荷酒下二十丸，日三服。常于患处有汗为效。

附子散（《太平圣惠方·卷第二十七·治虚劳偏枯诸方》）

治虚劳偏枯，肌体虚弱，气血不行，半身枯细，肢节无力，食少羸瘦。

附子（炮裂，去皮脐）　芎䓖　石斛（去根，锉）　独活　牛膝（去苗）　当归　熟干地黄（以上各一两）　枳壳（麸炒微黄，去瓤）　丹参　防风（去芦头）　白术　黄芪（锉）　木香　五加皮（以上各三分）

上件药，捣筛为散。每服三钱，以水一中盏，入生姜半分，煎至六分，去滓。空腹及晚食前温服。

草薢丸（《太平圣惠方·卷第二十七·治虚劳偏枯诸方》）

治虚劳偏枯，手脚无力，肌肤消瘦，行立不得。

草薢（锉）　石斛（去根，锉）　五加皮　防风（去芦头）　桂心　柏子仁　天雄（炮裂，去皮脐）　仙灵脾　酸枣仁（微炒）　山茱萸　钟乳粉　巴戟　菟丝子（酒浸三日，曝干，别捣为末，以上各一两）　鹿茸（去毛，涂酥炙微黄，一两半）　牛膝（去苗，一两半）

上件药，捣罗为末，研入钟乳粉令匀，炼蜜和捣三二百杵，丸如梧桐子大。每服空心及晚食前，以温酒下三十丸。

四生丸（《太平惠民和剂局方·卷之一·治诸风》）

专治左瘫右痪，口眼㖞斜，中风涎急，半身不遂，不能举者，悉皆治之。

五灵脂　骨碎补　川当归　川乌头（去皮、尖）

上件各等分为细末，用无灰酒打面糊丸，如梧桐子大。每服七丸，渐加至十丸、十五丸，温酒送下。如服此药，莫服灵宝丹，恐药无效。

海桐皮丸（《圣济总录·卷第七·诸风门·瘫痪》）

治摊缓风，手足不遂，或时麻木，口眼㖞斜，头昏脑闷。

海桐皮（锉，二两）　白芥子（研，半两）　乳香（研，半两）　芸薹子（研）　地龙（炒）甜瓜子（各一两）　牡蛎（生，三两）　枫香脂（研，一两）　金毛狗脊（去毛，二两）　威灵仙（去土，一两半）　蔓荆实（一两）　苍术（炒，一两半）　草乌头（生，去皮尖，一两）　木鳖子（去壳，一两半）　没药（研，半两）　续断（一两）　自然铜（煅，醋淬七遍）　乌药（各二两半）

上一十八味除研外，捣罗为末，和匀醋煮面糊，和丸如绿豆大，每服二十丸，木瓜温酒下，空心、食前服。

僵蚕丸（《圣济总录·卷第七·诸风门·瘫痪》）

治摊缓风，手足不遂，言语不正。

白僵蚕（炒）　乌头（炮裂，去皮脐）　没药（各一两）　蜈蚣（炙，半两）

上四味捣罗为末，酒煮面糊和丸梧桐子大，每服十丸，薄荷酒下，日三。

安息香丸（《圣济总录·卷第九·诸风门·偏风》）

治偏风，半体不仁，纵缓不收，或即痹痛。

安息香（研，一两）　乳香（研，一两）　麻黄（去根节，二两）　胡桃仁（汤浸去皮，研，一两半）　干浮萍草（去土，一两半）

上五味，先捣麻黄、浮萍草为末，与研药拌匀，炼蜜和丸如弹丸大，每服一丸，温酒化下，以汗出为效。

防风饮（《圣济总录·卷第九·诸风门·偏风》）

治偏风，半身不遂，筋脉抽牵，行履不得。

防风（去叉）　白术　芎䓖　白芷　牛膝（切，酒浸，焙）　狗脊（去毛）　草薢　葛根（锉）　人参　羌活（去芦头）　薏苡仁（各一两）　杏仁（去皮尖、双仁，炒，二两）　麻黄（去节先煮，去上沫，焙）　石膏　桂（去粗皮，各三两）

上一十五味，粗捣筛，每服五钱匕，以水一盏半，入生姜半分切，煎取八分，去滓，空腹温服。

防己汤（《圣济总录·卷第九·诸风门·偏风》）

治偏风，半身不遂，口眼㖞斜，不能言语，筋脉拘急，不得转侧。

防己　麻黄（去根节煎，掠去沫，焙）　附子（炮裂，去皮脐）　芎䓖　桂（去粗皮）　黄芩（去黑心）　芍药　人参　甘草（炙，锉）　防风（去叉，各一两）　杏仁（去皮尖，双仁炒，四十枚）

上一十一味，锉如麻豆，每用十钱匕，以水三盏，入生姜十片，煮取二盏，去滓，分温三服，日二夜一。

羌活汤（《圣济总录·卷第九·诸风门·偏风》）

治偏风，一边手足軃曳，行履不得，肌肉瘈痹，百日内能起。

羌活（去芦头，一两半）　桂（去粗皮，一两）　葛根（一两）　附子（炮裂，去皮脐，一枚及半两者）

上四味锉如麻豆，每用五钱匕，以水一盏半，煮取一盏，去滓，分温二服，空心临卧各一。

白鲜皮汤（《圣济总录·卷第九·诸风门·中风半身不遂》）

治中风半身不遂，口不能言，及治诸偏枯。

白鲜皮（炙，锉）　附子（炮裂，去皮脐）　麻黄（去根节，先煎，掠去沫，焙干用）　杏仁（汤退去皮尖，双仁炒）　白术　防风（去叉）　葛根　独活（去芦头）　防己　人参　茯神（去木）　甘草（炙）　当归（切，焙，各一两半）　石膏（碎，三两）　桂（去粗皮，一两）　白芷（半两）

上一十六味，㕮咀如麻豆大，每用药十钱匕，以水三盏，煮取一盏半，去滓，分温三服，日二夜一，不拘时候。

侧子汤（《圣济总录·卷第九·诸风门·中风半身不遂》）

治中风手足半身不遂，口面㖞僻。

侧子（炮裂，去皮脐，一分）　麻黄（去根节，先煎，掠去沫，焙用，一两半）　附子（炮裂，去皮脐，一分）　独活（去芦头）　芎䓖　秦艽（去苗土，各一两）　磁石（烈火烧赤，醋淬十遍，淘用，三两）　木通　山茱萸　山芋（各一两）　杜仲（去粗皮，锉）　白鲜皮（各一两半）　甘草（炙）　桂（去粗皮，各一两）　防风（去叉，半两）

上一十五味，㕮咀如麻豆大，每用十五钱匕，以水四盏，入生姜一分切，煎至二盏，去滓，分温三服，旦一服，夜并二服。服此汤讫，须暖覆所患处，微取汗，慎外风。

白花蛇散（《圣济总录·卷第十·诸风门·中风百节疼痛》）

治中风肢节疼痛，言语謇涩。

白花蛇（酒浸，炙，去皮骨，二两）　何首乌（去黑皮，切）　牛膝（三味用酒浸半日，焙干）　蔓荆实（去白皮，各四两）　威灵仙（去土）　荆芥穗　旋覆花（各二两）

上七味，捣罗为末，每服一钱匕，温酒调下，空心临卧服。

夺命丹（《扁鹊心书·神方》）

治中风，左瘫右痪，半身不遂，口眼㖞斜，言语謇涩。

川乌（酒煮）　苍术（米泔浸，各四两）

共为末，酒糊丸，梧子大，空心服十五丸，忌见风，暖盖出汗。

活络通经丸（《三因极一病证方论·卷二·中风治法》）

治半身不遂，口眼㖞斜，瘫痪诸风。通活经络，宣导凝滞。常服壮筋骨，助血脉，起偏废之疾，其效如神。

川乌头（一两生不去皮尖，一两炮去皮尖，二两）　草乌（制如上法，二两）　木鳖子（别研，三两三分）　斑蝥（去头足并翅，醋煮香熟，焙干，百个）　乌蛇（酒煮，去皮骨，焙）　白花蛇

（酒煮，去皮骨，焙）　好墨（火煅）　白胶香（各^①两，别研）　当归（两半）　五灵脂（三两三分）

上为末，将木鳖子末醋研为膏，和黑豆末一斤，好醋拌，一两作十丸，以墨为衣。空心食前温酒、盐汤嚼下一丸。

脑麝祛风丸（《瑞竹堂经验方·卷一·诸风门》）

治左瘫右痪，游平章服此药得愈，最有效验。（按："章"元本作"阜"，《类聚》本亦作"阜云"，《经验秘方》作"平章"）

白花蛇头（带项二寸，酒浸炙，一个，按：二元本作三）　乌梢蛇尾（长七寸，酒浸炙，两个）　川乌头（去黑皮，三个）　附子底（去黑皮，四个）　天南星（炮）　半夏（姜制）　白附子　细辛（去叶）　防风（去芦）　天麻　全蝎（去毒，炒）　白僵蚕（去嘴丝，炒）　草乌头（炮，以上各半两）　脑麝（研，各一分）

上为细末，姜汁糊为丸，如桐子大，朱砂为衣，每服五十丸，煎小续命汤送下，不拘时候服。

白术散（《医方类聚·第二十卷·诸风门·神巧万全方·瘫痪风方论》）

治瘫痪风，手足不遂，肌肉顽痹，筋脉拘急，心神不安，言语謇涩，胸膈痰涎不利。

白术　萆薢　独活　肉桂　五加皮　甘菊花　汉防己　葛根　羚羊角屑　赤芍药　防风　川芎　杏仁（汤浸，去皮尖，炒）　甘草（炙黄，以上各一两）　磁石（碎研，水淘去，三两）　麻黄（去节，二两）　薏苡仁（二两）

上味，捣为散，每服四钱，以水一中盏，入生姜半分，煎六分，去滓温服。

十龙换骨丹（《摄生总论·卷之三·诸风门》）

专治左瘫右痪，口眼㖞斜，半身不遂，中风诸症。

独活　羌活　川乌（火炮，去皮）　草乌（火炮，去皮）　当归（酒浸，去粗皮）　防风　川芎　天麻　何首乌（去黑皮）　海桐皮（去粗皮）

上十味为细末，炼蜜为丸。每一两作十服，金箔为衣，好酒送下，茶亦可。

加减润燥汤（《医家赤帜益辨全书·四卷·中风门·备用诸方》）

治中风左半身不遂，手足瘫痪及言语费力，呵欠喷嚏，面目口眼㖞斜宽弛，头目昏晕，痰火炽盛，筋骨时痛，或头痛心悸。

当归　川芎（各一钱）　白芍（二钱）　生地黄　熟地黄（各八分）　白术　白茯苓　南星　半夏（各一钱）　陈皮（八分）　桃仁（六分）　红花（四分）　天麻（一钱）　羌活　防风（各六分）　牛膝　黄芩（各八分）　黄柏（三分）　薄桂（六分）　甘草（炙，四分）　酸枣仁（炒，八分）

上㕮咀，水煎入竹沥、姜汁少许，温服。手不遂倍黄芩、薄桂，足不遂倍黄柏、牛膝。

加味大补汤（《医家赤帜益辨全书·四卷·中风门·备用诸方》）

治左右手足皆瘫痪者，气血大虚者宜。

中风

① 原书无剂量。

黄芪　人参　白术　白茯苓　当归　川芎　白芍　熟地（各一钱）　大附子　木香　沉香（各三分）　乌药　牛膝　杜仲　木瓜　防风　羌活　独活　薏苡仁（各五分）　肉桂　甘草（各三分）

上咬咀，姜、枣煎服。

四物汤加桃仁红花竹沥姜汁方（《医方考·卷之一·中风门第一》）

当归（酒洗）　川芎（洗去土）　白芍药（酒炒）　熟地黄　桃仁（去皮尖）　红花（酒洗）　竹沥　姜汁

四君子汤加竹沥姜汁方（《明医指掌·卷二·类中风二·气虚》）

人参（三钱）　白术（一钱）　茯苓（二钱）　甘草（五分）　竹沥（半盏）　姜汁（五匙）

起右汤（《仁术便览·卷一·中风》）

治瘫右者，气虚痰盛，言语謇涩，即四君子二陈汤加通气药。

陈皮　半夏　南星　茯苓　甘草　人参　白术　乌药　羌活　秦艽　桂皮　酒芩　酒柏　防风　白芷　肥白人加熟附子三分，言语难加菖蒲、桔梗，手足不遂加威灵仙、续断，血少加川芎、当归，足肿加防己，大便燥常服搜风顺气丸。

上水一盏半，生姜五片，煎服。

起左汤（《仁术便览·卷一·中风》）

治气厥、痰厥、血虚、瘫左，即四物二陈加顺气安神之药。

乌药（童便煮，一钱）　桔梗　枳壳（炒）　秦艽　橘红　生地（各八分）　半夏（姜炒）　白茯苓　黄芩（酒炒，各一钱）　当归（酒洗）　芍药（酒炒）　羌活　川芎（各七分）　甘草（炙）　枳实（去瓤炒，各五分）　细辛（二分）　南星（炮，八分）　心神不宁加茯神、远志、归身。

上水一盏半，生姜五片，煎服。

愈风润燥汤（《古今医鉴·卷之二·中风·方》）

（孙尚书方）（批）按此方治中风瘫痪，口眼㖞斜者，半攻半补之剂。

治证同前，半攻半补。

川芎（一钱）　当归（一钱二分）　熟地黄　生地黄（姜汁炒）　牛膝（酒炒）　红花（各八分）　羌活　防风（各六分）　南星（制）　天麻　半夏（制）　橘红（盐水洗）　白茯苓　黄芩（各一钱半）　桂枝（五分）　白术（炒，二钱）　白芍药　酸枣仁　黄柏（各七分）　甘草（炙，四分）

上咬咀，水煎，临服入竹沥、姜汁各三匙。

金弹子（《遵生八笺·灵秘丹药笺》）

治诸风，左瘫右痪，手足顽麻，半身不遂，口眼㖞斜，寒湿筋骨疼痛，偏坠疝气等症。

天麻　升麻　草乌　防风　荆芥　石斛　细辛　半夏　白芷　羌活　甘草　秦艽　川芎　苍术　僵蚕　蝉蜕　全蝎　蜂房　乌药　当归　风藤　乳香　没药　朱砂　雄黄　金银花　两头

尖　何首乌　石菖蒲（各五钱）　木香（三钱）　麝香（一钱）

共为细末，听用。麻黄去节二斤，紫背浮萍（八两），共用水煎浓，去渣，再熬膏，和匀为丸，丸眼大，金箔为衣。每服一丸，葱姜煎酒送下。

百倍丸（《证治准绳·类方·痹》）

治男女中风，腰膝疼痛，筋脉拘挛，行步艰难。

败龟（醋炙）　虎骨粉　肉苁蓉（酒浸）　牛膝（酒浸）　木鳖子（去壳）　乳香（另研）　没药（另研）　骨碎补（去毛）　破故纸（炒）　自然铜（醋淬，各等分）

上为细末，酒煮面糊和丸，如梧桐子大。每服四五十丸，空心温酒送下，日进二服。

养血当归地黄汤（《景岳全书·卷之五十四·书集·古方八阵·和阵》）

《拔萃》养血当归地黄汤：治中风少血偏枯，筋脉拘挛疼痛。

当归　川芎　熟地黄　芍药　藁本　防风　白芷（各一钱）　细辛（五分）

水一钟半，煎八分，食远温服。

蠲风饮子（《济阳纲目·卷一·中风·治四肢瘫痪方》）

治中风瘫痪，口眼㖞斜，及一切手足走注疼痛，肢节挛急，麻痹不仁等证。其效如神，真万举万全之药也。

防风　杜仲（姜汁炒）　羌活　白芷　当归　川芎　生地黄（酒浸）　白芍药　川牛膝（去芦，酒浸一日）　秦艽（去芦）　何首乌　川萆薢　苍术　白术　木通（去皮）　威灵仙　大枫子肉　血藤（即过山龙）　防己　丁公藤（各一两）　荆芥穗　海桐皮（去粗皮）　五加皮　天南星（煨制）　半夏（汤泡七次）　橘红（去白）　赤茯苓（去皮）　桑寄生　天麻　僵蚕（炒）　钩藤钩（各五钱）　薄桂（去粗皮）　草乌头（去皮尖）　甘草节　川乌（炮，去皮脐）　猪牙皂角（各二钱半）　两头尖　阴地蕨（一名地茶）　大蓟　小蓟　理省藤（各一两半）　桑络藤（一两半）　生姜（另杵碎，二两）

上各切细，用无灰酒二斗五升，以瓷罐一个，盛酒浸药，以皮纸十数重包封罐口，冬半月，夏七日，春秋十日。每日清晨、午前、午后、临卧各服一大白盏。忌鸡、猪、鱼、羊、驴、马、飞禽、虾、蟹等，及煎爆、水果、面食，一切动风发气之物。

加减六君子汤（《医门法律·卷三·中风门·中风门诸方》）

治四肢不举，属于脾土虚衰者，须用此专治其本，不可加入风药。

人参　白术　茯苓　甘草　陈橘皮　半夏（各一钱）　竹沥（半小盏）　麦冬（三钱）

上用水二盏，姜三片，枣二枚，煎六分，温服。口渴去半夏，加葳蕤、石膏。虚甚不热者，加附子。

按：中风门中从不录用此方，所谓治末而忘其本也。夫风淫末疾，四肢不举，乃风淫于内，虚者多，实者少。审其果虚，则以六君子加甘寒药，如竹沥、麦冬之属，允为治虚风之仪式也。

补气养血汤（《顾氏医镜·卷七·射集·症方发明·中风》）

治类中风，半身不遂，即经所谓偏枯者也……

人参　黄芪（补气）　地黄　当归　白芍　首乌　胡麻　甘菊（息风清热）　天冬　麦冬（滋阴清热）　秦艽　牛膝　续断（通调血脉）　虎骨（壮其筋骨）　茯苓　橘红（同梨汁竹沥，降火消痰）

加人乳　梨汁　竹沥　桑枝汤煎药。

此方补气滋阴养血为主，而佐以通血脉，壮筋骨，清痰热之剂，或有兼瘀血者，则加消瘀之品。

玉壶除湿丸（《普济内外全书·亨·卷之三·中风汤饮》）

治中风半身，右半不遂，此湿热邪毒所致，气虚与湿痰也。心胸闷迷，四肢软麻，遍身筋脉痛挛，骨节顽痹，口㖞眼牵，语言费力，气不接续。

人参（五钱）　白术（四两）　茯苓（三两）　苍术（三两）　归身（四两）　白芷（二两）陈皮（一两）　枳壳（一两）　川羌（一两）　甘草（一两）　桔梗（一两五钱）　川芎（二两）　赤芍（二两）　半夏（二两）　防风（一两）　黄连（五钱）　乌药（二两）　黄芩（二两）

共为末，加炮姜一两，大枣半斤，蜜丸，梧子大，每服三四十丸，温酒下。

玉壶润燥丸（《普济内外全书·亨·卷之三·中风汤饮》）

治中风半身左半不遂，此燥气邪毒所钟，血虚与血死也。手足瘫痪，口舌含糊，面目口眼㖞斜，头晕目眩，痰火炽盛，筋骨时痛，或头疼心悸。

白术（三两）　茯苓（二两）　川芎（二两）　生地（五两）　白芍（二两）　黄芩（二两）肉桂（八钱）　南星（一两五钱）　半夏（二两）　当归（三两）　熟地（五两）　防风（一两）　羌活（一两）　桃仁（一两五钱）　陈皮（一两）　甘草（一两）　牛膝（一两）　黄柏（一两五钱）天麻（二两）　枣仁（三两）

共为末，加竹沥一盏，姜汁半盏，炼蜜同丸，梧子大，每服四五十丸，温服空心送下。

黄芪姜苓汤（《医学金针·卷二·表证·中风》）

治右半偏枯者，中下寒加干姜、附子，病重者黄芪、生姜，可用一二两。如左右并病，则二方合用。其大便结燥，加阿胶、苁蓉，清风润燥，以滑大肠。结甚者，重用苁蓉，滋其枯槁。龟板、地黄、天冬之类，滋湿伐阳，慎不可用。其鼻口偏斜，可以解表，用茯苓、桂枝、甘草、生姜、浮萍，略取微汗，偏斜即止。此外羌、独、艽、防驱风之法，切不可服。其痰涎胶塞，迷惑不清者，用"葶苈散"。（葶苈三钱、白芥子三钱、甘遂一钱，研细，每服五分，宿痰即从便下。）

歌曰：血虚风中左偏枯，桂草砂苓与芍乌；右气芪参苓夏草，四肢并病两方俱。

黄芪　人参　茯苓　半夏　生姜（各三钱）　甘草（二钱）

水煎，温服。

桂枝归苓汤（《医学摘粹·杂证要法·表证类·中风》）

左半偏枯血分虚，姜苓甘草湿邪除，桂枝芍药芎归入，妙剂能将脉络舒。

桂枝（三钱）　芍药（三钱）　甘草（二钱）　当归（三钱）　茯苓（三钱）　川芎（二钱）

生姜（三钱）

水煎大半杯，温服。中下寒，加丁姜、附子。

（二）其他肢体方

小风引汤（《备急千金要方·卷七·风毒脚气·论风毒状第一》）

治中风，腰脚疼痛弱者。（胡洽名大风引汤）

独活　茯苓　人参（各三两）　防风　当归　甘草　干姜（胡洽作桂心）　石斛（各二两）（胡洽作黄芪）　附子（一枚）　大豆（二升）

上十味㕮咀，以水九升、酒三升煮取三升，分四服，服别相去如人行十里久。（胡洽云：南方治脚弱与此，别用升麻一两，半夏芍药各二两，合十三味。本只有十味，减当归石斛，名小风引汤。《删繁方》无石斛，以疗肉极寒，肌肉变，舌萎，名曰恶风，腰痛脚弱）

附子散（《备急千金要方·卷八·诸风·风癔第六》）

主中风，手臂不仁，口面㖞僻。

附子　桂心（各五两）　细辛　防风　人参　干姜（各六两）

上六味治下筛，酒服方寸匕，日三，稍增之。

侧子散（《太平圣惠方·卷第二十·治摊缓风诸方》）

治摊缓风，言语謇涩，手足不遂。

侧子（炮裂，去皮脐，一两）　秦艽（去苗）　干蝎（半两，微炒，一两）　白附子（半两，炮裂）　独活（一两）　当归（锉，微炒，一两）　牛膝（去苗，一两半）　羚羊角屑（一两）　天麻（一两）　黄芪（锉，一两）　人参（去芦头，一两）　茵芋（半两）　踯躅花（酒浸，炒令干，半两）　白鲜皮（一两）　防风（去芦头，一两）　麻黄（去根节，一两半）　麝香（研入，半两）

上件药，捣细罗为散，入研了药令匀。每服，不计时候，以温酒调下二钱。

天南星丸（《太平圣惠方·卷第二十·治摊缓风诸方》）

治中摊缓风，无问老少，手足不遂，及破伤风。

天南星（炮裂，一两）　桂心（一两）　独活（一两）　附子（炮裂，去皮脐，一两）　白附子（炮裂，一两）　天麻（一两）　芎䓖（一两）　当归（一两）　麻黄（去根节，二两）　麝香（细研，一分）　香墨（半两）　牛黄（研入，一分）　鹿角胶（捣碎，炒令黄燥，一两）

上件药，捣罗为末，入研了药，都研令匀，炼蜜和捣三二百杵，丸如梧桐子大。每服，不计时候，以豆淋酒下十丸。

生地黄饮子（《太平圣惠方·卷第二十·治摊缓风诸方》）

治摊缓风，手足不遂，言语謇涩，心神躁闷。

生地黄汁（一中盏）　竹沥（一中盏）　荆沥（一中盏）　防风（去芦头，半两）　附子（炮裂，去皮脐，半两）　羌活（一两）

上件药，细锉，以汁沥等同煎至二中盏，去滓。不计时候，分温三服。

乌头丸（《太平圣惠方·卷第二十·治卒中风诸方》）

治卒中风四肢麻痹，缓弱不能行。

川乌头（炮裂，去皮脐，一两） 天麻（三分） 干姜（炮裂，锉，三分） 乳香（细研，三分） 天竺黄（细研，三分） 防风（去芦头，三分） 蝎尾（微炒，三分） 麻黄（去根节，一两） 白鲜皮（三分） 地龙（微晒干，三分） 独活（三分） 海桐皮（锉，三分） 自然铜（作一块者，大火中煅令赤，投酽醋中，此如二七遍，细研，一两）

上件药，捣罗为末，入研了药，都研令匀，炼蜜和捣三五百杵，丸如梧桐子大。每服，不计时候，以温酒下三十丸。

防风散（《太平圣惠方·卷第二十一·治偏风诸方》）

治偏风手足不遂，肌体不仁，筋脉拘急，时有疼痛。

防风（去芦头，三分） 白术（三分） 芎䓖（三分） 白芷（三分） 牛膝（去苗，三分） 狗脊（三分） 萆薢（锉，三分） 薏苡仁（三分） 杏仁（汤浸，去皮尖，双仁麸炒微黄，三分） 侧子（炮裂，去皮脐，一两） 当归（锉，微炒，三分） 羌活（三分） 麻黄（去根节，三分） 石膏（二分） 桂心（三分）

上件药，捣粗罗为散。每服四钱，以水一中盏，入生姜半分，煎至六分，去滓。不计时候，温服。忌生冷油腻，猪、鸡、犬肉。

独活散（《太平圣惠方·卷第二十三·治中风偏枯不遂诸方》）

治中风偏枯不遂，口眼不正，语涩，四肢拘急。

独活（半两） 枳壳（麸炒微黄，去瓤，一两） 芎䓖（一两） 防风（去芦头，三分） 当归（锉，微炒，一两） 细辛（一两） 桂心（半两） 赤箭（半两） 羚羊角屑（半两）

上件药，捣粗罗为散。每服四钱，以水一中盏，煎至六分，去滓，入竹沥半合，更煎一两沸。不计时候温服。忌生冷，油腻，猪、鸡肉。

仙灵脾散（《太平圣惠方·卷第二十三·治中风手脚不遂诸方》）

治中风，手足不遂，肌肉冷痹，骨节疼痛，缓弱不遂。

仙灵脾（一两） 天雄（炮裂，去皮脐，一两） 天麻（一两） 独活（三分） 牛膝（去苗，一两） 芎䓖（三分） 石斛（去根，一两） 肉桂（去粗皮，一两半） 茵芋（三分） 麻黄（去根节，一两半） 当归（三分） 侧子（炮裂，去皮脐，三分） 乌蛇肉（酥拌，炒令黄，一两） 虎胫骨（涂酥，炙令黄，一两） 桑螵蛸（微炒，二分） 丹参（三分） 五加皮（三分） 海桐皮（三分） 防风（去芦头，三分） 薏苡仁（三分） 干蝎（生用，三分） 牛黄（细研，一分） 麝香（细研，一分）

上件药，捣细罗为散，入研了药令匀。每于食前，以温酒调下二钱。

沉香煎丸（《圣济总录·卷第七·诸风门·瘫痪》）

治瘫缓不收，体重无力，肢节缓弱，运动不能。

沉香（锉） 丁香 葫芦巴（炒） 附子（炮裂，去皮脐） 牛膝（去苗，锉，酒拌炒） 骨

碎补（炒）　茴香子（炒）　石斛（锉，酒拌炒）　芎䓖　木香　青橘皮（浸汤，去白，焙）　桂（去粗皮）　肉苁蓉（各半两）

上一十三味捣罗为细末，炼蜜和杵数百下，丸如梧桐子大，每服二十丸，炒生姜盐汤下，酒亦得。

荆芥散（《圣济总录·卷第七·诸风门·瘫痪》）

治中风摊缓，肢节沉重，筋骨无力。

荆芥穗　防风（去叉）　桑寄生　羌活（去芦头）　独活（去芦头）　芍药　干蝎（去土，炒）　白花蛇（酒浸，去皮骨，炙）　天麻　附子（炮裂，去皮脐）　半夏（汤洗七遍，炒）　麻黄（去根节）　木香　蔓荆实（去白皮）　芎䓖　白僵蚕（炒，各半两）　龙脑（研）　沉香（锉）　麝香（研）　丹砂（研，各半钱）　牡丹皮　桂（去粗皮，各三钱）

上二十二味捣研为散，再同研匀，每服二钱匕，浓煎生姜薄荷汤调下，食后服。

威灵仙丸（《圣济总录·卷第七·诸风门·瘫痪》）

治摊缓风，脚膝无力，行履艰难，筋骨麻痹。

威灵仙（去苗土，五两）　草乌头（炒锉，七两）　骨碎补（去毛，二两半）　地龙（去土，炒）　天南星（炮，各三两）　自然铜（烧，醋淬，研，一两半）　苍耳　仙灵脾　侧子（炮裂，去皮脐）　防风（去叉，各四两）　羌活（去芦头）　蔓荆实（揉去皮）　泽泻　藁本（去苗土）　萆薢　独活（去芦头，各一两）

上一十六味，捣罗十五味为末，合自然铜末研令匀，用好酒煮面糊和丸，如梧桐子大，每服五丸，渐加至十五丸，空心温酒下。才服后，忌便吃热物，觉唇口麻者，痹渐减也。

妙圣丸（《圣济总录·卷第七·诸风门·瘫痪》）

治卒中摊缓，手足挛急，浑身疼痛。

蛴螬（三十个）　麻黄（去根节，二两）　乌头（炮裂，去皮脐，半两）　木鳖子（去壳，半两）

上四味，捣罗三味为末，用酒二升，刺蛴螬破取汁，不用皮，熬成膏，和药末，丸如小弹子大，每服一丸，温酒化下，不拘时。

羚羊角汤（《圣济总录·卷第七·诸风门·风弹曳》）

治风弹曳及摊缓不遂等疾。

羚羊角（镑）　防己　杏仁（去皮尖、双仁，炒研，各一两半）　侧子（炮裂，去皮脐，半两）　五加皮（二两）　磁石（生，杵碎，八两）　干姜（炮）　芍药　麻黄（去根节，各一两半）　薏苡仁（二两）　防风（去叉）　芎䓖　秦艽（去苗土）　甘草（炙，各半两）

上一十四味，㕮咀如麻豆，每服三钱匕，水一盏，煎至七分，去滓，温服，日三夜一。

附子饮（《圣济总录·卷第八·诸风门·中风四肢拘挛不得屈伸》）

治中风四肢拘挛，屈伸不得。

附子（一枚炮裂，去皮脐，一枚生用，两枚大者）　桂（去粗皮，二两）　麻黄（去节先煎，

中风

掠去沫，焙干，四两） 甘草（炙，锉） 杏仁（汤退去皮尖，双仁炒，各二两）

上五味，粗捣筛，每服五钱匕，以水二盏，煎至一盏，去滓，温服，相去如人行五里再服，以衣被盖之，通体有汗即愈。未汗用热生姜葱豉稀粥投之。常服空心、临卧服三合，甚佳。

麻子仁汤（《圣济总录·卷第八·诸风门·中风四肢拘挛不得屈伸》）

治中风四肢拘挛筋急，风行在皮肤，身体牢强，服之令人不虚。

麻子仁（捣研，一升） 防风（去叉，一两） 麻黄（去节先煎，掠去沫，焙干，一两半）陈橘皮（汤浸去白，焙，半两） 桂（去粗皮） 石膏（捣碎，各一两） 豉（炒，一合）

上七味粗捣筛，每服五钱匕，水二盏，入竹叶七片，生姜半分切，葱白一寸，同煎至一盏，去滓，温服，空心一服，在夜即并二服，相去如人行十里，更一服，又相去如人行五里，吃热生姜葱稀粥投之，衣覆取汗，密室慎外风为佳。

羌活汤（《圣济总录·卷第八·诸风门·中风四肢拘挛不得屈伸》）

治中风四肢拘挛筋急，或缓纵不遂，骨肉疼痛，羸瘦眩闷。或腰背强直，或心忪虚悸，怵惕不安。服诸汤汗出后，又觉虚困，病仍未痊。

羌活（去芦头，三两） 防风（去叉，三分） 人参（三两） 白茯苓（去黑皮，四两） 芎劳（二两） 远志（去心，二两半） 薏苡仁（炒，三两） 附子（炮裂，去皮脐） 麻黄（去节先煎，掠去沫，焙干） 桂（去粗皮，各二两） 磁石（煅，醋淬，五两） 秦艽（去苗土，二两）五加皮（二两半） 丹参（二两） 生干地黄（焙） 杏仁（汤退去皮尖，双仁炒，各半两）

上一十六味，锉如麻豆，每服五钱匕，水二盏，枣二枚擘破，生姜半枣大切，同煎至一盏，去滓，温服，空心晚食前各一服。若病者有热，即去桂加葛根一两，锉，白鲜皮一两，炙锉。四肢疼痛，痿弱挛急，加当归，切焙，细辛，去苗叶，各二两。

舒筋丸（《圣济总录·卷第八·诸风门·中风四肢拘挛不得屈伸》）

治筋脉中风，四肢拘挛，不得屈伸，手足无力。

乌头（去皮脐，半生半炒，一两） 牛膝（酒浸，切，焙，一两） 地龙（去土，炒，一两）赤小豆（二合，生，为末） 乌药（锉，一两）

上五味，捣罗为末，炼蜜和丸梧桐子大，每服十五丸，盐汤下，不拘时候。

天麻丸（《圣济总录·卷第八·诸风门·中风身体不遂》）

治中风手足不遂，筋骨疼痛，行步艰难，腰膝沉重。

大麻（二两） 地榆（一两） 没药（研，三分） 玄参 乌头（炮裂，去皮脐，各一两）麝香（研，一分）

上六味，除麝香、没药细研外，同捣罗为末，与研药拌匀，炼蜜和丸如梧桐子大，每服二十丸，温酒下，空心晚食前服。

羌活汤（《圣济总录·卷第十·诸风门·中风百节疼痛》）

治中风，身体百节疼痛，四肢缓弱，手足不遂，及产后中风。

羌活（去芦头） 桂（去粗皮） 熟干地黄（焙） 芍药 葛根（锉） 麻黄（去根节煎，掠

去沫，焙，各一两半） 甘草（炙，锉，一两） 生姜（二两半）

上八味，㕮咀如麻豆大，每服五钱匕，水一盏，酒一盏，同煎取一盏，去滓，温服，日三夜一，不拘时候。

搜风趁痛散（《圣济总录·卷第十·诸风门·中风百节疼痛》）

治中风，身体筋脉骨节疼痛。

白附子（炮） 附子（炮裂，去皮脐） 赤小豆 天南星（炮，去脐） 海桐皮（锉） 狼毒 自然铜（煅，醋淬） 地龙（炒，去土）

上八味等分，捣罗为散，每服半钱，至一钱匕，葱酒调下，豆淋酒亦得，空心服。

独活汤（《圣济总录·卷第十一·诸风门·风腲腿》）

治风腲腿四肢不收，身面浮肿，筋骨怠惰，皮肤不仁。

独活（去芦头） 防风（去叉） 赤茯苓（去黑皮） 防己 赤芍药 桂（去粗皮，各二两） 芎䓖 当归（切，焙） 白术（各一两半） 人参 秦艽（去苗土） 麻黄（去根节） 细辛（去苗叶，各半两） 甘草（炙，一两）

上一十四味，㕮咀如麻豆大，每服五钱匕，水一盏半，入生姜一枣大，拍碎，大枣二枚擘破，同煎，取七分，去滓，温服，日二夜一。

五加皮汤（《圣济总录·卷第十一·诸风门·风腲腿》）

治风腲腿四肢缓弱，骨节疼痛，皮肤不仁，肌肉虚满，腰脚沉重，举止无力。

五加皮 萆薢 独活（去芦头） 防己 牛膝（酒浸，切，焙，各二两） 桂（去粗皮） 赤茯苓（去黑皮） 防风（去叉） 附子（炮裂，去皮脐） 薏苡仁 当归（切，焙） 秦艽（去苗土） 茵芋 海桐皮 赤芍药（各一两） 羌活（去芦头） 麻黄（去根节） 丹参（各三分）

上一十八味，锉如麻豆，每服五钱匕，水一盏半，入生姜一枣大，拍碎，同煎至七分，去滓，温服，不拘时。

换骨丹《校正素问精要宣明论·卷第二·风论》）

治瘫痪中风，口眼㖞斜，半身不遂，并一切风痫、暗风。

槐角子（取子） 桑白皮 仙术 川芎 香白芷 威灵仙 人参 防风 何首乌 蔓荆子 苦参 木香 五味子 朱砂（研） 龙脑（研） 麝香（研）

上为末，桑白单捣细，称以麻黄膏和就，杵一万五千下，每两分作十丸，每服一丸，以硬物击碎，温酒半盏浸，以物盖，不可透气，食后临卧，一呷咽之，衣盖覆，当自出汗即瘥。以和胃汤调补，及避风寒，茶下半丸，盖出汗。入膏时如稠，再入水少许煎动，入药唯少为妙，其麻黄膏不可多也。

神仙活络丹（《叶氏录验方·上卷·治诸风》）

治中风瘫痪，手足难举，筋脉拘挛，不能舒仰，口眼㖞斜，语涩神昏，经络凝滞，肌肉偏枯，四肢麻痹，时时抽掣。（林巢先生）

草乌（十两） 黑豆（同醋煮熟，去豆不用，日干，一升） 白芷（焙干，八两） 木鳖（去壳，细锉，四两） 黑牵牛（炒，八两） 白胶香（研，六两） 吴茱萸（汤洗拣，炒，四两） 五灵脂（槌破，酒淘去砂石，慢火熬成膏子，四两）

上为末，酒煮稀糊，同五灵脂膏子搜和为丸，如梧桐子大。每服十丸至十五丸，空心，食前，温酒或盐汤下。

许学士养血地黄丸（《活人事证方后集·卷之一·中风门》）

治筋脉拘挛、伸屈不得。凡中风用药速效者。

熟干地黄（十分） 顽荆（一分） 山茱萸（五分） 黑狗脊（炙） 地肤子 白术 干漆 蛴螬（干之，炙） 天雄 车前子（各三分） 草薢 山芋 泽泻 牛膝（各一两）

上细末，炼蜜和，杵如梧子大，每服五十丸，温酒下，空心、夜卧。

神保丹（《魏氏家藏方·卷第一·中风》）

治左瘫右痪，或一手顽痹，一足不仁，或半身不遂，口喝喉肿。

川芎 天南星（汤泡七次） 甘松 香白芷 藿香叶（洗去土） 香附子（去毛，炒） 牛膝（去芦，酒浸） 桔梗（炒） 防风（去芦） 茴香（淘去沙，炒） 羌活 藁本 麻黄（去节） 当归（去芦，酒浸，各一两） 草乌 大川乌（并生去皮尖，各一两半） 甘草（生，四两） 荆芥穗（二两） 石膏（生，半斤）

上为细末，糯米糊为丸，每以三钱半重作一丸，每丸分作四服。头风，薄荷酒嚼下。喉闭，生姜薄荷酒下。妇人血风久瘫，豆淋酒下。（用黑豆炒热以酒投之，去豆，只用酒，名豆淋酒）伤骨，乳香酒下。脚上生疮，木瓜酒下。耳内虚鸣，爆猪肾酒下。眼肿，菊花酒化下。小儿每丸分作八服，瘫风先服顺气散。后服此药，瘫风三五日者，服之其效尤捷。

活络丹（《医林类证集要·卷之一·风痹门·治法》）

治风痹，手足拳挛，筋脉不舒，皆风邪湿毒留滞经络，浑身走痒疼痛，脚心钓痛，腿臂间忽一两点痛，服之。

南星（炮） 川乌（炮） 草乌（炮） 地龙（各六两） 乳香（另研） 没药（研，各二两二钱）

上为细末，酒糊为丸，每服二十丸，空心酒下，或荆芥汤下。

芎劳汤（《丹溪摘玄·卷一·中风门》）

治中风四肢不仁，喜自笑不止者。

芎劳 杏仁 麻黄 桂心 当归 石膏 秦艽 干姜 黄芩

前方大八风汤每服五钱，酒一碗煎，温服，日进四五服。后方芎劳汤，以水煎三升，分作三服。

活络丹（《遵生八笺·灵丹秘药笺》）

治风湿诸痹，肩、臂、腰、膝、筋骨疼痛，口眼喝斜，半身不遂，行步艰难，筋脉拘挛，一切风疾。能清心明目，宽膈，宣通气血。年过四十，当预服十数丸，至老不生风疾。年过六十者，不宜服之。

白花蛇（酒浸焙，二两）　乌梢蛇（酒浸焙，五钱）　细辛（二两）　全蝎（去尾尖，十枚）　麻黄（去节，二两）　川芎（二两）　血竭（研细，七钱五分）　两头尖（酒洗，二两）　没药（一两）　防风（二两五钱）　地龙（去土，五钱）　丁香（五钱）　赤芍药（一两）　葛根（一两五钱）　犀角（五钱）　朱砂（研细，一两）　白僵蚕（炒，一两）　玄参（一两）　草豆蔻（二两）　牛黄（另，一钱五分）　官桂（二两）　虎胫骨（酥炙，一两）　威灵仙（一两五钱）　藿香（二两）　黑附子（去皮炮，一两）　川羌活（二两）　白芷（二两）　败龟板（酥炙，一两）　当归（一两五钱）　熟地（二两）　何首乌（二两）　安息香（一两）　青皮（一两）　天竺黄（一两）　麝香（另，五钱）　人参（一两）　冰片（另，一钱五分）　乳香（另，一两）　天麻（二两）　甘草（炙，二两）　骨碎补（一两）　黄连（一两）　白豆仁（一两）　乌药（一两）　香附（一两）　茯苓（一两）　黄芩（二两）　松香（五钱）　白术（一两）　大黄（一两）　木香（一两）　沉香（一两）

上为细末，炼蜜为丸，如弹大，金箔为衣。每服一丸，茶酒服之。病在上，食后服；病在下，食前服。以四物汤服之，尤妙。

防风至宝汤（《古今医鉴·卷之二·中风·方》）

治诸风瘫痪，痿痹。神效。

当归　川芎　白芍药　防风　羌活　天麻　僵蚕（炒）　白芷　青皮　陈皮　乌药　牛膝肉（酒洗）　南星（制）　半夏（制）　黄连（姜汁炒）　黄芩（酒炒）　山栀仁（炒黑）　连翘　麻黄（久痢去之）　甘草（各八分）

上叹咀。生姜三片，水煎服，忌葱、蒜、猪、鸡、羊肉。

金刀如圣散（《济世碎金方·卷之首·经验仙方》）

白附子（一两）　僵蚕（一两）　苍术（米泔浸洗，炒，四两，净）　草乌（一两半）　天麻（一两半）　全蝎（一两）　麻黄（去根节，一两半）　细辛（去土，一两）　羌活（一两）　白术（去芦，一两）　白芷（一两）　蜂巢（一两，艾烟熏过，存性）　川独活（二两）　防风（去芦，二两）　川乌（一两半）　雄黄（五钱）　两头尖（五钱）　远志（去芦心，五钱）　朱砂（一钱）　麝香（五分）　川芎（一两）

上药十八味，生制为末，和匀。看人虚实，或初服八分，或一钱五分，温酒调服，不拘时候，以吐痰涎出为效，各项汤使于后。

……

上药专治左瘫右痪，手足顽麻，半身不遂，骨节疼痛，下元虚冷……此药皆不去毒，不用制，干炒为末，净称和用，勿令见火。如少一分，亦要凑足。或为末，或酒糊为丸，或浸酒，皆效。

加味桂枝汤（《医醇賸意·卷一·中风》）

中络者，风入肌表，肌肉不仁，或手指足趾麻木。

桂枝（八分）　白芍（一钱五分）　甘草（五分）　怀牛膝（二钱）　川牛膝（一钱五分）　当

归（二钱） 蚕沙（四钱） 秦艽（一钱） 防风（一钱） 红枣（五枚） 姜（三片）

养血祛风汤（《医醇賸意·卷一·中风·中经》）

中经者，风入经脉，身体重着，步履艰难。

生地（五钱） 当归（二钱） 牛膝（二钱） 桂枝（六分） 茯苓（三钱） 白芍（酒炒，一钱） 虎胫骨（炙，一钱五分） 白术（一钱） 秦艽（一钱） 续断（二钱） 独活（酒炒，一钱）木香（五分） 红枣（十枚） 姜（三片） 桑枝（一尺）

五、语言类方

竹沥饮子（《太平圣惠方·卷第十九·治中风失音不语诸方》）

治中风失音不语，昏沉，不识人。

竹沥（二合） 荆沥（二合） 消梨汁（二合） 陈酱汁（半合）

上件药相和，微暖，细细灌口中，即瘥。

桂心散（《太平圣惠方·卷第十九·治中风失音不语诸方》）

治中风失音不语。

桂心（一两） 羌活（二两） 防风（二两，去芦头） 附子（一两，炮裂，去皮脐） 赤箭（一两） 羚羊角屑（一两） 酸枣仁（一两） 甘草（半两，炙微赤，锉）

上件药，捣筛为散。每服四钱，以水一中盏，煎至五分，去滓。入竹沥一合，更煎一两沸。不计时候，温服。

独活散（《太平圣惠方·卷第十九·治中风不得语诸方》）

治中风不得语，身体拘急疼痛。

独活（二两） 桂心（二两） 防风（去芦头，一两） 当归（锉，微炒，一两） 赤芍药（一两半） 附子（炮裂，去皮脐，一两） 甘草（炙微赤，锉，半两）

上件药，捣筛为散。每服四钱，以水一中盏，入生姜半分，煎至六分，去滓。不计时候，温服。

生地黄汁饮子（《太平圣惠方·卷第十九·治中风不得语诸方》）

治中风不语，舌根强硬。

生地黄汁（一合） 独活（锉，二两） 附子（炮裂，去皮脐，一枚） 淡竹沥（一合）

上件药，先以水三大盏，煮独活、附子，取汁一盏半，去滓。内生地黄汁及竹沥，更煎一两沸。不计时候，温服半中盏。

桑枝饮子（《太平圣惠方·卷第十九·治中风不得语诸方》）

治中风不语。

桑枝（束引者，一握） 黑豆（布袋盛药，一分） 独活（一两） 生姜 羌活（一两）

上件药，细锉，以水两大盏，煎至一盏三分，去滓。入竹沥一合，更煎一两沸。不计时候，分温三服。

白矾丸（《圣济总录·卷第七·诸风门·中风失音》）

治卒中风不语，失声及声喑不出。

白矾（生研）　陈橘皮（去白炒）　桂（去粗皮，各一两）

上三味为细末，枣肉和丸，如弹子大，每服一丸，含化咽津，不计时候。

菖蒲饮（《圣济总录·卷第七·诸风门·中风失音》）

治中风失音，立效。

菖蒲（石上者，一分）　桂（去粗皮，一两）

上二味，粗捣筛，每服二钱匕，水一盏，煎至七分，去滓温服，不计时服。

地黄汤（《圣济总录·卷第七·诸风门·中风失音》）

治中风失音不语。

生地黄汁　淡竹沥（各半盏）　独活（去芦头，一两）　附子（炮裂，去皮脐，半两）

上四味，将二味锉如麻豆，每服三钱匕，以水一盏，入竹沥、地黄汁少许，同煎一盏，去滓温服，空心，日午、夜卧各一。

羌活汤（《圣济总录·卷第七·诸风门·中风失音》）

治中风失音不语。

羌活（去芦头，二两半）　人参（二两）　附子（炮裂，去皮脐，一枚）　甘草（炙，二两）桂（去粗皮，一两）　独活（去芦头，三分）　菖蒲（切，半两）

上七味，锉如麻豆，每服五钱匕，水一盏，入荆沥、竹沥、地黄汁共半盏，同煎至一盏，去滓，温服，空心，日午、夜卧各一。

附子汤（《圣济总录·卷第七·诸风门·中风舌强不语》）

治中风舌强不得语。

附子（炮裂，去皮脐，三分）　麻黄（去根节，先煎，掠去沫，焙，一两半）　芎䓖（二两）细辛（去苗叶，三分）　白鲜皮　茯神（去木）　杏仁（汤退去皮尖，双仁炒）　羌活（去芦头）防己　桂（去粗皮）　甘草（炙，各二两）

上一十一味，锉如麻豆，每用药十钱匕，以水三盏，入生姜三枣大，拍碎，煎取一盏半，去滓，分三服，空腹并二服，相去如人行五里，更一服。

黄芩汤（《圣济总录·卷第七·诸风门·中风舌强不语》）

治中风舌强不得语，面赤欲绝，身体缓急，目视不停。

黄芩（去黑心）　桂（去粗皮）　芎䓖　人参　防风（去叉）　防己　麻黄（去根节，先煎，掠去沫焙）　甘草（炙）　芍药　白术（各半两）　附子（炮裂，去皮脐，一枚）

上一十一味，锉如麻豆，每用六钱匕，以水三盏，入生姜三枣大，拍碎，煎取一盏半，去滓，分温二服，空心、临卧各一服。

三圣散（《圣济总录·卷第七·诸风门·中风舌强不语》）

治中风舌强不语。

没药（研）　琥珀（研，各一分）　干蝎（全者炒，七枚）

上三味，捣研为末，每服三钱匕，用鹅梨汁半盏，皂荚末一钱匕，浓煎汤一合，与梨汁相和调下，须臾吐出涎毒，便能语。

防风汤（《类证普济本事方·卷第一·治中风肝胆筋骨诸风》）

治中风内虚，脚弱语謇。

石斛（一两半）　干地黄　杜仲　丹参（各一两一分）　防风　川芎　桂心　麦冬　川独活（各一两）

上为粗末。每服五钱，水一大盏半，枣二枚，同煎至八分，去滓温服。

地黄饮子（《校正素问精要宣明论方·卷第一·〈素问〉诸证略备具题》）

喑痱证：（主肾虚）内夺而厥，舌喑不能言，二足废不为用，肾脉虚弱，其气厥不至，舌不仁。经云：喑痱，足不履用。音声不出者，地黄饮子主之，治喑痱，肾虚弱厥逆，语声不出，足废不用。

熟干地黄　巴戟（去心）　山茱萸　肉苁蓉（酒浸，焙）　石斛　附子（炮）　五味子　官桂　白茯苓　麦门冬（去心）　菖蒲　远志（去心，等分）

上为末，每服三钱，水一大盏，生姜三片，枣一枚，薄荷，同煎至八分，食后温服。

神仙解语丹（《妇人大全良方·卷之三·妇人中风不语方论第四》）

治心脾经受风，言语謇涩，舌强不转，涎唾溢盛，及疗淫邪抟阴，神内郁塞，心脉闭滞，暴不能言。

白附子（炮）　石菖蒲（去毛）　远志（去心，甘草水煮十沸）　天麻　全蝎（酒炒）　羌活　白僵蚕（炒）　南星（牛胆酿，如无，只炮，各一两）　木香（半两）

上为细末，煮面糊为丸，如梧桐子大。量入辰砂为衣，每服二十丸至三十丸，生薄荷汤吞下，无时候。

乌药散（《类编朱氏集验医方·卷一·诸风门》）

治中风不语，老人虚人可用之。

乌药　附子（一只）　天雄（一只）　沉香（大块，各一两）　甘草（少许）

上入钵磨，各一钱。病势稍重，用水一碗，姜十片，煎半碗，空心服。气中，加木香半钱。无气加人参半钱。

正舌散（《类编朱氏集验医方·卷一·诸风门》）

治中风，舌本强难转，语不正，神妙。

蝎梢（去毒，一分）　茯苓（炒，一两）　龙脑薄荷（焙，二两）

上细末，每服二钱，温酒下，或擦牙颊亦得。

正舌散（《卫生宝鉴·卷八·名方类集·风中脏诸方》）

治中风舌强语涩。

雄黄（研）　荆芥穗（各等分）

上为末，每服二钱，豆淋酒调下。

解语九（《医垒元戎·卷第十一·厥阴证》）

治中风言语，造次不正。

白附子　石菖蒲　远志　全蝎　羌活　天麻　南星　白僵蚕

上为细末，蜜丸豆大，服之。

解语汤（《永类钤方·卷十一·诸名医杂病集要方·诸风》）

治心脾中风，舌强不语，半身不遂。

附子（炮）　防风　天麻　酸枣仁（各一两）　羚羊角（屑）　肉桂（各七钱半）　甘草　羌活（各半两）

㕮咀，每四钱，水一盏，煎八分，入竹沥两匙，再煎数沸，温服无时。

取竹沥法：截篁竹长一尺余，去节，破作片，用砖二口，对立八寸许，置竹片在上，其下着火焙之，砖外两竹头下置盏盛沥，以绢滤澄清，夏秋须沉冷井中，防沥酸。大热有风，人亦可单服，勿过可也。烧荆柴沥法同。

通关散（《永类钤方·卷十五·济阴门·中风痓痉》）

语謇。

僵蚕（炒，半两）　羌活（一钱）　麝香（半钱）

为末，姜汁调匀，沸汤温服。

诃子汤（《乾坤生意·上卷·诸风》）

治诸风失音不语。

诃子（半生半炮，四个）　桔梗（半生半炒，一两）　甘草（半生半炒，一寸）

上为末。每服五钱，用童子小便一钟，煎至七沸，调服，甚者不过三服。

涤痰汤（《奇效良方·卷一·风门》）

治中风痰迷心窍，舌强不能言。

南星（姜制）　半夏（汤洗七次，各二钱半）　枳实（麸炒，二钱）　茯苓（去皮，二钱）橘红（一钱半）　石菖蒲　人参（各一钱）　竹茹（七分）　甘草（半钱）

上作一服，水二钟，生姜五片，煎至一钟，食后服。

正舌散（《奇效良方·卷二·风门》）

治中风，舌木强难转，语不正，神效。

蝎梢（去毒，二七个）　茯苓（一两）

上锉，分二帖，每帖水二盏，生姜五片，枣一枚去核，煮八分，去滓，不拘时服。

防己汤（《医学纲目·卷之十　肝胆部·中风》）

治久风邪入肝脾二经，言语不转。

汉防己　防风　桂心　附子（各半两）　威灵仙（三钱）　麻黄（半两）

上为粗末，每服四钱，水一盏，引子半盏，煎七分，去渣温服，日三四。引子用竹沥、荆沥、地黄汁各一盏，生姜汁拌匀用之。

中
风

芷活散（《识病捷法·卷六·中风门》）

治中风，舌本强，难转，语不止，神效。

蝎梢（去毒，十四个）　茯苓（一两）

上作二服，水二钟，姜五片，煎至一钟温服。

芎蝎汤（《丹溪摘玄·卷一·中风门》）

主中风口哑不能者立效。

全蝎（汤泡，去肚中不净，取梢去毒，三十个）

上焙，为末，取青芎十条，浸水冷调，日后随证服。

清神解语汤（《古今医鉴·卷之二·中风·方》）

治中风痰迷心窍，不能言。

当归　川芎　白芍药　生地黄　远志（去心）　陈皮　麦门冬（去心）　石菖蒲　乌药　枳实（麸炒）　天南星（制）　白茯苓　黄连（姜汁炒）　防风　羌活　半夏（制）　甘草（各等分）

上㕮咀，生姜三片，竹茹二钱水煎，入童便、姜汁、竹沥同服。头痛加蔓荆子、细辛、白芷。

加味转舌膏（《古今医鉴·卷之二·中风·方》）

（批）按此方治中风舌塞不语者，清火除风之剂。治中风瘫痪，舌塞不语。

连翘（一两）　栀子（炒，五钱）　黄芩（酒炒，五钱）　薄荷（一两）　桔梗（五钱）　玄明粉（五钱）　大黄（酒炒，五钱）　防风（五钱）　川芎（三钱）　石菖蒲（六钱）　甘草（五钱）　犀角（三钱）　柿霜（一两）　远志（甘草水泡，一两）

上为极细末，炼蜜为丸，如弹子大，朱砂五钱为衣，每用一丸，临卧薄荷汤调下。

加味转舌丹（《医方经验·卷一·中风》）

中经络者，舌强不能言语，兼口眼㖞斜或言语謇涩，宜加味转舌丹或省风清痰转舌汤。

黄连（四两）　川军（酒浸，二两）　芒硝（二两）　甘草（二两）　山栀（炒，一两）　黄芩（酒炒，一两）　薄荷（一两）　胆南星（一两五钱）　竹叶（一两）　节菖蒲（一两）　远志（一两）

共研细末，蜜丸朱衣，每服二三钱，开水送下，或薄荷汤送亦可。

转舌膏（《心印绀珠经·卷下·十八剂第九》）

治中风，舌謇不语。

凉剂加菖蒲、远志（各少许）

上为细末，炼蜜为丸，如樱桃大，朱砂为衣，每服三五丸，用薄荷汤化开，或食后、或临卧、或食远服。

【附】凉剂凉膈散（《心印绀珠经·卷下·十八剂第九》）

治心火上盛，膈热有余，目赤头眩，口疮唇裂，鼻衄吐血，咳嗽痰涎，淋闭不利，大小便不通，或伤寒半表半里，及胃热发斑，及阴耗阳竭，用以养阴退阳，或汗下后余热不解，并小儿疮痘黑陷，并皆治之。

连翘（一两）　甘草　山栀　黄芩　大黄　薄荷（各五钱）　朴硝（一分）

上为㕮咀，每服一两，水一盏，竹叶三十片，同煎七分，去渣，入生蜜少许，食后温服。加黄连五钱，名清心汤。

六、预防方

愈风汤（《素问病机气宜保命集·卷中·中风论第十》）

中风证，内邪已除，外邪已尽，当服此药以行导诸经。久服大风悉去，纵有微邪，只从此药加减治之。然治病之法，不可失其通塞，或一气之微汗，或一旬之通利，如此为常治之法也，久则清浊自分，荣卫自和。如初觉风动，服此不致倒仆。

羌活　甘草　防风　蔓荆子　川芎　细辛　枳壳　人参　麻黄　甘菊　薄荷　枸杞子　当归　知母　地骨皮　黄芪　独活　杜仲　吴白芷　秦艽　柴胡　半夏　前胡　厚朴　熟地黄　防己（各二两）　茯苓　黄芩（各三两）　石膏（四两）　芍药（三两）　生地黄　苍术（各四两）　桂枝（一两）

以上三十三味，通七十四两，上锉，每服一两，水二盏煎至一盏，去渣，温服。

天麻丸（《乾坤生意·上卷·预防中风》）

天麻（酒拌湿透，浸二日，晒干）　牛膝（同上浸）　萆薢（另碾为细末）　玄参（各六两）　杜仲（七两，锉，炒，去丝）　生地黄（一斤）　当归　羌活（各十两）　附子（一两）

上为末，蜜丸如小豆。每服七十丸，空心温酒、白汤任下。

加减防风通圣散（《丹溪心法附余·卷之一·外感门上·中风·预防中风》）

预防风疾，常服取效。

防风　川芎　当归　芍药　薄荷　麻黄　连翘（各半两）　黄芩　桔梗（各二两）　甘草（一两）　荆芥　白术（各二钱半）　乌药　羌活　天麻　僵蚕（各一钱五分）

体虚气弱者，磨木香；痰涎壅盛者，加南星、半夏、枳实。

每服六钱，水一盏半、生姜三片煎服。

搜风顺气丸（《简易普济良方·卷一·养亲门》）

老人常服，永无瘫痪之病，极效。

山茱萸（酒浸，去核，取净肉晒干，秤净三两）　牛膝（去芦，酒洗，一两）　郁李仁（去壳取仁，炒，一两净）　枳壳（去瓤炒，五钱净）　槟榔（五钱）　山药（去红皮，蒸，一两）　火麻仁（去壳取仁，炒，五钱）　当归（酒洗，一两五钱）　独活（五钱）　菟丝子（酒浸，炒，一两）　车前子（去沙，微炒，五钱）　锦纹大黄（酒蒸十九次。此味择坚实者，先用酒浸软，切片，酒拌，蒸数足。此要耐烦蒸二日，务令十九次足。晒干，微炒，净末，一两五钱。如大便艰涩，大黄止蒸一次）

上为细末，炼蜜为丸，如梧桐子大，每日空心酒下三十五丸，卧时服二十丸。服一月后，自觉强健，行步轻快，久服可成地仙。夏秋天热，滚汤服。凡人年四十、五十以后，最宜常服养生。君子不知此方，今有人多变改大黄两分，且制造不精洁，当慎之。依丸数不可多也，若三五日大便顺滑，不必疑。老人大便必难，气血少，大黄只蒸一次。小儿后生，半生半熟。

竹沥枳术丸（《万病回春·卷之二·中风·预防中风》）

化痰清火，顺气除湿，祛晕眩，疗麻木，养血，健脾胃。

白术（去芦，土炒） 苍术（泔制，盐水炒，各二两） 枳实（麸炒） 陈皮（去白） 白茯苓（去皮） 半夏（白矾、皂角、生姜水煮干） 南星（制同上） 黄连（姜炒） 条芩（酒炒） 当归（酒洗） 山楂（去核） 白芥子（炒） 白芍（酒炒，各二两） 人参（五钱） 木香（一钱）

上为细末，以神曲六两、姜汁一盏、竹沥一碗，煮糊为丸，如梧桐子大。每服百丸，食远，淡姜汤送下。

闲邪汤（《云林医圣普渡慈航·卷之一·中风》）

妇人初觉十指麻木，手酸脚软，或肌肉微掣，此由体气将虚，贼风乘虚而入。

防风 羌活 独活 枸杞子 杜仲（姜、酒炒） 秦艽 细辛 麻黄 当归（酒洗） 怀生地（酒洗） 蔓荆子 白芍（酒炒） 肉桂 人参（去芦） 黄芪（蜜炙） 苍术（米泔制） 枳壳（麸炒） 地骨皮 薄荷 菊花 黄芩 白芷 知母 石膏 柴胡 甘草

上锉剂，每服一两，生姜三片，水煎，空心服，渣再煎，临卧服。

一方加茯苓、防己、半夏、厚朴、熟地黄、前胡，疗肾肝虚，筋骨弱，语言謇涩，精神昏愦，此药安心养神，调理阴阳，使无偏胜，治中风内外无邪，服此药以行中道，及治风湿内弱，风热体重，或瘦而肢体偏枯，或肥而半身不遂。

痰火神丸（《集验良方·卷三·痰嗽门》）

老年服此无中风瘫痪之忧。

陈皮（一两） 白术（二两，土炒） 枳实（一两，炒） 花粉（二两） 前胡（二两） 山楂（二两） 生草（四钱） 大半夏（二两，用姜汁泡三次，每次用姜三两、用水一碗熬滚入半夏） 锦纹川大黄（一斤，用好酒同煮，干焙，五两）

老米粥丸，桐子大，每服五、七十丸，白汤下。

释麻丸（《惠直堂经验方·卷一·中风门》）

专治指麻臂冷，忽觉一时昏愦，及头晕眼花，服此以预防。

白术（二两，荷叶包蒸三次） 广皮（八钱） 山楂（五钱） 川连（五钱，吴茱萸拌炒，去萸） 炙甘草（八钱） 黄芩（七钱，酒炒） 木香（一钱） 枳实（八钱，麸炒） 苍术（二两，茅山者佳，米泔浸晒三次，盐水拌匀） 茯苓（一两，人乳拌蒸） 人参（七钱） 半夏（八钱，白矾汤姜同煮） 当归（一两，酒洗） 白芍（一两，酒拌炒） 经霜桑叶（四两，去筋）

为细末，竹沥、姜汁、荷叶汁，打神曲糊为丸，梧子大。空心服二钱，开水送。忌猪首、鹅肉，发风动痰物。一年后，可免中风之患。

玉屏风散（《成方切用·卷二上·补养门》）

黄芪（炙）　防风（一两）　白术（炒二两）

为末，每服三钱。

黄芪补气，专固肌表，故以为君。白术益脾，脾主肌肉，故以为臣。防风去风，为风药卒徒，而黄芪畏之，故以为使。以其益卫固表，故曰玉屏风……《准绳》曰：卒中偏枯之证，未有不因真气不周而病者，故黄芪为必用之君药，防风为必用之臣药，黄芪助真气者也，防风载黄芪，助真气以周于身者也，亦有治风之功焉。

银瓶养元汤（《普济内外全书·亨·卷之三·中风汤饮》）

银瓶养元汤蔓荆，芪芍骨芄菊杞辛，归地柴芩二活桂，薄膏麻黄甘杜亲。

治初觉风动，服此不倒仆，此乃治未病之圣药也。

蔓荆子（一钱）　白芍（一钱）　秦芄（一钱五分）　杞子（一钱）　当归（一钱）　柴胡（七分）　川芄（八分）　酒黄芪（一钱五分）　骨皮（一钱）　白菊（一钱）　细辛（三分）　生地（三钱）　黄芩（一钱）　独活（八分）　肉桂（五分）　麻黄（一钱）　薄荷（五分）　石膏（二钱）　甘草（三分）　杜仲（一钱五分）

加姜三片，大枣二枚，水煎温服。

七、调养方

续命煮散（《备急千金要方·卷八·诸风·诸风第二》）

主风无轻重，皆治之。

麻黄　芎䓖　独活　防己　甘草　杏仁（各三两）　桂心　附子　茯苓　升麻　细辛　人参　防风（各二两）　石膏（五两）　白术（四两）

上十五味粗筛下，以五方寸匕内小绢袋子中，以水四升和生姜三两，煮取二升半，分三服，日日勿绝。慎风冷，大良。吾尝中风，言语謇涩，四肢瘫曳，处此方，日服四服，十日十夜服之不绝，得愈。

补骨脂丸（《圣济总录·卷第五十一·肾脏门·喑痱》）

益肾气，治喑痱。

补骨脂（炒）　肉苁蓉（酒浸，切，焙，各一两）　麦门冬（去心，焙）　菖蒲　远志（去心）　钟乳粉（各半两）

上六味，捣罗为末，炼蜜为丸，梧桐子大，每服三十丸，煎木通汤下，空心，日午、临卧服。

补肾石斛丸（《圣济总录·卷第五十一·肾脏门·喑痱》）

治肾气内夺，厥逆喑痱。

石斛（去根）　赤小豆　茴香子（炒）　羌活（去芦头）　楝实（炒，去核）　乌头（炮裂，去皮脐）　马蔺子（醋炒，各四两）　葫芦巴（炒）　巴戟天（去心）　蜀椒（去目并合口者，炒出汗）　地龙（去土，炒，各二两）　乌药（锉）　苍术（锉，炒，各半斤）　青盐（一两）

上一十四味捣罗为末，酒煮面糊，丸如梧桐子大，每服三十丸，空心温酒或盐汤下。

八味丸（《圣济总录·卷第五十一·肾脏门·喑痱》）

治肾气内夺，舌喑足废。

熟干地黄（焙八两）　山芋　山茱萸（各四两）　泽泻　牡丹皮　白茯苓（去黑皮，各三两）桂（去粗皮）　附子（炮裂，去皮脐，各二两）

上八味，捣罗为末，炼蜜为丸，梧桐子大，每服二十丸。加至三十丸，空心食前温酒下。

仁寿丸（《杨氏家藏方·卷第九·补益方三十六道》）

治真元气虚，脚膝缓弱。及素有风，手足拘挛，口眼㖞斜，气血衰少，饮食不进。

牛膝（酒浸一宿，二两）　附子（炮，去皮脐）　肉桂（去粗皮）　续断　巴戟（去心）　白茯苓（去皮）　山茱萸　枸杞子　菟丝子（酒浸一宿，细研，焙干）　五味子　防风（去芦头）杜仲（去粗皮，切，炒令断丝）　肉苁蓉（酒浸一宿，切焙）　熟干地黄（洗焙，以上一十三味各一两）

上件为细末，炼蜜为丸如梧桐子大。每服五十丸至七、八十丸，米饮或酒空心下。

二丹丸（《素问病机气宜保命集·卷中·中风论第十》）

治健忘，养神定志和血，内安心神，外华腠理。

丹参（一两半）　丹砂（五钱，为衣）　远志（半两，去心）　茯神（一两）　人参（五钱）　菖蒲（五钱）　熟地黄（一两半）　天门冬（一两半，去心）　麦门冬（一两，去心）　甘草（一两）

上为细末，炼蜜为丸如桐子大。每服五十丸至一百丸，空心、食前。常服安神定志，一药清肺，一药安神。故清中清者，归肺以助天真；清中浊者，坚强骨髓；血中之清，荣养于神；血中之浊，荣华腠理。如素有痰，久病中风，津液涌溢在胸中，气所不利，用独圣散吐之，后用利气泻火之剂，本方在后。

人参白术散（《儒门事亲·卷十三·刘河间先生三消论》）

此药兼疗一切阳实阴虚，风热燥郁，头目昏眩，风中偏枯。

人参　白术　当归　芍药　大黄　山栀子　泽泻（以上各半两）　连翘　栝蒌根　干葛　茯苓（以上各一两）　官桂　木香　藿香（各一分）　寒水石（二两）　甘草（二两）　石膏（四两）滑石　盆硝（各半两）

上为粗末。每服五钱，水一盏，生姜三片，同煎至半盏，绞汁，入蜜少许，温服。渐加十余钱，无时，日三服。或得脏腑疏利亦不妨，取效更妙；后却常服之，或兼服消痞丸。似觉肠胃结滞，或湿热内甚自利者，去大黄、芒硝。

聚宝养气丹（《类编朱氏集验医方·卷八·虚损门》）

治诸虚不足，气血怯弱，头目昏晕，肢节倦怠，心志昏愦，夜梦失精，小便滑数，脾胃气虚。又治诸风瘫痪，半身不遂，语言謇涩，肢体重痛，寒湿气痹。

代赭石　紫石英　赤石脂　禹余石

上四味，各二两，醋淬，水飞过，搜作锭子，候十分干，入砂合内养火三日，罐子埋地中出火毒一宿。

阳起石（煅）　肉豆蔻（面包，煨）　鹿茸（酒炙）　破故纸（酒炒）　钟乳粉　五灵脂（酒研）　茴香（酒炒）　柏子仁　当归（酒浸，炙）　远志（酒炒，去心）　没药（别研）　白茯苓　附子（炮）　天雄（炮）　胡椒　沉香　丁香　木香　乳香　黄芪（蜜炙）　山药　苁蓉（焙）　肉桂　巴戟（各半两）　血竭　琥珀　朱砂　麝香（各三钱）

上为细末，糯米煮糊为丸，如梧桐子大，留朱砂、麝香少许为衣。每服三十丸，空心，人参煎汤或枣汤下。妇人醋汤下。（九江雷医方）

长生聚宝丹（《普济方·卷二百二十七·虚劳门·虚劳》）

治诸种风气，手足不遂，痰涎壅塞，语言不出，事多健忘，一切虚损。常服壮筋骨，补元阳，益真气，助脾，去风邪，厚肠胃，安魂定魄，耳聪目明。

半两钱（七文，醋治炙）　自然铜（二钱半，醋煅七次）　虎骨（一两半，炙酥）　龟板（一个，酒浸炙，大者）　当归（酒浸）　乳香（另研）　桑螵蛸（炒，各一两半）　牛膝（净，酒浸）　没药（另研）　金钢骨（炒煅）　苁蓉（酒浸）　木鳖子（一两半，去油壳，另研）　川楝子（一两半，去皮核）　葫芦巴（酒浸）　龙骨（煅）　槟榔　诃子肉　川乌（炮，各一两）　白胶香（另研）　人参　白附子　何首乌　草乌（青盐炒）　木香　五灵脂（去土）　丁香（各一两）　地龙（七钱半）　砂仁（净）　赤芍药　破故纸（酒浸）　附子（去皮脐）　熟地黄（酒浸）　白芷　天麻（酒浸）　宣木瓜（各一两）　续断　骨碎补（各一两半）　巴戟（酒浸去心）　乌药　朱砂（另研，各一两）　安息香（酒浸，另熬）　菟丝子（酒浸）　鹿茸　五加皮（酒浸）　酸枣仁（酒浸，炒）　沉香　鹿角霜（另研）　苏合香油（另与安息香一处入药）　琥珀（另研，各一两）　麝香（二钱半，真者后研）　白茯神（去木，一两七钱半）

上为细末，入安息香苏合油熬，和煎药酒，糊为丸，如梧桐子大。每服三十丸，五更温酒下。如觉麻乃是药行，不久即散。更量虚实人加减，至五十丸，亦妙。妇人艾醋汤下。

神仙延龄丹（《鲁府禁方·卷二·须发》）

专治男妇瘫痪，五劳七伤，颜色枯干，身体羸瘦，妇人久不成胎，男子精神减少，行步艰难，筋骨疼痛，能使衰返壮，折骨复坚，素发青堕生瘢痕，耳聪目明，能除病益寿延年，其效不可尽述。

旱莲（取汁，晒干成膏子，半斤）　破故纸（炒香为末，一斤）　五加皮（酒浸一昼一夜，晒干）　赤茯苓（去皮，乳浸，牛乳可代）　生地黄（二斤，酒浸一昼一夜，取汁，晒膏子）　红枣（去皮，煮熟）　生姜（二斤，取汁，晒干膏子）　杜仲（去皮，炙炒去丝，为末）　核桃仁（去皮，各半斤）　川芎　枸杞（去蒂，酒浸，各四两）　没石子　蜂蜜（炼老熟，各二两）　细辛（一两）

上除桃仁、红枣、蜜外，其余各为细末，将前三味药煮熟为丸，如桐子大。每服三五十丸，或酒或盐汤下。服二十日外，退白生黑。日久延年。神效。

中风

参术膏（《证治准绳·类方·虚劳》）

治中风虚弱，诸药不应，或因用药失宜，耗伤元气，虚证蜂起，但用此药，补其中气，诸证自愈。

人参　白术（各等分）

上水煎稠，汤化服之。

斑龙固本丹（《寿世保元·卷二·中风》）

人参（去芦，二两）　干山药（二两）　怀生地黄（二两）　熟地黄（酒蒸，二两）　天门冬（去心，二两）　菟丝子（酒煨，捣饼，焙干，四两）　山茱萸（酒蒸，去核，二两）　巴戟（酒浸，去心，二两）　甘枸杞子（二两）　麦门冬（去心，二两）　杜仲（姜炒，二两）　五味子（二两）　肉苁蓉（酒浸，二两）　牛膝（酒洗，去芦，二两）　远志（甘草水泡，去心，一两）　覆盆子（二两五钱）　泽泻（一两）　地骨皮（一两五钱）　老川椒（一两）　白茯苓（去皮，二两）　石菖蒲（二两）　车前子（一两五钱）　大附子（面裹煨，去皮脐，切片，童便浸，炒，一两）　木香（二两）　虎胫骨（酥炙，二两）　柏子仁（二两）

上为细末，用好酒化五仁斑龙膏，为丸，如梧桐子大。每服百丸，空心，温酒送下……久服神气不衰，身轻体健。

补中益气汤（《寿世保元·卷二·中风》）

一论中风等证，因内伤者，非外来风邪，乃本气自病也。多因劳役过度，耗散真气，忧喜忿怒，伤其气者，而卒倒昏不知人，则为左瘫右痪，口眼㖞斜，四肢麻木，舌本强硬，语言不清等症。

黄芪（蜜水炒，一钱五分）　人参（去芦，一钱）　白术（去清芦，炒，一钱）　陈皮（一钱）　当归（酒洗，一钱）　柴胡（去芦，五分）　升麻（五分）　甘草（炙，一钱）

上锉一剂，生姜、枣子，水煎服，加酒炒黄柏三分，以滋肾水，泻阴中之伏火也，红花三分，而入心养血。

续命煮散（《济阳纲目·卷一·中风·治四肢瘫痪方》）

凡风痱，服药得瘥讫，可常服此，以除余风。

防风　防己　独活　秦艽　黄芪　人参　白术　芎䓖　芍药　茯神　远志　羚羊角　升麻　石斛　牛膝　五加皮　丹参　甘草　厚朴　陈皮　天门冬（去心）　地骨皮　黄芩　桂心（各一两）　干地黄　杜仲　麻黄　藁本　槟榔　乌犀角　生姜（各半两）　薏苡仁（一升）　石膏（六两）

上三十三味捣筛为末，和匀，每服三两，以水三升，煮取一升，去渣，顿服之。取汗。日服，若觉心中烦热，以竹沥代水煮之。

延龄固本丹（《云林医圣普渡慈航·卷之一·中风》）

如中风，左瘫右痪，步履艰辛，脚膝酸痛，小腹疝气，五劳七伤，诸虚百损，颜色衰朽，形体羸瘦，中年阳事不举，精神短少，未至五旬须发先白，并妇人下元虚冷，久无孕育。

人参（二两）　白茯苓（去皮，二两）　五味子（二两）　枸杞子（二两）　怀山药（二两）川巴戟（酒浸，去心，二两）　肉苁蓉（酒洗，四两）　木香（一钱）　菟丝子（洗净，用酒煨烂，捣成饼，晒干，四两）　覆盆子（一两五钱）　怀生地（酒洗，二两）　老川椒（一两）　柏子仁（二两）　地骨皮（一两五钱）　杜仲（去皮，酒炒，二两）　怀牛膝（去芦，酒洗，一两）　麦门冬（水泡，去心，二两）　天门冬（水泡，去心，二两）　车前子（一两五钱）　山茱萸（酒蒸，去核，二两）　虎胫骨（酥炙，二两）　石菖蒲（去毛，二两）　怀熟地（酒蒸黑，一两）　远志（甘草水泡，去心，一两）　泽泻（去毛，二两）

上精制，共为细末，酒糊为丸，如梧子大，每服百丸，空心温酒送下，妇人加当归、赤石脂各一两，去麦门冬、木香，此药能治中风百病，诚收功保后之良剂也。

八珍汤（《济世全书·中风瘫痪验方·八珍汤》）

治脾胃亏损，气血俱虚，乃内伤之证，盖人之生以脾胃为主，脾胃一虚诸脏失所，百病生焉。

人参　白术（炒）　白茯苓（各一钱）　甘草（三分）　白芍（炒）　熟地（大者，各二钱）当归　川芎（各钱半）

白水煎食远服。

归脾汤（《顾氏医镜·卷七·射集·症方发明·中风》）

治类中风，心脾肝三经俱虚，或怔忡惊悸，眠则易醒，（心血不足也）或饮食减少，食则难化，（胃气弱，脾阴亏也）或烦恼多怒。（肝血少，肝火旺也）

人参　黄芪　白术　甘草（补脾）　茯神　远志　枣仁　元肉（安神）　当归（养血）　木香（快气）

肝火旺，加丹皮、黑山栀。（泻火）

此补气养血安神，阴阳和平之剂，活法对症加减用之，自臻神效。

集灵膏（《顾氏医镜·卷七·射集·症方发明·中风》）

益气补血，滋阴壮水，延年益寿。

人参（补气，大气周流，无脏不有，故其用无往而不利）　二冬　二地（生地生精，天冬引入所生之处，熟地补精，麦冬引入所补之处）　牛膝（强筋壮骨）　枸杞（填精养营，各半斤）

此方补气血益精髓之神剂，虚人皆可服之。

补肾生肝饮（《杂证会心录·上卷·中风》）

治肝肾精亏，经脉失荣，血不运行，气不贯通，气血两虚，不仁不用。

当归（二钱）　熟地（三钱）　白芍（二钱，炒）　女贞子（二钱）　山药（一钱五分，炒）人参（一钱）　枸杞子（一钱五分）　丹参（一钱）　炙甘草（一钱）

大补元煎（《杂证会心录·上卷·中风》）

熟地（五钱）　人参（三钱）　山药（二钱）　枸杞子（二钱）　杜仲（二钱）　当归（二钱）甘草（一钱，炙）　山萸肉（一钱）

水二钟，煎八分，食远服。

右归饮（《罗氏会约医镜·卷之十·杂证·二十九、论真中风似中风》）

治似中风，内伤昏愦，宜调补之。

治肾中之火虚，元阳衰败，以致昏倒等证。

熟地（用如前） 山药（炒，二钱） 枣皮（一钱） 枸杞（二钱） 甘草（炙，一钱） 杜仲（姜炒，二钱） 肉桂（一、二钱） 附子（二、三钱）

左归饮（《罗氏会约医镜·卷之十·杂证·二十九、论真中风似中风》）

治似中风，内伤昏愦，宜调补之。

治肾中之水虚，不能养肝，以致木动风摇，昏倒等证。

熟地（二、三钱，或重加） 山药（二钱） 枸杞（二钱） 甘草（炙，一钱） 茯苓（钱半） 枣皮（一、二钱）

二仙保元方（《琅嬛青囊要·卷之四·诸证列方·河间二仙保元方》）

龟胶（一两） 鹿角膏（一两） 肉苁蓉（五钱） 菟丝子（五钱） 破故纸（五钱） 杜仲（一两） 炙甘草（八分）

上治素质亏损，卒倒眩晕，手足偏枯，不寐，泄泻，阳痿，厥冷等证。水二碗，煎八分，食前服。加重作丸，即仲景龟鹿丹。

小续命丹（《医方经验·卷一·中风》）

治半身不遂，或人手指一二觉麻木，名为风，信不治，则二三年内必得中风，或六脉浮紧，类鼓之皮革，亦风脉也，俱常服此丸，可以预防，永不致有患。

小续命丹方

乌药（一两） 陈皮（六钱） 羌活（六钱） 僵蚕（六钱，炒） 枳壳（八钱，麸炒） 天麻（八钱） 黄芩（六钱） 防风（四钱） 钩藤钩（六钱） 片子姜黄（五钱） 防己（六钱） 茅苍术（八钱，米泔炒） 茯苓（八钱） 南星（五钱，姜制） 地龙（六钱） 怀牛膝（四钱） 当归（六钱，酒洗） 桂枝（一钱五分）

共研细末，用竹沥膏一两和老蜜为丸，每服三四钱，开水送。

河间地黄丸（《至宝丸散集·补益虚损门卷一·河间地黄丸》）

治精血大亏，内风袭络，手足麻木，舌强不能言，足痿不能行，痰喘眩晕，心神恍惚，半身不遂，口眼㖞斜，此名风痱，每服三四钱，淡盐汤送下。

生地（六两） 肉桂（八钱） 苁蓉（二两） 菖蒲（一两） 茯苓（三两） 附子（八钱） 石斛（三两） 麦冬（三两） 五味（一两） 远志（一两） 戟肉（二两） 萸肉（二两）

共研末，蜜为丸。

加味补血汤（《医学衷中参西录·前三期合编第七卷·治内外中风方》）

治身形软弱，肢体渐觉不遂，或头重目眩，或神昏健忘，或觉脑际紧缩作疼，甚或昏仆移时苏醒致成偏枯，或全身痿废，脉象迟弱，内中风证之偏虚寒者（肝过盛生风，肝虚极亦可生风），此即西人所谓脑贫血病也，久服此汤当愈。

生箭芪（一两）　当归（五钱）　龙眼肉（五钱）　真鹿角胶（三钱，另炖同服）　丹参（三钱）　明乳香（三钱）　明没药（三钱）　甘松（二钱）

八、杂方

神验乌龙丹（《肘后备急方·卷三·治中风诸急方第十九》）

《梅师方》疗瘫痪风，手足嚲曳，口眼㖞斜，语言謇涩，履步不正。

川乌头（去皮、脐了）　五灵脂（各五两）

上为末，入龙脑、麝香，研令细匀，滴水丸如弹子大，每服一丸。先以生姜汁研化，次暖酒调服之，一日两服，空心晚食前服，治一人只三十丸。服得五七丸，便觉抬得手，移得步，十丸可以自梳头。

风引汤《金匮要略·卷上·中风历节病脉证并治第五》

除热瘫痫。

大黄　干姜　龙骨（各四两）　桂枝（三两）　甘草　牡蛎（各二两）　寒水石　滑石　赤石脂　白石脂　紫石英　石膏（各六两）

上十二味，杵，粗筛，以韦囊盛之。取三指撮，井华水三升，煮三沸，温服一升。（治大人风引，少小惊痫瘛疭，日数十后，医所不疗，除热方。巢氏云：脚气宜风引汤）

侯氏黑散（《金匮要略·上卷·中风历节病脉证并治第五》）

治大风，四肢烦重，心中恶寒不足者。（《外台》治风癫）

菊花（四十分）　白术（十分）　细辛（三分）　茯苓（三分）　牡蛎（三分）　桔梗（八分）　防风（十分）　人参（三分）　矾石（三分）　黄芩（五分）　当归（三分）　干姜（三分）　芎䓖（三分）　桂枝（三分）

上十四味，杵为散，酒服方寸匕，日一服。初服二十日，温酒调服，禁一切鱼肉、大蒜，常宜冷食，自能助药力。在腹中不下也，热食即下矣，冷食自能助药力。

大八风汤（《备急千金要方·卷八·诸风·诸风第二》）

主毒风顽痹嚲曳，手脚不遂，身体偏枯，或毒弱不任，或风入五脏，恍恍惚惚，多语喜忘，有时恐怖，或肢节疼痛，头眩烦闷，或腰脊强直，不得俯仰，腹满不食，咳嗽，或始遇病时卒倒闷绝，即不能语，便失喑，半身不遂，不仁沉重，皆由体虚，恃少不避风冷所致。

当归（一两半）　升麻　五味子（各一两半）　乌头　黄芩　芍药　远志　独活　防风　芎䓖　麻黄　秦艽　石斛　人参　茯苓　石膏　黄芪　紫菀（各一两）　杏仁（四十枚）　甘草　桂心　干姜（各二两）　大豆（一升，《翼》云二合）

上二十三味，㕮咀，以水一斗三升、酒二升合煮，取四升，强人分四服，羸人分六服。

八风散（《备急千金要方·卷八·诸风·诸风第二》）

主八风十二痹，猥退，半身不遂，历节疼痛，肌肉枯燥，皮肤瞤动，或筋缓急痛，不在一

中风

处。卒起目眩，失心恍惚，妄言倒错，身上瘑瘰，面上疱起，或黄汗出，更相染渍，或燥或湿，颜色乍赤乍白，或青或黑，角弓反张，乍寒乍热。

麻黄　白术（各一斤）　栝楼根　甘草　栾荆　天雄　白芷　防风　芍药　石膏　天门冬（各十两）　羌活（二斤）　山茱萸　食茱萸　踯躅（各五升）　茵芋（十四两）　黄芩（一斤五两）　附子（三十枚）　大黄（半斤）　细辛　干姜　桂心（各五两）　雄黄　朱砂　丹参（各六两）

上二十五味，治下筛，酒服方寸匕，日一，三十日后日再服，五十日知，百日瘥，一年平复，长服不已佳，先食服。

竹沥汤（《备急千金要方·卷八·诸风·风痹第五》）

主四肢不收，心神恍惚，不知人，不能言。

竹沥（二升）　生葛汁（一升）　生姜汁（三合）

上三味，相和，温暖，分三服，平旦日晡夜各一服。

独活汤（《备急千金要方·卷八·诸风·风癔第六》）

治风癔，不能言，四肢不收，手足亸曳。

独活（四两）　桂心　芍药　栝楼根　生葛（各二两）　生姜（六两）　甘草（三两）

上七味，㕮咀，以水五升煮取三升，分三服，日三。

论曰：脾脉络胃挟咽，连舌本，散舌下。心之别脉系舌本。今心脾二脏受风邪，故舌强不得语也。

大排风汤（《千金翼方·卷第十七·中风下·中风第一》）

主半身不遂，口不能言，及诸偏枯。

白鲜皮　附子（炮，去皮）　麻黄（去节）　杏仁（去皮尖，熬）　白术　防风　葛根　独活　防己　当归　人参　茯神　甘草（炙，各三两）　石膏（碎，六两）　桂心（二两）　白芷（一两）

上一十六味，㕮咀，以水一斗七升先煮麻黄，取一升半，去沫澄清，内药煮取四升，分四服，日三夜一服。

三黄汤（《千金翼方·卷第十七·中风下·中风第一》）

主中风，手足拘挛，百节疼痛，烦热心乱，恶寒，经日不欲饮食。

麻黄（去节，五分）　独活（一两）　黄芩（三分）　黄芪（半两）　细辛（半两）

上五味，㕮咀，以水五升煮取二升，去滓，分二服。一服小汗，两服大汗。心中热，加大黄半两；腹满，加枳实一枚；气逆，加人参三分；心悸，加牡蛎三分；渴，加栝楼三分；先有寒，加八角附子一枚。此仲景方，神秘不传。

四逆汤（《外台秘要方·卷第十四·风失音不语方八首》）

疗卒中风不能言，厥逆无脉，手足拘急。

山茱萸　细辛　干姜（炙，各一两）　甘草（三两，炙）　麦门冬（一升，去心）

上五味，切，以水七升，煮取二升，分为四服，忌海藻、菘菜、生葱、菜。

防风散（《太平圣惠方·卷第十九·治风瘾诸方》）

治风瘾，舌强不能言，四肢拘急，迷闷不识人。

防风（二两，去芦头） 麻黄（二两，去根节） 白术（一两） 黄芩（一两） 赤芍药（一两） 桂心（一两） 汉防己（一两） 芎䓖（一两） 人参（一两，去芦头） 甘草（一两，炙微赤，锉） 附子（一两，炮裂，去皮脐） 杏仁（一两，汤浸，去皮尖，双仁麸炒微黄）

上件药，捣筛为散。每服四钱，以水一中盏，入生姜半分，煎至六分，去滓。不计时候，温服。服后有汗，宜避风为妙。

牛黄丸（《太平圣惠方·卷第十九·治中风不得语诸方》）

治中风舌强不语，筋骨拘急，饮食不得，翕翕发热，形神如醉。

牛黄（半两，细研） 麝香（半两，细研） 白附子（三分，炮裂） 天麻（一两） 白僵蚕（一两，微炒） 乌蛇（二两半，酒浸，炙微黄，去皮骨） 附子（一两，炮裂，去皮脐） 羌活（一两） 天南星（半两，炮裂） 干姜（三分，炮裂，锉） 桂心（三分） 芎䓖（三分）

上件药，捣罗为末，入研了药令匀，炼蜜和捣三二百杵，丸如梧桐子大。每服，不计时候，以薄荷酒下十丸。

牛黄清心丸（《太平惠民和剂局方·卷之一·治诸风》）

治诸风缓纵不遂，语言謇涩，心忪健忘，恍惚去来，头目眩冒，胸中烦郁，痰涎壅塞，精神昏愦。又治心气不足，神志不定，惊恐怕怖，悲忧惨戚，虚烦少睡，喜怒无时，或发狂癫，神情昏乱。

牛黄（一两二钱，研） 麝香（研） 羚羊角（末） 龙脑（研，各一两） 当归（去芦头） 防风（去苗、权、枝） 黄芩 白术 麦门冬（去心） 白芍药（各一两半） 柴胡（去苗） 白茯苓（去皮） 桔梗 杏仁（去皮、尖并双仁者，麸炒黄，别研） 芎䓖（各一两二钱半） 肉桂（去粗皮） 阿胶（碎，炒） 大豆卷（碎，炒，各一两七钱半） 蒲黄（炒） 神曲（研，炒） 人参（去芦，各二两半） 雄黄（八钱，飞，研） 甘草（锉，炒，五两） 白蔹 干姜（各七钱半） 犀角末（二两） 金箔（一千二百片，纳四百片为衣） 大枣（一百枚，蒸熟，去皮、核，研成膏） 干山药（七两）

上除枣、杏仁、金箔、二角及牛黄、麝香、雄黄、龙脑四味外，为细末，入余药匀，炼蜜与枣膏为丸，每两作一十丸，用金箔为衣。每服一丸，温水化下，食后服。小儿惊痫，即酌度多少，以竹叶汤温水化下。

青州白丸子（《太平惠民和剂局方·卷之一·治诸风》）

治男子、妇人半身不遂，手足顽麻，口眼㖞斜，痰涎壅塞，及一切风，他药所不能疗者。小儿惊风，大人头风，洗头风，妇人血风，并宜服之。

南星（三两） 白附子（二两） 半夏（以水浸洗过，白大者用，七两） 川乌头（去皮、脐，各生用，半两）

中风

上为细末，以生绢袋盛，用井华水摆，未出者更以手揉令出。如有滓，更研，再入绢袋摆尽为度，放瓷盆中，日中晒，夜露至晓，弃水，别用井华水搅，又晒，至来日早，再换新水搅。如此春五日，夏三日，秋七日，冬十日，去水晒干，后如玉片，碎，研，以糯米粉煎粥清为丸，如绿豆大。初服五丸，加至十五丸，生姜汤下，不计时候。如瘫缓风，以温酒下二十九丸，日三服，至三日后，浴当有汗，便能舒展。服经三、五日，呵欠是应。常服十粒，以来永无风痰膈壅之患。小儿惊风，薄荷汤下两三丸。

乌药顺气散（《太平惠民和剂局方·卷之一·治诸风》）

治男子、妇人一切风气，攻注四肢，骨节疼痛，遍身顽麻，头目眩晕。及疗瘫痪，语言謇涩，筋脉拘挛。又治脚气，步履艰难，脚膝软弱。妇人血风，老人冷气，上攻胸臆，两胁刺痛，心腹膨胀，吐泻肠鸣。

麻黄（去根、节） 陈皮（去白） 乌药（去木，各二两） 川芎 白僵蚕（去丝、嘴，炒） 枳壳（去瓤，麸炒） 白芷 甘草（炒） 桔梗（各一两） 干姜（炮，半两）

上为细末。每服三钱，水一盏，姜三片，枣一枚，煎至七分，温服。

乌荆丸（《太平惠民和剂局方·卷之一·治诸风》）

治诸风缓纵，手足不遂，口眼㖞斜，言语謇涩，眉目瞤动，头昏脑闷，筋脉拘挛，不得屈伸，遍身麻痹，百节疼痛，皮肤瘙痒，抓成疮疡。又治妇人血风，浑身痛痒，头疼眼晕。及肠风脏毒，下血不止，服之即效。久服令人颜色和悦，力强轻健，须发不白。

川乌头（炮，去皮、脐，一两） 荆芥穗（二两）

上为细末，醋、面糊丸，如梧桐子大。每服二十粒，酒或熟水下。有疾食空时，日三四服，无疾早晨一服。

追风定痛丸（《太平惠民和剂局方·卷之一·治诸风》）

治一切风疾，左瘫右痪，半身不遂，口眼㖞斜，牙关紧急，语言謇涩，筋脉挛急，百骨节痛，上攻下注，游走不定，腰腿沉重，耳鸣重听，脚膝缓弱，不得屈伸，步履艰难，遍身麻痹，皮肤顽厚。又，治妇人血风攻注，身体疼痛，面浮肌瘦，口苦舌干，头旋目眩，昏困多睡，或皮肤瘙痒，瘾疹生疮，暗风夹脑，偏正头疼，并能治之

五灵脂（酒浸，淘去沙石，熬干，五两半） 川乌（炮，去皮、脐） 何首乌（各六两） 威灵仙 狗脊（去皮，各四两） 乳香（研，一两）

上为细末，酒糊为丸。每服十五丸，加至二十丸，麝香温酒吞下，只温酒亦得，食稍空服。常服轻身体，壮筋骨，通经活络，除湿去风。孕妇不可服。

左经丸（《太平惠民和剂局方·卷之一·治诸风》）

治左瘫右痪，手足颤掉，语言謇涩，浑身疼痛，筋脉拘挛，不得屈伸，项背强直，下注脚膝，行履艰辛，骨节烦痛，不能转侧，跌扑闪肭，外伤内损，并皆治之。常服通经络，活血脉，疏风顺气，壮骨轻身。

生黑豆（以斑蝥二十一个，去头、足同煮，候豆胀为度，去斑蝥不用，取豆焙干，一斤）

川乌（炮，去皮、脐，二两）　乳香（研，一两）　没药（一两半）　草乌（炮，四两）

上为末，醋糊丸，如梧桐子大。每服三十丸，温酒下，不拘时。

大通圣白花蛇散（《太平惠民和剂局方·卷之一·治诸风》）

大治诸风，无问新久，手足弹曳，腰脚缓弱，行步不正，精神昏冒，口面㖞斜，语言謇涩，痰涎壅盛，或筋脉挛急，肌肉顽痹，皮肤瘙痒，骨节烦疼，或痛无常处，游走不定。及风气上攻，面浮耳鸣，头痛目眩，下注腰脚，并宜服之。

天麻（去苗）　防风（去芦、杈、枝）　白花蛇（酒浸，炙，去皮骨，用肉）　威灵仙（去土）　赤箭　厚朴（姜汁制一宿，炙）　甘草（炙，锉）　海桐皮（去粗皮）　藁本（去土）　萆薢（酒浸一宿）　木香　干山药　肉桂（去粗皮）　杜仲（锉，炒）　当归（去苗，酒浸一宿）　白附子（炮）　虎骨（醋炙）　白芷　干蝎（炒）　郁李仁（去皮，别研）　牛膝（去苗）　羌活（去芦）　菊花　蔓荆子（去白皮，各一两）

上为细末。每服一二钱，温酒调下，荆芥汤亦得，空心服。常服祛逐风气，通行营卫，久病风人，尤宜常服，轻可中风，不过二十服，平复如常。

震灵丹（《太平惠民和剂局方·卷之五·治痼冷》）

紫府元君南岳魏夫人方，出《道藏》，一名紫金丹。

中风

此丹不犯金石飞走有性之药，不僭不燥，夺造化冲和之功。大治男子真元衰惫，五劳七伤，脐腹冷痛，肢体酸疼，上盛下虚，头目晕眩，心神恍惚，血气衰微，及中风瘫缓，手足不遂，筋骨拘挛，腰膝沉重，容枯肌瘦，目暗耳聋，口苦舌干，饮食无味，心肾不足，精滑梦遗，膀胱疝坠，小肠淋沥，夜多盗汗，久泻久痢，呕吐不食，八风五痹，一切沉寒痼冷，服之如神。及治妇人血气不足，崩漏虚损，带下久冷，胎脏无子。

赤石脂　禹余粮石（火煅，醋淬，手捻得碎为度）　紫石英　丁头代赭石（如禹余粮炮制，以上各四两）

以上四味作小块，入甘锅内，盐泥固济，候干，用炭一十斤煅通红，火尽为度，入地坑埋，出火毒，二宿。

滴乳香（别研）　五灵脂（去沙石，研）　没药（去沙石，各二两）　朱砂（水飞过，一两）

上八味各为末，以糯米粉煮糊为丸，如小鸡头大，晒干出光。每一粒，空心，温酒或冷水下。常服镇心神，驻颜色，温脾肾，理腰膝，除尸疰蛊毒，辟鬼魅邪疠。久服轻身，渐入仙道。忌猪、羊血，恐减药力。妇人醋汤下，孕妇不可服。

大麻仁丸（《圣济总录·卷第五·诸风门·中风》）

治中风诸疾。

大麻仁（研）　吴茱萸（汤浸，焙炒）　麻黄（去根节）　枳壳（麸炒，去瓤）　白芷（各半两）　天雄（炮裂，去皮脐）　当归（切，焙，各一两一分）　茯神（去木，三分）　乌头（炮裂，去皮脐）　秦艽（去土）　细辛（去苗叶）　白术（各三分）　蜀椒（去目并闭口，炒出汗）　天门冬（去心，焙）　独活（去芦头）　防风（去叉）　羚羊角（镑）　桂（去粗皮，各一两）　白槟榔

（煨，一两半） 熟干地黄（切，焙，三两）

上二十味，捣罗为末，炼蜜和丸，梧桐子大，每服空心温酒下三十丸，日三。

太一赤丸（《圣济总录·卷第五·诸风门·中风》）

治中风，积涎在膈下，四肢摊缓，或不知人事。

丹砂　硼砂　硇砂　铅白霜　粉霜　硫黄（各半两，细研）　金箔　银箔（各十片，与前六味同研）　金牙（研）　紫石英（研）　天麻　羌活（去芦头）　独活（去芦头）　巴豆（去心膜，出油尽）　干漆（炒烟出，各半两）

上一十五味，捣研为末，用黄蜡三两熔作汁，拌诸药，乘热，丸如鸡头实大，用丹砂为衣，入瓷合盛。每服一丸，用糯米饮半盏，龙脑、腻粉各少许，薄荷自然汁同化下，取下风涎为效。

星附散（《类证普济本事方·卷第一·治中风肝胆筋骨诸风》）

治中风虽能言，口不喝斜，而手足軃曳。脉虚浮而数，风中腑也。盖风中血脉，则口眼喝斜，风中腑则肢体废，风中脏则性命危。凡风中腑，宜汗而解。

天南星　半夏　白僵蚕　没药　白附子　川乌　黑附子　人参　白茯苓（以上各等分）

上为粗末。每服二钱，水、酒各一盏同煎至八分，去滓，热服，二三服汗出瘥。顷在桐庐，有人患此证，三投此药，得汗，手足能举。

竹沥汤（《类证普济本事方·卷第一·治中风肝胆筋骨诸风病》）

治中风，邪入肝脾，经年四肢不遂，舌强语謇。

威灵仙　附子　桔梗　防风　蔓荆子　枳壳　川芎　当归（等分）

上为粗末。每服四钱，水一盏，竹沥半盏，生姜三片，同煎至八分，去滓，温服，日三四。忌茗。

八风丹（《扁鹊心书·神方》）

治中风，半身不遂，手足顽麻，言语謇塞，口眼喝斜。服八风汤，再服此丹，永不再发。

大川乌（炮）　荆芥穗（各四两）　当归（二两）　麝香（另研，五钱）

上为末。酒糊丸，梧子大，空心酒下，五十丸。中风者不可缺此。

润肠散（《扁鹊心书·神方》）

治老人虚气、中风、产后大便不通。

枳实（麸炒）　青皮　陈皮（各一两）

共为末。每服四钱，水一盏，煎七分，空心服。

赤茯苓汤（《校正素问精要宣明论方·卷第一·〈素问〉诸证略备具题》）

薄厥证：（主肝）阳气大怒则形气绝，而血脉菀于上，令人薄厥于胸中也。赤茯苓汤主之，治薄厥，暴怒，怒则伤肝，气逆，胸中不和，甚则呕血、衄䶒也。

赤茯苓（去皮）　人参　桔梗　陈皮（各一两）　芍药　麦门冬（去心）　槟榔（各半两）

上为末，每服三钱，水一盏，生姜五片，同煎至八分，去滓温服，不计时候。

人参散（《校正素问精要宣明论方·卷第一·〈素问〉诸证略备具题》）

煎厥证：（主热）阳气烦劳积于夏，令人热厥，目盲不可视，耳闭不可听也。人参散主之，治煎厥，气逆，头目昏愦，听不闻，目不明，七气善怒。

人参　远志（去心）　赤茯苓（去皮）　防风（去苗，各二两）　芍药　麦门冬（去心）　陈皮（去白）　白术（各一两）

上为末，每服三钱，水一盏半，煎至八分，去滓温服，不计时候。

川芎石膏汤（《校正素问精要宣明论方·卷第二·风论》）

治风热上攻，头目昏眩痛闷，风痰喘嗽，鼻塞口疮，烦渴淋闭，眼生翳膜。清神利头，宣通气血，中风偏枯，解中外诸邪，调理诸病劳复传染。

川芎　山栀子　芍药　荆芥穗　当归　黄芩　大黄　菊花　人参　白术（以上各半两）　石膏　防风　薄荷叶　连翘（各一两）　桔梗　寒水石（各二两）　甘草（三两）　滑石（三两）　缩砂仁（一分）

上为末，每服二钱，水一盏，煎至六分，去滓，食后，水调亦得。忌姜、醋、发热物。

防风天麻散（《校正素问精要宣明论方·卷第二·风论》）

治风，麻痹走注，肢节疼痛，中风偏枯或暴喑不语，内外风热壅滞，解昏眩。

防风　天麻　川芎　羌活　香白芷　草乌头　白附子　荆芥穗　当归（焙）　甘草（各半两）　滑石（二两）

上为末，热酒化蜜少许，调半钱，加至一钱，觉药力运行微麻为度，或炼蜜为丸，如弹子大，热酒化下一丸或半丸，（细嚼，白汤化下亦得）散郁结，宣气通。（如甚者，更服防风通圣散）

祛风丸（《校正素问精要宣明论方·卷第二·风论》）

治中风偏枯，手足战掉，语言謇涩，筋骨痛。

川乌头（炮）　草乌头（炮）　天南星　半夏　绿豆粉（各一两）　甘草　川芎　白僵蚕（淘米泔浸，去丝）　藿香叶　苓苓香　地龙　蝎梢（各三钱）　川姜（炮，半两）

上为末，二两，用绿豆粉一两，又一法用一两，以白面二两，滴水为丸，如桐子大，量人虚实加减，细嚼，茶酒下五丸至七丸，食后，初服三丸，渐加。

生姜生附汤（《三因极一病证方论·卷二·中风治法》）

治卒中风，涎潮昏塞不知人。并主瘀冷癖气，胸满呕沫，头痛，饮食不消。

大附子（生，去皮脐，切作八片，一枚）

上以水二碗，生姜一两切，同煎至一大盏，去滓，温冷服。一法，加沉香一钱。一法，加辰砂末少匕。凡中风，无问冷热虚实，皆可服。盖此药能正气消痰，散风神效。

铁弹丸（《三因极一病证方论·卷二·中风治法》）

治男子妇人一切风疾，无问远近，瘫痪中风，口眼㖞斜，言语謇涩，手足𤺥曳，难以称举，或发搐搦，或如虫行，或失音不语，牙关紧急，脚不能行，身体顽麻，百节疼痛，精神不爽，头虚烦闷，夜卧不安，多涎，胸膈不利，口干眼涩，多困少力，如破伤风，身如角弓，口噤不开，作汗如油及洗，头风脑重，眉梁骨痛；卒中，不语迷闷；兼白癜风，遍身瘾疹，鼻多清涕，耳作蝉鸣；小儿惊风，天吊搐搦；妇人血风，手足烦热，夜多虚汗，头旋倒地，并皆治之。

白附子　没药（别研）　虎胫骨（酒浸一宿，炙干）　全蝎　乌头（炮，去皮尖）　麻黄（不去节）　自然铜（烧存性，醋浸一宿，各一两）　白花蛇（酒浸，半两）　辰砂（别研，一分）　五灵脂（一分）　木鳖子（去皮别研，不入罗，二十个）　脑麝（别研，一分）　乳香（柳木槌，研，一分）

上为末，蜜丸弹子大。用无灰酒一升，浸一丸，分二十服；伤风鼻塞，分三十服，空心临卧各一服；大风五丸可安。

苓术汤（《三因极一病证方论·卷二·四气兼中治法》）

治冒暑遭雨，暑湿郁发，四肢不仁，半身不遂，骨节离解，缓弱不收，或入浴晕倒，口眼㖞斜，手足瘈疭，皆湿温类也。

附子（炮，去皮脐）　茯苓　白术　干姜（炮）　泽泻　桂心（等分）

上为锉散。每服四钱，水盏半，煎至七分，去滓，食前服。

神应养真丹（《三因极一病证方论·卷三·厥阴经脚气证治》）

治厥阴肝经，为四气进袭肝脏，左瘫右痪，涎潮昏塞，半身不遂，手足顽麻，语言謇涩，头旋目眩，牙关紧急，气喘自汗，心神恍惚，肢体缓弱，上攻头目，下注脚膝，荣气凝滞，遍身疼痛。兼治妇人产后中风，角弓反张，堕车落马，打扑伤损，瘀血在内。

当归（酒浸）　天麻　川芎　羌活　白芍药　熟地黄（各等分。一法，无羌活，入木瓜、熟阿胶，等分）

上为末，蜜丸，如鸡子黄大。每服一丸，木瓜、菟丝子浸酒下。脚痹，薏苡仁浸酒下；中风，温酒米汤下。

参苏饮（《三因极一病证方论·卷十三·痰饮治法》）

治痰饮停积胸中，中脘闭，呕吐痰涎，眩晕嘈烦，忪悸哕逆，及痰气中人，停留关节，手脚瘈疭，口眼㖞斜，半身不遂，食已即呕，头疼发热，状如伤寒。

前胡　人参　紫苏叶　茯苓（各三分）　桔梗　木香（各半两）　半夏（荡）　陈皮　枳壳（炒）　甘草（炙，各半两）

上为锉散。每服四钱，水一盏半，姜七片，枣一枚，煎至七分，去滓，空腹服。哕者，加干葛；腹痛，加芍药。

神柏散（《杨氏家藏方·卷第一·诸风上》）

治中风不省人事，涎潮口噤，语言不出，手足瘈疭。得病之日便服此药，可使风退气和，不成废人。

柏叶（去枝，一握）　葱白（连根，一握）

上二味，同研如泥，用无灰酒一升，同煎一、二十沸，去滓温服，不拘时候。（虽不能饮酒人，须当分作四五次服，尽剂乃效。次服前方起废丹）

大阿胶丸（《杨氏家藏方·卷第一·诸风上》）

治一切中风，半身不遂，口眼㖞斜。并产后中风及风气注痛，游走不定。

白花蛇（酒浸、取肉，四两）　乌蛇（酒浸、取肉）　虎胫骨（酥炙）　海桐皮　赤箭（以上四味，各三两）　麻黄（去根节）　蝉蜕（去土）　天南星（酒浸一宿）　木香　白僵蚕（炒，去丝嘴）　半夏（汤洗，生姜汁制）　附子（炮，去皮脐、尖）　白术（以上八味，各二两半）　全蝎（去毒，糯米炒）　香白芷　川芎　防风（去芦头）　独活（去芦头）　羌活（去芦头）　当归（酒洗，焙）　白鲜皮　白附子（炮，以上九味各二两）　阿胶（蚌粉炒）　没药（别研）　肉桂（去粗皮）　细辛（去土叶）　人参（去芦头）　犀角屑　朱砂（别研）　麝香（别研，以上八味各一两半）

上件同为细末，炼蜜丸，每一两作一十丸。每服一丸，空心，生姜酒磨下。小儿每一丸分作四服，薄荷汤化下。

大通丸（《杨氏家藏方·卷第一·诸风上》）

治卒中不语，口眼㖞斜，左瘫右痪。伤风头疼，夹脑风，四肢头面虚肿，风热肿痛，胸膈痰实，眩晕昏闷，浑身瘙痒，皮肤瘾疹，下脏风攻，耳内蝉鸣，腰脚疼痛，风毒攻眼，冷泪昏暗。妇人血气攻注疼痛。

甘草（微炙，八两）　川乌头（炮，去皮脐、尖，八两）　寒水石（用瓷合盛，以炭火十斤煅过，火尽为度，二斤）　肉桂（去粗皮）　荆芥穗　藿香叶（去土）　薄荷叶（去土）　天南星（炮）　甘松（去土）　藁本（洗去土，切，焙干）　香白芷　麻黄（去根不去节）　乌药　没药（别研）　天麻（去苗）　川芎　牛膝（水洗，细切，焙，以上一十四味各三两）　乳香（别研，二两）

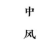

中风

上件为细末，合和匀，糯米糊和成剂，每一两作一十五丸……卒中风不语，口眼㖞斜，左瘫右痪，煨葱酒下。

黄氏心安丹（《卫生家宝方·卷第一·治诸风瘫痪》）

治血气生风，左瘫右痪，口眼㖞斜，语言謇涩诸疾。

没药　全蝎（酒浸，焙干）　羌活　虎骨（酥炙）　独活　防风（去芦）　川芎　当归　薏苡仁　半夏（姜制，各二两）　川乌头（炮去皮、尖，一两）　天麻　枳壳（去白，麸炒）　前胡　陈皮（红）　细辛　朱砂（别研为衣，各一两）　白术（半两）　麝香（别研，一钱）　脑子（别研，半钱）

上为细末，糯米糊为丸，如龙眼大，朱砂为衣。每服一粒，酒嚼下，或荆芥下，食后服。

三化汤（《素问病机气宜保命集·卷中·中风论第十》）

若忽中脏者，则大便多秘涩，宜以三化汤通其滞……中风外有六经之形证，先以加减续命汤，随证治之，内有便溺之阻格，复以三化汤主之。

厚朴　大黄　枳实　羌活（各等分）

上锉如麻豆大，每服三两，水三升，煎至一升半，终日服之，以微利为度，无时。

灵宝丹（《叶氏录验方·上卷·治诸风》）

治一切诸风：中风、瘫痪、伤风等疾。

没药（一两半）　川乌（去皮尖，略炮，三两）　胡椒（一两）　五灵脂（三两）　木香（一分）　朱砂（别研细为衣，一分）　麝香（别研细，和朱砂为衣，一百钱）　乳香（研，一分）

上件七味，生为末。以乳香择辰日辰时，取东方井华水细磨成膏，约调上件药为丸，如此大[①]。每服一丸，生姜二片，同药细嚼，茶酒任下，不拘时候。盖遇伤风、头痛则服此。如胎风，荆芥汤下。

养正丹（《易简方·校正注方真本易简方论·市肆丸药治法》）

治中风涎潮，不省人事，四肢厥冷，如伤寒阴盛自汗，唇青脉沉，妇人产后血气身热，月候不匀，带下腹痛。

硫黄（研）　黑锡（去滓，秤）　水银　朱砂（研，各一两）

上用黑盏一只，火上熔铅成汁，次下水银，以柳枝搅匀，次下朱砂，搅不见星子，放下少时，方入硫黄，急搅成汁，和匀，有焰以醋洒，候冷取出。研如粉，极细，用糯米粉煮糊为丸，如绿豆大。每服五十丸，食前米饮咽下。此药用硫黄、黑锡，本有利性，或例作丹。若卒中之患，痰涎壅盛，用此镇坠，使大便溏利，病亦随去，于三生饮中选药为之汤使。

五虎汤（《活人事证方·卷之一·诸风门》）

治中风弹曳，目睛上视，牙关紧急，涎盛昏塞，不省人事。

天南星　草乌头（不去皮、尖）　川乌（不去皮尖）　半夏（汤洗七遍）　皂角（去皮、弦子，以上等分并生用）

上㕮咀，每服一钱，水二盏，生姜十片，同煎至半盏。去滓温服，不拘时候。

祛风大丸（《魏氏家藏方·卷第一·中风》）

治一切风疾，手足麻痹，语言謇涩，痰涎壅盛，头目眩晕，耳鸣松悸，举动艰难，口眼㖞斜，半身不遂，牙关紧急，不省人事，此乃风证也。但日服此药，诸证悉愈，久服无毒，性平不热，服之神妙。切忌食酒、面、鸡、鱼、一切海鲜。若不忌口，服之无效。

芎䓖　赤芍药　防风（去芦）　白僵蚕（直者，炒去丝）　天麻　麻黄（去节）　朱砂（研，水飞）　石膏（各一两）　龙齿（火煅，别研）　白花蛇（好酒浸，取肉）　甘草（各半两）　川大黄（二钱）　蝎梢（炙）　麝香（别研，各三钱）

上为细末，炼蜜为丸，每两作五丸，每服一丸，用生姜自汁化开，却用温汤浸，食后服，日进二服。

起死神应丹（《儒门事亲·卷十五·诸风疾证第十四》）

治瘫痪、四肢不举、风痹等疾。

麻黄（去根节，河水五升，熬去滓，可成膏子，五斤）　白芷（二两）　桑白皮（二两）　苍术（去皮，二两）　甘松（去土，二两）　川芎（三两）　苦参（三两半）　加浮萍（二两）

以上各为细末，用膏子和丸，如弹子大。每服一丸，温酒一盏化下，临卧服之。微汗出，勿

---

① 如此大：原本此字下有一圆圈，示丸剂大小如豌豆。

虑；如未安，隔三二日再服，手足即时软快；及治卒中风邪，涎潮不利，小儿惊风，服之立效。

顺风匀气散（《医方便懦·卷之一·风》）

治腰腿疼痛，手足挛拳，及治中风不语，口眼㖞斜，半身不遂等证，及止泻去湿。

人参　天麻　木瓜　白术　白芷　乌药　沉香　紫苏　甘草　青皮

上用水一盏，生姜三片同煎，去滓温服。

太一散（《御药院方·卷一·治风药门》）

治阳明经虚，风邪客入，令人口眼㖞斜，麻木不仁，及惊风痫痉，手足搐搦，不省人事。

独活（去芦头，一两半）　续断　杜仲（炒，去丝）　肉桂（去皮）　牛膝（酒浸一宿）　黑附子（炮，去皮脐）　白茯苓（去黑皮）　人参（去芦头）　防风（去芦头）　白芍药　当归（去芦头，以上各一两）　川芎　熟干地黄　秦艽（去芦头、土）　甘草（锉，炒，各一两半）　细辛（去苗、叶、土、头、节，一两）

上件一十六味为粗末。每服三钱，水一大盏，煎至七分，去滓温服，不计时候。

木香保命丹（《御药院方·卷一·治风药门》）

中
风

治男子妇人体虚，腠开中风，牙齿噤，口眼㖞斜，手足偏枯，四肢拘挛，屈伸不得，麻痹不仁，惊痫等病，遍身瘙痒疼痛，头目昏暗，风入腹内拘急切痛，体如虫行，心神恍惚，伤风瘴疫，偏正头疼，风病，诸般冷气，兼疗男子、妇人脾胃气虚，或伤冷物心腹大痛，脏腑不调。妇人产前产后中风病，壮热体重，头疼旋晕欲倒，气闭血涩，月事不行。此药引血调养营卫，升降阴阳，补益五脏。好饮之人酒煎一服，即发风动气之物不能为患。或中酒痰，作昏倦力乏，饮食减少，一服见效。常服细嚼，温酒、茶清任下，不计时候。如中风加薄荷汤化下，如不能咽者灌之，药下立效。若早晨一服，除诸风，永不患伤寒时气壮热。壮元阳，理筋骨腿膝之患，化风痰快滞气，温脾胃进饮食。小儿急慢惊风，薄荷汤下一皂子大。如人才觉痰涎蓄滞，手足急麻，体脚缓弱，乃是中风之兆，急服此药，无不立愈之者。

木香　白附子（生用）　官桂　杜仲（去粗皮，炒，去丝）　厚朴（去皮，生姜汁炒干）　藁本（去须土）　独活　羌活（生用，去芦头）　海桐皮（生）　白芷　甘菊花（去土）　牛膝（去苗，酒浸一日，焙干）　白花蛇（酒浸三日，去皮骨，焙干秤）　全蝎（炒）　威灵仙（水浸，去土）　天麻（另捣取末，去土）　当归（去芦头，水浸去土，干秤）　蔓荆子（生，去皮）　虎骨（酒浸焦黄，去油，或酥炙，或用粗心）　天南星（浆水煮五七遍）　大防风（去芦头，干秤）　山药（生用）　甘草（酥炙微黄）　赤箭（生用，以上二十四味各一两）　麝香（三钱真者，另研）　朱砂（上好者，一两半）

上件为细末，其药分作十分，将麝香一分拌匀，炼蜜和丸，如弹子大。每服一丸，细嚼酒下，不计时候。

大秦艽汤（《卫生宝鉴·卷七·名方类集·中风门·中风论》）

治中风外无六经之形证，内无便溺之阻隔，是知为血弱不能养于筋，故手足不能运动，舌强不能语言，宜此药养血而筋自荣也。

秦艽　石膏（各二两）　甘草　川芎　当归　芍药　羌活　独活　防风　黄芩　白术　白芷　茯苓　生地黄　熟地黄（各一两）　细辛（半两）

上十六味，㕮咀，每服一两，水二盏，煎至一盏，去滓，温服，无时。如遇天阴，加生姜七片煎；如心下痞，每服一两加枳实一钱煎，此秋冬药；如春夏，加知母一两。

天麻丸（《卫生宝鉴·卷七·名方类集·中风门·中风杂说》）

风者能动而多变，因热胜则动，宜以静胜躁，是养血也。宜和，是行荣卫壮筋骨也，天麻丸主之，非大药不能治也。

附子（炮，一两）　天麻（酒浸三宿，晒）　牛膝（酒浸一宿，焙）　萆薢（另研为末）　玄参（各六两）　杜仲（炒，七两）　当归（全用，十两）　羌活（十两或十五两）　生地黄（十六两）　独活（五两）

上十味为末，炼蜜丸如桐子大，每服五七十丸，病大加至百丸，空心食前，温酒或白汤送下，平明服药。日高饥则食，不饥且止食。大忌壅塞失于通利，故服药半月，稍觉壅塞，微以七宣丸疏之，使药再为用也。牛膝、萆薢，强壮筋骨；杜仲使筋骨相着；羌活、防风，治风之要药；当归、地黄能养血和荣卫；玄参主用，附子佐之行经也。

犀角防风汤（《卫生宝鉴·卷八·名方类集·风中腑诸方》）

治一切诸风。口眼㖞斜，手足弹拽，语言謇涩，四肢麻木，并皆治之。

犀角　防风　甘草（炙）　天麻　羌活（各一两）　滑石（三两）　石膏（一两半）　麻黄（不去节，七钱半）　独活　山栀子（各七钱）　荆芥　连翘　当归　黄芩　全蝎（炒）　薄荷　大黄（各半两）　桔梗（半两）　白术　细辛（各四钱）

上二十味，㕮咀，每服五钱，水二盏，生姜十片，煎至一盏，去渣，稍热服，未汗再一服。如病人脏气虚，则全去大黄。

至圣保命金丹（《卫生宝鉴·卷八·名方类集·风中脏诸方》）

治中风口眼㖞斜，手足弹拽，语言謇涩，四肢不举，精神昏愦，痰涎并多。

贯众（一两）　生地黄（七钱）　大黄（半两）　青黛　板蓝根（各三钱）　朱砂（研）　蒲黄　薄荷（各二钱半）　珠子（研）　龙脑（研，各一钱半）　麝香（一钱，研）　牛黄（二钱半，研）

上十二味为末，入研药和匀，蜜丸鸡头大，每用一丸，细嚼，茶清送下，新汲水亦得。如病人嚼不得，用薄荷汤化下，无时。此药镇坠痰涎，大有神效，用金箔为衣。

牛黄通膈汤（《卫生宝鉴·卷八·名方类集·风中脏诸方》）

初觉中风一二日，实则急宜下之。

牛黄（研，三钱）　朴硝（研，三钱）　大黄　甘草（炙，各一两）

上四味，除研药为末，每服一两，水二盏，除牛黄、朴硝外，煎至一盏，去渣。入牛黄、朴硝，一半调服，以利为度，须动三两行，未利再服，量虚实加减。

风药圣饼子（《卫生宝鉴·卷八·名方类集·治风杂方》）

治男子妇人半身不遂，手足顽麻，口眼㖞斜，痰涎壅盛，及一切风，他药不效者。小儿惊风，大人头风，妇人血气，并皆治之。

川乌　草乌（生）　麻黄（去节，各一两）　白芷（二两）　苍术　何首乌　川芎　白附子　白僵蚕（各五钱）　防风　干姜　藿香　荆芥（各二钱半）　雄黄（一钱六分）

上十四味为末，醋糊丸如桐子大，捻作饼子，每服二饼，嚼碎茶清送下，食后服。

祛风丸（《卫生宝鉴·卷八·名方类集·治风杂方》）

有人味喜咸酸，饮酒过多，色欲无戒，添作成痰饮，聚于胸膈，满则呕逆、恶心、涎流，一臂麻木。升则头目昏眩，降则腰脚疼痛，深则左瘫右痪，浅则蹶然倒地。此药宽中祛痰，搜风理气，和血驻颜，延年益寿。

半夏（姜汁作饼，阴干）　荆芥（各四两）　槐角子（麸炒黄）　白矾（生用）　陈皮（去白）　朱砂（一半为衣，各一两）

上六味为末，生姜汁打糊为丸桐子大，每服三十丸，生姜、皂角子仁汤送下，日二服，早晨、临卧服。

还魂丹（《医垒元戎·卷第十二·厥阴证》）

治中风不语，涎潮不省，瘾疹，左瘫右痪。

天麻　川芎　防风　干山药　羌活（各二两）　僵蚕（炒）　犀角（镑）　细辛（各一两半）　当归　白附子　甘草（炙）　藿香叶　人参（各一两）　全蝎（四十九个）

上为细末，蜜丸樱桃大，每用一丸，细嚼，酒下。

通气驱风汤（《世医得效方·卷十三·风科·虚证》）

治男子妇人血气虚弱，虚风攻注，肌体颤掉，肩背刺痛，手足拳挛，口眼㖞斜，半身不遂，头目旋晕，痰涎壅盛，语言謇涩，行步艰难，心忪气短。客风所凑，四肢拘急，鼻塞声重，头疼。脾胃不和，心腹刺痛，胸膈不快，少力多困，精神不爽，不思饮食，呕吐恶心，霍乱吐泻。胎前产后，但是气虚百病，皆可服之。

天台乌药（五两）　桔梗（去芦）　川白芷　川芎　甘草（炙）　陈皮（去白）　白术（各三两半）　麻黄（去根）　枳壳（麸炒去瓤，各两半）　人参（去芦，半两）

上为末。每服三钱，紫苏、木瓜煎汤调下。去白术，加干姜、僵蚕，名乌药顺气散。卒中风，气不顺，手足偏枯，流注经络，四肢骨节疼痛，或身如板片，举动不得，筋脉拘挛，先宜多服，得手足间微汗为妙。

蝎麝白丸子（《世医得效方·卷十三·风科·通治》）

治男人妇人半身不遂，手足顽麻，口眼㖞斜，痰涎壅塞，及一切风，他药不能痊者。小儿惊风，大人头风、洗脑风，妇人血风。

半夏（七两）　川乌（一两）　白附子（二两）　天南星（三两）　天麻（一两）　全蝎（五钱）　防风（一两）　生麝香（半钱）

上为末，姜汁糯米糊丸，梧桐子大。每服一二十丸，淡姜汤不以时吞下。瘫痪风，温酒下，日三服，一二日后当有汗，便能舒展，经三五日，频呵欠是应。常服，除风化痰，治膈壅。小儿

中
风

惊风，薄荷汤下二三丸。

黑龙丸（《世医得效方·卷十三·风科·通治》）

治诸风疾。夫风之为病，半身不遂，口眼㖞斜，手足拘挛，或生弹曳，语言謇涩，心多惊悸，其状多端，各随所中。由气血俱虚，腠理疏弱，风邪外中，真气失守，邪正相干而生焉。

自然铜（用生铁銚子内以炭火一称，渐渐二三焰起，闻腥气或似硫黄气，其药乃成，放冷取出。如药有五色者，甚妙。然后安向净黄湿土上，着纸先衬其药，用盆子合之不得通风，一宿出火毒。乳钵内研细，以水净淘黑汁浓者收取。次更洗淘，又取浓者三五度。淘澄，淀去清水，用新瓦盆内，将纸衬着令自干如黑粉，一同称六两用之。候炮制后药了，当却入，好者一斤）川乌（略炮，四两）麻黄（去节，三两）黑附子（炮裂）乌蛇（酒浸一夕，去皮骨，炙）厚朴（去粗皮，姜汁炒）防风 苍术（麸炒）川芎 陈皮 白芷 白术（炒黄，各二两）芍药 吴茱萸（各两半）南星（半两）

上为末，与自然铜粉相和匀，捣细，炼蜜丸梧桐子大。腊月合甚妙。男女中风瘫痪，半身不遂，起止不能者，空心服。临卧豆淋酒下一粒，六十日内必瘥。男女患筋骨腰膝疼痛，走注不定，坐则刺腰，卧则刺背，行即入脚跟，亦用豆淋酒下，须臾以葱粥一盏投之，衣被盖覆出汗，然后更吃一粒必瘥。或患五七日间未得汗，亦如前法服，才入口，汗即出便安，依法服二十日定愈。治破伤风、顽麻风、暗风、偏风，并用豆淋酒下一粒至二粒，即见功效，丈夫元脏气虚，脐下撮痛不可忍者，以槟榔一个，酒磨一半，入生姜自然汁少许同煎五七沸，研二粒服之。须臾以小麦麸、醋拌炒，熨脐下，便止。治疝癖气，发时有擂，得两头相就者，用槟榔一个，中分破，半生用，半炙黄，一处为末，酒一盏，葱白一握，同一处煎葱熟，倾盏内，候酒得所时，先呷两口槟榔酒，葱白和药一粒烂嚼，以煎酒咽之，但依法服，立效。须臾间下泄三二度，随即便愈。凡些小风疾，即一服瘥。忌动风有毒物，休食。

星香汤（《袖珍方大全·卷一 文·风》）

治中风痰盛，服热药不得者。

南星（八钱）木香（一钱）

上㕮咀，每服四钱，姜十片，水一大盏，煎七分，温服。

星附汤（《袖珍方大全·卷一 文·风》）

治中风痰壅，六脉沉伏，昏不知人。

附子（生用，去皮）天南星（生用，各一两）木香（不见火，半两）

上㕮咀，每服四钱，水一大盏，姜九片，煎七分，去滓，温服。虚寒甚者，加天雄、川乌，名三建汤；痰涎壅盛，声如牵锯，服药不下，宜于关元、丹田二穴多灸之。

搜风大九宝饮（《袖珍方大全·卷一 文·风》）

治挟气中风，痰虽微去，当先服此顺气，并开其关窍，不致枯废，然后进以风药。

天雄（大附子代亦可）沉香 防风（去芦）南星（炮）薄荷叶 地龙（去土）木香

（不见火）　全蝎（去毒，各等分）

上咬咀，每服五钱，姜五片，水一盏煎熟，入麝香，啜服，不拘时。

防风通圣散（《乾坤生意·上卷·诸风》）

治中风有热，热则生风，头目昏眩，肢体烦疼，痰咳喘满，风热壅盛，口苦咽干，肠胃结燥，并宜服之。

防风　荆芥　当归　芍药　川芎　薄荷叶（各一两半）　连翘　栀子　白术　甘草　桔梗　滑石　石膏　黄芩　麻黄　大黄　朴硝　半夏（各一两）

每服用水一钟半，生姜三片，煎服。常服去硝、黄。

泻青丸（《乾坤生意·上卷·预防中风》）

治中风，自汗昏冒，发热不恶寒，不能安卧，此是风热烦躁。

当归　龙胆　川芎　栀子　羌活　大黄　防风（各等分）

上为细末，炼蜜丸如弹子大。每服一丸，竹叶汤化下。

追风如圣散（如圣散）（《乾坤生意·上卷·诸风》）

治左瘫右痪，半身不遂，口眼㖞斜，腰膝疼痛，手足顽麻，语言謇涩，行步艰难，遍身疮癣，上攻头目，耳内蝉鸣，痰涎不利，皮肤瘙痒，偏正头疼，一切诸风及破伤风角弓反张，蛇伤犬咬，金疮，诸风湿等疮，并皆治之。

川乌　草乌　苍术（各四两）　金钗石斛（一两）　白芷　川芎　细辛　当归　防风　麻黄　荆芥　何首乌　全蝎　天麻　藁本（各五钱）　甘草（三两）　人参（三钱）　两头尖（二钱）

上为细末。每服一钱，临卧用温茶或温酒少许调下。切不可多饮酒。服药后忌一切热物饮食一时，恐动风药，觉有麻是效也。亦可敷贴。

乌金至宝丹（《新刊三丰张真人神速万应方·卷三·内科·中风门》）

治男子妇人中风瘫痪，口眼㖞斜，骨节酸疼，牙关紧急，项背强直，上攻头目，下注腰脚，涎沫常出，膝胫肿痛，皮肤瘙痒，手足顽麻，晨昏目黑，耳内作鸣，偏正头风，小儿惊风，妇人血气兼四时伤寒，并皆治之，孕妇不可服。

天麻　广苓　防风　薄荷　白芷　菊花　苍术　荆芥　麻黄　赤芍药（各一两）　藁本　当归　川芎（各三钱）　大黄　僵蚕　藿香　全蝎　羌活（各五钱）　木香（两半）　地龙（去土，二两半）　草乌（生用，八两）　细辛（四两半）　甘松（七钱半）　川乌（二两，去①）　京墨（二两三钱）　南星（一两）。

上为细末，酒糊为丸，如弹子大，每服一丸，临卧温酒，或茶清细嚼送下。

化风丹（《医方类聚·第二十四卷·诸风门·施九端效方·诸风》

治一切中风，半身不遂，语言謇涩，神昏错乱，洗头破伤，血风惊风。服之皆效。

防风（二两）　羌活　独活（各一两）　麻黄（去根节）　白芷（三钱）　川芎　桂枝　川乌

中风

---

① 原文缺字。

（炮，去皮脐）　藁本（去土）　茯苓（去皮）　白附子　全蝎（去毒）　甘草（炒）　皂角（烧存性，各半两）

上为细末，水浸捏饼为丸，如弹子大，阴干，每服一丸，细嚼温酒下，日三服。涎堵，薄荷酒下；破伤，豆淋酒下；伤风，葱白酒下；妇人血风，当归酒下；小儿惊风，人参薄荷酒下。

清凉丹（《奇效良方·卷二·风门》）

治风热壅实，上攻头面，口眼㖞斜，语言不正，肌肉瞤动，面若虫行，及治伤寒热盛，狂言昏冒，刚痉及一切风热，并皆治之。

片脑（另研，半两）　牛黄（另研，三两）　蝎梢（去毒，炒）　石膏（以上二味各一两半）白花蛇（酒浸，取肉）　犀角屑　防风（去叉）　甘草（炙）　珍珠末　朱砂　大黄（以上七味各一两）　南星（末，腊月黄牛胆制者，四两）

上为细末，研匀炼蜜为丸，每两作十丸，每服一丸，薄荷汤化下，食后临卧服。

四白丹（《奇效良方·卷二·风门》）

清肺气养魄，中风多昏冒，肺气不清也。

白术　茯苓　人参　缩砂　香附　甘草　防风　川芎（各五钱）　白芷（一两）　白檀香（三钱半）　知母（二钱）　羌活　薄荷　独活（各二钱半）　细辛（二钱）　麝香（另研，一钱）牛黄（另研，半钱）　龙脑（另研，半钱）　藿香（一钱半）　甜竹叶（二两）

上为细末，炼蜜为丸，每两作十丸，临睡嚼一丸，煎愈风汤送下。上清肺气，下强骨髓。

凉膈散（《医林类证集要·卷之一·中风门》）

治心火上盛，膈热有余，目赤头眩，口疮唇裂，鼻衄吐血，涎嗽稠黏，二便淋闭，胃热发斑，小儿惊急潮搐，疮疹黑陷，大人诸风瘛疭，手足搐搦，筋挛疼痛。加入黄连三钱，重名为清心汤。

连翘（四钱）　甘草　山栀　黄芩　大黄　薄荷（各二钱）　朴硝（一钱）

加黄连三钱。头眩，加川芎、防风、石膏。

上㕮咀，分二贴，每贴水二盏，竹叶十片，煎八分，去渣，入蜜少许，温服。

大铁弹丸（《医林类证集要·卷之一·中风门》）

治中风瘫痪，口眼㖞斜，筋骨挛疼，肢体麻木。

自然铜（烧红，醋淬七次，一两半）　虎胫骨（酒浸，炙黄）　当归（酒浸，焙）　白附子（炮）　川乌（炮，去皮脐）　五灵脂（炒）　麻黄（去节，各一两）　没药　乳香　全蝎（焙）安息香　白芷　僵蚕（炒，去丝，各半两）　乌蛇肉（酒浸，焙干，三分）　木鳖（去壳炒熟，二十一个）　朱砂　麝香（各一分）

上为末，以酒煮安息香，入飞白面为糊，丸如弹子大，每一丸，温酒磨下。

乌附丸（《医林类证集要·卷之一·中风门》）

去风疏气。

川乌（二十斤）　香附子（姜汁浸一宿，炒，半斤）

上焙干为末，酒糊为丸，每服十数丸，温酒下。肌体肥壮及有风疾者，宜常服。

搜风顺气丸（《医方选要·卷一·诸风门》）

治三十六种风、七十二般气。去上热下冷，腰脚疼痛，四肢无力，多睡少食，渐渐羸瘦……初生小儿及百岁老人皆可服，补精驻颜，疏风顺气。

车前子（二两半）　白槟榔　火麻子（微炒，去壳）　牛膝（酒浸二宿）　郁李仁（汤泡去皮，另研）　菟丝子（酒蒸，捣，焙干）　山药（各二两）　枳壳（麸炒）　防风（去芦）　独活（各一两）　大黄（半生半熟，五钱）

上为末，炼蜜为丸如梧桐子大，每服二十丸，渐加至四、五十丸，酒、茶、米饮任下，百无所忌，空心、临睡各一服……又治肠风下血，中风瘫痪。

搜风丸（《扶寿精方·卷之中·风门》）

口眼㖞斜，左瘫右痪，此疾本难治，姑备方俟采。

天麻（去土皮，净，三两二钱）　玄参（去芦）　萆薢（另研末，三两一钱）　杜仲（去粗皮，酒拌炒，去丝，三两五钱）　附子（盐水浸，去皮，五钱）　羌活（七钱）　牛膝（去芦）　独活（酒洗，各三两三钱）　当归（酒洗，五钱）　生地黄（忌铁，酒浸一日夜，捣成膏，一两）

上为细末，炼蜜丸，梧桐子大，空心温酒下八十丸或百丸。

龙星丹（《丹溪心法附余·卷之一·外感门上·中风·附诸方》）

中风

治诸风热壅，痰涎盛。

牛胆南星　朱砂（另研，为衣，各三钱）　片脑（另研，三字）　牛黄（另研，三字）　麝香（另研，三字）　全蝎　防风　薄荷（各一钱）　黄芩　黄连（各一钱）　加青黛（另研，一钱）

上为细末，炼蜜为丸如龙眼大。每服一丸，嚼化。

广按：此方既治风热，又兼理痰之剂。夫中风之证多是湿土生痰，痰生热，热生风也。若是泻热散风而不豁痰，则病何由而止哉？此方但是风热兼痰为病，无不治也。

牛黄定志丸（《丹溪心法附余·卷之一·外感门上·中风·附诸方》）

治心经中风，精神不宁。此药压惊镇心，化涎安神。

牛黄（研）　龙脑（研）　干蝎（炒）　僵蚕（炒）　白附子（炮，各半两）　雄黄（研，一两）　丹砂（研，二两）　天麻（酒浸，焙）　甘草（炙，各一两）　琥珀（研，七钱半）　半夏（汤洗七次，焙干，炒黄，炙用，二两）　麝香（研，三钱半）　乌蛇（酒浸，去皮、骨，炙，一两）　南星（牛胆制，半两）

上为细末，炼蜜为丸如鸡头子大。每服一丸，细嚼，荆芥人参汤下，食后、临卧服。

祛风至宝丹（《丹溪心法附余·卷之一·外感门上·中风》）

治风中脏，痰涎昏冒，及治诸风热。

防风　芍药（各一两半）　石膏　黄芩　桔梗　熟地黄　天麻　人参　羌活　独活（各一两）　川芎　当归（各二两半）　滑石（三两）　甘草（二两）　白术（一两三钱）　连翘　荆芥穗　薄荷　麻黄（去根，不去节）　芒硝　黄连　大黄　黄柏　细辛　全蝎（各五钱）　栀子（六钱）

上为末，炼蜜为丸如弹子大。每服一丸，细嚼，茶酒任下，临卧温服。

加减芩归汤（《世医通变要法·卷之上·中风第一》）

治中风半身不遂，口眼㖞斜，手足战掉，语言謇涩，脉浮而细。春加麻黄、夏加黄芩、秋加当归各一两，冬加附子五钱，去皮脐。

防己　肉桂　人参（各一两）　黄芩（一两半）　白芍药（一两半）　甘草（炙，五钱）　川芎　防风（各八钱）　附子（炒，五钱）　麻黄　赤茯苓　杏仁（去皮、尖）　远志（去心，各五钱）

上咀，每服五钱，姜五片，枣一枚，水煎服。不恍惚，减去赤茯苓、远志；如骨节烦疼，倍芍药；风痰盛，加竹沥；大便利，素有寒，减黄芩，加白术、干姜；骨肉冷疼，加辣桂、附子；呕哕，腹胀，加人参、半夏；自汗，减麻黄，加芍药；痰多，加南星数片；血虚，加当归、川芎；消渴，加天花粉，减附子；身疼，加秦艽；气急，加蜜炙桑皮；失音，加荆芥、竹沥、杏仁，减去附子；腰疼，加桃仁、杜仲；脚弱，加牛膝、石斛；产后及老人血虚，减麻黄，倍芍药，加黄芪；烦，多惊，加犀角、羚羊角、酸枣仁。

排风匀气饮（《医方集略·卷四·风门》）

治瘦人气多血少，中风口眼㖞斜，言语错乱，半身不遂，手脚麻痛，宜服此药养血顺气，有验。

当归身（酒洗，一钱二分）　白芍药（酒炒，一钱五分）　熟地黄（先用酒洗，后用姜洗，一钱）　南川芎（酒洗，八分）　白术（炒，一钱）　白茯苓（去皮，一钱）　陈皮（去白，八分）　防风（去芦，八分）　香白芷（水洗，八分）　羌活（去芦，五分）　甘草（炙，去皮，五分）

作一贴，用水一钟半，生姜三片，煎至八分，食远温服，存渣再煎。

清心愈风汤（《医方集略·卷四·风门》）

治肥人血少痰多，中风狂言妄语，精神错乱，口眼㖞斜，半身不遂，左瘫右痪，大肠秘结，可服。

白茯苓（去皮，一钱）　半夏（汤泡七次，浸一宿，切成片，姜汁炒，一钱）　陈皮（去白，一钱五分）　当归（酒洗，一钱）　天南星（先用皂角水浸二日，后用姜汁浸一宿，炒八分）　薄荷叶（水洗，七分）　麦门冬（去心，一钱）　防风（去芦，八分）　川芎（酒洗，八分）　白芍药（酒炒，一钱）　黄芩（酒炒，八分）　甘草（炙，去皮，五钱）

作一贴，用水一钟半，生姜七片，煎至八分，不拘时热服，存渣再煎。煎中药，入竹沥一白酒钟，服引经。

四圣金丹（《摄生总论·卷之三·诸风门》）

治左瘫右痪，口眼㖞斜，半身不遂，语言謇涩，中风欲倒不识人者，并皆治之，大有神效。

牙皂（去皮、子）　细辛（去芦）　荆芥穗（去子）　槐角（炒黄色）

上各等分为末，炼蜜为丸，如弹子大。每服一丸，细嚼，清茶临卧下，避风寒冷物。

安神丸（《医方集宜·卷一·中风》）

治中风发热，狂言妄走，恍惚不安。

黄连（一两）　生地黄　当归（各八钱）　甘草（二钱）　朱砂（为衣，三钱）（一方内加远

志二钱　石菖蒲一钱）

上为末，用蒸饼和如绿豆大，朱砂为衣。灯心汤送下，每服三十丸。

清心汤（《医方集宜·卷一·中风》）

治中风热甚，扬手掷足，狂言，不省人事。

连翘　甘草　山栀子　黄芩　大黄　薄荷　黄连　朴硝

水二钟，煎八分，不拘时服。

羌活防风汤（《医方集宜·卷一·中风》）

治中腑，外有六经之形证。

羌活　防风　甘草　蔓荆子　川芎　细辛　枳壳　秦艽　当归　独活　半夏　白芷　芍药
白茯苓　薄荷

本方原十五味，其余随证加减于后。气虚加黄芪、人参、枸杞子；血虚加生地黄、熟地黄、
杜仲；发热加柴胡、前胡、黄芩、知母、地骨皮；湿多加防己、苍术、厚朴；无汗加麻黄、石
膏；有汗加桂枝、甘菊花。姜三片，煎服。

二陈汤（《脉症治方·卷之四·痰门·诸痰》）

痰主方，总治一身之痰。如要上行，加引上药；如要下行，加引下药。

陈皮（和脾、消痰、温中，去白，一钱五分）　白茯苓（利窍、行湿、和中，去皮，一钱二
分）　半夏（燥湿、除痰、温中，姜制，一钱二分）　甘草（和中、泻火，炙，三分）

上作一服，姜三片，煎，不拘时服。兼有他症，依后加减。

春月，宜加川芎。夏，加黄连。秋，加知母。冬，加生姜。

中风痰涎，牙关紧急，加南星、白附子、天麻、防风（各一钱），竹沥、姜汁、皂角
（七分）。

中痰加同上。痰厥，加当归、白附子（各一钱），桂枝、牙皂、干姜（炒黑，各五分），竹
沥、姜汁、葱汁（各一盏）。

凝神丸（《丹溪摘玄·卷一·中风门》）

治中风痰涎昏冒，宜此镇坠清神，此药大能疏风、顺气、安魂定魄。

天麻　南星　川芎　防风　细辛　白芷　羌活　荆芥　僵蚕（各一两）　薄荷（三两）　全
蝎　甘草　藿香　辰砂（各五钱，水炒）　麝香（一钱）　珍珠（一钱）　琥珀（二钱半）

上末之，蜜丸弹大，以金箔为衣，荆芥汤下。或入金箔在药内，以蜜丸如梧桐子大。每服
五七十丸，茶清送下。

愈风汤（《医家赤帜益辨全书·四卷·中风门·备用诸方》）

治一切风证，卒中，初中腑、中脏，及脏腑俱中，以上数者，先宜本病药治之，后用此方
调理。

人参　白术　茯苓　当归　川芎　白芍　陈皮　半夏

上锉一剂，生姜三片，枣一枚，水煎，临卧入竹沥、姜汁，磨南木香调服。

竹沥化痰丸（《医家赤帜益辨全书·六卷·痰门·备用诸方》）

上可取上之湿痰，下可取肠胃之积痰，一名导痰小胃丹。

南星　半夏（二味，用皂矾姜水浸，煮干，各二两）　陈皮　枳实（二味，用皂矾水泡半日，炒）　白术　苍术（用米泔皂矾水浸一宿，去黑皮，切，晒干，炒）　桃仁　杏仁（用皂矾水泡，各二两）　红花（酒蒸，白芥子炒，一两）　大戟（长流水煮一时，晒干）　芫花（醋拌湿过一宿，炒黑）　甘遂（面裹煨）　黄柏（炒褐色，各一两）　大黄（酒湿纸包煨，再以酒炒，一两半）

上为末，姜汁、竹沥打，蒸饼糊为丸如绿豆大，每服二三十丸，极甚者五七十丸，量人虚实加减，不可过多，恐伤胃气。一切痰饮临卧时白汤下，一日一服量，能化痰化痞化积，治中风喉痹，极有神效。

中风不语，瘫痪初起，用浓姜汤送下三五十丸，少时痰活即能说话。

眩晕多属痰火，食后姜汤下二十五丸，然后以二陈汤加柴胡、黄芩、苍术、白芷，倍用芎，热多加石膏、知母。

顺气导痰汤（《医方便览·卷之一·真中风一》）

治肢体疼痛，顽麻痿弱，口眼㖞斜，痰壅语涩。

乌药　陈皮　麻黄（各一钱，有汗不用）　僵蚕（七分）　川芎　枳壳　桔梗　白芷　黄芩　南星（炮）　半夏（炮，各八分）　甘草（三分）　干姜（五分，有热不用）

生姜三片，煎服。风急，煎调全蝎末三分。左右上下，依前方加引经药。

疏风汤（《万病回春·卷之二·中风·真中风证》）

治风中在腑，恶风寒，拘急不仁，先用此解表，后用愈风汤调理而痊。

当归　川芎　白茯苓（去皮）　陈皮　半夏（姜制）　乌药　香附　白芷　羌活　防风（各八分）　细辛　桂枝　甘草（各三分）

上锉一剂，生姜三片，水煎，热服。

养荣汤（《万病回春·卷之二·中风·真中风证》）

治风中血脉，四肢不举、口不能言及痰迷心窍、不省人事、舌强不能言语、痰涎壅盛、口眼㖞斜、半身不遂。

当归　川芎（去毛）　白芍（酒炒）　生地黄　麦门冬（去心）　远志（甘草水泡，去骨）　石菖蒲（去毛）　陈皮　乌药　白茯苓（去皮）　枳实（麸炒）　半夏（用生姜、牙皂、白矾煎水，浸二三日）　南星（同上制①）　黄连（姜汁炒）　防风　羌活　秦艽　甘草（各等分）

上锉一剂，生姜三片、竹茹一团，水煎，入童便、竹沥、姜汁少许同服。

滋润汤（《万病回春·卷之二·中风·真中风证》）

治风中在脏，大便闭结。

当归　生地黄　枳壳（去瓤）　厚朴（去皮）　槟榔　大黄　火麻仁　杏仁（去皮，各一钱）

---

① 同上制：原文载："湿纸裹，煨"。

熟地黄　羌活（各七分）　红花（三分）

上锉一剂，水煎，空心温服。如元气虚弱，用蜜导法导之。方见伤寒。

【附】蜜煎导法（《万病回春·卷之二·伤寒》）：治自汗大便闭结不通甚。便于老人，并日久不能服药者，又恐服硝、黄变为别证，又有粪入直肠者，以此最便益也。

炼蜜如饴，乘热捻如指大，长三寸，两头如锐，纳入谷道中。良久，下结粪。加皂角末少许尤妙。如无蜜，以香油灌入谷道中，亦妙。

秘传顺气散（《古今医鉴·卷之二·中风·方》）

治诸风口眼㖞斜，半身不遂，左瘫右痪，先服三五剂，后进祛风药酒。

青皮　陈皮　枳壳　桔梗　乌药　人参（去芦）　白术　茯苓　半夏（制）　川芎　白芷细辛　麻黄（去节）　防风（去芦）　干姜　僵蚕（炒）　甘草　秦艽（去芦）　羌活　独活（各等分）

上㕮咀，生姜三片，水二钟，煎至八分，空心温服。

邵真人追风换骨丹（《云林神彀·附方·杂方》）

治中风不语，左瘫右痪，脚手不能屈伸，浑身麻木肿痛，口眼㖞斜，语言謇涩，手足顽麻。每遇春夏发动，脚踝频痛，筋脉紧急，行步少力。下注膀胱，上攻头目肿痛，夹脑风症，偏正头风，神思昏沉，二便或闭或涩，眉发脱落，风癞肿毒，血风，破伤风，一切诸风，并皆治之。

人参（去芦，一两）　白术（去芦，一两）　白茯苓（去皮，一两）　当归（一两）　白芍（一两）　川芎（一两半）　防风（去芦，两半）　白芷（一两）　天麻（一两）　川乌（炮去皮，一两）　柴胡（一两）　薄荷（一两半）　牛膝（去芦，酒洗，一两）　两头尖（一两）　甘草（炙，一两半）　木香（五钱）　乳香（五钱）　没药（五钱）　虎胫骨（酥炙，一两）　真白花蛇（为末，一条）

上为末，用麻黄二十斤，草乌四两锉碎，盛于桶内，用水浸，春二、夏一、秋二、冬五昼夜，分作四份，用大锅四个，各煮数十沸，滤去，将渣于石臼内捣烂。另用清水搅匀，仍分作四锅煮数沸，去渣不用，却将二次所煎药汁总作四锅，文武火熬至一半，并作二锅，渐熬，并至一锅再熬至四五碗，然后将白花蛇末下于锅内，慢火熬至一二碗，倾在瓷器内，候冷下前十九味药末，搜和成剂。每服一丸，大样二钱重，中样一钱半，小样一钱，量病轻重加减。研烂，用好酒一大钟，连须葱白七根，同煎数沸调药，热服，令病人暖处，被盖卧，出汗，调理旬日，不可见风，忌动风之物，其病即愈。修合药时，择良日净室，毋令妇人、鸡犬见之。

青金锭（《遵生八笺·灵丹秘药笺》）

治男女中风、痰厥，牙关紧急，不得口开，难以进药，并双蛾喉闭，不能言者。小儿惊风，痰迷不省。将此药一锭，取井华凉水磨化，用绵纸蘸药汁，滴入鼻孔，进喉内。痰响，取出风痰，一刻得生。见效如神，百发百中。

延胡索（三钱）　麝香（一分）　青黛（六厘）　牙皂（火煅，十四枚）

共研极细末，清水调做锭，重五分，阴干听用。

治风内消丸（《鲁府禁方·卷一·中风》）

治男妇左瘫右痪，口眼㖞斜，半身不遂，语言謇涩，手足麻木，行步艰难，遍身疼痛，神效。

川芎（一两） 干山药 白芷 甘松 防风（各七钱五分） 草乌（炮，去皮） 当归 芍药（酒炒） 天麻 甘草 细辛 白胶香 牛膝（去芦） 两头尖（各五钱） 人参 木香（各二钱）

上为细末，酒糊为丸，如樱桃大，每服一丸，细嚼，无灰黄酒送下。

润肠汤（《杏苑生春·卷三·风》）

治老人并衰弱，中风后，大便闭结，以此微之。

升麻（八分） 甘草 红花（各五分） 当归梢 桃仁 熟地 生地 麻子仁（各一钱） 大黄（人壮实用）

上咬咀，用水二钟煎熟，食远服。得通止服。

六味地黄丸（《寿世保元·卷二·中风》）

一论中风等证，因房劳者名曰内风。房劳过度，则真精暴亡，舌本欠柔，言不利也。精血一亏，即水竭而心火暴甚。肾水虚衰不能制之，则阴虚阳实而热气怫郁，心神昏冒，筋骨不用，而卒倒无所知也。或一肢之偏枯，或半身而不遂，或口眼之㖞斜，或言语之謇涩，悉宜此方，或汤或丸皆可。

怀生地黄（酒拌，蒸一日，令极黑，晒干，八两） 山茱萸（酒蒸，去核取肉，四两） 怀山药（四两） 白茯苓（去皮，三两） 牡丹皮（去骨，三两） 泽泻（三两）

上为细末，炼蜜为丸，如梧桐子大，每服三钱，空心盐汤任下，忌三白。兼补右尺相火加大附子（面裹火煨，去皮脐，切片，童便浸，焙干，二两）、官桂（二两），名八味丸。

上池饮（《寿世保元·卷二·中风》）

一论中风左瘫，左半身不遂，属血虚，乃痰火流注于左而为左瘫也，宜后方。

一论中风右痪，右半身不遂，属气虚，乃痰火流注于右而为右痪也，宜后方。

一论一切中风，左瘫右痪，半身不遂，口眼㖞斜，语言謇涩，呵欠喷嚏，头目眩晕，筋骨时痛，头或痛，心中忪悸，痰火炽盛。此乃血气大虚，脾胃亏损，有痰有火，有风有湿，此总治诸风之神方也。

即愈风润燥汤加人参、乌药。

人参（去芦，一钱） 白术（去芦，炒，一钱五分） 白茯苓（去皮，一钱） 当归（酒洗，一钱二分） 川芎（一钱二分） 白芍（酒炒，一钱） 生地黄（姜汁炒，一钱） 熟地黄（姜汁炒，一钱） 南星（姜汁炒，一钱） 半夏（姜制，一钱） 陈皮（盐水洗，八分） 羌活（六分） 防风（六分） 天麻（一钱） 牛膝（去芦，酒洗，八分） 川红花（酒洗，四分） 柳桂（六分，寒月加一分） 黄芩（酒炒，八分） 黄柏（酒炒，三分，夏月加一分） 酸枣仁（炒，八分） 乌药（四分） 甘草（炙，四分）

上锉一剂，水煎，入竹沥、姜汁，清早时温服。言语謇涩加石菖蒲。

金枣儿（《济阳纲目·卷一·中风·治四肢瘫痪方》）

治中风不语，左瘫右痪，口眼㖞斜，不省人事。

苍术（米泔浸）　细辛（去叶）　白术　当归（酒洗）　天麻　草乌（各一两）　川乌（炮，去皮脐）　防风（去芦）　两头尖　川芎（各一两三钱）　香白芷（八钱）　没药　乳香　雄黄　朱砂　白花蛇（酒浸，去骨，各五钱）　穿山甲（酥炙）　蝉蜕（洗，各三钱）　麝香（二钱）　金箔（五贴）

上为细末，炼蜜丸如枣样大，用金箔为衣，每服一丸或半丸，温酒化服。

驱风豁痰汤（《云林医圣普渡慈航·卷之一·中风》）

如中风，口眼㖞斜及手足顽麻。

防风（一钱）　羌活（二钱）　天麻（二钱三分）　南星（一钱）　半夏（二钱三分）　白茯苓（一钱五分）　陈皮（一钱）　苍术（米泔水炒，一钱）　川乌（面裹煨，去皮、脐，四分）　僵蚕（一钱）　粉草（四分）

上锉剂，姜煎，临服时入姜汁少许，同服。

参芪健步丹（《云林医圣普渡慈航·卷之一·中风》

治中风左瘫右痪，口眼㖞斜，手足不仁，不能动举，舌本强硬，语言不清，宜参芪健步丹。治中风虚热之剂。

人参（去芦，一两）　黄芪（盐水炒，一两五钱）　破故纸（酒炒，二两）　杜仲（姜酒炒，二两）　石菖蒲（一两）　远志（甘草水泡，去骨，二两）　麦门冬（去心，二两）　牛膝（去芦，酒洗，二两）　知母（人乳拌，盐、酒炒，二两）　黄柏（人乳拌，盐、酒炒，三两）　龟板（酥炙，一两五钱）　虎胫骨（酥炙，二两）　枸杞子（酒洗，一两五钱）　五味子（五钱）　当归（酒洗，一两五钱）　白芍（盐、酒炒，二两）　熟地黄（二两）　生地黄（酒洗，二两）　白术（二两）　白茯神（去皮、木，一两）　羌活（酒洗，一两）　薏苡仁（炒，一两）　沉香（五钱）　酸枣仁（炒，一两）　木瓜（一两）　防风（酒洗，一两）　独活（酒洗，一两）　大附子（童便浸三日，面裹煨，去脐，切四片，再用童便煮干，五钱）

上为细末，炼蜜一斤半，加猪脊髓五条，和为丸，如梧子大，每服百丸，空心盐汤或酒任下。

古今五论汤（《云林医圣普渡慈航·卷之一·中风》）

如中风，半身不遂，左瘫右痪，口眼㖞斜，语言謇涩，诸症总治之良方也，服此以行中道，宜古今五论汤，治中风诸病之总司。

当归（酒洗，一钱二分）　川芎（一钱）　白芍（酒炒，一钱）　生地黄（酒洗，一钱）　熟地黄（酒蒸，一钱）　白术（去芦，炒，一钱）　人参（五分）　白茯苓（去皮，一钱）　半夏（姜炒，一钱）　南星（姜炒，一钱）　防风（去芦，六分）　羌活（六分）　独活（六分）　天麻（一钱）　黄连（姜炒，八分）　黄芩（酒炒，八分）　黄柏（酒炒，五分）　陈皮（去白，七分）　甘草（三分）

上锉剂，水煎，临服入竹沥、姜汁一二茶匙，清旦时，温服。宜随时对症加减于后。

中风之候，古人言属外感风邪，而东垣言气，河间言火，丹溪言湿，内伤也。以贤论之，外感风邪未有不由内伤气血虚损而致，则风也、火也、气也、湿也，均为之虚也，其实一源流也。予制以五论汤主之。

括曰：

风火气湿虚，古今五论奇，一方行中道，增损总堪医。

如中风左瘫者，坦也。筋脉弛纵，坦然而不举也。属血虚与死血。以五论汤加秦艽、桃仁、红花。

如中风右痪者，涣也。血气散漫，涣然而不用也。属气虚与湿痰。以五论汤加黄芪、木香、乌药。

如中风，痰迷心窍，舌强不能言，加远志、石菖蒲、枳实、瓜蒌、麦门冬。

如中风，口眼㖞斜，加白芷、僵蚕。

如中风，痰涎壅盛，加枳实、瓜蒌仁。

如中风，肢体顽麻，加乌药、僵蚕、薄桂。

如中风，筋骨疼痛，加官桂、乳香、没药。

如中风或左瘫或右痪，加木瓜、牛膝、薏苡仁。

如中风，头目眩晕并头痛，加白芷、蔓荆子、藁本。

如中风，手足拘挛，加牙皂、木香。

防风散（《医宗撮精·卷四·附方》）

治中风，心神恐惧，言语失常。

防风　茯神　独活　人参　远志　龙齿　菖蒲　石膏　牡蛎（各一两）　秦艽　禹余粮　桂心（各五钱）　甘草（三分）　蛇蜕（炙，一尺）

上每服五钱，水煎。

愈风丸（《苍生司命·卷一·中风证一·中风方》）

治诸风。

防风　麻黄　薄荷　僵蚕　大黄　芒硝　黄连　黄柏　山栀　连翘　当归　白芍　熟地　川芎（各五钱）　羌活　独活　细辛　白芷　天麻　首乌　桔梗　菊花　白术（各一两）　荆芥（二钱五分）　滑石　甘草（各二两）

上末，蜜丸弹子大，金箔为衣，荆芥汤下一丸。

清心散（《医门法律·卷三·中风门·中风门诸方》）

即凉膈散加黄连。

上水盏半，加竹叶十片，煎八分，去渣，入蜜少许，温服。头痛加川芎、防风、石膏。

【附】凉膈散（《医门法律·卷三·中风门·中风门诸方》）

治心火上盛，膈热有余，目赤头眩，口疮唇裂，吐衄，涎嗽稠黏，二便淋闭，胃热发斑，小儿惊急潮搐，疮疹黑陷，大人诸风瘛疭，手足掣搦，筋挛疼痛。

连翘　栀子仁　薄荷　大黄　芒硝　甘草　黄芩

上水二盏，枣一枚，葱一根，煎八分，食远服。

按：中风证，大势风木合君相二火主病，多显膈热之证，古方用凉膈散最多，不但二方已也。如转舌膏用凉膈散加菖蒲、远志，如活命金丹用凉膈散加青黛、蓝根。盖风火之势上炎，胸膈正燎原之地，所以清心宁神，转舌活命，凉膈之功居多，不可以宣通肠胃之法，轻訾之也。

清阳补气汤（《嵩崖尊生书·卷十二·周身部·皮肤分》）

体倦麻木，食汗善饥，舌强声嘎，身重。

苍术（一钱） 藁本（五分） 升麻（一钱半） 柴胡（八分） 五味（四分） 黄柏（八分） 知母（五分） 陈皮（六分） 甘草（五分） 当归（五分） 黄芪（八分）

羚羊角散（《嵩崖尊生书·卷十四·妇人部·妊娠》）

类中风

羚羊角（一钱） 川芎（七分） 当归（二钱） 独活（八分） 枣仁（一钱） 五加皮（八分） 苡仁（一钱） 防风（五分） 茯神（八分） 杏仁（十粒） 木香（三分） 甘草（四分）。

虚加人参一钱。痰加竹沥。胃弱，加白术一钱，姜煎。

天麻汤（《嵩崖尊生书·卷十四·妇人部·产后素弱见诸危证》）

中
风

中风恍惚，语涩，四肢不利。

天麻 防风（各五分） 茯神（一钱） 川芎（七分） 枣仁（一钱） 羌活（七分） 人参 远志 山药 柏仁 麦冬（各一钱） 细辛（四分） 南星曲 半夏曲（各八分） 当归（一钱） 石菖蒲（八分）

炼蜜为丸，朱砂为衣亦可。

加味逍遥丸（《顾氏医镜·卷七·射集·症方发明·中风》）

治类中风多食。（风木太过，脾土受克，故求助于食）又治肝经风热，血燥筋挛，肢体不遂，内热晡热，往来寒热诸症。

柴胡（肝木气郁，必下克脾土，用柴胡辛以散其束缚，升以举其抑遏） 芍药（味酸而收，能制肝木之太过） 当归（肝伤则血病，用以养血） 茯神（水实则火燥，取其宁心） 白术 甘草（木盛则土衰，用以扶其所不胜） 丹皮 黑山栀（用以泻火，各一钱）

此泻肝安脾之治法，当再加人参、橘红，以合异功散补脾，则食自如常矣。若肝经风热血燥等证，去归、术，加滋阴之品，用桑枝煎药。

顺气开痰饮（《顾氏医镜·卷七·射集·证方发明·中风》）

（自制）治类中风，热痰壅盛者。

苏子 橘红 枇杷叶 郁金（顺气） 贝母 花粉 栝蒌霜 茯苓 竹沥（开痰）

若痰滞心包，而致昏冒者，加犀角、羚羊角，调服牛黄、天竺黄。

此方先用顺气开痰，以治其标。盖治痰必以顺气为先，气顺则痰自下降。然又当以清肺为本，肺喜清肃，热则煎熬津液，浓稠成痰，壅塞气道，而升降不利。所以肺有热者，不宜服参，恐反助火伤肺，益致声重痰多，甚至热干津液，无以下滴而通水道，不可不审。

润下丸（《林氏活人录汇编·卷一·中风门·中腑》）

六腑结热，肠胃不通，壮热内盛，烦躁不宁，燥渴引饮，或伤寒热毒传里，舌胎黄黑，谵语神昏，或热入血室，瘀血狂躁，二便秘结者，用以利之。

大黄（制，三两） 枯黄芩（七钱五分） 枳实（一两二钱五分） 朴硝（五钱） 厚朴（一两二钱五分）

蜜和为细丸，不拘时，白滚汤吞服二三钱，不利再服。

疏风养荣汤（《医学篡要·吉集 汤方活法·补散寒热和攻六阵·散阵》）

治类中风，口眼㖞斜，拘急恶风，脉浮缓之证。

桂枝（三钱） 白芍（三钱） 炙草（一钱） 当归（三钱） 防风（三钱） 白芷（三钱）川芎（三钱） 秦艽（三钱） 钩藤（三钱） 姜 枣

清热化痰汤（《医宗金鉴·删补名医方论·卷二十八》）

治中风痰热，神气不清，舌强难言。

人参 白术 茯苓 甘草（炙） 橘红 半夏 麦冬 石菖蒲 枳实 木香 竹茹 黄芩黄连 南星

水煎，加竹沥、姜汁服。

（注）……清热化痰汤，用参、苓、术、草以补气，木香、枳实以利气，橘、半、南星以化痰，黄芩、黄连以泻热，菖蒲通心，麦、竹清心，姜汁、竹沥通神明去胃浊，则内生诸病自渐愈矣。气实减人参、白术者，恐助热也。气虚减木香、枳实者，恐伤气也。痰热甚盛，大便秘实者，此方攻病力缓，又当与礞石滚痰丸相兼服之，大便利，止再服，恐过则伤正也。若利后数日，仍秘实者，仍服之，是又恐痰热盛而助邪也。其变通加减施治，总在临证者消息之，难以尽述。

驱风至宝膏（《金匮要略浅注·卷二·中风历节病脉证并治第五》）

此为初病中风之偏于寒者，而详其证之递深也，师未出方。徐忠可云：节下侯氏黑散即次之，疑系此证之方。然余谓四肢烦重，心中寒甚者为的剂，若风火交煽，喻嘉言取用驱风至宝膏甚妙。

防风（二两半） 白术（一两半） 芍药（二两半） 芒硝（五钱） 生石膏（一两） 滑石（三两） 当归（二两半） 黄芩（一两） 甘草（二两） 大黄（五钱） 连翘（五钱） 川芎（三两半） 麻黄（五钱） 天麻（一两） 山栀子（五钱） 荆芥（五钱） 黄柏（五钱） 桔梗（一两） 薄荷（五钱） 熟地黄（一两） 羌活（一两） 人参（一两） 全蝎（五钱） 细辛（五钱）黄连（五钱） 独活（一两）

共二十六味为末，炼蜜丸弹子大，每服一丸，细嚼，茶酒任下，临卧服。

但此方医者病患，或疑其散，或疑其攻，或疑其杂，往往不肯服而死。盖有命焉，不可强也。吕纯阳大丸更效。又按，风中经络与腑者，可用驱风至宝膏。若入脏，最防进入于心，宜用侯氏黑散，于驱补之中，行其堵截之法。至于风引汤，按法用之，无往不利。

六味回阳饮（《古方汇精·卷一·内证门》）

治阴阳离脱，或中风不语，或胃口冷痛，肢寒汗溢，诸凡危证。

党参（桂圆肉拌煮）大熟地（各一两）制附子 炮姜（各一钱）炙甘草（八分）当归身（四钱，如泄泻或血动者，以白术代之）

白水，用武火煎，温服。如肉振汗多者，加炙黄芪五钱或一两。泄泻加乌梅二个，或北五味二十粒。虚阳上浮者，加赤茯苓一钱。肝经郁滞者，加上桂一钱。

追风散（《济阴宝筏·卷三·杂证门》）

治风邪所乘，头目眩痛，口眼㖞斜，牙关紧急，或百节疼痛，鼻塞声重，项背拘急，皮肤瘙痒，面若虫行。

川乌（炮，去皮脐、尖）防风 石膏（煅）川芎 炙草 荆芥穗 白僵蚕（炒，去丝，一两）天南星 羌活 地龙（去土）白附子 全蝎（去尾针）白芷（五钱）没药（研）草乌（炮，去皮脐、尖）乳香（研）雄黄（研，一两）

上为末，每服五钱，用茶清少许，食后临卧调下。

芪桂汤（《医法青篇·卷二·中风》）

痹中经年，眩晕汗出。阳气有升无降，内风发动。夜不寐，是卫阳不交营阴，为沉痼之证，宜芪桂汤。

生芪 桂枝 熟附 远志（炒）龙骨（煅）牡蛎（粉）姜枣引

三合汤（《医录便览·卷一·中风证治》）

此方治壮人卒倒，不省人事，无汗咬牙等症。

制南星 瓜蒌仁 枳壳 桔梗 茯苓 陈皮 法夏 生甘草 竹沥 姜汁引

本方原有芩、连，无枳壳。余以芩、连不可早用，必风寒已去，脉证有火者方用之。枳壳降气宽胸，不妨添入。凡沉迷不醒，加石菖蒲；牙关紧闭，外用乌梅搽牙根；左右手足抽搐等症，内加钩藤钩；无汗加羌活、细辛；寒重加麻茸；胃火盛加石膏、粉葛；手足胀痛，加木通、灵仙根、乳香、防己等药。

逐风汤（《医学衷中参西录·前三期合编第七卷·治内外中风方》）

治中风抽掣及破伤后受风抽掣者。

生箭芪（六钱）当归（四钱）羌活（二钱）独活（二钱）全蝎（二钱）全蜈蚣（大者两条）

蜈蚣最善搜风，贯串经络脏腑无所不至，调安神经又具特长（因其节节有脑是以善理神经）。而其性甚和平，从未有服之觉瞑眩者。

镇肝熄风汤（《医学衷中参西录·前三期合编第七卷·治内外中风方》）

治内中风证（亦名类中风，即西人所谓脑充血证），其脉弦长有力（即西医所谓血压过高），或上盛下虚，头目时常眩晕，或脑中时常作疼发热，或目胀耳鸣，或心中烦热，或时常嗳气，或肢体渐觉不利，或口眼渐形㖞斜，或面色如醉，甚或眩晕，至于颠仆，昏不知人，移时始醒，或醒后不能复原，精神短少，或肢体痿废，或成偏枯。

怀牛膝（一两） 生赭石（轧细，一两） 生龙骨（捣碎，五钱） 生牡蛎（捣碎，五钱） 生龟板（捣碎，五钱） 生杭芍（五钱） 玄参（五钱） 天冬（五钱） 川楝子（捣碎，二钱） 生麦芽（二钱） 茵陈（二钱） 甘草（钱半）

心中热甚者，加生石膏一两。痰多者，加胆星二钱。尺脉重按虚者，加熟地黄八钱，净萸肉五钱。大便不实者，去龟板、赭石，加赤石脂（喻嘉言谓石脂可代赭石）一两。

人参固本丸（《暴证知要·卷上·厥（第十）》）

治煎厥。

人参（二两） 天门冬 麦门冬 生地 熟地（各四两）

为末蜜丸，如桐子大。

十宝丹（《辨证玉函·卷之一·阴证阳证辨·中风》）

麦冬（三两） 熟地（三两） 山萸（二两） 白芥子（二钱） 人参（五钱） 菖蒲（一钱） 茯苓（五钱） 五味子（三钱） 丹皮（二钱）

水煎服。

古无专方留下，我今酌一奇方，以救世人之阴虚中风者，神效。方名十宝丹。一剂即回春也。此方俱是纯阴之剂，然又何以兼用人参？不知无阳则阴无以生，必须加参为佐使，则阴生于阳之中，而阳回于阴之内，两相须而两相成也。苟或舍三生饮以救阳虚之中风，而改用祛风祛痰之药，我未见能生者。即或用三生饮矣，而少用人参，多加祛痰之品，即或不死，未有不成半肢风与偏枯等证。以三生饮治阴虚中风，亦无不死者。苟听吾言，用吾之方，自庆生全。倘怪吾药品之多，改重为轻，恐难免半肢偏枯之证矣。愿人敬守吾训。盖吾之方必须照吾分两以治，初中之时，不可妄自加减。或用此方之后，以病人脾胃之弱量为加减，亦未为不可。但切不可加入风药一味，以杀人于俄顷也。慎之慎之。

九、食疗方

大豆散（《外台秘要方·卷第十四·风口噤方一十首》）

《备急》陶隐居《效验方》，疗人卒中风，口不开，身不着席。

大豆（二升，熬令焦） 干姜 椒（汗，各三两）

上三味为散，酒服一钱匕，日一。汗出即瘥，大良。文仲同。

驴皮胶（《外台秘要方·卷第十四·瘫痪风方四首》）

《广济》疗瘫痪风及诸风，手足不遂，腰脚无力。

驴皮胶（五两，炙令微起）

上一味，先煮葱豉粥一升，别贮；又香淡豉二合，以水一升，煮豉去滓，纳胶更煮六、七沸，胶烊如饧，顿服之，及暖吃前葱豉粥，任意多少，如吃令人呕逆，顿服三、四剂即止，风并瘥。忌热面、炙猪肉、鱼、蒜。

醋石榴饮子（《太平圣惠方·卷第十九·治中风不得语诸方》）

治中风不得语。

醋石榴皮（一枚，锉）　生姜（一两，折碎）　青州枣（十四枚，擘，去核）　黑豆（二合）

上件药，以淡浆水三大盏，煎至一盏半，去滓。入牛乳三两，好梨二颗绞取汁，和令匀。不计时候，温服一合。

豉粥（《太平圣惠方·卷第九十六·食治中风诸方》）

治中风，手足不遂，口面㖞偏，言语謇涩，精神昏闷。

豉（半升）　荆芥（一握）　薄荷（一握）　葱白（一握，切）　生姜（半两，切）　盐花（半两）　羊髓（一两）

上件药，先以水三大盏，煎豉、荆芥等十余沸。去滓，下薄荷等。入米，煎作粥食之。

葱豉薏苡仁粥（《太平圣惠方·卷第九十六·食治中风诸方》）

治中风，头痛心烦，苦不下食，手足无力，筋骨疼痛，口面㖞斜，言语不正。

葱白（一握）　豉（三合）　牛蒡根（切，半升，洗去粗皮）　薄荷（一握）　薏苡仁（三合）

上件药，以水五大盏，煮葱白、牛蒡根、薄荷、豉等。煎取二盏半，去滓，入薏苡仁，煮作粥。空腹食之。

薏苡仁粥（《太平圣惠方·卷第九十六·食治中风诸方》）

治中风，言语謇涩，手足不遂，大肠壅滞，筋脉拘急。

薏苡仁（三合）　冬麻子（半升）

上件药，以水三大盏，研滤麻子取汁，用煮薏苡仁作粥。空腹食之。

薏苡仁粥（《太平圣惠方·卷第九十六·食治中风诸方》）

治中风，筋脉挛急，不可屈伸，及风湿等。

薏苡仁（二合）　薄荷（一握）　荆芥（一握）　葱白（一握）　豉（一合）

上件药，先以水三大盏，煎薄荷等。取汁二盏，入薏苡仁，煮作粥。空腹食之。

冬麻子粥（《太平圣惠方·卷第九十六·食治中风诸方》）

治中风，五脏壅热，言语謇涩，手足不遂，神情冒昧，大肠涩滞。

冬麻子（半升）　白粱米（三合）　薄荷（一握）　荆芥（一握）

上件药，以水三大盏，煮薄荷等。取汁二盏，去滓，用研麻子，滤取汁，并米煮作粥。空腹食之。

蒸乌驴皮（《太平圣惠方·卷第九十六·食治中风诸方》）

治中风，手足不遂，筋骨疼痛，心神烦躁，口面偏斜。

乌驴皮（一领，揉洗如法）

上蒸令熟切，于五味汁中更煮。空腹随性食之。

葛粉拨刀（《太平圣惠方·卷第九十六·食治中风诸方》）

治中风，手足不遂，言语謇涩，精神昏愦。

葛粉（四两）　荆芥（半两）　葱白（一握，切）　生姜（半两，切）　川椒（五十枚，去目及闭口者）　香豉（一合）　盐花（半两）　羊筒骨髓（一两）

上件药，以水五大盏，先煎荆芥等。取汁三盏，和葛粉切作拨刀，入汁中煮熟。顿食之。

葛粉粥（《太平圣惠方·卷第九十六·食治中风诸方》）

治中风，手足不遂，言语謇涩，呕吐昏愦，不下食。

白粱米饭（半斤）　葛粉（四两）

上以粱米饭，拌葛粉令匀，于豉汁中煮，调和如法。任性食之。

猪心羹（《太平圣惠方·第九十七·食治产后诸方》）

治产后中风，血气惊邪，忧恚悸逆。

猪心（一枚，切）　葱白（一握，去须，细切）

上以豉汁、盐、椒、米，同作羹食之。

恶实根粥（《圣济总录·卷第一百八十八·食治门·食治诸风》）

治中风不语。

恶实根（去黑皮，切，一升）　生姜（切，三两）　陈橘皮（去白，切，二两）　青粱米（净淘，三合）

上四味，以水五升，先煮三味至二升，去滓，下米煮粥，空腹食之。

恶实叶菹（《圣济总录·卷第一百八十八·食治门·食治诸风》）

治中风，烦躁口干，手足不遂，及皮肤热疮。

恶实叶（嫩肥者一斤，切）　酥（半两）

上二味，先以汤煮恶实叶三五沸，取出以新水淘过，布绞去汁，入于五味汁中略煮，点酥食之。

皂荚芽菹（《圣济总录·卷第一百八十八·食治门·食治诸风》）

治中风。

皂荚嫩芽（不限多少）

上一味，先煮熟，绞去汁，炒过，入五味，与红粳米饭随意食之，又不可过多。

荆芥粥（《圣济总录·卷第一百八十八·食治门·食治诸风》）

治中风，言语謇涩，精神昏愦，口面㖞斜。

白粟米（净淘，二合半）　荆芥穗（锉）　薄荷叶（各一握）　豉（三合）

上四味，先将三味，以水三升，煮至二升，去滓，取一升半，投米煮粥，空腹食之。一方用白粱米。

天蓼粥（《圣济总录·卷第一百八十八·食治门·食治诸风》）

治中风，半身不遂，腰背反张。

天蓼木（三升，细锉）

上一味，以水一石，煮取二斗，去滓，每取汁一升，纳粳米一合煮粥，稍热食之。

羊肚食（《圣济总录·卷第一百八十八·食治门·食治诸风》）

治中风。

羊肚（净治如食法，一枚）　粳米（净淘，一合）　葱白（七茎）　豉（半合）　蜀椒（去目并合口者，炒出汗，三十枚）　生姜（切细，一分）

上六味，将五味药拌匀，入于羊肚内，烂煮热切，如常食法，淡入五味，日食一枚，十日止。

苍耳叶羹（《寿亲养老新书·卷之一·食治老人诸疾方第十四·食治诸风方》）

食治老人中风，四肢不仁，筋骨顽强。

苍耳叶（五两，切，好嫩者）　豉心（二合，别煎）

上和煮作羹，下五味、椒、姜调和，空心食之尤佳。

麻子饮（《寿亲养老新书·卷之一·食治老人诸疾方第十四·食治诸风方》）

食治老人中风汗出，四肢顽痹，言语不利。

麻子（五合，熬，细研，水淹取汁）　粳米（四合，净淘，研之）

上以麻子煮作饮，空心渐食之。频作极补益。

牛蒡馎饦（《寿亲养老新书·卷之一·食治老人诸疾方第十四·食治诸风方》）

食治老人中风，口目瞤动，烦闷不安。

牛蒡根（切，一升，去皮，曝干，杵为面）　白米（四合，净淘，研）

上以牛蒡粉和面作之，向豉汁中煮。加葱、椒、五味、羫头，空心食之。恒服，极效。

麻子粥（《饮膳正要·卷第二·食疗诸病》）

治中风，五脏风热，语言謇涩，手足不遂，大肠滞涩。

冬麻子（二两，炒，去皮，研）　白粟米（三合）　薄荷叶（一两）　荆芥穗（一两）

上件，水三升，煮薄荷、荆芥，去滓取汁，入麻子仁同煮粥，空腹食之。

霞天膏（《神农本草经疏·卷之三十·补遗·兽部》）

味甘，温，无毒。主中风偏废，口眼㖞斜，痰涎壅塞。

肥嫩雄黄牛肉（三四十斤）

洗极净，水煮成糜，滤去滓，再熬成膏用。

豆豉饮（《采艾编翼·卷二·中风》）

治中缓风，四肢不收。

豉（三升）　水（九升）

煮至三升，分三服，日二服，酒饮亦可。

十、酒方

枸杞菖蒲酒（《备急千金要方·卷七·风毒脚气·酒醴第四》）

治缓急风，四肢不遂，行步不正，口急，及四体不得屈伸。

枸杞根（一百斤）　菖蒲（五斤）

上二味细锉，以水四石煮取一石六斗，去滓，酿二斛米酒，熟，稍稍饮之。

小黄芪酒（《备急千金要方·卷七·风毒脚气·酒醴第四》）

大治风虚痰癖，四肢偏枯，两脚弱，手不能上头。

黄芪　附子　蜀椒　防风　牛膝　细辛　桂心　独活　白术　芎䓖　甘草（各三两）　秦艽　乌头（《集验》用薯蓣三两）　大黄　葛根　干姜　山茱萸（各二两）　当归（二两半）

上十八味㕮咀，少壮人无所熬练，虚老人微熬之，以绢袋中盛，清酒二斗渍之，春夏五日，秋冬七日，可先食服一合，不知，可至四五合，日三服。此药攻痹甚佳，亦不令人吐闷。小热，宜冷饮食也。大虚，加苁蓉二两；下痢，加女萎三两；多忘，加石斛、菖蒲、紫石各二两；心下多水者，加茯苓、人参各二两，薯蓣三两。酒尽，可更以酒二斗重渍滓服之。不尔，可曝滓捣，下酒服方寸匕，不知，稍增之。服一剂得力，令人耐寒冷，补虚，治诸风冷，神良。

秦艽酒（《备急千金要方·卷七·风毒脚气·酒醴第四》）

治四肢风，手臂不收，髀脚疼弱，或有拘急，挛缩屈指，偏枯痿躄，痛小不仁，顽痹者，悉主之方。

秦艽　牛膝　附子　桂心　五加皮　天门冬（各三两）　巴戟天　杜仲　石南　细辛（各二两）　独活（五两）　薏苡仁（一两）

上十二味㕮咀，以酒二斗渍之得气味，可服三合，渐加至五六合，日三夜一服。

茵芋酒（《备急千金要方·卷七·风毒脚气·酒醴第四》）

治大风，头眩重，目瞀无所见，或仆地气绝，半日乃苏，口喝噤不开，半身偏死，拘急痹痛，不能动摇，历节肿痛，骨中酸疼，手不得上头，足不得屈伸，不能蹑履，行欲倾跛，皮中动，淫淫如有虫啄，疹痒搔之生疮，甚者狂走。有此诸病，药皆主之方。

茵芋　乌头　石南　防风　蜀椒　女萎　附子　细辛　独活　卷柏　桂心　天雄　秦艽　防己（各一两）　踯躅（二两）

上十五味㕮咀，少壮人无所熬练，虚老人薄熬之，清酒二斗渍之，冬七日，夏三日，春秋五日，初服一合，不知，加至二合，宁从少起，日再，以微痹为度。（《胡洽》无蜀椒、独活、卷柏，为十二味）

金牙酒（《备急千金要方·卷八·诸风·诸风第二》）

疗积年八风五痓，举身弹曳，不得转侧，行步跛躄，不能收摄，又暴口噤失音，言语不正。

金牙（碎如米粒，用小绢袋盛）　细辛　地肤子（无子用茎，《苏恭》用蛇床子）　附子　干地黄　防风　莽草　䕡茹根（各四两）　蜀椒（四合）　羌活（一斤，《胡洽》用独活）

上十味㕮咀，盛以绢袋，以酒四斗，瓷罂中渍，密闭头，勿令泄气，春夏三四宿，秋冬六七宿，酒成去滓，日服一合。此酒无毒，及可小醉，常令酒气相接，不尽一剂，病无不愈，又令人肥健。酒尽，自可加诸药各三两，惟蜀椒五两，用酒如前，勿加金牙也。冷，加干姜四两。服此酒胜灸刺，起三十年诸风弹曳，神验。（《肘后》《备急》用升麻、干姜各四两，人参二两，石斛、牛膝各五两，不用䕡茹根，为十四味。《苏恭》不用地黄，为十三味。一方用蒺藜四两，黄芪三两。《胡治》用续断四两，为十一味。《千金翼》用茵芋四两，无莽草）。

鲁公酿酒（《备急千金要方·卷八·诸风·诸风第二》）

主风偏枯半死，行劳得风，若鬼所击，四肢不遂，不能行步，不自带衣，挛躄，五缓六急，妇人带下，产乳中风，五劳七伤。

干姜　踯躅　桂心　甘草　芎䓖　续断　细辛　附子　秦艽　天雄　石膏　紫菀（各五两）葛根　石龙芮　石斛　通草　石南　柏子仁　防风　巴戟天　山茱萸（各四两）牛膝　天门冬（各八两）乌头（二十枚）蜀椒（半斤）

上二十五味咬咀，以水五升渍三宿，法曲一斤合渍，秫米二斗合酿三宿，去滓，炊糯米一斗，酿三宿，药成，先食服半合，日再。待米极消尽，乃去滓，曝干末服。

枳茹酒（《备急千金要方·卷八·诸风·风瘾第六》）

主诸药不能瘥者。

枳实上青刮取末，欲至心止，得茹五升，微火炒去湿气，以酒一斗渍，微火暖令得药味，随性饮之。主口僻眼急大验，治缓风急风并佳。（《肘后》以治身直不得屈伸反覆者。枳树皮亦得）

仙灵脾浸酒（《太平圣惠方·卷第二十一·治偏风诸方》）

治偏风，手足不遂，皮肤不仁。

仙灵脾（一斤，好者）

上细锉，以生绢袋盛，于不津器中，用无灰酒二斗浸之，以厚纸重重密封，不得通气。春夏三日、秋冬五日后旋开取，每日随性暖饮之，常令醺醺，不得大醉。若酒尽，再合服之，无不效验。合时切忌鸡犬见。

牛蒡酒（《太平圣惠方·卷第二十二·治柔风诸方》）

治柔风久不瘥，四肢缓弱。

牛蒡子（三两）生干地黄（三两）枸杞子（三两）牛膝（五分，去苗）

上件药，细锉，用生绢袋盛，以好酒二斗，于瓷器内浸，密封，春夏七日，秋冬二七日后，每日空心，温服一小盏，晚食后再服，常令醺醺为妙。

仙灵脾浸酒（《太平圣惠方·卷第二十三·治中风半身不遂诸方》）

治中风半身不遂，肢节疼痛无力。

仙灵脾（一两）天麻（一两）独活（一两）天雄（一两，炮裂，去皮脐）牛膝（一两，去苗）桂心（一两半）当归（一两）五加皮（一两）芎䓖（一两）石斛（一两半，去根）茵芋（一两）萆薢（一两）狗脊（一两）海桐皮（一两）虎胫骨（二两，涂酥炙令黄）鼠粘子（一两）苍耳子（一两）川椒（一两，去闭口及目，微炒去汗）

上件药，细锉，以生绢袋盛，用好酒二斗浸之，密封。经七日后，每日不计时候，温饮一小盏，常令酒气相续。其酒，出一盏，入一盏，以药味薄即止。

独活浸酒（《太平圣惠方·卷第二十三·治中风偏枯不遂诸方》）

治中风，偏枯不遂，骨节冷痛。

中风

独活（一两） 桂心（一两） 防风（一两，去芦头） 附子（一两，炮裂，去皮脐） 大麻仁（二合） 牛膝（一两） 川椒（二两，去目及闭口者，微炒去汗） 天蓼木（二两，锉）

上件药，并细锉，以生绢袋盛，以酒一斗，密封头，浸三日后开。每日食前及临卧时，暖一中盏饮之，以药力尽为度。患者不过三两剂必效。

石斛浸酒（《太平圣惠方·卷第二十三·治中风手脚不遂诸方》）

治中风，手足不遂，骨节疼痛，肌肉顽麻。

石斛（一两，去根） 天麻（一两） 芎䓖（一两） 仙灵脾（一两） 五加皮（一两） 牛膝（一两，去苗） 萆薢（一两） 桂心（一两半） 当归（一两） 鼠粘子（一两） 杜仲（一两，去粗皮） 附子（一两半，炮裂，去皮脐） 虎胫骨（二两，涂酥炙令黄） 乌蛇肉（一两，微炒） 茵芋（一两） 狗脊（一两） 丹参（一两） 川椒（一两半，去目及闭口者，微炒去汗）

上件药，细锉，以生绢袋盛，用好酒二斗，于瓷瓮中浸，密封。经七日后，每日旋取一小盏，不计时候温饮之，常令酒气相续。其酒，取一盏，入一盏，以药味薄即止。

牛膝浸酒（《太平圣惠方·卷第二十五·治一切风通用浸酒药诸方》）

治风及偏枯，腰膝疼痛。

牛膝（八两，去苗） 鼠粘子（三两，微炒） 防风（二两，去芦头） 牛蒡根（四两） 萆薢（二两） 大麻子（三合，捣碎） 晚蚕沙（三合） 枸杞子（二两） 羌活（二两） 海桐皮（二两） 秦艽（一两，去苗） 黑豆（二合，炒熟捣碎） 苍耳子（二两，捣碎） 附子（二两，炮裂，去皮脐） 五加皮（二两） 茄子根（八两） 虎胫骨（二两，涂酥炙微黄）

上件药，细锉，以生绢袋盛，用好酒三斗，密封头，浸经七日。每日空心，午时及夜临卧饮一小盏。其酒旋添，味淡即换药。忌猪鸡、毒鱼、黏滑物。

五枝酒（《太平圣惠方·卷第九十五·药酒》）

治中风，手足不遂，筋骨挛急。

夜合枝 花桑枝 槐枝 柏枝 石榴枝（以上并取东南嫩者各半斤，锉） 防风（十两，去芦头） 羌活（十两） 糯米（五斗） 小麦曲（五斤末） 黑豆（拣择紧小者，二斗）

上以上五枝，用水一硕，煎取三斗，去滓。澄滤浸米及豆，二宿，漉出蒸熟。后更于药汁内入曲，并防风、羌活等末，同搅和入瓮。如法盖覆，候酒熟时，饮一盏。常令醺醺，甚有大效。

青松叶浸酒／松叶酒（《圣济总录·卷第六·诸风门·风口喎》）

治中风口面喎斜。

青松叶（一斤，细锉如大豆）

上一味，木石臼中捣令汁出，用生绢囊贮，以清酒一斗浸二宿，近火煨一宿。初服半升，渐加至一升，头面汗出即止。

柏子仁酒（《圣济总录·卷第七·诸风门·中风失音》）

治中风失音不语。

柏子仁（生研，二两） 鸡粪白（炒，二两） 桂（去粗皮，二两） 生姜（不去皮，切，一两）

上四味，粗捣筛，共炒令焦色，乘热投酒六升，候冷滤去滓。每服七分一盏，空心，日午夜卧服。

白术酝酒（《圣济总录·卷第八·诸风门·中风身体不遂》）

治中风手足不遂，神识冒昧，补心定气。

白术（生用，切） 地骨皮 荆实（生用，各五升） 菊花（未开者，生用，三升）

上四味，粗捣筛，以水三石同煮取一石五斗，去滓澄清取汁，酿黍米二石，用曲如常酝法。酒熟，压去糟滓，取清酒于瓷器中收，密封。每取三合至五合，续续饮之。有能饮者，常令半醉，但勿至吐。凡心风虚寒者，亦宜服此酒，后灸心俞两边各一寸五分，并五十壮。

赤车使者酒（《圣济总录·卷第九·诸风门·风偏枯》）

治中风湿偏枯，缓纵不遂，五劳七伤，寒冷百病。

赤车使者 当归（切，焙） 白茯苓（去黑皮，各半两） 防风（去叉） 独活（去芦头）细辛（去苗叶） 人参（各一两） 附子（炮裂，去皮脐，十五枚）

上八味锉如麻豆，用水一斗，黍米一斗，曲一斤五两造酒，内三斗罂中密封，以油袋盛罂，勿令水入，沉井底三宿，药成即置高燥处，停二日，平旦服半盏，日三，渐增之。

茯苓浸酒（《圣济总录·卷第九·诸风门·偏风》）

治偏风，手足一边挛缩不遂，百医未效，已经数岁。

赤茯苓（去黑皮，五两） 甘菊花（未开者良，微炒，二两） 山茱萸（一两） 熟干地黄（切，焙，三两） 栝楼根（二两） 防风（去叉，二两） 菟丝子（酒浸，别捣，三两） 天雄（炮裂，去皮脐，一两） 肉苁蓉（酒浸，切，焙，半两） 牡丹（去心，二两） 人参（一两） 白术（一分） 牡蛎（熬，半两） 黄芪（二两） 紫菀（去土，三分） 菖蒲（米泔浸，刮去皮节，二两） 石斛（去根，锉，一两一分） 柏子仁（生用，半升） 杜仲（去粗皮，锉，炒，三分） 蛇床子（炒，三分） 远志（去心，二两） 附子（炮裂，去皮脐，一两） 干姜（炮，二两） 芍药（三分） 牛膝（去苗，酒浸，切，焙，三分） 萆薢（炒，三分） 狗脊（去毛，一分） 苍耳（炒，一两） 虎骨（酒炙，半两） 恶实（炒，三分） 桔梗（去芦头，炒，一分）羌活（去芦头，半两） 恶实根（刮去土、皮，锉，半两） 枸杞子（炒，半升） 原蚕沙（炒，三两） 续断（五两）

上三十六味锉如麻豆，每斤药以生绢袋盛，须稍宽即可，用无灰酒二斗，干瓷瓶中浸，封头蜡纸并白纸十重封系，至二七日药成，方开封，不得面当瓶口，药气冲人。每日平旦、日中、晚后各一，每服四合，不得过多……如患诸风，用酒下。冷气，以米饮下。诸风，若为散，即酒调下三钱匕服之。

乌鸡酒（《圣济总录·卷第一百八十八·食治门·食治诸风》）

治中急风，背强口噤，舌直不得语，目睛不转，烦热苦渴，或身重，或身痒。

乌雌鸡（一只，去毛、嘴、脚）

上一味，破开去肠肚，以酒五斗，煮取二升，去滓分温三服，相继服尽，汗出即愈，不汗者，用热生姜葱白稀粥投之，盖覆取汗，又鸡肠肚勿去中屎，紧结两头，勿伤动，煮汁服之。

大豆紫汤（《鸡峰普济方·卷第十六·妇人》）

治产后百病，及中风痱痉，或背强口噤。

大豆（五升）　清酒（一斗）

上二味，以铁铛猛火熬豆，令极热，焦烟出，以酒沃之，去滓。

服一升，日夜数过，服之尽，更合，小汗则愈，一以去风，一则消血结，妊娠伤折，胎死在腹中，三日服此酒即瘥，一方用独活一斤，酒一斗三升，先渍独活两宿，依前熬大豆，以独活酒沃之，服如前。

窦侍御仙酒（《杨氏家藏方·卷第一·诸风上》）

治偏风，手足拳挛，半身不遂。

牛膝（净洗，切）　牛蒡根（净洗，切，以上二味各半斤）　大麻子（一升，净洗，炒）　枸杞子（净洗，一合）　苍术（一斤，净洗、切）　牛蒡子（净洗，炒）　蚕沙（净洗，炒）　秦艽（净洗，切）　羌活（去芦头，净洗，切）　防风（净洗，切）　桔梗（去芦头，净洗，切，以上六味各一两）

上件用无灰酒二斗，于瓶器内浸药，密封七日。每服一大盏，温服，常令有酒力，食后。

三建登仙酒（《魏氏家藏方·卷第八·脚气》）

治中风瘫痪，及脚膝软弱不能行步，顽麻疼痹及老人、虚人、产妇一切脚气等疾，并宜服之。

牛膝（去芦，酒浸）　肉苁蓉　当归（去芦，酒浸）　熟干地黄　天麻（生）　萆薢　杜仲（去皮锉，姜制，炒去丝）　羌活　独活　附子（生，去皮脐）　薏米（略炒）　肉桂（去粗皮，各半两，不见火）　防风（去芦）　川乌头（生，去皮脐）　人参（去芦）　白茯苓（去皮）　白术（麸炒）　干木瓜　川椒（去目合口，炒出汗）　茴香（淘去沙，炒）　木香（不见火）　破故纸（炒，各二钱半）

上咬咀，以好酒五升，每升三盏浸，春五日，夏三日，秋冬七日，每取酒一盏，汤烫食热，空腹饮之。如空心日午临卧服，便酒气熏熏相续，如能饮两盏亦不妨。不能饮者，可作五六日饮尽，则病自除。如未效，更一料，其病可除矣。此药累用有奇效。

虎胫骨酒（《严氏济生方·卷之一·中风论治》）

治中风偏枯半死，行劳得风，若鬼所击，四肢不遂，不能行步，但是一切诸风挛急之证，悉皆治疗。

石斛（去根）　石楠叶　防风（去芦）　虎胫骨（酥炙）　当归（去芦）　茵芋叶　杜仲（锉，炒）　川牛膝（去芦）　芎䓖　金毛狗脊（燎去毛）　川续断　川巴戟（去心，各一两）

上件，锉如豆大，以绢囊盛药，以酒一斗，渍之十日，每服一盏，烫①热服，不拘时候。

玉液汤（《乡药集成方·第一卷·风病门·瘫痪风》）

治诸般风疾，麻痹瘫痪，动止不得汗。梁州判王义甫患风年半，服此药酒，未及二斗疾瘥，

---

① 烫：原文作"荡"，据文义改。

乃传之祁闰甫。

牛膝（一斤）　天麻（五两）　秦艽（—两）　防风　枸杞（各二两）　蚕沙（二两，拣净）大栗子（炒熟，用肉一斤）　桔梗（二两）　当归（一两八钱）　苍术（二斤，泔浸，去皮，蒸熟）地黄（一两八钱）

上各洗净，细切，用无灰酒二斗，瓷缸内浸，用白纸七重，封七日，勿教妇人封。取用药时，人面不得于缸口上觑。每服酒一盏，日进三，虽患年深，亦不过二斗，常服永除风疾，百病不生。忌湿面、动风之物。

酒浸九转丹（《医林类证集要·卷之一·中风门》）

善治男妇大小远近诸般风证，左瘫右痪，半身不遂，口眼㖞斜，腰腿疼痛，手足顽麻，语言謇涩，行步艰难。

广木香（一两）　川乌（七钱，炮）　当归（一两半）　天麻（二两）　白花蛇（六两）　僵蚕乳香　没药　牛膝　砂仁（各五钱）　川芎（七钱）

上十一味同和，㕮咀，用生绢袋一个盛放，用糯米二斗蒸饭，入曲七斤，捣烂，然后煎浆水，将饭与曲拌匀，看天色寒热下瓮，将药袋放入瓮内，封其口，春二七，夏一七，秋九日，冬三七日，开瓮，入榨上压之，澄清，每日早晚服酒三钟，忌一切动风之物，酒尽病愈，其效如神。

中风

仙传史国公浸酒方（《医林类证集要·卷之一·风痹门》）

治左瘫右痪，口眼㖞斜，四肢疼痛，治七十二般风，二十四般气，其效不可尽述。

当归（二两）　虎胫骨（酥炙）　川羌活　川萆薢　防风（去芦，各二两）　秦艽（四两）鳖甲（一两，醋炙）　松节　川牛膝（酒浸）　晚蚕沙（炒，各二两）　枸杞子（五两）　干茄根（八两，饭上蒸熟）　苍耳子（四两，炒，捶碎）

一方加白花蛇一条酒炙，一方加寻风藤二两。

上十四味，用无灰酒一大坛，将生绢袋盛药，悬浸于内，密封固，候十四日后开坛取酒，浸取时不可面向坛口，恐药气冲人面目，每饮一盏，勿令药力断绝，饮尽病痊。将药渣晒干，为末，米糊为丸如桐子大，每服八十丸，空心温酒送下。忌食动风之物。此药可常服。

九藤酒（《医学正传·卷之四·痛风（古名痛痹）·方法》）

治远年痛风，及中风左瘫右痪，筋脉拘急，日夜作痛，叫呼不已等证，其功甚速。

青藤　钓钩藤　红藤（即理省藤也）　丁公藤（又名风藤）　桑络藤　菟丝藤（即无根藤）天仙藤（即青木香也）　阴地蕨（名地茶，取根，各四两）　忍冬藤　五味子藤（俗名红内消，各二两）

上细切，以无灰老酒一大斗，用瓷罐一个盛酒，其药用真绵包裹，放酒中浸之，密封罐口，不可泄气，春秋七日，冬十日，夏五日，每服一盏，日三服，病在上，食后及卧后服，病在下，空心食前服。

仙酒方（《扶寿精方·卷之上·药酒门》）

世传前监察御史，兼两京留守窦文炳，患手足拘挛，半身不遂，延访医至奉化县，县尉李能传此方。依合浸酒一斗，饮及二升，能运手足，三升，能伸腰背，至四升，脱如释负，因具闻奉，敕送御医院附灵宝上方，议加：

天麻（半斤）　当归（三两）　枳壳（二两，正方见下）　枸杞（二升）　牛蒡子（半斤）　牛蒡根（一斤）　天麻子（一升）　苍术（去皮，米泔浸透，蒸熟）　牛膝　秦艽　羌活　防风　桔梗　晚蚕沙（各二两）

上为粗末，无灰酒二三斗，瓦坛浸七日，勿令面近酒，恐气触目有伤，每日空心午夜，各温进一杯，忌鱼、面三个月。

秘传药酒（《万病回春·卷之二·中风·补遗方》）

治瘫痪腿疼，手足麻痒不能移动者。

当归　白芍（炒）　生地黄　牛膝　秦艽　木瓜　黄柏（盐炒）　杜仲（姜炒）　防风　陈皮（各一两）　南芎　羌活　独活（各八钱）　白芷（七钱）　槟榔（五钱）　肉桂　甘草节（蜜炙，各三钱）　油松节（五钱）

久痛加虎胫骨（酥炙八钱）、苍术（一两，炒）。

上锉，入绢袋内，入南酒或无灰酒，重汤煮一炷香为度。早晚随量饮之，不忌诸物。

神仙风药酒（《医学汇函·卷三·中风治方》）

治诸风瘫痪、肿痛顽麻者，祛风败毒之剂。

荆芥（治结气瘀血）　防风（开结气）　苍术（补中除湿）　麻黄（散寒邪而发表）　细辛（治风寒湿痹）　天麻（治诸风麻痹不仁）　白芷（治阳明头痛之邪）　川芎（清阳气）　当归头（养血止痛）　半夏（治痰厥）　茯苓（利窍）　僵蚕（能去诸风）　川乌（散诸风之寒邪）　草乌（治风湿麻痹不仁、疼痛）　洛阳花　白花蛇（治四肢不仁，骨节疼痛，口眼㖞斜，半身不遂）

上各等分，其为粗末，每药三钱，用小黄米、烧酒一斤，枣三枚，蜜五钱，同入瓶内，上盖盏，和面封固，麻绳扎左右上下，入锅悬起，重汤煮香一炷半，冷定取出。每服一小钟。疾在上，食后服；疾在下，食前服。指日见效，不可轻忽。

白花奇酒（《济世全书·中风瘫痪验方·白花奇酒》）

专治左瘫右痪，口眼㖞斜，半身不遂，诸风百节身痛，其效如神。

白花蛇（四两）　人参（三两）　木香　藁本　白茯苓　川乌（以上各一两）　草乌　生地　熟地（俱拣极大者）　苍术（米泔水浸，咀片炒，以上各一两五钱）　没药（透明者，五钱）　川芎　当归身　北细辛　香白芷　南星（姜汁拌，再入牛胆汁内拌匀，风干）　麻黄（去节）　防风　川椒（去目，各五钱）　青皮（醋炒，三钱）　陈皮（五钱）　大黄（三钱）　麝香（一钱）

上共二十三味咀片，用绢袋盛之，扎口，以无灰好酒二十斤，共药袋入坛内，严封固密，用桑柴火重汤煮三时取起，冷放净土地下三七日去火毒，每次一茶盅加入苍耳膏一匙。

天麻浸酒方（《金匮翼·卷一·中风·风缓》）

治瘫缓风，不计深浅，久在床枕。

天麻　龙骨　虎骨　骨碎补　乌蛇（酒浸，去皮骨）　白花蛇（同上）　羌活　独活　恶实根　牛膝（各半两）　松节（锉）　当归　川芎　败龟板（酥炙）　干熟地黄　茄根　附子（一枚，泡去皮脐）　大麻仁　原蚕沙（炒，各一两）

共十九味，㕮咀，如麻豆大，用酒二斗浸，密封，春夏三日，秋冬七日。每服一盏，不拘时温服。

三部追风活络酒（《医学纂要·吉集　汤方活法·补散寒热和攻六阵·散阵》）

治半身不遂，手足不仁、麻木，顽痹瘫痪证。

川乌　草乌　南星　怀牛膝（各六两）　当归　威灵仙（各半斤）　钩藤　荆芥　桂枝　炒白芍　羌活　骨碎补　续断　杜仲　白芷（二两，为末）　独活　木瓜　秦艽　枸杞（各四两）　红花（半斤）

共用水煮三次，取汁，澄清，熬膏一大碗，入乳香、没药各一两，溶化，入川椒末一两、砂仁末一两，和匀，用上好烧酒一埕，入甜酒娘十斤，入药膏，搅匀，封固任用。

络石藤酒（《信验方·卷一·杂证》）

治中风未深，手足肢体麻木不仁等证。脾胃有滞者，宜酌用之。

络石藤（二两，即爬山虎，在石上缠绕之藤）　仙茅（五钱，酒浸，竹刀切去刺）　骨碎补（二两）　狗脊（一两，去皮）　大生地（一两）　归身（一两）　薏仁（一两）　白术（五钱）　黄芪（五钱）　玉竹（五钱）　枸杞（五钱）　萸肉（五钱）　白芍（五钱）　木瓜（五钱）　红花（五钱）　牛膝（五钱）　川续断（五钱）　杜仲（五钱）　川草（五钱）

上药咀片，用湖绵一张装入，浸黄酒十斤，蒸一炷香。每日量饮，渣可再浸酒一次。

八仙酒（《本草经疏辑要·卷十·附集效方》）

治左瘫右痪，筋软麻痹等证。

川乌　草乌（俱勿切，面裹煨）　薄荷　炮姜　当归　淡竹叶　陈皮　甘草（各一钱）

上药绢袋盛扎好，另用米烧酒十斤、米醋二十两、黄糖二十两、河水井水各二十两同药入瓮密封，七日后开服，量大者饮一大杯，量小者饮一小杯，不可贪饮，修合时，忌鸡、犬、妇人声。

虎鳖仙酒丸（《普济内外全书·亨·卷之三·中风汤饮》）

治中风遗患，半身不遂，以及左瘫右痪，口眼㖞斜，四肢疼痛，骨节麻痹，诸般风气并治，神效。

虎骨（二两，酒浸炙，可治风邪暑湿）　鳖甲（二两，醋浸炙，除手足风邪瘫痪）　川芎（三两，切片，主行血舒气定痉）　当归（四两，切片，主活血散风止痛）　川羌（二两，切碎，却风湿骨节疼痛）　防风（二两，去芦，治身中恶气，四肢筋脉酸疼麻木）　秦艽（三两，去梢，治四肢拘急，言语謇塞不明）　松节（二两，去粗皮，主通筋脉，壮骨节）　川牛膝（二两，切断，主轻身躯，治手足麻痹）　枸杞（五两，蜜蒸，去五脏风邪，和骨节，利小便）　二蚕沙（三两，炒燥，绢另包，治手足瘫痪，骨节不遂，皮肉顽麻，腰背疼痛，宿食冷积） 苍耳（三两，炒去刺，去寒邪毒气，筋骨顽麻，气涩不能屈伸） 白茄梗（五两，饭锅蒸熟，治遍身积久风邪，毒气疼痛） 草薢（二两，切片，治四肢伶弱，言语謇塞，腰背筋骨疼痛）

以上十四味，用布袋盛药，酒浸坛内，过十四日，开取饮之，切勿间断，药酒逼起，另盛一坛，药滓晒干，焙炒为末，蜜丸梧子大，每服四五十粒，酒送下。忌一切发风动气助热之物，此方神效。

延龄药酒（《至宝丸散集·伤寒诸风门卷二·延龄药酒》）

治新久劳伤，手足麻木，肌肉不仁，半身不遂，筋骨疼痛，风寒湿痹等证，早晚饮之。

熟地（四两） 甘草（五钱） 枸杞（二两） 良姜（三钱） 虎骨（一两） 当归（二两） 红花（一两） 砂仁（五钱） 茄皮（一两） 乳香（三钱） 陈皮（七钱） 没药（三钱） 丁香（二钱） 杜仲（一两） 川乌（二钱） 草乌（二钱） 白芨（一两） 牛膝（五钱） 年健（五钱） 桂圆肉（二两） 肉桂（二钱） 玉竹（一两） 续断（一两）

共研粗末，以糟酒一斤拌透，入布袋，用无灰酒十斤。

十一、妇人方

麻黄散（《太平圣惠方·卷第六十九·治妇人中风诸方》）

治妇人中风，身体缓急，口眼不正，舌强不能语，奄奄惚惚，神情闷乱。

麻黄（一两，去根节） 防风（一两，去芦头） 人参（一两，去芦头） 黄芩（一两） 赤芍药（一两） 附子（一两，炮裂，去皮脐） 芎䓖（一两） 甘草（一两，炙微赤，锉） 独活（一两） 赤茯苓（一两） 杏仁（一两，汤浸，去皮尖，双仁麸炒微黄） 羚羊角屑（三分）

上件药，捣粗罗为散。每服四钱，以水一中盏，入生姜半分，煎至六分，去滓。不计时候温服。

羌活散（《太平圣惠方·卷第六十九·治妇人中风诸方》）

治妇人中风，四肢缓弱，身体疼痛，言语謇涩，心神昏乱。

羌活（一两） 羚羊角屑（三分） 桂心（半两） 赤箭（三分） 细辛（三分） 防风（三分，去芦头） 当归（三分，锉，微炒） 赤芍药（半两） 茯神（一两） 麻黄（三分，去根节） 甘草（半两，炙微赤，锉） 黄芩（三分）

上件药，捣筛为散。每服四钱，以水酒各半中盏，煎至六分，去滓。不计时候温服。

牛黄散（《太平圣惠方·卷第六十九·治妇人中风诸方》）

治妇人中风，精神冒昧，举体不仁，心胸不利，疾状如醉。

牛黄（半两，细研） 龙脑（一分，细研） 朱砂（一分，细研） 雄黄（半两，细研） 麝香（一分，细研） 乌蛇肉（一两，酒浸，炙令微黄） 蝉壳（一分） 天南星（一分，炮裂） 白附子（半两，炮裂） 侧子（半两，炮裂，去皮脐） 白僵蚕（一分，微炒） 桑螵蛸（一分，微炒） 芎䓖（一分） 防风（半两，去芦头） 赤箭（半两） 紫葛（半两） 干蝎（一分，微炒）

干菊花（一分）　犀角屑（半两）　麻黄（半两，去根节）　羚羊角屑（半两）　蔓荆子（一分）天竺黄（一分，细研）　茵芋（半两）　牛膝（半两，去苗）　当归（半两）　藁本（一分）

上件药，捣细罗为散，入研了药，都研令匀。每服不计时候，以薄荷温酒调下二钱。

乌犀散（《太平圣惠方·卷第六十九·治妇人中风诸方》）

治妇人中风，筋脉挛急，四肢疼痛，不能行立，神思昏闷，言语謇涩。

乌犀角屑（一两）　赤箭（三分）　附子（三分，炮裂，去皮脐）　羌活（三分）　防风（三分，去芦头）　芎䓖（三分）　桂心（三分）　羚羊角屑（三分）　独活（三分）　牛膝（三分，去苗）　五加皮（三分）　黄芪（半两，锉）　赤茯苓（半两）　麻黄（半两，去根节）　赤芍药（半两）　细辛（半两）　当归（三分，锉，微炒）　枳壳（半两，麸炒微黄，去瓤）　生干地黄（一两）　道人头[①]（一两）　甘草（一分，炙微赤，锉）　酸枣仁（三分，微炒）

上件药，捣筛为散。每服四钱，以水酒各半中盏，入生姜半分，薄荷三七叶，煎至六分，去滓。不计时候温服。

羚羊角散（《太平圣惠方·卷第六十九·治妇人中风口噤诸方》）

治妇人中风，心胸痰壅，口噤不能语，肝气厥不识人。

羚羊角屑（一两）　细辛（二分）　枳壳（一两，麸炒微黄，去瓤）　白术（一两）　当归（一两，锉，微炒）　桂心（一两）　木通（一两，锉）　汉防己（一两）　附子（一两，炮裂，去皮脐）　赤茯苓（一两）　甘菊花（一两）　防风（一两，去芦头）　葛根（一两，锉）　秦艽（二两，去苗）　枫树寄生（三分、两）

上件药，捣粗罗为散。每服四钱，以水一中盏，入生姜半分，煎至五分，去滓。入淡竹沥一合，更煎一两沸，不计时候，拗开口温灌之。

乌蛇散（《太平圣惠方·卷第六十九·治妇人中风口噤诸方》）

治妇人中风口噤。

乌蛇肉（半两，酒拌炒，令黄）　干蝎（半两，微炒）　天麻（半两）　天南星（半两，炮裂）　白僵蚕（半两，微炒）　腻粉（半两，研入）

上件药，捣细罗为散，研入腻粉令匀。每服一字，以生姜酒调下，拗开口灌之。

侧子散（《太平圣惠方·卷第六十九·治妇人中风偏枯诸方》）

治妇人中风，偏枯一边，手足不遂，口面㖞斜，精神不守，言语倒错。

侧子（一两，炮裂，去皮脐）　桂心（一两）　汉防己（一两）　附子（一两，炮裂，去皮脐）　芎䓖（一两）　人参（一两，去芦头）　麻黄（一两，去根节）　当归（一两）　赤芍药（一两）　秦艽（三分，去苗）　茯神（二两）　防风（三分，去芦头）　白术（半两）　细辛（半两）甘菊花（一两）　甘草（半两，炙微赤，锉）

上件药，捣粗罗为散。每服四钱，以水一中盏，入生姜半分，煎至七分，去滓。入竹沥半

---

① 道人头：即苍耳子。

合，更煎一两沸，不计时候温服。

牛膝散（《太平圣惠方·卷第六十九·治妇人中风偏枯诸方》）

治妇人中风偏枯，口面㖞斜，言语涩滞，精神不守，举动艰难。

牛膝（一两，去苗）　独活（三分，捣碎）　赤箭（一两）　当归（三分，锉，微炒）　柏子仁（三分）　鹿角胶（一两，捣碎，炒令黄燥）　芎䓖（三分）　附子（半分，炮裂，去皮脐）　桂心（三分）　汉防己（半两）　羚羊角屑（半两）　萆薢（三分）　仙灵脾（一两）　乌蛇肉（一两，酒拌炒，令黄）　麝香（一分，研入）

上件药，捣细罗为散，入研了药令匀。每服食前，以温酒调下一钱。

熟干地黄散（《太平圣惠方·卷第六十九·治妇人中风偏枯诸方》）

治妇人中风偏枯，手足瘦细，顽痹无力。

熟干地黄（一两）　萆薢（一两）　当归（一两，锉，微炒）　防风（一两，去芦头）　桂心（一两）　干漆（一两，捣碎，炒令烟出）　附子（一两，炮裂，去皮脐）　川椒（半两，去目及闭口者，炒去汗）　川乌头（半两，炮裂，去皮脐）

上件药，捣细罗为末，炼蜜和捣三二百杵，丸如梧桐子大。每服食前，以温酒下十丸。

仙灵脾丸（《太平圣惠方·卷第六十九·治妇人中风偏枯诸方》）

治妇人中风偏枯，手足一边不遂，肌骨瘦，皮肤顽痹。

仙灵脾（一两）　羚羊角屑（三分）　独活（一两）　防风（一两，去芦头）　当归（一两）　桂心（一两）　牛膝（一两，去苗）　薏苡仁（一两）　附子（一两，炮裂，去皮脐）　五加皮（三分）　萆薢（一两）　虎胫骨（一两，涂酥，炙令黄）

上件药，捣细罗为末，炼蜜和捣三二百杵，丸如梧桐子大。每服食前，温酒下三十丸。

梨汁饮子（《太平圣惠方·卷第七十四·治妊娠中风诸方》）

治妊娠中风，失音不语，心神冒闷。

梨汁（二合）　竹沥（二合）　生地黄汁（二合）　牛乳（一合）　白蜜（半合）

上件药，相和令匀。每服，温饮一小盏。

独活饮子（《太平圣惠方·卷第七十四·治妊娠中风诸方》）

治妊娠中风，口面㖞斜，语涩舌不转。

独活（一两，锉）　竹沥（二合）　生地黄汁（二合）

上件药，先以水一大盏，煎独活至六分，去滓，下竹沥地黄汁，搅匀，更煎一两沸，分温二服。

荆沥饮子（《太平圣惠方·卷第七十四·治妊娠中风诸方》）

治妊娠中风，语涩舌不转，心烦闷。

荆沥（二合）　生葛根汁（二合）　竹沥（三合）　白蜜（半两、合）

上件药，相和令匀，煎一沸。每服，温饮一小盏。

木防己散（《太平圣惠方·卷第七十四·治妊娠中风诸方》）

治妊娠中风，口眼不正，手足顽痹。

木防己（一两）　羌活（一两）　防风（一两，去芦头）　羚羊角屑（一两）　桂心（半两）荆芥穗（半两）　薏苡仁（一、半两）　麻黄（一两，去根节）　桑寄生（半两）　黄松木节（一两）　甘草（半两，炙微赤，锉）

上件药，捣筛为散。每服三钱，水一中盏，入生姜半分，煎至六分，去滓。不计时候温服。

阿胶饮子（《太平圣惠方·卷第七十四·治妊娠中风诸方》）

治妊娠中风，语涩心烦，项强，背拘急，眼涩头疼，昏昏多睡。

阿胶（半两，捣碎炒令黄燥）　竹沥（五合）　荆沥（二、三合）

上件药，相和令匀，每服温饮一中（小）盏。

酸石榴煎（《太平圣惠方·卷第七十四·治妊娠中风诸方》）

治妊娠中风，口眼不正，言语謇涩，手足不遂。

酸石榴（十枚，并皮细切，研后，更入水一中盏，再研，绞取汁，去滓）　鹅梨（十颗，捣绞取汁）　荆芥（五两，细锉，入水一中盏，研绞取汁）　薄荷（五两，细锉，入水一中盏，研绞取汁）　牛蒡根（半斤，净洗，切，研绞取汁）　竹沥（一中盏）　生姜（地黄）汁（一中盏）　白蜜（三两）

以上诸药汁相和，于银石锅中，慢火熬如饧，入后药末。

赤箭（二两）　独活（一两）　羚羊角屑（一两）　防风（一两，去芦头）　桑寄生（一两）　阿胶（一两，捣碎炒令黄燥）

上件药，捣细罗为末，研令细，入前煎中搅令匀，瓷器中盛，每服不计时候，以温酒调下一大匙头。

生犀角散（《太平圣惠方·卷第七十四·治妊娠中风诸方》）

治妊娠卒中风，不语，四肢强直，心神昏昧。

生犀角屑（一两）　防风（三分，去芦头）　赤箭（三分）　羌活（三两）　麻黄（一两，去根节）　当归（三分，锉，微炒）　人参（五、二分，去芦头）　葛根（三分）　赤芍药（三分）秦艽（半两，去苗）　甘草（半两，炙微赤，锉）　石膏（一两、半）

上件药，捣筛为散。每服二（四）钱，水一中盏，煎至六分，去滓。入竹沥半合，不计时候温服。

乌金煎（《太平圣惠方·卷第七十四·治妊娠中风诸方》）

治妊娠中风，语涩头疼，心神烦闷，胎动不安。

黑豆（一升，淘洗令净）　独活（一两）　羚羊角屑（二、一两）　防风（一两，去芦头）茯神（一两）　牡荆子（一两）　生干地黄（一两半）　牛蒡根（一两）　桑椹（一两）　桑寄生（一两）　薄荷（一两）　荆芥（一两）

上件药，捣筛，以水一斗五升，煎至五升，去滓。白蜜三两，竹沥半升，更熬令如稠饧，瓷器中盛。每服不计时候，金银温汤调下一大匙良。

当归散（《太平圣惠方·卷第七十八·治产后中风诸方》）

治产后中风，手脚顽痹，缓弱无力。

当归（锉，微炒）　羌活　附子（炮裂，去皮脐）　防风（去芦头）　薏苡仁　麻黄（去根节，各二两）　茵芋　羚羊角屑　菖蒲　阿胶（捣碎，炒令黄燥）　干蝎（微炒）　木香　牛膝（去苗）　柏子仁（以上各一两）　芎䓖（一两半）　桂心（一两半）　麝香（一分，细研）　乌蛇（酒浸，去皮骨，炙微黄）

上件药，捣细罗为散，入麝香，相和令匀。每服不计时候，以豆淋酒调下二钱。

石斛浸酒（《太平圣惠方·卷第七十八·治产后中风诸方》）

治产后中风，四肢缓弱，举体不仁。

石斛（二两，去根）　附子（炮裂，去皮脐）　牛膝（去苗）　茵芋　桂心　芎䓖　羌活　当归（锉，微炒）　熟干地黄（以上各一两）

上件药，细锉，用生绢袋盛，以清酒一斗，浸三日。每服不计时候，暖一小盏服之。

细辛散（《太平圣惠方·卷第七十八·治产后中风筋脉四肢挛急诸方》）

治产后中风，手脚不遂，筋脉挛急，不能言。

细辛　肉桂（去皱皮）　独活　秦艽（去苗）　麻黄（去根节）　菖蒲　红蓝花　薏苡仁　附子（炮裂，去皮脐）　当归（锉，微炒）　萆薢（锉，以上各一两）　枳壳（麸炒微黄，去瓤，半两）

上件药，捣筛为散。每服四钱，以水酒各半中盏，入生姜半分，煎至六分，去滓。不计时候温服。

麻黄汤（《圣济总录·卷第一百五十·妇人血风门·妇人中风》）

治妇人中风，口面㖞斜。

麻黄（去根、节煎，掠去沫，焙）　芎䓖（各一两半）　升麻　防风（去叉）　防己　桂（去粗皮）　羚羊角（镑，各一两）

上七味，粗捣筛，每用五钱匕，水一盏半，煎取一盏，去滓入竹沥半合，再煎三四沸，去滓分温二服。

桂附汤（《圣济总录·卷第一百五十·妇人血风门·妇人中风偏枯》）

治妇人中风偏枯，手足不遂，或冷或痹。

桂（去粗皮）　附子（炮裂，去皮脐）　当归（切，焙）　人参　茯神（去木）　防风（去叉）　细辛（去苗叶）　萆薢　牛膝（酒浸，切，焙）　赤芍药　麻黄（去根节煎，掠去沫，焙）　羌活（去芦头，各一两）

上一十二味，锉如麻豆，每服三钱匕，水一盏，入生姜三片，大枣二枚擘破，同煎七分，去滓温服，空腹食前各一。

椒附酒（《圣济总录·卷第一百五十·妇人血风门·妇人中风偏枯》）

治妇人半身不遂，肌肉偏枯，或言语微涩，或口眼微㖞，举动艰辛。

蜀椒（去目并闭口者）　附子（去皮脐）　生干地黄（焙）　当归　牛膝（去苗）　细辛（去苗叶）　薏苡仁　酸枣仁　麻黄（去根节）　杜仲（去粗皮）　萆薢　五加皮　原蚕沙　羌活（去

芦头，各一两）

上一十四味，并生用，㕮咀，用好酒二斗，浸五日后，不拘时温饮一盏，常觉醺醺为妙，或病势急，其药即将酒煎沸，乘热投之，候冷即旋饮之，亦得。

天雄散（《圣济总录·卷第一百五十·妇人血风门·妇人中风偏枯》）

治妇人偏枯，手足或冷或痛，或不知痛。

天雄（炮裂，去皮脐）　天麻（酒炙，各三分）　天南星（炮裂，半两）　桂（去粗皮）　麻黄（去根节）　当归（切，炒）　独活（去芦头）　乌蛇肉（酒浸，去皮骨，炙，各一两）　干蝎（去土，炒）　白僵蚕（炒，各半两）

上一十味，捣罗为散，每服二钱匕，温酒调下，不拘时。

乌头汤（《圣济总录·卷第一百五十·妇人血风门·妇人中风偏枯》）

治妇人偏枯，半身不收，或瘙痹不仁，或痿弱无力。

乌头（炮裂，去皮脐）　细辛（去苗叶）　干姜（炮）　蜀椒（去目并闭口，炒出汗，各半两）　赤茯苓（去黑皮）　防风（去叉）　当归（切，炒）　附子（炮裂，去皮脐）　桂（去粗皮）　独活（去芦头）　牛膝（酒浸，切，焙）　赤芍药　秦艽（去苗土）　生干地黄（焙，各一两）

上一十四味，锉如麻豆，每服三钱匕，水一盏，煎至七分，去滓温服，日三。

中风

大续命汤（《圣济总录·卷第一百六十一·产后门·产后中风》）

治妇人产后中风，猝然暗哑，及治偏枯贼风。

麻黄（去根节煎，掠去沫，焙，八两）　石膏（四两）　桂（去粗皮）　干姜（炮）　芎䓖（各二两）　当归（切，焙）　黄芩（去黑心，各一两）　杏仁（三十枚，去皮、尖，双仁炒）

上八味，㕮咀如麻豆大，每服五钱匕，以水一盏半，煎取七分，去滓入荆沥半合。再煎数沸温服，能言未瘥，服后小续命汤。

芎䓖汤（《圣济总录·卷第一百六十一·产后门·产后中风》）

治产后中风，舌强不知人。

芎䓖（一两半）　防风（去叉）　人参　附子（炮裂，去皮脐）　芍药　当归（切，焙）　鬼箭羽（锉）　虎杖（锉）　甘草（炙）　生干地黄（切，焙）　槟榔（各半两）　牛黄（别研，一分）

上一十二味，锉如麻豆，每服三钱匕，水七分，酒三分，同煎七分，去滓温服，不拘时候。

地黄汤（《圣济总录·卷第一百六十一·产后门·产后中风口㖞》）

产后中风，口面㖞僻，语涩不利。

生地黄汁　竹沥（半斤）　独活（去芦头，一两半）

上三味，将独活粗捣筛，每服三钱匕，水一盏，煎至六分，入地黄汁、竹沥各一合。再煎取七分，去滓温服，不拘时。

人参汤（《圣济总录·卷第一百六十一·产后门·产后中风口㖞》）

治产后中风，口面㖞斜。

人参　防己　麻黄（去根节煎，掠去沫，焙）　芍药　芎䓖　甘草　黄芩（去黑心）　白术

（锉，炒，各半两） 桂（去粗皮） 防风（去叉，各一两） 附子（一枚，炮裂，去皮脐）

上一十一味，锉如麻豆，每服五钱匕，水一盏半，入生姜一枣大，切，煎至七分，去滓温服，不拘时。

竹沥汤（《圣济总录·卷第一百六十一·产后门·产后中风口喎》）

治产后中风口喎，言语不利，手足不遂。

竹沥（半两） 防风（去叉，一两半） 升麻（一两一分） 羌活（去芦头） 桂（去粗皮） 芎𫝪 羚羊角屑（各一两） 麻黄（去根节煎，掠去沫，焙，一两半） 杏仁（去皮尖、双仁，炒，八十枚）

上九味，除竹沥外，粗捣筛，每服三钱匕，水一盏，煎至七分，去滓，入竹沥半合。再煎至七分温服，不拘时。

菖蒲汤（《圣济总录·卷第一百六十二·产后门·产后中风偏枯》）

治产后中风偏枯，手足不仁，或筋脉无力，不能自举，心下多惊。

菖蒲（洗，锉） 远志（去心） 木通（锉） 白茯苓（去黑皮） 人参 石决明 当归（切，焙） 防风（去叉） 桂（去粗皮，各一两）

上九味，粗捣筛，每服三钱匕，水一盏，生姜三片，枣一枚擘，同煎七分，去滓温服，不拘时。

防风汤（《圣济总录·卷第一百六十二·产后门·产后中风偏枯》）

治产后中风偏枯，疼痛拘挛，言语謇涩。

防风（去叉，一两半） 芎𫝪（一两） 吴茱萸（汤浸，焙干，炒，一分） 天雄（炮裂，去皮脐） 人参 山芋 秦艽（去苗土，各三分） 狗脊（去毛，锉，炒） 白蔹 干姜（炮） 干漆（炒烟出） 桂（去粗皮，各半两）

上一十二味锉如麻豆，每服三钱匕，水一盏，生姜三片，枣一枚擘破，煎七分，去滓，温服，不拘时。

黄芪酒（《圣济总录·卷第一百六十二·产后门·产后中风偏枯》）

治产后中风偏枯，半身不遂，言语不利，疼痛无力。

黄芪 蜀椒（去目并闭口者，炒出汗） 白术 牛膝（去苗，锉） 葛根（各三两） 防风（去叉） 芎𫝪 甘草（炙，锉） 细辛（去苗叶） 山茱萸 附子（炮裂，去皮脐） 秦艽（去苗土） 干姜（炮） 当归（切，焙） 乌头（炮裂，去皮脐） 人参（各二两） 独活（去芦头） 桂（去粗皮，三分）

上一十八味，锉如麻豆，用生绢袋盛，于四斗醇酒内浸三日，每温服一盏，不拘时。

芍药汤（《圣济总录·卷第一百六十二·产后门·产后中风偏枯》）

治产后中风偏枯。

芍药 当归 麻黄（去根节） 防风（去叉） 独活（去芦头） 白僵蚕（炒） 牛膝（酒浸，切，焙） 附子（炮裂，去皮脐） 桂（去粗皮，各一两）

上九味，锉如麻豆，每服三钱匕，水一盏，生姜三片，煎七分，去滓温服，不拘时。

天雄散（《圣济总录·卷第一百六十二·产后门·产后中风偏枯》）

治产后中风偏枯，手足不遂，痿弱无力。

天雄（炮裂，去皮脐） 附子（炮裂，去皮脐） 五味子（炮） 白术 人参 白芷 细辛（去苗叶，各一两） 乌头（炮裂，去皮脐） 柴胡（去苗） 麦门冬（去心，焙） 干姜（炮，各三分） 麻黄（去根节） 山茱萸 蜀椒（去目并闭口，炒出汗） 桔梗（锉，炒，各半两） 当归（切，焙，一两半） 防风（去叉，二两）

上一十七味，捣罗为散，每服二钱匕，温酒调下，不拘时。

木香煮散（《妇人大全良方·卷之三·妇人中风方论第一》）

治左瘫右痪，并素有风湿，诸药不效。常服调气、进食、宽中（《苏沈良方》言之甚详。）

羌活 麻黄（去节，各一两） 防风（三分） 白术 陈皮 黑附子（炮） 南木香 槟榔 牛膝 大川乌（炮） 草豆蔻（连皮，煨） 杏仁（去皮尖，麸炒） 人参 白茯苓 川芎 甘草 桂心（各半两）

上㕮咀，每服四钱重，水一大盏半，生姜五片，煎至八分，去滓热服。

大便不通加大黄。心腹胀加苦葶苈、滑石。膈上壅滞，咳嗽气促，加半夏、川升麻、天门冬、知母。

天麻散（《普济方·卷三百十六·妇人诸疾门·中风偏枯》）

治妇人中风偏枯，一边手足不遂，皮肤瘤瘤，不觉痛痒，言语謇涩，筋脉拘急。

天麻（一两） 羌活（一两） 天南星（一两，炮裂） 桂心（一两） 乌蛇肉（一两，酒拌，炒黄） 乌犀角屑（一两） 侧子（一两，炮裂，去皮脐） 柏子仁（一两） 白僵蚕（一两，微炒） 干蝎（半两，微炒） 朱砂（一两，细研，水飞过） 牛黄（一分，研入） 麝香（一分，研入） 当归（一两，锉，微炒） 麻黄（一两，去根节） 牛膝（一两，去苗） 防风（一两，去芦头）

上为细末，入研了药令匀，每服食前以豆淋酒下一钱。

荆芥汤（《普济方·卷三百五十·产后诸疾门·中风》）

治产后中风不省。一名独活汤。

荆芥 独活 防风（各等分）

上细锉，每服半两，水一盏半，煎至一盏，去滓温服，不拘时候。如牙关紧，用白梅蘸脑子搽便开。

乌药顺气汤（《叶氏女科证治·卷二·安胎下·妊娠瘫痪》）

妊娠手足不能举动，乃痰闭气血也。

乌药（炒） 僵蚕（炒） 川芎 白芷 陈皮 枳壳（麸炒，各八分） 干姜 甘草（各五分） 麻黄（去节，净，四分）

姜三片，葱白一茎，水煎，去沫，温服。

大秦艽汤（《彤园医书·妇人科·卷三·妊娠中风·中经中络》）

治孕妇风中经络，左瘫右痪，半身不遂，舌强不能言语，为中经证。口眼㖞斜，肌肤麻木，风气攻注，骨节牵疼，为中络证，俱服。

秦艽　石膏末（各三钱）　当归　熟地　生地　炒芍　川芎　炙术　茯苓　炙草　条芩　羌活　独活　白芷　防风（各一钱）　北细辛（五分）

生姜引。此方养血荣筋，孕妇多服无忌。

加味五物汤（《彤园医书·妇人科·卷三·妊娠中风·中经中络》）

治孕妇营卫素虚，风中经络。舌软无力，不能言语，脉浮缓，自汗不止。

蜜芪（三钱）　当归（二钱）　桂枝　酒芍（各钱半）　生姜（三片）　枣（二枚）

按：卫虚则不用，营虚则不仁，中在左者倍用蜜芪，中在右者宜倍当归。

三化汤（《彤园医书·妇人科·卷三·妊娠中风·中腑证治》）

治中腑之人，形气俱实，方可用此。

酒洗大黄（二钱）　炒川朴　羌活（各一钱）　面炒枳实（五分）

热服取下。

按：治孕妇中腑，形气虽实，亦不可单用此汤，宜主以四物汤为妙。

八物汤（《医学汇海·卷二十三　妇人科·产后》）

丹溪云：产后中风，必当大补气血，然后治痰，切不可作寻常风证，而用发表出汗治药，以八物汤加减用之为妙。

人参　白术　茯苓　当归　川芎　白芍　熟地（各一钱）　甘草（炙，五分）

上锉，加生姜、大枣，水煎服。

排风饮（《女科秘诀大全·卷二·护养胎前秘诀》）

治妊娠中风痰迷。

麻黄（去节）　白术（蜜炙）　防风　甘草　杏仁（去皮尖）　川芎　白鲜皮　当归　独活　茯苓　姜（三片）　枣（一枚）

水煎服。

十二、小儿方

白僵蚕丸（《太平圣惠方·卷第八十三·治小儿中风瘈诸方》）

治小儿中风瘈，及天钓惊邪风痫。

白僵蚕（微炒，一两）　干蝎（微炒，一分）　白附子（炮裂，一两）　天南星（炮裂，半两）　乌蛇（酒浸，去皮骨，炙令微黄，半两）　朱砂（半两，细研，水飞过）

上件药，捣罗为末，都研令匀，以粳米饭和丸，如麻子大。不计时候，以薄荷温酒下三丸，量儿大小，以意加减服之。

牛黄丸（《太平圣惠方·卷第八十三·治小儿中风不遂诸方》）

治小儿中风，四肢不遂，心神迷闷。

牛黄（以熟绢袋盛于黑豆一升中，炒豆熟为度，别研入，半两）　犀角屑（半两）　天麻

（一分） 天竺黄（细研，半两） 白僵蚕（微炒，半两） 郁金（一分） 地龙（微炒，半两） 蜣螂（去翅足，微炒，一分） 麝香（细研，一分） 朱砂（细研，水飞过，一两） 干蝎（微炒，半两） 天南星（炮裂，半两） 蚱蝉（去翅足，微炒，一七枚） 白附子（炮裂，半两） 乌蛇肉（酒浸，炙微黄，二两） 乌鸦（一枚，去翅足，泥裹，烧为灰，用一两）

上件药，捣罗为末，入研了药令匀，以糯米饭和丸，如黍米大。每服，以温酒下五丸，量儿大小，以意加减服之。

石膏散（《太平圣惠方·卷第八十三·治小儿中风不遂诸方》）

治小儿中风，不能语，口眼㖞斜，四肢不遂。

石膏（一两） 麻黄（去根节，一两） 细辛（一分） 甘草（炙微赤，锉） 射干 桂心 赤芍药 当归（锉，微炒，以上各半两）

上件药，捣粗罗为散，每服一钱，以水一小盏，煎至五分，去滓。量儿大小，分减服之。

续命汤（《太平圣惠方·卷第八十三·治小儿中风不遂诸方》）

治小儿中风，四肢不遂，并弹曳不能行步。

麻黄（去根节，一两） 石膏（一两） 杏仁（汤浸，去皮尖，双仁炒令黄，十枚） 甘草（炙微赤，锉） 黄芩 芎䓖 桂心 葛根（锉） 川升麻 当归（锉，微炒） 独活 人参（去芦头，以上各半两）

上件药，捣粗罗为散，每服一钱，以水一盏，煎至五分，去滓。量儿大小，分减频服，汗出为效。切宜避风。

蓖麻子散（《太平圣惠方·卷第八十三·治小儿中风不遂诸方》）

治小儿中风，手足不遂，诸药不效。

蓖麻子（去皮，别研，二十枚） 雀儿饭瓮（十枚） 干蝎（三十枚） 石榴（大者，一颗）

以上四味，将石榴取却子，及七分，盛药三味在内，用泥裹作球，以慢火炙干，烧令通赤，赤后闻药气透出，即熟，候冷取出，去泥细研。

干蝎（一分） 天南星（一分半） 半夏（汤洗七遍，去滑，一分） 白附子（一分半）

上件药四味，并生用，都捣，细罗为散，入前烧了药，都研令匀。每服，以温酒调下一字，其重者不过三两服，量儿大小，加减服之。

赤箭丸（《太平圣惠方·卷第八十三·治小儿中风不遂诸方》）

治小儿中风，半身不遂，肢节拘急，不能转动。

赤箭（半两） 牛黄（细研，半两） 麝香（细研，半分） 白僵蚕（微炒，半两） 白附子（炮裂，半两） 羌活（半两） 桂心（半两） 白花蛇（酒浸，去皮骨，炙令微黄，二两）

上件药，捣罗为末，入研了药，同研令匀，炼蜜和丸，如麻子大。每服，以荆芥薄荷汤下五丸，日三四服，量儿大小，以意加减服之。

羌活散（《太平圣惠方·卷第八十三·治小儿中风四肢拘挛诸方》）

治小儿中风，四肢拘挛，发热疼痛。

中
风

羌活　芎䓖　防风（去芦头）　天麻　当归（锉，微炒）　甘草（炙微赤，锉，以上各三分）白附子（炮裂，一分）　麻黄（去根节，半两）

上件药，捣细罗为散，每服，以薄荷酒调下钱半，日三四服，量儿大小，加减服之。

独活散（《太平圣惠方·卷第八十三·治小儿中风四肢拘挛诸方》）

治小儿中风，四肢拘挛，心神烦乱，不得睡。

独活（一两）　黄芪（锉，一两）　防风（去芦头，三分）　白鲜皮（三分）　茯神（一两）羚羊角屑（三分）　桂心（半两）　酸枣仁（一两）　甘草（炙微赤，锉，半两）

上件药，捣粗罗为散。每服一钱，以水一小盏，煎至五分，去滓。量儿大小，以意分减服之。

防风散（《太平圣惠方·卷第八十三·治小儿中风口噤诸方》）

治小儿中风，卒口噤不开，昏沉，冥冥如醉。

防风（去芦头）　川升麻　羚羊角屑　羌活　石膏（以上各半两）

上件药，捣粗罗为散，每服一钱，以水一小盏，煎至五分，去滓，入竹沥半合，更煎一两沸。不计时候，量儿大小，以意分减温服。

生地黄饮子（《太平圣惠方·卷第八十三·治小儿中风口㖞斜僻诸方》）

治小儿中风，面引口偏，身体拘急，舌不能转。

生地黄汁（三合）　竹沥（三合）　独活（末，三分）

上件药相和，煎至四合，去滓。不计时候，量儿大小，分减温服。

汉防己散（《太平圣惠方·卷第八十三·治小儿中风口㖞斜僻诸方》）

治小儿中风，口㖞斜僻。

汉防己　防风（去芦头）　川升麻　桂心　芎䓖　羚羊角屑　麻黄（去根节，以上各半两）

上件药，捣粗罗为散。每服一钱，以水一小盏，煎至五分，去滓，入竹沥半合，更煎一两沸。不计时候，量儿大小，分减温服。

荆沥饮子（《太平圣惠方·卷第八十三·治小儿中风失音不能语诸方》）

治小儿中风失音不语，手脚不能转动，心神烦热。

荆沥（二合）　生葛根汁（一合）　蜜（一匙）　竹沥（二合）　生地黄汁（一合）

上件药，相和令匀，不计时候，温半合服之，量儿大小，以意加减。

木通散（《太平圣惠方·卷第八十三·治小儿中风失音不能语诸方》）

治小儿中风失音不能语，四肢壮热。

木通（锉）　防风（去芦头）　川升麻　羚羊角屑　桂心（以上各半两）　甘草（炙微赤，锉，一分）

上件药，捣粗罗为散。每服一钱，以水一小盏，煎至五分，去滓，入竹沥半合，更煎一两沸，不计时候，量儿大小，分减服之。

牛黄丸（《太平圣惠方·卷第八十三·治小儿中风失音不能语诸方》）

治小儿中风，失音不语，四肢拘急。

牛黄（细研） 天竺黄（细研） 羌活 麝香（细研） 干蝎（微炒，以上各一分）

上件药，捣罗为末，入研了药令匀，炼蜜和丸，如绿豆大。不计时候，以薄荷酒研下五丸，量儿大小，以意加减。

紫金丹（《圣济总录·卷第一百七十四·小儿门·小儿中风》

治小儿中风，口眼㖞斜，发歇不定，神识昏昧。

草乌头（炭火内烧存性，一分） 天南星（炭火内烧存一半性，一分） 丹砂（研，三钱）蜈蚣（赤足全者，炙，一条） 白花蛇（生取肉，焙干） 蝎梢（炒） 牛黄（研） 麝香（研）乳香（盏子内熔过，研，各一钱）

上九味，先将五味，捣罗为细末，入研者药合研匀，用酒煮面糊和丸，如麻子、黍米大。量儿大小，每服三丸至五丸，煎桃符汤下，急惊风，研服。

碧霞丹（《保婴全方·卷六·急惊通用诸方》）

治小儿急中卒风，牙关紧急，不省人事。

石绿（一两） 胆矾（半两） 轻粉（各一钱）

上为末，糊丸如鸡头大，五岁一丸，油化下，吐涎立效。

菖蒲散（《保婴全方·卷十七·论卒中风·失音不语方》）

治小儿卒然喑哑。

上以菖蒲为末，五岁一钱，麻油泡汤调下。如卒然不语，吐出风涎即瘥。用好竹沥饮之，亦治口噤身热，不语。

桂菖散（《保婴全方·卷十七·论卒中风·失音不语方》）

治小儿急中卒风，失音不语，立效。

桂心（去皮，一两） 石菖蒲（一分）

上为末，三岁一钱，水半盏，煎三分，不拘时候。若大病之后不语者，用猪胆汁调下，未语再服。

僵蚕散（《保婴全方·卷十七·论卒中风·失音不语方》）

治小儿失音不语，关膈不通，精神昏愦。

僵蚕（半两） 羌活（一钱） 麝香（半钱）

上为末，三岁半钱，姜汁少许调和，沸汤浸服。

祛风散（《活幼心书·卷下·信效方·汤散门·散类》）

治卒暴中风，全不能言，口眼㖞斜，惊瘫搐搦，痰实烦躁，神昏有热，睡卧不稳。

防风（去芦，一两半） 南星（生用） 甘草（生用） 半夏（如前制①） 黄芩（四味各一两）

上件㕮咀，每服二钱，水一盏半，姜三片，慢火煎七分，不拘时温服。

---

① 如前制：原文载"生用"。

大续命汤（《普济方·卷三百六十七·婴孩诸风门·中风》）

治中风痱，身体不能自收，口不能言，冒昧不知疼痛，筋脉拘急。小儿凡得中风之疾，未作余病可服。

麻黄（去节，一两半）　桂（去皮）　当归（洗去土）　人参　石膏　白姜（各一两）　甘草（炙）　川芎　白芍药（各半两）　杏仁（去皮尖炒锉入，分①）

以上十件系本方，继加防风（去芦）　犀牛角（各半两）

上㕮咀，每服二钱，水半盏，薄荷二叶，煎三分，去滓服。

大圣一粒金丹（《普济方·卷三百六十七·婴孩诸风门·中风不遂》）

治小儿大人，急患中风，左瘫右痪，口眼㖞斜，涎潮，通身疼痛。一切风痫之证，并皆治之。

大黑附子（炮去皮尖）　大川乌头（炮去皮脐、尖，各二两）　新罗白附子（炮，一两）　白僵蚕（炮，去丝，微炒）　五灵脂（去石研，各一两）　白矾（枯）　没药　白蒺藜（炒去尖刺）　朱砂　麝香（各半两，别研）　金箔（为衣，二百片）　细香墨（半两）

上前六味同为细末，后四味研，拌合和，用井华水一盏，研墨尽为度，将墨汁搜和杵臼内捣五百下，丸如弹子大，金箔为衣，阴干。每服一粒，食后临卧，生姜自然汁磨化热酒服。再以热酒随多少饮之。就无风暖处卧，用衣披盖，得汗为愈。少者每粒分作二服。忌发风等物。孕妇不可服。

漏芦汤（《普济方·卷三百六十七·婴孩诸风门·中风不遂》）

治小儿半身不遂。

木通（一两）　漏芦（一两）　当归（洗白，一两）　茯苓（一两）　天麻（一两）　羌活（一两）　甘草（炙，半两）　荆芥（半两）

上为末，每服一钱，水一盏，入生姜二片、薄荷三叶，煎五分，去滓，放温服。

杨氏方（《普济方·卷三百六十七·婴孩诸风门·中风失音不能语》）

北细辛　南星（生）　半夏（生）　皂角（略煨，去皮弦）

上为末，搐鼻。用竹管盛，吹入鼻中。牙关紧，用乌梅或盐梅和药末搽牙。加麝香尤佳。

排风汤（《全幼心鉴·卷三·中风》）

治婴孩小儿中风，邪气入于五脏，狂言妄语，手足不仁，痰涎壅盛。

白鲜皮　白术　白芍药（炒）　当归（去尾，酒浸炒）　桂（去皮）　川芎　杏仁（去皮尖，炒）　甘草（炙）　独活（去芦）　麻黄（去节）　茯苓（去皮）

上锉散，用生姜三片，枣一个去核，同煎，食远服。

三生饮（《全幼心鉴·卷三·中风》）

治婴孩小儿卒中，昏不知人，口眼㖞斜，半身不遂，痰厥气厥。

天南星（去脐，生）　川乌（生）　半夏（去脐，生）　木香（各一钱）

---

① 原文缺剂量。

上锉散，用生姜五片同煎，调苏合香丸，生姜自然汁擦牙，不拘时候服。

补中益气汤（《保婴撮要·卷二·偏风口噤》）

方见虚羸。

【附】补中益气汤（《保婴撮要·卷九·虚羸》）　治中气虚弱，体疲食少，或发热烦渴等症。

人参　黄芪（各八分）　白术　甘草　陈皮（各五分）　升麻　柴胡（各二分）　当归（一钱）

上姜枣水煎，空心午前服。

愚按：前方若因药克伐，元气虚损，恶寒发热，肢体倦怠，饮食少思，或兼饮食劳倦，头痛身热，烦躁作渴，脉洪大弦虚，或微细软弱，或寸关独甚者，宜用之。凡久病，或过服克伐之剂，亏损元气，而虚证悉具者，最宜前汤。若母有脾胃不足之证，或阴虚内热，致儿为患者，尤宜用之。

地黄丸（《保婴撮要·卷二·偏风口噤》）

方见肾脏。

【附】地黄丸（《保婴撮要·卷一·肾脏》）

熟地黄（杵膏，八钱）　山茱萸肉　干山药（各四钱）　泽泻　牡丹皮　白茯苓（各三钱）

上为末，入地黄膏，量加米糊丸，桐子大。每服数丸，温水空心化下。行迟鹤膝，加鹿茸、牛膝、五加皮。

愚按：前丸治肾肝血虚，燥热作渴，小便淋秘，痰气上壅；或风客淫气，患瘰结核；或四肢发搐，眼目瞤动；或咳嗽吐血，头目眩晕；或咽喉燥痛，口舌疮裂；或自汗盗汗，便血诸血；或禀赋不足，肢体瘦弱，解颅失音；或畏明下窜，五迟五软，肾疳肝疳；或早近女色，精血亏耗，五脏齐损。凡属肾肝诸虚不足之证，宜用此以滋化源。其功不可尽述。

（救生）菖阳汤（《证治准绳·幼科·集之九·喑·中风失音》）

治小儿中风昏。

石菖蒲　天麻　生乌蛇肉　全蝎　白僵蚕　附子（炮，去皮脐）　羌活　人参　白附子（各半两）

上为粗末，每服三钱，水两盏，生姜五片，薄荷五叶，煎至一盏，滤去渣，温热时时与服。

槐子膏（《婴童类萃·中卷·中风论》）

治中风不省人事，口眼㖞斜。

槐子（炒）　僵蚕（炒）　白附子（炮）　防风（各一两）　干姜（炮，五钱）　麻黄　半夏　朱砂（各五钱）　牛黄（一钱）　麝香（五分）

用醋一碗，入半夏末，熬成膏，和药为丸，如绿豆大。每服五丸，温酒下。

乌蛇散（《婴童类萃·中卷·中风论》）

治中风不省人事，口眼㖞斜，及破伤风角弓反张，一切风痰惊证并效。

乌蛇肉（一两）　石菖蒲（一两）　天麻（五钱）　全蝎（焙，五钱）　僵蚕（五钱）　附子（炮，一个，重五钱）　羌活　人参　白附子（炮，二钱）　半夏（二钱）

为末，每服一钱，生姜薄荷汤调下。

十三、外治方

肉桂熨法（《太平圣惠方·卷第十九·治中风口面喝斜诸方》）

治中风口面喝斜。

肉桂（一两半，锉，去粗皮，捣罗为末）

上用酒一大盏，调肉桂令匀，以慢火煎成膏。去火良久，用匙摊在一片帛上，贴在腮上，频频更用热瓦子，熨令热透，专看正，即去却桂膏。患左贴右，患右贴左。

皂荚膏摩方（《太平圣惠方·卷第二十一·治风顽麻诸方》）

治身体手足有顽麻风。

皂荚（肥者，五梃） 川乌头（一两） 乌蛇肉（二两） 硫黄（三分，细研）

上件药，以酒三升，浸皂荚经三宿，揉取汁。入锅中，同乌头、乌蛇等，煎至一升，滤去滓，更熬令稠，离火，入硫黄末搅令匀。旋取摩顽处，即效。

乌头摩风膏（《太平圣惠方·卷第二十五·治一切风通用摩风膏药诸方》）

治风痛，及皮肤不仁，筋脉拘急。

川乌头（生，去皮脐） 防风（去芦头） 桂心 白芷 藁本 川椒（去目） 吴茱萸 白术 细辛 芎䓖 白附子 藜芦 莽草 羌活（以上各半两） 黄蜡（五两） 炼了猪脂（一斤） 生姜（三两）

上件药，细锉。先以猪脂内铛中煎之，以入诸药，煎令白芷色黄，候药味出尽，以新布绞去滓，更以绵滤过。拭锅令净，重入膏于锅中，慢火熬之，次下黄蜡令消，去火待稍凝，收于瓷器中。每有痛处，于火边熁手，乘热取膏摩之，一二百遍，以手涩为度。

石菖蒲末吹鼻方（《圣济总录·卷第六·诸风门·风瘖》）

治风瘖，舌强不语，精神冒闷。

菖蒲（石上九节者，刮净，半两）

上一味，取新者捣罗为细末，每用少许，吹入鼻中。

桂末吹鼻方（《圣济总录·卷第六·诸风门·风瘖》）

治风瘖，精神不明，舌强语涩。

桂（紫色者，去粗皮，半两）

上一味，捣罗为细末，每用少许，吹入鼻中，及置舌下。

开关散（《圣济总录·卷第六·诸风门·风口噤》）

治急中风，目瞑牙噤，不能下药者，用此散。以中指点散子，揩齿三、二十次，在大牙左右，其口自开，始得下药。

天南星（生捣为细末） 龙脑（别研）

上二味各等分，重研细，五月五日午时合，患者只使一字，至半钱匕。

白矾散（《圣济总录·卷第六·诸风门·风口噤》）

治一切急风，口噤不开。

白矾（半两）　盐花（一分）

上二味并细研，以手点揩牙根下，更将半钱匕，以绵裹，安牙尽头。

海带散（《圣济总录·卷第六·诸风门·风口噤》）

治风口噤，牙关不开。

海带（炒，半两）　乌梅肉　天南星（生，各一两）　麝香（二分，别研后入）

上四味为细散，入瓷合内，勿令透气。如患急，以半钱匕，于腮里牙关上揩，便自开口，立效。

白神散（《圣济总录·卷第六·诸风门·风口噤》）

治中风或吐泻，牙关紧噤，下药不能。

白梅末（不以多少）

上一味将揩牙，立开。盖酸能收敛，自然齿骨易开也。

皂荚膏摩方（《圣济总录·卷第六·诸风门·风口㖞》）

治中风口㖞。

皂荚（一挺，炙黄，刮去皮子）

上一味捣细，罗为末，以酽醋调和如膏，左㖞摩右，右㖞摩左。

石灰涂方（《圣济总录·卷第六·诸风门·风口㖞》）

治中偏风口面㖞斜。

石灰（半升）

上一味炒，乘热以醋调似泥，涂于一边缓处，才正，急用温水洗去之。

白矾散（《圣济总录·卷第七·诸风门·中风舌强不语》）

治中风舌强不得语。

白矾（生用）　桂（去粗皮，各二两）

上二味，捣罗为散，每服一钱匕，安舌下，有涎吐出即语。

茵芋淋浸方（《圣济总录·卷第九·诸风门·风偏枯》）

治中风手足偏枯挛躄，不遂屈伸。

茵芋（去粗茎，三两）　独活（去芦头，六两）　防己（四两）　蒺藜子（去角，生用，三升）　椒（去目及闭口者，一升）

上五味粗捣筛，以清浆水三斗煮取二斗，去滓，内盐二两半，适寒温用，淋浸所患手足，水不温即止。

女贞叶蒸法（《圣济总录·卷第九·诸风门·偏风》）

治偏风，手足一边拘挛，经年不瘥，半身不遂。

女贞叶（一石）　楸叶（一石）

上二味，可东西掘地方五尺，深二尺为坑，坑内先烧黄蒿、苍耳，令坑中赤热，方出灰，洒薄醋后，入二件叶欲满令匀，即将病人就偏风不遂及疼痛处，卧于叶上，以衣厚盖，令汗出为度，经三两遍即瘥。

苍耳汤浸淋方（《圣济总录·卷第十一·诸风门·风腲腿》）

治风腲腿四肢不收。

苍耳（五升，苗亦得） 羊桃（四升二合，细锉） 蒴藋（切，二升半） 赤小豆（二升半） 食盐（二升，颗块者）

上五味，以水一石五斗，煮取一石，去滓，适寒温，浸所患脚，勿过绝骨，每浸一炊顷出，勿令汤冷，可将汤更番添换令热，若遍身汗出，瘥。每隔三日一度浸淋，避外风。

趁风膏（《三因极一病证方论·卷二·中风治法》）

治中风，手足偏废不举。

穿山甲（左瘫用左足，右瘫用右足） 红海蛤（如棋子者） 川乌头（大者生用，各二两）

上为末。每用半两，捣葱白汁和成厚饼，约径一寸半，贴在所患一边脚中心，用旧帛裹紧缚定，于无风密室中椅子上坐，椅前用汤一盆，将贴药脚于汤内浸，仍用人扶病人，恐汗出不能支持。候汗出，即急去了药，汗欲出，身麻木，得汗周遍为妙。切宜避风，自然手足可举。如病未尽除，候半月二十日以后，再依此法用一次，自除根本。仍服治风补理药，忌口远欲以自养。

天仙膏（《杨氏家藏方·卷第一·诸风上》）

治男子、妇人卒暴中风，口眼㖞斜。（一宗二方）

天南星（一枚） 白芨（一钱） 草乌头（一枚） 白僵蚕（七枚）

上件并生为细末，用生鳝鱼血调敷㖞处，觉正便用温水洗去，却服后凉药天麻丸。

通顶散（《叶氏录验方·上卷·治诸风》）

初中风口噤，人事不省者，先用此药。搐之令醒，方用下项药。及治伤风，头疼，昏眩妙。

踯躅花（一分，黄者） 水磨雄黄（一分，研飞） 细辛（半两）

上三味为细末，入雄黄同研匀。不省人事时，挑一字搐入鼻中即醒。涎出口开，便下一粒金丹，醒风汤等依次第对证投之。

搐鼻通天散（《仁斋直指方·卷之三·诸风》）

治卒暗中风，倒地，牙关紧急，人事昏沉。

川芎 细辛 藜芦 白芷 防风 薄荷（各一钱） 猪牙皂角（刮去皮，三个）

上为细末，用芦筒纳药，每用少许。吹入鼻中。

通关散（《世医得效方·卷十三·风科·热证》）

治卒暴中风，昏塞不省，牙关紧急，药不得下咽。

细辛 薄荷叶 牙皂（去子） 雄黄（各一钱）

上研为末。每用少许，铜管吹入鼻中，候喷嚏，然后进药。或用白梅擦牙，更以菖蒲末着舌下，牙关即开。仓卒可用。

经验如圣散（《玉机微义·卷之一·中风门·杂方》）

治中风身体麻木走痛，眩晕头疼，牙关紧急，手足搐搦，涎潮闷乱，及破伤风一切证。

苍术（一斤）　川芎（八两）　细辛（四两）　防风　白芷（各八两）　草乌（四两）　川乌（五两）　天麻（二两）

上为末，每服半钱或一钱，温酒调下，茶清亦得。如疯狗、蛇、蝎等所伤，先用浆水口含洗净，用此贴上，仍服之至效。金疮血出不止，贴上立定。

禹功散（《乡药集成方·第一卷·风病门·卒中风》）

治卒暴中风，昏愦不知人事，牙关紧急，药不下咽。

黑牵牛（一钱）　茴香（二钱半）

上细末，以生姜自然汁调药少许，灌入鼻中，喷嚏立醒。

通顶散（《丹溪心法·卷一·中风一》）

治中风中气，昏愦不知人事，急用吹鼻即苏。

藜芦　生甘草　川芎　细辛　人参（各一钱）　石膏（五钱）

上为末，吹入鼻中一字，就提头顶中发，立苏。有嚏者可治。

不卧散（《丹溪心法附余·卷之一·外感门上·中风·附诸方》）

治中风卒倒，不知人事，用此搐鼻即苏。

川芎（一两半）　石膏（七钱半）　藜芦（半两）　生甘草（二钱半）

上为细末，口噙水搐之。

摩风膏（《（秘传）眼科龙木论·卷之四·第四十三　风牵㖞偏外障》）

治风牵㖞偏外障。

木香　当归　白芷　黑附子　细辛　藁本　防风　骨碎补（各一两）　乌头　芍药　肉桂（各一两半）　猪脂（半斤）　牛酥　鹅脂（各四两）

上捣，罗为细末，以麻油半斤，浸药末一宿一日，然后以文武火煎如膏为度，涂摩之。

神仙外应膏（《医家赤帜益辨全书·四卷·中风门·备用诸方》）

治左瘫右痪，筋骨疼痛，手足拘挛。

川乌一斤为细末，用隔年陈醋入砂锅内，慢火熬如酱色，敷患处。如病有一年，敷后一日发痒，痒时令人将手拍痒处，以不痒为度。先用升麻、皮硝、生姜煎水洗患处，然后敷药，此膏用者多见功效。

千金蓖麻汤（《医家赤帜益辨全书·九卷·痛风门·备用诸方》）

专治风湿瘫痪，手足不仁，半身不遂，周身麻木酸疼，口眼㖞斜。

蓖麻（秋夏用叶，春冬用实，一二十斤）

入瓶内，置大锅上蒸半熟取起，先将绵布数尺双折，浸入蒸汤内取出，乘热敷患处，却将前药热铺布上一层，候温再换热药一层，如此蒸换，必以患者汗出为度，重者蒸五次，轻者三次即愈。内服疏风活血之剂。

中
风

清心散（《赤水玄珠·第一卷·风门·中风》）

青黛　硼砂　薄荷（各二钱）　牛黄　冰片（各三分）

上为末，先以蜜水洗舌，后以姜汁擦舌，将药末蜜水调稀，搽舌本上。

远志膏（《古今医鉴·卷之二·中风·方》）

（秘方）治中风，舌不能言。

远志（不拘多少）

上用甘草水泡，不去骨为末，鸡子清调敷天突、咽喉、前心三处。

千金封脐膏（《寿世保元·卷四·补益》）

一论此膏能镇玉池，存精固漏，通二十四道血脉，锁三十六道骨节，主一身之毛窍，贴之血脉流畅，龟健不衰，精髓充盈，养精聚神，有百战之功。壮阳助气，固下元，通透三关，乃遂行之道。老人贴之，夜无小便，大人精不泄，补益虚损，延年益寿，至珍至宝。又治男子下元虚冷，小肠疝气，痔疾，单腹胀满，并一切腰腿骨节疼痛，半身不遂，贴三日神效。妇人子宫久冷，赤白带下，久不坐胎，产后战肠风，贴之三日神效。

天冬　生地黄　熟地黄　木鳖子　大附子　杏仁　蛇床子　远志　牛膝　肉苁蓉　官桂　菟丝子　肉豆蔻　虎骨　鹿茸　麦冬　紫稍花（各二钱）

上为末，入油一斤四两，文武火熬黑色，去渣澄清。入黄丹半斤水飞过，松香四两熬，用槐柳条搅，滴水不散为度，再下硫黄、雄黄、朱砂、赤石脂、龙骨各三钱，为末入内，除此不用见火。将药微冷定，再下腽肭脐一副，阿芙蓉、蟾酥各三钱，麝香一钱不见火。阳起石、沉香、木香各三钱，俱不见火。

上为细末入内，待药冷，下黄蜡六钱，放磁器内盛之，封口，放水中浸三日，去火毒取出。摊缎子上，或红绢上亦可。贴之六十日方无力，再换。一方加乳香、没药、母丁香，此方其效如神，不可尽述，宜谨藏，宁将千金与人，灵膏不可轻授。

神仙蒸脐法（《丹台玉案·卷之四·噎膈门·立方》）

治噎膈极危重证，服药不效，用此法神验。并一切五劳七伤，诸虚百损，遗精白浊，痞块蛊胀，中风不语，妇人赤白带下，效妙种种，不能尽述。

大附子（一个重一两，童便浸，焙）　人参　白茯苓　鹿茸　青盐　莲蕊　真川椒（各一钱）

上为细末，填入脐中，外用槐钱盖上，将蕲艾灸五壮为度。

防风黄芪汤（《古今名医方论·卷二·防风黄芪汤》）

治中风不能言，脉沉而弱者。

防风　黄芪（等分）

水煎服。

柯韵伯曰：夫风者，百病之长也。邪风之至，急如风雨。善治者治皮毛，故用防风以驱逐表邪；邪之所凑，其气必虚，故用黄芪以鼓舞正气。黄芪得防风，其功愈大者，一攻一补，相须相得之义也。唐柳太后中风不言，许胤宗造防风黄芪汤数十斛，置床下蒸之，身在气中居，次日便能语。是以外气通内气，令气行而愈也。经曰：五气入鼻，藏于心肺，上使耳目修明，声音能彰。制此方者，其知此义矣。夫熏蒸之力，尚能去病，况服之乎！今人治风，惟以发散为定法，而禁用参、芪。岂知目盲不能视，口噤不能言，皆元气不足使然耳！谁知补气可以御风，正胜而邪却之理耶？神而明之，存乎其人。信哉！

洞府保养灵龟神方（《集验良方·卷二·阳痿门》）

甘草　天冬　麦冬　远志（去心）　牛膝（酒浸）　生地（酒洗）　熟地　蛇床子（酒洗）菟丝子（酒蒸）　肉苁蓉　虎腿骨（醋炙）　鹿茸（酒洗）　续断（酒洗）　紫梢花　木鳖肉　谷精草（酒洗）　杏仁（去皮、尖）　官桂　大附子（童便制，酥油炙）

以上十九味各三钱或各一两，用油二斤四两，将药入油熬枯，滤去渣，再熬至滴水成珠，下：

松香（四两）　黄丹（八两）　硫黄（三钱）　雄黄（三钱）　龙骨（三钱）　蛤蚧（一对）赤石脂（三钱）　乳香（三钱）　没药（三钱）　沉香（三钱）　母丁香（三钱）　木香（三钱）　麝香（三钱）　蟾酥（三钱）　鸦片（三钱）[①]　真阳起石（三钱）

上药为末。诸药下完，不住手搅。入磁罐，下井中浸三五日，出火气方可用。每张用三钱，摊贴两肾俞穴及丹田，又脐外用汗巾缚住，勿令走动，六十日一换。

此膏能固玉池，真精不泄，灵龟不死。通十二经血脉，固本全形，如海水常盈，百战百胜。强阳健力，返老还童，乌须发，补精髓，助元阳。治五痨七伤。半身不遂、下元虚损、疝气、手足顽麻、阳痿不举、白浊下淋、妇人带下、血崩皆能治之。如常贴，诸疾不生，延年益寿，体健身轻。如跌打损伤诸疮贴之，亦效。如交媾不泄，揭去即泄而成胎。如不信，将衰老之人试之可验，功效无比。修治时须择日斋戒，勿令妇人、鸡、犬见之。衰弱年老人每张用六七钱，至八钱止。

七枝煎（《经验广集·卷一·内科·中风》）

治年久瘫痪，并筋骨疼痛。（《类编》）

槐　桃　柳　椿　柘　茄枝　蕲艾

上煎水三桶，大盆浸洗，如冷又添热水，以被盖出汗，避风。未愈，再洗几次。神效。

蚕沙蒸（《串雅外编·卷二·蒸法门》）

治患风冷气痹及瘫痪，盖蚕属火性，燥能胜风去湿。

醇酒三升拌原蚕沙五斗，甑蒸于暖室中，铺油单上，令患者就患处一边卧沙上，厚盖取汗。若虚人须防大热昏闷，令露顶面一次。不愈间日再蒸，无不效。

万病回春膏（《壶中药方便·万病回春膏》）

桑寄生　大枫子　蛇床子　蓖麻子　破故纸　皂角刺　土茯苓　白楝皮　牛蒡子　苍耳子土木鳖　天花粉　生半夏　甘草节　川黄柏　川羌活　天南星　香白芷　川红花　川杜仲　川乌　独活　白芨　防风　陈皮　白芍　草乌　附子　山甲　当归　蜂房　黄芩　灵仙　碎补　生

① 鸦片：该药不宜临床使用，仅供参考，他处同。

姜 生葱 头发 僵蚕 蝉脱 桃枝 柳枝 桑枝 枣枝 安息香（各一两二钱）

以上各药，用正麻油十五斤，春五夏三秋七冬九浸足，入锅内，文武火熬至药枯，滴水成珠，滤去渣，入三蚕沙一两、阿魏一两，煎镕化尽，加黄丹飞净五斤挍[①]至软硬合宜，倒在盘内，先入苏荷油五斤，再将乳香、没药、白蔻仁、肉桂、雄黄、木香、丁香各一两，麝香、冰片各三钱，共为细末入于膏药内，搅至极匀。待冷隔水浸去火气，半年后方可用，须用槐木棍搅。主治各症照图按穴贴法开列。

左瘫右痪，半身不遂，手足麻木，筋脉拘挛，肩风挫颈，贴肩井、曲池、膝眼、风门、环跳、三里穴。

十四、内外结合方

丹参膏（《肘后备急方·卷八·治百病备急丸散膏诸要方第七十二》）

疗伤寒时行贼风恶气。在外，即肢节麻痛，喉咽痹寒。入腹，则心急胀满，胸胁痞塞。内则服之，外则摩之。并瘫痪不遂，风湿痹不仁。偏枯拘屈，口喝，耳聋，齿痛，头风，痹肿，脑中风动，且痛若痈，结核漏，瘰疬坚肿，未溃敷之。取消，及丹疹诸肿无头，欲状骨疽者。摩之令消，及恶结核，走身中者，风水游肿亦摩之，其服者。如枣核大，小儿以意减之。日五服，数用之，悉效。

丹参 蒴藋（各三两） 莽草叶 踯躅花（各一两） 秦艽 独活 乌头 川椒 连翘 桑白皮 牛膝（各二两）

以苦酒五升，油麻七升，煎令苦酒尽，去滓用如前法，亦用猪脂同煎之。若是风寒冷毒，可用酒服。若毒热病，但单服。牙齿痛，单服之，仍用绵裹嚼之，此常用猪脂煎药，有小儿耳后病子，其坚如骨，已经数月不尽，以帛涂膏贴之。二十日消尽，神效无比。此方出《小品》。

雄朱丸（《太平惠民和剂局方·卷之一·治诸风》）

治中风涎潮，咽膈作声，目眩不开，口眼㖞斜，手足不遂。应是一切风疾，并宜服之。

雄黄 朱砂 龙脑 麝香（各研，一钱） 乌蛇（去皮、骨，生） 白僵蚕（去丝、嘴，生）白附子（生） 天南星（洗，各半两）

上除研外，余皆为末，炼蜜为丸，如梧桐子大。如中风涎潮，牙关不开，先用大蒜一瓣捣烂，涂在两牙关外腮上，次用豆淋酒化一丸，揩牙龈上即开，续用薄荷酒化下一二丸。如丈夫风气、妇人血风、牙关紧急者，只用豆淋酒化药，揩牙龈上即开。如头风目眩，暗风眼黑欲倒者，急嚼一两丸，薄荷酒下。

芎劳汤（《圣济总录·卷第九·诸风门·中风半身不遂》）

治中风手足不遂，身体疼痛，口面㖞斜，一眼不合。

芎劳 防风（去叉） 白术 白芷 牛膝（去苗） 狗脊（去毛） 萆薢（炒） 薏苡仁（炒，各半两） 杏仁（汤退去皮尖、双仁，炒） 人参 葛根（锉） 羌活（去芦头，各一两） 麻黄

---

① 挍：通"搅"，搅拌。

（去根节，先煎，掠去沫，焙干用，二两） 石膏（碎） 桂（去粗皮，各一两半）

上一十五味粗捣筛，每用十二钱匕，以水三盏煎取二盏，去滓，分三服，微热服之，日二服，夜一服。服药后，宜依法次第灸诸穴，风池二穴，肩髃一穴，曲池一穴，支沟一穴，五枢一穴，阳陵泉一穴，巨虚上下廉各一穴，灸九次即瘥。

不换金丹（《医学启源·中卷·六气方治·风》）

退风散热。治风有二法，行经和血及开发腠理。经脉凝滞，非行经则血不顺，是治于内也。皮肤郁结，非开发则营卫不和，是调理于外也。此亦发散之药也。

荆芥穗　白僵蚕（炒）　天麻　甘草（各一两）　羌活（去芦）　川芎　白附子（生）　川乌头（生）　蝎梢（去毒，炒）　藿香叶（各半两）　薄荷（三两）　防风（一两）

上为细末，炼蜜丸弹子大，每服细嚼茶清下。如口㖞向左，即右腮上涂之，即止。

铁骨丹（《仁斋直指方·卷之三·诸风》）

治诸风瘫痪，拳挛，半身不遂。

川乌头　草乌头（各炮，去皮、脐、尖）　川芎　当归（酒浸，晒）　辣桂　川续断（洗，晒）　华阴细辛　补骨脂（炒）　乌蛇（洗，酒浸，取肉晒干，七钱半）　直僵蚕（炒，去丝）　木鳖子（去壳，炒熟）　天麻（酒浸，晒）　巴戟（酒浸，去心，晒）　防风　滴乳香　没药　麻黄（去节）　羌活　独活　坚白南星（炮熟）　白蒺藜（炒，捣去刺）　薏苡仁　苍术（炒，各半两）　萆薢（盐水煮干）　杜仲（去粗皮，锉，姜汁制，炒焦）　牛膝（酒浸，晒，各一两）　虎胫骨（洗，酒浸，炙焦）　自然铜（烧红，醋淬七次，各三两）　白附子（炮）　川五灵脂（各四钱）　秦艽　全蝎（去毒，微炒，各二钱半）　麝香（半钱）

上细末，乳香、没药、麝香别研，渐入拌和，以浸药酒，调飞面煮糊，研筑丸，弹子大。每服一丸，温酒磨下，或宣木瓜煎汤下，黑豆淋酒下，不拘时服。仍间用高良姜碎一升煎汤，围熏汤浴最妙。未服药前，须以斑蝥二十一个，去翅足，用黑豆一建盏，慢火同炒焦，只用七个，并豆入全蝎十四枚，微炒，五灵脂二钱半为末，糕糊丸麻子大。每二十一丸，老酒下，先去其风根。

顺元散（《世医得效方·卷十三·风科·虚证》）

治卒中，昏不知人，口眼㖞斜，半身不遂，咽喉作声，痰气上壅，六脉沉伏或浮盛。兼治痰厥、饮厥及气虚眩晕。

川乌（二两）　天南星　附子（各一两，并炮）　木香（半两）

上锉散。每服三大钱，水一盏半，生姜七片煎，稍热服。感风湿卒中，五积散合和服。不省人事，细辛、皂角少许为末，或只用半夏为末，以芦管吹入鼻中，俟喷嚏，少苏，然后进药。痰涎壅盛，每服加全蝎五枚，仍服养正丹，每服三七粒镇坠之，以其用硫黄、黑锡，皆有利益，则痰涎随去矣。因气中者，以沸汤化苏合香丸一粒，乘热灌下，仍用前药汁浓磨沉香汁少许，同煎一沸服之。四体冷厥，用灵砂丹、岁丹二七粒兼服。

加减续命汤（《世医得效方·卷十三·风科·虚证》）

治中风不省人事，渐觉半身不遂，口眼㖞斜，手足颤掉，语言謇涩，肢体痿痹，神情昏乱，头目眩重，筋脉拘挛，不能伸屈，骨节烦疼，不得转侧。亦治脚气缓弱，久服之瘥。有病风人常服不可缺，以防喑哑。

麻黄（去根）　人参　黄芩　白芍药　川芎　甘草　杏仁（去皮，麸炒）　防己　桂（各二两）防风（一两半）　附子（炮，去皮脐，半两。有热者，用白附子良，一两半。）

以上系正方。上锉散。每服四钱，水一盏半，生姜三片，枣二枚煎，不拘时候。温服取汗，随人虚实与所中轻重也。

筋急拘挛，语迟，脉弦，加薏苡仁。治筋急加人参、黄芩、芍药，以避中寒，服后稍轻，再加当归瘥愈。脚气痹弱，不能转侧，心神恍惚，加茯神、远志。骨节烦疼，有热者，去附子，倍加芍药。烦躁，大便涩，去附子，倍芍药，加竹沥。脏寒，大便自利，去黄芩，加白术、附子。骨肉冷痛者，加肉桂、附子。烦躁多惊者，加犀角。呕逆腹胀，人参、半夏。自汗，去麻黄。语言謇涩，手足颤掉，石菖蒲、竹沥。大便秘，胸中不快，枳壳、大黄。气塞不通，沉香。有痰，南星数片。发渴，麦门冬、干葛、瓜根。身疼，秦艽。上气，浮肿，喘急，防风、桑白皮。以上所加各一两。小儿慢惊，煎取药汁一盏，入生姜汁再煎一二沸，日三服，夜二服。夏间又有热者，减桂一半，春加麻黄一两，夏加黄芩一两，秋加当归四两，冬加附子半两。风虚，加川芎一两。

一方，加木香、缩砂、独活各一两，川乌炮三分，亦效。牙关紧，用南星末半钱，龙脑一字，频擦牙上令热，即自开。

疏风汤（《医林类证集要·卷之一·中风门》）

治半身不遂，或肢体麻痹，筋骨疼痛。

麻黄（三两，去节）　益智仁　杏仁（炒，去皮，各一两）　甘草（炙）　升麻（各五两）

上㕮咀，每服一两，水二盏，煎至一盏，去渣，通口服，脚登热水葫芦，以大汗出去葫芦。冬月不可。

化风丹（《古今医鉴·卷二·中风·方》）

治一切中风、痰厥、风痫，牙关紧急，不省人事，及小儿惊风、搐搦，角弓反张，发热痰嗽喘促。

天南星（牛胆制过，二钱）　天麻（煨）　防风（去芦）　荆芥穗　羌活　独活（去芦）　人参（去芦）　细辛　川芎（各一钱）　木香（五分）

上为细末，炼蜜为丸，如芡实大，朱砂为衣，薄荷泡汤研化服。因气忿，用紫苏汤化下，如牙关口噤，用少许擦牙即开。

摄生饮（《医家赤帜益辨全书·四卷·中风门·备用诸方》）

治一切卒中，不论中风、中寒、中暑、中湿及痰厥、气厥之类，不省人事，初作即用此方，无热者亦用此。

南星　半夏　木香（各一钱半）　苍术（生用）　细辛　石菖蒲　甘草（生用，各一钱）

上用生姜七片，水煎温服。痰盛加全蝎二枚，仍先用通关散搐鼻。若牙噤者，用乌梅肉揉和南星、细辛末，以中指蘸药擦牙，自开。

评述

　　中医学积累了大量方药运用经验，是疾病诊疗思想挖掘的主要内容之一。古籍中有关中风治疗的方药记载颇丰，历代组方思路与其时中风发病理论密切呼应，能为临证运用提供直接指导。部分医籍所载名方如小续命汤、乌药顺气散等随着对中风认识的衍变，逐渐式微，但在现今医学理论进一步发展中焕发出新的生命力，均具有重新考量研究的价值。

　　急救吐方的相关归类，系统展示了古籍中吐法在中风急救中的应用。痰涎在中风病初发过程中是较为重要的病理因素之一，吐法在古代中风病诊疗中多有记载，能够对中风急性发病昏仆的患者起到峻除痰涎、开窍醒神的作用。现代医家因其用药峻利上涌与中风病气血逆乱上冲之势相同，应用恐加重病情，多不沿用。本书中重列该类目，以冀重新审视吐法在中风病中的临证应用。

　　此外，食疗药膳也是非常有特色的治疗方法。在古籍中涉及中风的食疗方既有纯食物的食疗方剂，如用治中风偏废、口眼㖞斜的由雄黄牛肉熬制的霞天膏；也有以药膳形式体现的方剂，如用治中风、言语謇涩、精神昏愦、口面㖞斜的荆芥粥。从食疗药膳方剂的配伍和主治看，主要涉及两个方向，一个是疏散外风，一个是补虚，这也从某种程度上印证了中风的内风和外风论断。从剂型上看，涉及粥、羹、膏、馎饦、菜肴等。中风病发病迅速，病程长，如果想通过食疗药膳调理，并且起到一定效果，比药物要花费更长的时间，需要找一种能够适合在日常饮食中既便于操作，又能长期应用的剂型。这时，粥这种剂型的优势就体现出来。一方面，五谷为养，人每日要摄入一定的热量，而热量的主要来源应该是主食，粥就是主食的一种呈现形式，可以每天食用，且操作方便。另一方面，药物或者其他食物，与水、米一起煎煮，其有效成分溶于水中，人们在食用粥的时候，顺便把药物也食用进去了，同时，谷类食物本身就有一定的补益脾胃作用。这样，粥既能承载药物，又能补益脾胃，还是一日三餐都可以食用的主食，特别适合作为慢性病的调理剂型。但古籍中的食疗药膳对于中风病情的改善作用到底如何，也需要辩证看待。如霞天膏是以牛肉为主材熬制的膏方，从膏方特点讲，补益作用较强，比较滋腻，容易阻碍脾胃，但古籍中却记载其可治疗痰涎壅塞，其对于病情的改善作用需要通过临床或实验进一步验证。

第七章

外治集萃（针灸）

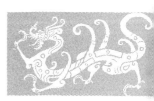

外治法是运用药物和手术或配合一定的器械，直接作用于患者体表某部或病变部位以达到治疗目的的一种治疗方法。外治法与内治法均是中医治疗的重要手段。中风的外治疗法十分丰富，在运用时，同样需要辨证施治，根据疾病不同的发展过程，选用不同的外治方法；对不同的证候分型，采用不同的外治处方。

针灸治疗中风疗效确切，急性期可开窍醒神，促进苏醒；后遗症期可舒筋通络，改善脏腑功能及肢体活动。临床运用针灸疗法，可根据患者病情，辨证选用针刺为主、艾灸为主、针灸并用等不同的治疗方法。

一、针刺

（一）统治

《针灸甲乙经·卷十·阳受病发风第二（下）》：黄帝问曰：《刺节》言解惑者，尽知调诸阴阳，补泻有余不足相倾移也，何以解之？岐伯对曰：大风在身，血脉偏虚，虚者不足，实者有余，轻重不得，倾侧宛伏，不知东西南北，乍上乍下，反复颠倒无常，甚于迷惑。补其不足，泻其有余，阴阳平复。用针如此，疾于解惑。

《针灸甲乙经·卷十·阳受病发风第二（下）》：淫邪偏客于半身，其入深，内居营卫，营卫稍衰，则真气去，邪气独留，发为偏枯；其邪气浅者，脉偏痛。风逆暴，四肢肿，身漯漯，晞然时寒，饥则烦，饱则善变，取手太阴表里，足少阴、阳明之经。肉反清取荥，骨清取井、经也。

《针灸甲乙经·卷十·阳受病发风第二（下）》：偏枯，身偏不用而痛，言不变，智不乱，病在分腠之间，巨针取之，益其不足，损其有余，乃可复也。痱之为病也，身无痛者，四肢不收，智乱不甚，其言微知可治；甚则不能言，不可治也。病先起于阳，后入于阴者，先取其阳，后取其阴，必审其气之浮沉而取之。

《针灸大成·卷九·治证总要》：阳证，中风不语，手足瘫痪者，合谷、肩髃、手三里、百会、肩井、风市、环跳、足三里、委中、阳陵泉（先针无病手足，后针有病手足）。阴证，中风，半身不遂，拘急，手足拘挛，此是阴证也。亦依治之，但先补后泻。

《太乙神针心法·卷上·第一　中风门·论证》：凡中风有五不治：开口一也，闭眼二也，遗屎三也，遗溺四也，喉中雷鸣五也。此五者有一，即不治，见此证候，毋轻下针。

《医法青篇·卷二·中风》：中风针灸穴：风池、百会、曲池、合谷、肩髃、风市、绝骨、足三里、环跳、气海、关元。

《针灸全生·卷一·中风》：中风不语，手足瘫痪：囟会（禁风）、合谷、手三里、足三里、百会、肩髃、肩井、风市、环跳、委中、阳陵泉。

《内科摘录·卷三　周身部·身痛重坠·中风》：凡冷脱及诸绝证、虚证，俱不可用开关散与针砭之法。

（二）急救

《铜人徐氏针灸合刻·徐氏针灸大全·卷之四·窦文真公八法流注·八法主治病证》：中风不省人事：中冲二穴、百会一穴、大敦二穴、印堂一穴。

《针经摘英集·治病直刺诀》：治中风气塞涎上，不语昏危者，针百会。

《乾坤生意·下卷·十一穴分类歌诀》：初中风急救针法：凡初中风跌倒，卒暴昏沉，痰涎壅滞，不省人事，牙关紧闭，药水不下，急以三棱针刺手指十井穴，当去恶血。

《常山敬斋杨先生针灸全书·卷之下·治病十一证歌》：四肢无力中邪风，眼涩难开百病攻。精神昏倦多不语，风池合谷用针通。两手三间随后泻，三里兼之与太冲。各入五分于穴内，迎随得法有神功。

《针灸大成·卷二·玉龙赋》：原夫卒暴中风，顶门、百会。

《针灸大成·卷三·玉龙歌》：中风之证症非轻，中冲二穴可安宁，先补后泻如无应，再刺人中立便轻。

《针灸大成·卷九·治证总要》：

中风不省人事：人中、中冲、合谷。

问曰：此病如何而来？以上穴法，针之不效，奈何？

答曰：针力不到，补泻不明，气血错乱，或去针速，故不效也。前穴未效，复刺后穴：哑门、大敦。

《太乙神针心法·卷上·第一　中风门·治法》：不识人，针水沟、临泣、合谷。

《针灸易学·卷上·认症定穴》：中风吐沫：人中、颊车。

《采艾编翼·卷二·中风》：

若上部昏迷则先神庭、百会、中脘而下。若痰涎上壅则先涌泉、然谷、气海而上。反此者误人。

神庭（鼻直上入发际五分，精神之府）、百会（两耳尖直上，合顶旋手中）二穴择用或连用。

涌泉（屈脚趾掌宛宛中，下痰滞）、然谷（足内踝下，核骨陷中，利咽喉）二穴连用。

次中脘（脐上四寸，百病要穴）、膻中、（平乳）、气海（脐下寸半）、通谷（上脘开寸，出声有济）。

《针灸全生·卷一·中风》：中风不省人事：人中、中冲、合谷、哑门（禁）、大敦、百会、申脉（禁）。

《针灸全生·卷一·中风》：心惊中风，不省人事：中冲、百会、大敦、内关。

《针灸全生·卷二·中风》：中脏气塞痰上，昏危不省人事：百会、风池、大椎、肩井、间使、曲池、足三里。

中
风

《针灸逢源·卷五　证治参详·徐氏八法证治》：凡治病先取申脉为主，次取各穴应之……

中风，不省人事：百会、印堂、合谷、大敦、中冲。

《厘正按摩要术·第二卷·立法·针法》：针端正。端正在中指端两旁。针一分，沿皮向后三分，灸七壮，治中风不省人事，并治心痛。

（三）头面症状

《针灸甲乙经·卷十·阳受病发风第二（下）》：

颈颔楮满，痛引牙齿，口噤不开，急痛不能言，曲鬓主之。

口僻，颧髎及龈交、下关主之。

面目恶风寒，颊肿痈痛，招摇视瞻，瘛疭口僻，巨髎主之。

口不能水浆，喎僻，水沟主之。

口僻噤，外关主之。

《备急千金要方·卷三十·针灸下·头面第一》：

承泣、四白、巨髎、禾髎、上关、大迎、颧骨、强间、风池、迎香、水沟：主喎僻不能言。

外关、内庭、三里、太渊（《甲乙》云：口僻，刺太渊，引而下之）、商丘：主僻噤。

水沟、龈交：主口不能进①水浆，喎僻。

《琼瑶神书·卷二·琼瑶真人治病手法歌》：治口眼喎斜二百四十四法：口眼喎斜气不传，升阳搓取地仓前，升阳喎左搓用右，喎右升阳搓左旋。

《铜人徐氏针灸合刻·徐氏针灸大全·卷之四·窦文真公八法流注·八法主治病证》：中风口眼喎斜，牵连不已。颊车二穴（针入一分，沿皮肉透地仓穴。喎左泻右，喎右泻左，可灸二七壮）、人中一穴、合谷二穴、太渊二穴、十宣十穴、瞳子二穴。

《针经摘英集·治病直刺诀》：

治中风口噤，牙关不开：刺督脉水沟一穴，在鼻柱下，一名人中，手阳明之会。针入四分。次针足阳明颊车二穴，在耳下曲颊端陷中，侧卧张口取之。针入四分，得气即泻。

治中风口眼喎斜：刺足少阳经听会二穴，在耳前陷中，上关下一寸，动脉宛宛中，张口得之。次足阳明经颊车二穴、地仓二穴，夹口吻旁四分，外如近下有脉微微动，跷脉、手足阳明之交会。左取右，右取左，宜频针灸，以取尽风气，口眼正为度。针入四分。

《神应经·诸风部》：口眼喎：列缺、太渊、二间、申脉、内庭、行间、通谷、地仓、水沟、颊车、合谷。

《针灸集书·卷之上·腧穴治病门类》：承泣、四白、巨髎、迎香、水沟，治口喎僻。

《医学纲目·卷之十　肝胆部·中风》：口眼喎斜：地仓（针入二分，沿皮斜向颊车，一寸半，留十吸泻之）、颊车（二分，斜向地仓。以上三穴、喎右补泻左，喎左补泻右）

厥口僻失欠，下牙痛，颊肿恶寒，口不能收，舌不能言，不能嚼，大迎主之。

---

① 进：原文作"禁"，据文义改。

口僻，偏厉主之。

口僻刺太渊，引而下之。

口僻噤，外关主之。

僻不正失欠，口不开，翳风主之。

《针灸大成·卷二·百症赋》：太冲泻唇㖞以速愈，承浆泻牙疼而即移。

《针灸大成·卷三·胜玉歌》：泻却人中及颊车，治疗中风口吐沫。

《针灸大成·卷九·治证总要》：

口眼㖞斜：颊车、合谷、地仓、人中。

问曰：此症从何而得？

答曰：醉后卧睡当风，贼风窜入经络，痰饮流注，或因怒气伤肝，房事不节，故得此症。
复刺后穴：承浆、百会、地仓、瞳子髎。

口眼㖞斜，中风：地仓、颊车、人中、合谷。

问曰：此症用前穴针效，一月或半月复发，何也？

答曰：必是不禁房劳，不节饮食，复刺后穴，无不效也。听会、承浆、翳风。

中
风

《针灸大成·卷九·治证总要》：

中风口噤不开：颊车、人中、百会、承浆、合谷（俱宜泻）。

问曰：此症前穴不效，何也？

答曰：此皆风痰灌注，气血错乱，阴阳不升降，致有此病，复刺后穴：廉泉、人中。

《太乙神针心法·卷上·第一　中风门·治法》：口噤不开：针颊车、承浆、合谷。

《太乙神针心法·卷上·第十六　鼻口门·治法》：

口㖞，眼㖞：针颊车、水沟、列缺、太渊、合谷、二间、地仓、丝竹空。

口噤：针颊车、支沟、外关、列缺、内庭、厉兑。

《医宗金鉴·刺灸心法要诀·卷八十五·头部主病针灸要穴歌》：

听会主治耳聋鸣，兼刺迎香功最灵，中风瘛疭㖞斜病，牙车脱臼齿根疼。

（注）听会穴，主治耳聋耳鸣，牙车脱臼，齿痛，中风，瘛疭，㖞斜等证。针四分，灸三
壮。兼泻迎香，功效如神。迎香穴，针三分，禁灸。

《针灸易学·卷上·认症定穴》：口噤不开：颊车、人中、承浆、合谷（泻），廉泉、人中。

《喉风论·卷四·针诀》：喉风初起，用毫针刺囟会穴、百会穴、前顶穴、后顶穴、风池二
穴、颊车二穴。若未愈，次日用毫针刺合谷穴，（拔针，以筷子打动针口，微出血。）以锋针刺曲
池出血，以铍针刺少商出血。若仍未愈，次日用毫针刺脑户、风府、肩井、阳陵泉、阴陵泉、足
少商等穴，用锋针刺尺泽出血。以上统名为开风路针。盖喉风都是风邪，开其风壅之路，使之外
出也。中风口噤，口眼㖞斜，先开风路针，次针人中、地仓，并可刺鼻角、口角，俱用毫针，更
以灯火醮涌泉穴。

《针灸全生·卷一·中风》：口眼斜㖞：地仓、颊车、人中、合谷、听会、承浆、翳风。

《针灸全生·卷二·中风》口眼㖞：针颊车、地仓、水沟、承浆。偏风、口㖞：听会、合谷。口噤不开：颊车、承浆、合谷。

《针灸逢源·卷五　证治参详·徐氏八法证治》：凡治病先取申脉为主，次取各穴应之……中风，角弓反张，眼目盲视：百会、百劳、合谷、曲池、十宣、阳陵泉、行间。

《针灸逢源·卷五　证治参详·中风门》：口噤：手三阳之筋结入于颔颊，足阳明之筋上夹于口，风寒乘虚而入，其筋则挛，故令牙关急而口噤也。人中、承浆、颊车、合谷。

《针灸集成·卷二·口部》：

唇吻不收：合谷、下三里。

口噤牙车不开：上关、颊车、阿是。

《针灸穴法·中风论》：中风口噤不开，牙关紧闭，及中气皆效：人中、颊车、合谷、足三里。

（四）肢体症状

《针灸甲乙经·卷十·阳受病发风第二（下）》：

偏枯，四肢不用，善惊，大巨主之。

两手挛不伸及腋偏枯不仁，手瘿偏小筋急，大陵主之。

痱痿，臂腕不用，唇吻不收，合谷主之。

偏枯臂腕发痛，肘屈不得伸手，又风头痛，涕出，肩臂颈痛，项急，烦满惊，五指掣不可屈伸，战怵，腕骨主之。

偏枯不能行，大风默默不知所痛，视如见星，溺黄，小腹热，咽干，照海主之，泻左阴跷、右少阴俞。先刺阴跷，后刺少阴，在横骨中。

《琼瑶神书·卷二·琼瑶真人治病手法歌》：治两手拘挛、半身不遂二百四十六法：两手拘挛取曲池，外间升阳至阳移，加持气上忙催下，泽渚相间气下随。

《铜人徐氏针灸合刻·徐氏针灸大全·卷之四·窦文真公八法流注·八法主治病证》：中风半身瘫痪，手三里穴、腕骨二穴、合谷二穴、绝骨二穴、行间二穴、风市二穴、三阴交二穴。

中风偏枯，痛疼无时，绝骨二穴、太渊二穴、曲池二穴、肩髃二穴、三里二穴、昆仑二穴。

中风四肢麻痹不仁，肘髎二穴、上廉二穴、鱼际二穴、风市二穴、膝关二穴、三阴交二穴。

《卫生宝鉴·卷七·名方类集·中风门·中风刺法》：

大接经从阳引阴治中风偏枯：

足太阳膀胱之脉，出于至阴足小指外侧，去爪甲角如韭叶为井金。

足少阴肾之脉，涌泉穴，足心也。起于小指之下，趋足心。（三呼。）

手厥阴心包络之脉，其直者循中指出其端，去爪甲如韭叶陷中为井，中冲穴也。其支者别掌中小指次指，出其端。

手少阳三焦之脉，起于小指次指之端，去爪甲角如韭叶为井。

足少阳胆之脉，出于窍阴足小指次指之端，去爪甲角如韭叶为井。其支者上入大指岐骨内出其端，还贯爪甲出三毛中。（十呼，二十呼。）

足厥阴肝之脉，起大指之端，入丛毛之际，去爪甲如韭叶为井大敦也，及三毛中。（十呼，六呼。）

手太阴肺之脉，起大指之端，出于少商，大指内侧，去爪甲如韭叶为井，其支者出次指内廉出其端。

手阳明大肠之脉，起大指次指之端，入次指内侧，去爪甲如韭叶为井，（十呼）中指内交。（三呼）

足阳明胃之脉，起足大指次指之端，去爪甲如韭叶为井，其支者入大指内，出其端。（一呼）

足太阴脾之脉，起足大指端，循指内侧，去爪甲角如韭叶为井，隐白也。（十呼）

手少阴心之脉，起手小指内出其端，循指内廉，去爪甲如韭叶为井。

手太阳小肠之脉，起手小指之端，去爪甲一分陷中为井。

大接经从阴引阳治中风偏枯：

手太阴肺之脉，起手大指端，出于少商大指内侧，去爪甲角如韭叶为井。（一呼，三呼。）

手阳明大肠之脉，起手大指次指之端，去爪甲如韭叶为井，其支者，入大指间出其端。

足太阴脾之脉，起足大指端，循指内侧，去爪甲如韭叶为井，隐白也。

手少阴心之脉，起手小指内出其端，循指内廉，去爪甲如韭叶为井。

手太阳小肠之脉，起手小指之端，去爪甲下一分陷中为井。

足太阳膀胱之脉，起足小指外侧，至阴，去爪甲如韭叶为井金，足小指之端也。

足少阴肾之脉，起足小指之下，斜趋足心为井，涌泉穴也。

手厥阴心包之脉，其直者循手中指出其端，去爪甲如韭叶为井，中冲穴也。其支者从掌中循小指次指，出其端。

手少阳三焦之脉，起手小指次指之端，去爪甲如韭叶为井。

足阳明胃之脉，起足大指次指之端，去爪甲如韭叶为井，其支者入大指间出其端。

足少阳胆之脉，起于窍阴，是小指次指之端也，去爪甲如韭叶为井。其支者上入大指歧骨内，出其端，还贯爪甲，出三毛中。

足厥阴肝之脉，起足大指之端，入丛毛之际，去爪甲如韭叶为井，大敦也，及三毛中。（六呼）

《针经摘英集·治病直刺诀》：

治中风手足不遂，针：

百会穴，在前顶后一寸五分，顶中央旋毛中可容豆。督脉、足太阳交会于巅上。针入二分。

听会穴，手少阳脉气所发。针入七分，留三呼，得气即泻。

肩髃穴，在肩端两骨间陷中宛宛中，举臂取之。手阳明、跷脉之会。

曲池穴，在肘外辅骨屈肘曲骨之中，以手拱胸取之。针入七分。

三里穴，在曲池下二寸，按手肉起兑肉之端。针入三分。

悬钟穴，在外踝上三寸动脉中，足三阳之大络。针入六分。

风市穴，在腿外两筋间，正身舒下两手着腿，当中指头陷中。

其七穴左治右，右治左，以取尽风气，轻安为度。

《扁鹊神应针灸玉龙经·磐石金直刺秘传》：中风半身不遂，左瘫右痪，先于无病手足针，宜补不宜泄；次针其有病足手，宜泻不宜补：合谷一、手三里二、曲池三、肩井四、环跳五、血海六、阳陵泉七、阴陵泉八、足三里九、绝骨十、昆仑十一。

《乡药集成方·第三卷·风病门·中风半身不遂》：环跳治冷风湿痹风疹偏风，半身不遂，腰胯痛不得转。肩髃治偏风，半身不遂，热风瘾疹，手臂挛急，捉物不得，挽弓不开，臂细无力，筋骨酸痛，若灸偏风，可七七壮，不宜多。曲池治偏风，半身不遂，刺风瘾疹疼痛，筋缓，捉物不得，挽弓不开，屈伸难风臂肘细无力。阳陵泉治偏风，半身不遂。上廉治偏风，腰腿手足不仁。承山、下廉治偏风。百会治腲腿风，半身不遂，失喑。风池、合谷、三里、绝骨治偏风，半身不遂。

《针灸聚英·卷四·标幽赋》：中风环跳而宜刺。

《医学纲目·卷之十 肝胆部·中风》：

中风针法。（出窦太师《气元归类》）

手太阴：列缺（偏风，半身不遂）、天府（卒中恶鬼疰，不得安卧）。

手阳明：肩髃、曲池（偏风，半身不遂）。

足阳明：大巨（偏枯，四肢不举）、冲阳（偏风，口眼㖞斜，足缓不收）。

手太阳：腕骨（偏枯狂惕）。

足太阳：辅阳（风痹不仁，四肢不举）。

足太阴：照海（大风偏枯，半身不遂，善悲不乐）。

足少阳：阳陵泉（半身不遂）、环跳（风眩偏风，半身不遂）。

《针灸大成·卷二·百症赋》：且如两臂顽麻，少海就傍于三里；半身不遂，阳陵远达于曲池。

《针灸大成·卷五·八脉图并治症穴》：中风拘挛：中渚、阳池、曲池、八邪。

《针灸大成·卷八·诸风门》：左瘫右痪：曲池、阳溪、合谷、中渚、三里、阳辅、昆仑。偏风：列缺、冲阳。中风肘挛：内关。

《针灸大成·卷八·续增治法》：中风腰背拘急：委中（针）。

《针灸大成·卷九·治证总要》：

半身不遂，中风：绝骨、昆仑、合谷、肩髃、曲池、手三里、足三里。

问曰：此症针后再发，何也？

答曰：针不知分寸，补泻不明，不分虚实，其症再发。再针前穴，复刺后穴：肩井、上廉、委中。

中风，左瘫右痪：三里、阳溪、合谷、中渚、阳辅、昆仑、行间。

问曰：数穴针之不效，何也？

答曰：风痰灌注经络，血气相搏，再受风寒湿气入内，凝滞不散，故刺不效，复刺后穴。先针无病手足，后针有病手足。风市、丘墟、阳陵泉。

《圣济总录·卷第一百九十二·针灸门·治五脏中风并一切风疾灸刺法》：风腰脚不遂，不能跪起，针上髎、环跳、阳陵泉、巨虚下廉穴。

《病机沙篆·卷上·中风》：左右瘫痪、痹厥偏枯、半身不遂、筋挛痰涎，针用肩髃、合谷、曲池、环跳、风市、足三里、绝骨、昆仑、阳陵泉。

《太乙神针心法·卷上·第一　中风门·治法》：

左瘫右痪：针百会、肩井、肩髃、曲池、阳溪、合谷、中渚、环跳、风市、阳辅、昆仑、涌泉、手三里、足三里。

手臂不仁：针腕骨、内关。

《针灸易学·卷上·认症定穴·奇经八脉》：

寻穴：临泣二穴，胆经。足小趾次趾外侧，本节中筋骨缝内，去一寸是。针五分，放水随皮过一寸，主四肢病，与外关主客相迎。

手足中风不举，痛麻发热拘挛，头风痛肿项腮连，眼肿赤疼头旋。齿痛耳聋咽肿，浮风搔痒筋牵，腿疼胁胀肢偏，临泣针时有验。

《采艾编翼·卷二·中风》：

瘫痪搐搦：合谷（手虎口歧骨中）、曲池（曲肘面歧骨中）、太冲（足大指次指岐骨上寸半）、阳陵泉（膝外）。

不仁：环跳（蚬子骨宛中，瘫痪要穴）。

麻痛：风市（平肩垂手，中指尽处）。

《针灸逢源·卷三　群书汇粹·症治要穴歌》：瘫痪阳溪并曲池，肩髃合谷外中渚。行间申脉昆仑穴，三里阳陵风市推。

《针灸集成·卷二·身部》：

身体不仁：先取京骨，后取中封、绝骨，皆针泻之。

瘫痪：合谷、曲池、下三里、昆仑、太冲。

《选针三要集·卷下·针灸要穴论》：

瘫痪：肩井、肩髃、曲池、合谷、足三里、昆仑。

半身不遂：肩髃、百会、肩井、客主人、列缺、手三里、曲池、昆仑、阳陵泉。

（五）语言症状

《备急千金要方·卷三十·针灸下·头面第一》：地仓、大迎：主口缓不收，不能言。

《琼瑶神书·卷一·琼瑶真人治病手法歌》：

中风不语七十六法：中风不语刺心经，四关四穴见浮沉，次日涌泉如捻去，肺经穴上鱼际针，针刺此穴声音出，三里升阳气下寻，太冲二穴取血出，气血通畅免劳心。

男女中风不语一百五十八法：中风不语用气上，中冲加捻见浮沉，涌泉即是升阳法，取气即行免患侵。

《普济方·卷四百十七·针灸门·中风不语》：治中风失音，刺任脉天突一穴，在结喉下一寸宛宛中，阴维之会，针入五分。次针手少阴经神门二穴，在掌后兑骨之端陷中，针入三分。次针手少阳经支沟二穴，在腕后三寸两骨之间陷中，针入三分。次针足少阴经涌泉二穴，在足心屈足卷指宛宛中，针入五分。如舌急不语，刺哑门一穴，在后顶中央入发际五分宛宛中，仰头取之，针入二分。如舌缓不语，刺风府一穴，在顶发际上一寸大筋内宛宛中，针入三分。

《神应经·诸风部》：暗哑：支沟、间使、合谷、鱼际、灵道、阴谷、复溜、然谷、通谷。

《乡药集成方·第一卷·风病门·中风口噤不开》：《资生经》天突、天窗治暴暗不能言，口噤。

《乡药集成方·第一卷·风病门·中风不得语》：《肘后方》中风卒不得语，针大椎旁一寸五分。不能语者，灸第二椎，或第五椎上五十壮。

《针灸集书·卷之上·腧穴治病门类》：合谷、水沟、承泣、三阳络、翳风、脑户、风府、地仓、大迎，已上并治不能言，舌急。

《医学纲目·卷之十　肝胆部·中风》：

中风失音：哑门（二分，留三呼，泻之不可深）、人中（三分，留三吸泻之）、天突、涌泉（各五分）、神门、支沟（各三分）。如舌急不语：哑门（二分）。如舌缓不语：风府（三分）。

罗云：治失音不语。（出窦太师《气元归类》）

手阳明：天鼎（暴暗并喉痹）、合谷（暗不能言）；

手少阴：阴郄（暗不能言）、灵道（暴暗不语）；

足阳明：颊车、地仓（不语，饮食不收，水浆漏落，病右治左，病左治右）；

手少阳：支沟（暴暗不语）、三阳络（暴暗不能言）；

手太阳：天窗（暴暗不能语）；

足少阴：通谷（暴暗不语）；

手厥阴：间使（暗不能语）。

口噤不开，唇吻不收，暗不能言：合谷、人中。

口噤不能言，翳风主之。

《太乙神针心法·卷上·第十六　鼻口门·治法》：

舌缓：针太渊、合谷、冲阳、内庭、风府、三阴交。

舌强：针哑门、少商、鱼际、二间、中冲、阴谷、然谷。

《医宗金鉴·刺灸心法要诀·卷八十五·头部主病针灸要穴歌》：

哑门风府只宜刺，中风舌缓不能言，颈项强急及瘈疭，头风百病与伤寒。

（注）哑门、风府二穴，主治中风舌缓，暴喑不语，伤风伤寒，头痛项急不得回顾及抽搐等病。哑门穴针二分，不可深入，禁灸。风府穴针三分，留三呼，禁灸。

《罗遗编·卷之下·内外针灸要穴·中风》：喑哑：天突、灵道、阴谷、复溜、丰隆、然谷。

《针灸易学·卷上·认症定穴》：舌缓不语：哑门、关冲。

《针灸易学·卷上·认症定穴》：舌强难言：金津、玉液、廉泉、风府。

《针灸全生·卷一·中风》：

中风不语：少商（禁灸）、前顶、人中、膻中、合谷、哑门、申脉。

惊怖，声音不出，腕肘酸痛：通里。

《针灸逢源·卷三　群书汇粹·玉龙赋》：失音难语，哑门丰隆。

《针灸逢源·卷五　证治参详·八穴主客证治歌》：手足背腰疼痛，中风不语痫癫。头眩眼肿项腮牵，且向后溪穴针。

《针灸逢源·卷五　证治参详·中风门》：喑哑：心受风，故舌强不语，风寒客于会厌，故卒然无音。又有肾脉不上循喉咙挟舌本，则不能言，此肾虚热痰。灵道、鱼际、阴谷、复溜、丰隆。

中风

《针灸逢源·卷五　证治参详·舌病》：舌强：中风痰滞，每有此症。哑门，三间，中冲，行间。舌缓：治同上。

《针灸逢源·卷五　证治参详·徐氏八法证治》：凡治病先取申脉为主，次取各穴应之……中风，口噤不开，言语謇涩：颊车、地仓、人中、合谷。

《针灸摘要·阳维脉》：凡治后症，必先取外关为主，次取各穴应之。（徐氏）……舌强难言，及生白苔：关冲，中冲，承浆，聚泉。

（六）刺络放血

《普济方·卷四百十七·针灸门·中风》：治偏枯，手足不能伸，穴刺委中。《试效方》云：陕帅郭巨济病偏枯，二指着足底不能伸，迎先师于京师治之，至则以长针刺委中，深至骨而不知痛，出血一二升，其色如黑，又且胶。刺之如是者六七次，服药三月，病良愈。

《病机沙篆·卷上·中风》：忽然中风，不知人事，宜以十宣穴出血即醒。（乃十指头端并穴）

《订补简易备验方·卷一》：治不省人事，口噤不开，兼治诸厥，急用针刺十指角离甲一韭叶许，出血立苏。

《外科大成·卷一·总论部·针砭灸烙烘照蒸拔等法·针法》：针委中穴法……中风痰厥，牙关紧急不知人事者，针之立效。其法：令患者双手倚壁上，双脚挺直，用三角铍针，将纸扎只露半米粒许尖头，针时以中指抵住针头，看委中穴有细青紫脉，皆是湿毒恶血，看准于紫脉上刺之，凡青脉俱刺，任出黑血无妨，看血出淡黄色，方以纸轻手按片时，以小膏药贴之，三四日不可洗浴。放血后，令人将圆棍于手足腰背腿上，如辕刮面，即弃杖而行。百发百中。针家不宜出血，惟肿偏宜出血也。

《普济应验良方·时症各方卷一·中风》：又砭法，用锋利碎磁片，刺少商穴，使出血，即解。少商穴在十指头指甲之两旁，与出指甲之处相齐，只离指甲两旁边各一韭叶宽是也。先从臂上抹至指间，使血行下，方刺，从大指中指刺起，但得苏醒轻松，不必遍刺亦可。破竹箸头夹住磁片，只露磁锋一分在外，用线扎紧，以两指捏着箸稍直按穴上。再用竹箸一只，横敲扎线处，使磁锋刺入，则轻重有准，此为不善刺者说法。

《痧症汇要·卷一·治痧当分经络》：《乾坤生意》云：此为十井穴。凡初中风跌倒，卒暴昏沉，痰涎壅满，不省人事，牙关紧闭，药水不下，急以三棱针刺少商、商阳、中冲、关冲、少泽及此穴，使血气流通，乃起死回生、急救之妙穴。

《增订验方别录·初集·中风门·治中风外治法》：凡卒然中风不省人事，亟先外治，向两手弯、两足弯，用阴阳汤以手蘸擎弯处，立见黑点，即以银针挑破。口吮出血净，急以紫草油封破处，随吮随封。惟吮者口内须御矾汤以隔之，方不为毒气所伤。或脑后用骨梳背重擦见黑点，治如前法，然后延医治，亦易愈，阴阳汤即滚水、井水各一半和匀是也。

《集验救急良方·上卷·救中风方》：倘真正不省人事，可用刀子于脚甲腮处，略为割破，由脚囊上，以手捋下，去其瘀血，由脚甲腮割破处而出，其人自醒，但记男左女右脚甲腮，取男左女右之义，勿错为要。

二、灸法

（一）统治

《圣济总录·卷第一百九十二·针灸门·治五脏中风并一切风疾灸刺法》：诸风发动，不自觉知，或心腹胀满，或半身不遂，或口噤不言，涎唾自出，目闭耳聋，或举身冷直，或烦闷恍惚，喜怒无常，或唇青口白，戴眼，角弓反张，始觉发动，即灸神庭一处七壮，穴在当鼻直上发际。

次灸曲差二处，各一壮，穴在神庭两旁，各一寸半。

次灸上关二处，各七壮，一名客主人，穴在耳前起骨上廉陷中。

次灸下关二处，各七壮，穴在耳前下廉动脉陷中。

次灸颊车二穴，各七壮，穴在曲颊陷中。

次灸囟会一处七壮，穴在神庭上二寸。

次灸百会一处七壮，穴在当顶上正中央。

次灸本神二处，各七壮，穴在耳正直上入发际二分（又作四分）。

次灸天柱二处，各七壮，穴在项后两大筋外，入发际陷中。

次灸陶道一处七壮，穴在大椎节下间。

次灸风门二处，各七壮，穴在第二椎下两旁，各一寸半。

次灸心俞二处，各七壮，穴在第五椎下两旁，各一寸半。

次灸肝俞二处，各七壮，穴在第九椎下两旁，各一寸半。

次灸肾俞二处，各七壮，穴在第十四椎下两旁，各一寸半。

次灸膀胱俞二处，各七壮，穴在第十九椎下两旁，各一寸半。

次灸曲池二处，各七壮，穴在两肘外曲头陷中，屈肘取之。

次灸肩髃二处，各七壮，穴在两肩头正中，两骨间陷中。

次灸支沟二处，各七壮，穴在手腕后，臂外三寸两骨间。

次灸合谷二处，各七壮，穴在手大指虎口两骨间陷中。

次灸间使二处，各七壮，穴在掌后三寸两筋间。

次灸阳陵泉二处，各七壮，穴在膝下外尖骨前陷中。

次灸阳辅二处，各七壮，穴在外踝上绝骨端陷中。

次灸昆仑二处，各七壮，穴在外踝后跟骨上陷中。

次灸上星二百壮。

次灸前顶二百四十壮。

次灸脑户三百壮。

次灸风府三百壮。

《叶氏录验方·上卷·治诸风》：凡中风……仍须访寻砭灸之法者治之益佳。治风之法有七穴：一、百会穴，二、耳前发际穴，三、肩井穴，四、风市穴，五、绝骨穴，六、曲池穴，七、三里穴。

《针灸资生经·卷一·头部中行十穴》：《明堂经》治中风言语謇涩，半身不遂，凡灸七处，亦先于百会。

《卫生宝鉴·卷八·名方类集·中风门·中风灸法》：

风中脉则口眼喎斜，中腑则肢体废，中脏则性命危。凡治风莫如续命汤之类，然此可扶持疾病，要收全功，必须火艾为良。具穴下项：

灸风中脉，口眼喎斜。

听会二穴，在耳微前陷中，张口得之，动脉应手。

颊车二穴，在耳下二韭叶陷者宛宛中，开口得之。

地仓二穴，在侠口吻旁四分，近下有脉微动者是。

凡喎向右者，为左边脉中风而缓也，宜灸左喎陷中二七壮。

凡喎向左者，为右边脉中风而缓也，宜灸右喎陷中二七壮。艾炷大如麦粒，频频灸之，以取尽风气，口眼正为度。

灸风中腑，手足不遂等疾。

百会一穴，在顶中央旋毛中陷可容豆许。

发际，是髃两耳前两穴。

肩髃二穴，在肩端两骨间陷者宛宛中，举臂取之。

曲池二穴，在肘外辅屈肘曲骨中，以手拱胸取之，横纹头陷中是。

风市二穴，在膝外两筋间，平立舒下手着腿当中，指头尽陷者宛宛中。

足三里二穴，在膝下三寸骭外廉两筋间。

绝骨二穴，一名悬钟，在足外踝上三寸动脉中。

凡觉手足麻痹或疼痛，良久乃已，此将中腑之候，宜灸此七穴。病在左则灸右，病在右则灸左。如因循失灸，手足以瘥者。秋觉有此候春灸，春觉有此候者秋灸，以取风气尽，轻安为度。

灸风中脏，气塞涎上，不语昏危者，下火立效。

百会一穴如前。

大椎一穴，在顶后第一椎上陷中。

风池二穴，在颞颥后发际陷中。

肩井二穴，在肩上陷解中，缺盆上大骨前一寸半，以三指按取之，当其中指下陷中者是。

曲池二穴如前。

足三里二穴如前。

间使二穴，在掌后三寸两筋间陷中。

凡觉心中惯乱，神思不怡，或手足麻痹，此中脏之候也。不问是风与气，可连灸此七穴。但依次第自急灸之，可灸各五七壮。日后别灸之，至随年壮止。凡遇春秋二时，可时时灸此七穴，以泄风气。如素有风人，尤须留意此灸法，可保无虞。此法能灸猝死，医经云：凡人风发，强忍怕痛不肯灸，忽然猝死，是谓何病？曰：风入脏故也，病者不可不知此。予自五月间，口眼㖞斜，灸百会等三穴，即止。右手足麻无力，灸百会、发际第七穴，得愈。七月气塞涎上不能语，魂魄飞扬，如坠江湖中，顷刻欲绝。灸百会、风池等左右颊车二穴，气遂通，吐涎半碗，又下十余行，伏枕半月，遂平复。自后凡觉神思少异于常，即灸百会、风池等穴，无不立效。

《松厓医径·后集·中风》：中风灸法：风府（二）、人中（一）、颊车（二）、合谷（二）各灸七壮。

《针灸集书·卷之上·腧穴治病门类》：百会、风池、大椎、肩井、曲池、间使、足三里、听会、颊车、地仓、肩髃，以上穴皆治中风，无分中腑中脏，可选而灸之，立效。

《景岳全书·卷之十一·从集·杂证谟·非风·灸法》：凡用灸法，必其元阳暴脱，及营卫血气不调，欲收速效，惟艾火为良。然用火之法，惟阳虚多寒，经络凝滞者为宜。若火盛金衰，水亏多燥，脉数发热，咽干面赤，口渴便热等证，则不可妄加艾火。若误用之，必致血愈燥而热愈甚，是反速其危矣。凡灸法，头面上艾炷宜小不宜大，手足上乃可粗也。又须自上而下，不可先灸下，后灸上。

《罗遗编·卷之下·内外针灸要穴·中风》：

百会、风池、大椎、肩井、间使、曲池、足三里。

凡觉手足挛痹，心神昏乱，将有中风之候，无论是风是气，依次第灸此七穴则愈。若中脏昏危，痰上，亦灸之。

《灸法秘传·应灸七十症·中风》：中风者，卒然中倒，人事无知，口眼㖞斜是也。方书有中经、中络、中脏、中腑之分。医之乏效者，必须用灸。或未经疗治者，急灸无妨。当其初中之时，先灸百会，或灸尺泽。如口噤者，灸风池。左瘫右痪者，灸风市。如两额暴痛，口眼㖞斜，牙关紧闭，失音不语，灸客主人。如因痰而中者，灸环跳穴可也。

（二）急救

《肘后备急方·卷三·治中风诸急方第十九》：治卒中急风，闷乱欲死方：灸两足大趾下横纹中，随年壮。

《肘后备急方·卷三·治中风诸急方第十九》：若不识人者，灸季胁头各七壮，此胁小肋屈头也。

《千金翼方·卷第十七·中风下·中风第一》：初得之时，当急下火，火下即定，比煮汤熟，已觉眼明，岂非大要？其灸法，先灸百会，次灸风池，次灸大椎，次灸肩井，次灸曲池，次灸间使，各三壮，次灸三里五壮。其炷如苍耳子大，必须大实作之，其艾又须大熟，从此以后，日别灸之，至随年壮止。凡人稍觉心神不快，即须灸此诸穴各三壮。不得轻之，苟度朝夕，以致殒毙，戒之哉，戒之哉。

《千金翼方·卷第二十六·针灸上·诸风第七》：风痹者，卒不能言，口噤，手不遂而强直。灸法：度病者手小指内歧间至指端为度，以置脐上，直望心下，丹注度上端毕，又作两度，续在注上合其下开上，取其本度，横置其开上令三合，其壮如倒作厶字形也。男度右手，女度左手，嫌不分明，故以丹注。三处起火，各百壮。夫眼瞤动，口偏㖞，舌不转者，灸口吻边横纹赤白际逐左右，随年壮，三报之，不瘥更报。

《类证普济本事方·卷第一·治中风肝胆筋骨诸风》：范子默记崇宁中，凡两中风，始则口眼㖞斜，次则涎潮闭塞，左右共灸十二穴，得气通。十二穴者，谓听会、颊车、地仓、百会、肩髃、曲池、风市、足三里、绝骨、发际、大椎、风池也。依而用之，无不立效。

《扁鹊神应针灸玉龙经·灸法杂抄切要》：久冷伤惫脏腑，泻利不止，中风不省人事等疾，宜灸神门。

《普济方·卷四百十七·针灸门·中风》：治卒病恶风欲死，不能语，及肉痹不知人，第五椎名曰脏俞，灸百五十壮，三百壮便愈。

《方氏脉症正宗·卷之二·风》：如或二便阻，九窍坠，不省人事于危急之际，急以艾炷于关元、气海二穴灸之，自然回阳，再凭脉用药。

《罗遗编·卷之下·内外针灸要穴·中风》：

合骨、风市、手三里、昆仑、申脉、神阙。

凡卒中风者，此穴最佳，不惟逐散风邪，宣通血脉，其于回阳益气之功，真有莫能尽述者。

《医学实在易·卷二·表证·附 中风应灸俞穴》：灸中风卒厥，危急等证，神阙。用净盐炒干，纳脐中令满，上加厚姜一片盖之，灸一百壮至五百壮，愈多愈妙。姜焦则易之。丹田（脐下三寸）、气海（脐下一寸五分），二穴俱连命门，为生气之海，经脉之本，灸之皆有大效。凡灸法，炷如苍耳大，必须大实，其艾又须大热。初得风之时，当依此次第灸之，火下即定。

《保赤心筌·卷二·儿病治要》：亦有灸丹田、气海者，不但小儿可救，即大人中风，痰气卒厥，及阴证虚寒，竭脱凶危之候，咸宜用此法救之，毋轻视也。

（三）头面症状

《范东阳方·卷一·中风》：治中风口僻噤方……又方，两手叉于头上，随僻左右灸肘头三四壮。

《肘后备急方·卷三·治中风诸急方第十九》：若眼上睛垂者，灸目两眦后三壮。

《备急千金要方·卷八·诸风·风癔第六》：治卒中风口㖞方：以苇筒长五寸，以一头刺耳孔中，四畔以面密塞之，勿令泄气，一头内大豆一颗，并艾烧之令燃，灸七壮，即瘥。患右灸左，患左灸右。千金不传。耳病亦灸之。

《备急千金要方·卷八·诸风·风癔第六》：中风口㖞：灸手交脉三壮，左灸右，右灸左，其炷如鼠屎形，横安之，两头下火。

《千金翼方·卷第二十六·针灸上·诸风第七》：凡卒中风，口噤不开：灸机关二穴，在耳下八分近前，灸五壮即愈。一云随年壮，僻者逐左右灸之。

《医心方·卷第三·治中风口噤方第八》：《新录方》治口噤方：灸承浆穴，在颐前下，唇之下。又方：灸颐尖七壮。

《杨氏家藏方·卷第一·诸风上》：灸中风，口眼㖞斜不正者，上于耳垂下麦粒大灸三壮，左引右灸，右引左灸。

《普济方·卷四百十九·针灸门·口眼㖞》：

治偏风口㖞，目不得闭，失音不语，饮食不收，水浆漏落，眼睥动不止，病右治左，左治右。穴地仓、承浆（艾如粗钗脚大，若口转㖞，却灸七壮愈）。

治风中脉口眼㖞斜，其状㖞向右者，谓左边脉中风，宜灸左，㖞左灸右。炷如麦粒，各二七壮，频灸取尽风气。穴听会、颊车、地仓各二穴。

《普济方·卷四百十七·针灸门·中风不语》：治中风口㖞僻，口吻口横纹间灸，觉大热便去艾即愈，勿尽艾，则太过。若口左僻灸右吻，右僻灸左吻。又手中指节上灸一炷。

《普济方·卷四百二十四·针灸门·诸风》治卒中风毒，如口眼㖞斜，语言不得（《全婴方》），灸合谷三壮。在手大拇指合足处，㖞左灸右㖞右灸左。

《明医杂著·卷之四·风证》：口㖞斜，可灸颊车、承浆。口面上艾炷须小，手足上则可粗也。灸火须自上灸下，不可先灸下后灸上。

《古今医统大全·卷之七·针灸直指·诸证针灸经穴》：中风口眼㖞斜：听会、颊车、百会、地仓。㖞左则灸右，㖞右则灸左。艾炷如麦大，频频灸之，口眼正为止。

《古今医统大全·卷之八·中风门·灸法》：灸中风眼戴不能上视者，三椎、五椎各灸五、七壮，齐下火立效。

《传信尤易方·卷之四·耳门》：治耳聋，中风，牙关紧急不得开，取八角附子一枚，醋渍之三宿令润，微削一头纳耳中，上灸十四壮，令气通耳中即痒。早晚易之，不三日愈。

《景岳全书·卷之十一·从集·杂证谟·非风·灸法》：灸口眼㖞斜：听会（灸眼）、客主人（灸眼）、颊车（灸口）、地仓（灸口）、承浆（灸口）、合谷。

《类经图翼·卷十一·针灸要览·诸证灸法要穴·中风》：口眼㖞斜：颊车、地仓、水沟、承浆（偏风口㖞）、听会、合谷。凡口㖞向右者，是左脉中风而缓也，宜灸左㖞陷中二七壮；㖞向左者，是右脉中风而缓也，宜灸右㖞陷中二七壮。艾炷如麦粒可矣。

《类经图翼·卷十一·针灸要览·诸证灸法要穴·中风》：

口噤不开：颊车、承浆、合谷。

戴眼：神庭、脊骨三椎、五椎，各灸五七壮，齐下火，立效。

《急救危症简便验方·续集上卷·诸风证灸法》：治中风口噤不开，牙关紧急，及中气皆验。人中一穴、颊车二穴、三里二穴、合谷二穴……凡㖞向右者，为左边脉中风而缓也，宜灸左㖞陷中二七壮；㖞向左者，为右边脉中风而缓也，宜灸右㖞陷中二七壮……又法：灸尾间穴三壮，立时即止。

《针灸经验方·卷中·风部》：口眼㖞斜：合谷、地仓、承浆、大迎、下三里、间使，灸三七壮。

《针灸经验方·卷中·风部》：偏风口㖞：间使左取右，右取左，灸三七壮，立瘥，神效。灸后令患人吹火，则乃知口正，此其验矣。

《针灸经验方·卷中·风部》：中风口噤，痰塞如引锯声：气海、关元各三壮。

（四）肢体症状

《肘后备急方·卷三·治中风诸急方第十九》：若毒急不得行者，内筋急者，灸内踝；外筋急者，灸外踝上二十壮。

《扁鹊心书·卷上·附窦材灸法》：中风半身不遂，语言謇涩，乃肾气虚损也，灸关元五百壮。

《扁鹊神应针灸玉龙经·针灸歌》：中风瘫痪经年月，曲鬓七处艾且热。

《普济方·卷四百十七·针灸门·中风》：治中风，手足不遂，穴百会、肩髃、听会、曲池、三里、悬钟、风市等七穴，左治右，右治左，以取尽风气轻安为度。

《普济方·卷四百十七·针灸门·偏风》：

治偏风半身不遂，热风瘾疹，手臂挛急，捉物不得，挽弓不开，臂细无力，筋骨酸痛，又治手不得向头，穴肩髃（若灸偏风，可七七壮不宜多）。

治腲腿风，半身不遂，失音，穴灸百会。

半身不遂，男女皆有此患，但男尤忌左，女忌右尔，若得此疾后，风药不宜暂阙，常令身上灸疮可也，最忌房室，或能如释道修养，方能保其无他。若灸，则当先百会、囟会，次风池、肩髃、曲池、合谷、环跳、风市、三里、绝骨。不必拘旧经，病左灸右，病右灸左之说，但按酸疼处灸之，若两边灸亦佳，但当自上而下灸之。

《乡药集成方·第一卷·风病门·瘫痪风》：《玉龙歌》中风，左瘫右痪，灸阳溪、曲池、合谷、中渚、阳辅、昆仑、三里、行间、阳陵泉、风市。

《针灸集书·卷之上·腧穴治病门类》：列缺、下关、上关、完骨、承浆、地仓、迎香、环跳、肩髃、曲池、照海、阴跷、阳陵泉、委中、百会，已上穴并治偏枯，半身不遂，口喎，手臂挛急，提物不得，屈身难，腰胯痛，不能转，或冷风湿痹，可选而灸之。

《古今医统大全·卷之七·针灸直指·诸证针灸经穴》：中风手足不遂等证：百会、发际、肩髃、曲池、风市、足三里、绝骨（一名悬钟）。患左灸右，患右灸左。

《灸法秘传·应灸七十症·偏风》：偏风者，或左肢不遂，或右肢不遂。在左者为瘫，血虚也。右者为痪，气虚也。左瘫右痪者，气血两虚也。总宜先灸百会，次灸合谷。如一偏疼痛，手臂不仁，拘挛难伸，灸手三里，兼灸腕骨。倘痛甚不能提物，灸肩髃。两手挛痛，臂细无力，灸曲池。半身不遂，灸环跳。按穴灸之，自然却病。

（五）语言症状

《备急千金要方·卷八·诸风·风懿第六》：中风失音[①]，不能言语，缓纵不遂：先灸天窗五十壮，息火，仍移灸百会五十壮，毕，还灸天窗五十壮者。始发先灸百会，则风气不得泄，内攻五脏，喜闭伏，仍失音也，所以先灸天窗，次百会，佳。一灸五十壮，悉泄火势，复灸之。视病轻重，重者一处三百壮，大效。凡中风，服药益剧者，但是风穴，悉皆灸之三壮，无不愈也。神良，决定勿疑惑也。不至心者，勿浪尽灸。

《黄帝明堂灸经·卷上·正人形第十一》：疗中风，眼戴上及不能语者，灸第二椎并第五椎上，各七壮，齐下火炷如半枣核大，立瘥。

《圣济总录·卷第一百九十二·针灸门·治五脏中风并一切风疾灸刺法》：中风失音不能言，缓纵不遂，灸天窗五十壮，风入脏，使人暗哑，卒口眼相引，牙车急，舌不转口僻者，灸吻边横纹赤白际，逐左右，随年壮报之，至三日不瘥，更报之。

《扁鹊心书·卷上·扁鹊灸法》：肾俞二穴在十四椎两旁各开一寸五分。凡一切大病于此灸二三百壮。盖肾为一身之根蒂，先天之真源，本牢则不死，又治中风失音，手足不遂，大风癞疾。

《扁鹊心书·卷上·附窦材灸法》：中风失音乃肺肾气损，金水不生，灸关元五百壮。

《普济方·卷四百十七·针灸门·中风不语》：

治脾风占候，声不出，或上下手，当灸手十指头，次灸人中，次大椎，次两耳门前脉，去

---

① 音：原作"瘖"，据文义改。

耳门上下行一寸是，次两大指节上下，各七壮。

治脾风，穴脾俞，脊两边灸各五十壮。凡人脾俞无定所，随四季月应病，即灸脏俞，是脾穴，此法甚妙。

治脾风者，总忽为八风。猥腿风，半身不遂，失音不语者，穴百会灸五百壮，次本神，次承浆，次风府，次肩髃，次心俞，次手五里，次手髓孔，次手少阳，次足五里，次足髓孔，次足阳明，各灸五百壮。

治中风不能语，第二椎或第五椎上，灸五十壮。

治风入脏，使人喑哑，卒口眼相引，牙车急，舌不转，喎僻者，口吻边横纹赤白际，逐左右灸，随年壮报之，至三日不瘥，更报之。

《乡药集成方·第一卷·风病门·中风不得语》：

《玉龙歌》中风不语，不省人事，灸人中、中冲、合谷、百会、大敦。

卒病恶风，欲死不能语，及肉痹不知人，灸第五椎，名曰脏俞，百五十壮至三百壮便愈。

《针灸经验方·卷中·风部》：

言语謇涩，半身不遂：百会、耳前发际、肩井、风市、下三里、绝骨、曲池、列缺、合谷、委中、太冲、照海、肝俞、支沟、间使。观证势加减，患左灸右，患右灸左。

卒恶风不语，肉痹不知人：神道（在第五椎节下间，俯而取之），灸三百壮，立瘥。

《针灸摘要·玉龙歌》：中风不语最难医，发际顶门穴要知。更向百会明补泻，即时苏醒免灾危。顶门即囟会也。禁针，灸五壮。百会先补后泻，灸七壮，艾如麦大。

三、针灸同用

（一）统治

《延寿神方·卷三·针灸部·中风》：

用百会一穴，在顶中尖陷中容豆，去前发际五寸，后发际七寸，针三分，灸七壮至七七壮。

曲鬓二穴，在两上尖，掩耳取之，针三分，灸七壮。

肩髃二穴，在肩端两骨间有陷宛宛中，举臂取之，针八分，灸五壮，可日七至二七。

曲池二穴，在肘外辅骨，曲肘横纹头陷中，拱胸取之，针七分，灸七壮，可日七至二百。

风市二穴，在膝外两筋间，直舒下两手着腿当中，指尽头陷中，针五分，灸二七壮。

足三里二穴，在膝盖下三寸，胻肉外大筋内，坐而取之，针八分，灸止可百壮。

悬中，一名绝骨，虽曰外踝上，除踝三寸，必以绝骨陇处为穴，针六分，灸五壮。

若不省人事，合谷二穴（见瘫痪）。

若不能言，哑门一穴，在项后中尖，入发际五分宛宛中，倾头取之，针三分，禁灸，灸之令人哑。

人中一穴，在鼻柱下沟中，尖针四分，灸不及针，水肿唯得针此，日三壮至二百。

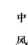

中风

若牙关紧，颊车二穴，在耳下八分近前曲颊端上陷中，针四分，灸七壮至二七壮。

《针灸聚英·卷二·治例·杂病》：中风，神阙、风池、百会、曲池、翳风、风市、环跳、肩髃，皆可灸之，以凿窍疏风。又针以导气。

《针灸逢源·卷五　证治参详·中风门》：中风六证混淆，系之于少阳、厥阴，或肢节挛痛，或木不仁者。厥阴之井大敦，针以通其经；少阳经之绝骨，灸以引其热也。

《针灸便用图考·瘫痪症》：

瘫痪症：精败左者瘫，气败右者痪。

针：曲池（曲肘上纹头陷中）、阳溪（手臂横纹前大指中间陷处，大肠脉）、合谷（大指、食指中间纹头）、中渚（无名指、小指根节后一寸，握拳取穴，三焦经）、足三里（外虎眼下三寸两筋间，胃脉）、阳辅（外踝骨上四寸，胆脉）、昆仑（外踝骨后跟骨上陷中，膀胱脉）。

如胖人多痰，针：肩髃（肩端骨缝陷中，平肩取穴）、手三里（曲池前二寸骨缝里边，大肠脉）、行间（足大指外侧骨节中间陷处，肝脉）、曲池、合谷、阳辅、昆仑。

如不能言，添：哑门（项后两筋中间，发际上五分，针宜浅，督脉）、风府（项上两筋中间，发际上一寸，针宜浅，督脉）、百会（顶中央，面前发际上五寸）。

瘫痪症，先针无病手足，泻；次针有病手足，补。艾灸少三壮，多九壮，补泻三遍。

《针灸摘要·神应经诸风门》：中风，大概可灸以疏风，可针以导气者：神阙，风池，百会，曲池，翳风，风市，环跳，肩髃。

（二）急救

《扁鹊神应针灸玉龙经·一百二十穴玉龙歌·中风》：

中风不语最难医，顶门发际亦堪施。百会穴中明补泻，即时苏醒免灾危。

顶门：即囟会穴。上星后一寸。禁不可刺，灸七壮，针泻之。

百会：顶中央旋毛中，取眉间印堂至发际折中是穴。针一分许。中风，先补后泻，多补少泻。灸七壮，无补。

《乾坤生意·下卷·中风瘫痪通用捷要穴法》：

治一切中风不省人事，风痫瘿疾等证。印堂一穴，在两眉中心。针一分，灸七壮。

治中风目反上视，暗不能言，又治头项急不能回顾，及一切诸风，并皆治之。风府一穴，在项后，上入发际一寸，发际高者七分，宛宛中是穴，言疾其肉即起。

治中风暗不能言，不省人事，口噤不开，唇吻不收，及头疼喉闭。合谷二穴，宜针入五分，灸三壮。孕妇不宜针。

治中风不省人事，偏估不能举，腕酸重不能屈伸，十指疼不能掘物，臂痿不仁。外关二穴，在手背掌后，在阳池腕后二寸，两筋两骨之间是穴。针入三分，灸五壮。

《针方六集·卷之六·兼罗集·玉龙歌　中风不语二》：

顶门，即囟会穴，在上星后一寸，可灸七壮，泻之。中风不省，先泻后补；中风不语，单泻发际，当是上星穴。

百会，穴在顶中央。取法：前以眉心间印堂穴量起，后以发际量止，折中是穴。针入豆许。中风先补后泻，泻多补少，头风平泻。可灸七壮，宜泻无补。

《针方六集·卷之六·兼罗集·玉龙歌　中风不省三十九》：

中风之证或不省，中冲一穴不须寻，先补后泻如不应，再刺人中立便醒。

中冲，穴在中指端。针入一分，沿皮向后三分，灸三壮。治中风不省，先补后泻；暴哑，先泻后补；心痛不省，单泻。

人中，平针三分，可灸三壮。

（三）头面症状

《千金翼方·卷第二十七·针灸中·肝病第一》：眯目，偏风眼㖞，通睛耳聋：针客主人，一名上关，入一分，久留之，得气即泻。亦宜灸，日三七壮至二百壮，炷如细竹箸大，侧卧张口取之。

《扁鹊神应针灸玉龙经·一百二十穴玉龙歌·口眼㖞斜》：

口眼㖞斜：中风口眼致㖞斜，须疗地仓连颊车。㖞左泻右依师语，㖞右泻左莫教差。

地仓：在口旁直缝带路下，针一分。

颊车：在耳后坠下三分，沿皮向下透地仓一寸半，灸二七壮。

《针灸集书·卷之上·针灸杂法》：口㖞面肿，灸承浆，针大杼。

《针灸大成·卷三·玉龙歌》：口眼㖞斜最可嗟，地仓妙穴连颊车，㖞左泻右依师正，㖞右泻左莫令斜。（灸地仓之艾，如绿豆，针向颊车，颊车之针，向透地仓。）

《针灸逢源·卷五　证治参详·中风门》：

口眼㖞斜：此由邪犯阳明、少阳经络。

水沟、承浆、颊车（针向地仓）、地仓（针向颊车）、听会、客主人、合谷。

凡口㖞向右者，是左脉中风而缓也，宜灸左㖞陷中二七壮，艾炷如麦粒。㖞向左者，是右脉中风而缓也，宜灸右㖞陷中二七壮。

《传悟灵济录·坤集·手部主病针灸要穴歌》：

三里三间并二间，主治牙疼食物难。兼治偏风眼目疾，针灸三穴莫教偏。

注：三里、三间、二间三穴，主治牙齿疼痛，食物艰难，及偏风眼目诸疾，三穴并针灸之。三里穴针二分，灸三壮。三间灸三壮，针三分。二间穴针三分，灸三壮。三穴同功。

（四）肢体症状

《千金翼方·卷第二十六·针灸上·诸风第七》：

治猥退风偏风半身不遂法：

又：针曲池入七分，得气即泻，然后补之，大宜灸，日十壮至一百壮止，十日更报下，少

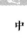

中
风

至二百壮。

又：针列缺入三分，留三呼，泻五吸，亦可灸之，日七壮至一百，总至三百壮。

《圣济总录·卷第一百九十二·针灸门·治五脏中风并一切风疾灸刺法》：偏风宜针下项七处，灸亦得。风池、肩髃、曲池、支沟、五枢、阳陵泉、巨虚下廉。

《乾坤生意·下卷·中风瘫痪通用捷要穴法》：

治中风偏枯，手不能举。阳池二穴，在手背掌后宛宛中，两筋两骨之间，横纹中是穴。针入二分，灸三壮。

治中风手弱，偏枯不仁，拘挛不伸。手三里二穴，在手曲池下二寸五分。针二分，灸三壮。

治中风半身不遂，痰咳肘挛，寒热惊痫。列缺二穴，针三分，灸七壮。

治中风半身不遂，肘挛不能伸。内关二穴，在手掌横纹后二寸两筋两骨之间是穴。针五分，灸五壮。

治中风半身不遂，腰胯疼痛，不得转侧，腰胁相引，不能屈伸，麻木不仁。环跳二穴，针二寸，灸二七壮。

治中风转筋拘急，行步无力，疼痛。昆仑二穴，针五分，灸三壮。

治中风半身不遂，脚腿麻木，冷痹疼痛。阳陵二穴，针六分，灸三壮。

治中风脚膝疼痛，转筋拘急。承山二穴，针五分，灸五壮。

《针灸大全·卷之一·治病十一证歌》：风池手足指诸间，右痪偏风左曰瘫。各刺五分随后泻，更灸七壮便身安。三里阴交行气泻，一寸三分量病看。每穴又加三七壮，自然瘫痪实时安。

《乡药集成方·第一卷·风病门·瘫痪风》：《玉龙歌》……中风不能言语，半身瘫痪，先刺无病手足，次针有病手足，灸肩髃、手三里、肩井、阴市、环跳。

《传悟灵济录·坤集·手部主病针灸要穴歌》：肩井一穴治仆伤，肘臂不举浅刺良。肩髃主治瘫痪疾，手挛肩肿效非常。注：肩井穴，治仆伤，肘臂疼痛不举。针五分，灸五壮，孕妇禁针。肩髃穴，治瘫痪，手挛肩肿。针六分，灸五壮。

（五）语言症状

《普济方·卷四百十七·针灸门·中风不语》：巢氏云：脾脉络胃夹咽，连舌本，散舌下，心之别脉系舌本，心脾受风邪，故舌强不语。三阳之经并络入额颊，夹于口，诸阳为风寒所客则筋急，故口噤不得开……治风寒之气客于脏间，滞而不能发，故喑不能言，及喉痹失音，皆风邪所为也，入脏皆能杀人，穴百会，灸百壮，针入三分，补之。治中风卒失声，声噎不出，穴大椎旁一寸五分，又刺其下，停针之。

《乾坤生意·下卷·中风瘫痪通用捷要穴法》：治中风惊怖，声音不出，肘腕酸疼。通里二穴，针三分，灸七壮。

言语针灸法：

喑不能言，取合谷、涌泉、阳交、通谷、天鼎、期门、支沟。(《甲乙》)

足太阴之脉病，舌本强不能言。又手少阴之别脉，名曰通里，虚则不能言，取此穴。(《灵枢》)

舌缓不能言，取哑门；舌下肿难言，取廉泉。(《资生》)

四、针灸配合药物

《银海精微·卷上·风牵喎斜》：

风牵喎斜者，虽与风牵出睑同，喎斜者脾胃虚，房事不节，脾胃有毒，夜卧多痰，或醉饱坐卧当风贪凉，左右忽受风牵喎斜，眼内赤痒时时颤动，其眼血丝四起，瞳仁不开大，视物蒙蒙，甚至半身不遂。

治法：急用摩风膏擦摩面部，更以砂弓刮所患风一边，手臂通刮，或通身亦可刮，一日一遍。用大瓷青碗捣碎入磁石多寡，搜面糊为饼，烘热贴面对鼻一边，右喎贴左，左喎贴右，贴至扯口眼正，其药取起。又可灸颊车，耳门穴，开口取之，太阳、人中、承浆，喎左灸右，喎右灸左。近患者易治，若年久难治。

问曰：目睛斜视倒目者何也？

答曰：肝经受风邪所牵，使其筋缓缩不利。

治法：宜灸火发散风邪，以加全蝎、白附子、南星、半夏、夜光柳红丸。外用摩风膏，导引发散，目睛必转。

灸火穴　太阳、颊车、耳门、听会、耳尖、风池（各一穴）。

夜光柳红丸（方见风牵出睑条下）。

摩风膏（方见风牵出睑条下）。

【附】夜光柳红丸（《银海精微·卷上·风牵出睑》）　治风邪伤胞睑，致风牵出睑不收，宜服。

人参　川芎　荆芥　白芷　川乌（火煨）　南星　石膏（各二两）　石决明　草乌（去火温炮，少用）　藁本　雄黄　细辛　当归　蒲黄　苍术（浸炒）　防风　薄荷　藿香　全蝎（各二两）　何首乌（一两）　羌活（三两）　甘松（二两）

上为末，炼蜜为丸。每服三十丸，茶清下。

摩风膏（《银海精微·卷上·风牵出睑》）　治胞睑受风，或疼痛，诸痛处可摩可贴。

木香　当归　白芷　防风　细辛　藁本　黑附子　没药　骨碎补（各一两）　川乌　赤芍药　肉桂（各一两）　猪脂　牛酥（即牛骨髓）　鹅脂（各四两）

上为末，香油八两，浸一日，次一日砂锅内熬，入牛酥、鹅脂同熬成，以手摩擦按于有疮处，或半身不遂，用砂弓刮之，使风气散去。

《医林正印·卷一·中风·治例》：凡口眼㖞斜者，邪干胃经也，亦当用灸法。目斜灸承泣，口㖞灸地仓，不效灸人迎、颊车二穴。或以酒煮桂汁，用布浸榻上，左㖞榻右，右㖞榻左。或用改容膏、鳝血等涂法。更宜以清阳汤、秦艽升麻汤合治。

《针灸大成·卷九·治证总要》：一论中风，但未中风时，一两月前，或三四个月前，不时足胫上发酸重麻，良久方解，此将中风之候也。便宜急灸三里、绝骨四处，各三壮，后用生葱、薄荷、桃柳叶，四味煎汤淋洗，灸令祛逐风气自疮口出。如春交夏时，夏交秋时，俱宜灸，常令二足有灸疮为妙。但人不信此法，饮食不节，色酒过度，卒忽中风，可于七处一齐俱灸各三壮，偏左灸右，偏右灸左，百会、耳前穴也。

《方氏脉症正宗·卷之二·风》：如中风一时不省人事，或僵仆卒倒，急以回阳九针法针灸之使苏，继以回阳救急汤灌之：哑门（督脉第一椎陷中）、劳宫、三阴交、涌泉、太溪、中脘、环跳、三里、合谷。

《采艾编翼·卷二·中风》：不省人事：中冲（手中指内表，合掌两指尖。灸三壮），或加间使（掌后三寸）。再不醒，加大敦（足大指生毛近甲处），或加三阴交（内踝正上三寸），危急加人中（唇上沟中）。灸后即以姜汤灌之，或牛黄丸加竹沥、姜汁各三茶匙服，至于背部乃应火，待其略醒定，方可灸。切不可翻动，防痰壅魄散不治。有中脏中腑不同，须以所中之经应之。如中肺经，则灸肺俞云云，余可类推。

《外台秘要方·卷第十四·中风及诸风方一十四首》：防风汤，主偏风。甄权处治安平公方：防风、白术、芎䓖、白芷、牛膝、狗脊、草薢（各一两）、薏苡仁、杏仁（去尖皮两仁者）、人参、葛根、羌活（各二两）、麻黄（四两，去节）、石膏（碎，绵裹）、桂心（各二两）、生姜（五两，切），上十六味，切，以水一斗二升，煮取三升，分为三服。服一剂觉好，更服一剂。一剂一度灸之，服九剂汤，九度灸之。灸风池一穴、肩髃一穴、曲池一穴、支沟一穴、五枢一穴、阳陵泉一穴、巨墟下廉一穴，合七穴，即瘥。

《扁鹊心书·卷中·中风》：此病皆因房事、六欲、七情所伤。真气虚，为风邪所乘，客于五脏之俞，则为中风偏枯等证……治法：先灸关元五百壮，五日便安。次服保元丹一二斤，以壮元气。再服八仙丹、八风汤则终身不发。若不灸脐下，不服丹药，虽愈不过三五年，再作必死。然此证最忌汗、吐、下，损其元气必死。大凡风脉，浮而迟缓者生，急疾者重，一息八九至者死。

《扁鹊心书·卷中·中风人气虚中满》：中风人气虚中满：此由脾肾虚惫不能运化，故心腹胀满，又气不足，故行动则胸高而喘。切不可服利气及通快药，令人气愈虚，传为脾病，不可救矣。宜金液丹、全真丹，一月方愈。重者，灸命关、关元二百壮（肾虚则生气之原乏，脾虚则健运之力微，气虚中满之证作矣。又《内经》谓脏寒生满病，医人知此不行剥削，重剂温补，为变者少矣）。

《针灸资生经·卷四·中风》：凡中风用续命汤、排风等汤，神精丹、茵芋酒，更加灸，必愈。

《卫生宝鉴·卷七·名方类集·中风门·中风论》：

小续命汤　通治八风五痹痿厥等疾。以一岁为总，六经为别。春夏加石膏、知母、黄芩；秋冬加官桂、附子、芍药。又于六经别药纳，随证细分加减，自古名医，不能越此。

麻黄（去节）　人参（去芦）　黄芩（去腐）　芍药　甘草（炙）　川芎　杏仁（去皮尖，炒）　防己　官桂（各一两）　防风（一两半）　附子（炮去皮脐，半两）

上十一味，除附子、杏仁外，为粗末，后入二味和匀，每服五钱，水一盏半，生姜五片，煎至一盏，去滓，稍热服，食前。

凡治中风，不审六经之形证加减，虽治与不治无异也。《内经》云：腠理开则洒然寒，闭则热而闷。知暴中风邪，宜先以加减续命汤药证治之。

若中风无汗恶寒，麻黄续命汤主之。于本方中加麻黄、防风、杏仁一倍，宜针太阳经至阴出血、昆仑举跷。

中风有汗恶风，桂枝续命汤主之。于本方中加桂枝、芍药、杏仁一倍，宜针风府。

以上二证，皆太阳经中风也。

中风无汗，身热不恶寒，白虎续命汤主之。于本方中加石膏二两，知母二两，甘草一两。

中风有汗，身热不恶风，葛根续命汤主之。于本方中加葛根二两，桂枝黄芩各一倍，宜针陷谷、刺厉兑：针陷谷者，去阳明之贼邪；刺厉兑者，泻阳明之实热。

以上二证，皆阳明经中风也。

中风无汗身凉，附子续命汤主之。于本方中加附子一倍，干姜加二两，甘草加三两。宜针隐白，去太阴之贼邪。

此一证，太阴经中风也。

中风有汗无热，桂枝附子续命汤主之。于本方中加桂枝、附子、甘草一倍，宜针太溪。

此一证，少阴经中风也。

凡中风无此四经六证混淆，系于少阳厥阴。或肢节挛痛，或麻木不仁，宜羌活连翘续命汤主之。于本方中加羌活四两，连翘六两。

上古之续命，混淆无别，今立分经治疗，又分各经针刺，无不愈也。治法厥阴之井大敦，刺以通其经；少阳之经绝骨，灸以引其热，此通经引热，是针灸同象，治法之大体也。

《乾坤生意·上卷·诸风》：凡初中风跌倒，卒暴昏沉，不省人事，痰涎壅盛，牙关紧闭，药水不下，急以通关散搐醒，方可服药。其或不醒者，急以三棱针刺手十指甲角十井穴，当去黑血，就以气针合谷二穴、人中一穴，但觉略醒，得知人事，宜以气针再刺曲池、足三里，再灸颊车、迎香、上星、百会、印堂穴，此乃急救回生之妙决也。

《医学纲目·卷之十　肝胆部·中风》：风病口开手撒，眼合遗尿，鼻声如鼾者，五脏气绝也。盖口开者心绝，手撒者脾绝，眼合者肝绝，遗尿者肾绝，声如鼾者肺绝也。若见一，犹可用工。若面赤时黑，主阳，上散，肾水反克心火，兼遗尿、口开、气喘者，断不救也。五脏气绝，速宜大料参、芪煎浓汤灌之，及脐下大艾灸之，亦可转死回生也。

《医家赤帜益辨全书·四卷·中风门·类中风证》：苏合香丸：治卒厥不省人事，其证因犯不正之气，忽然手足厥冷，肌肤粟起，头面青黑，精神不宁，错言妄语，牙紧口噤，昏不知人，头旋晕倒，此中恶卒厥，客忤飞尸，鬼击吊死，入庙登塚，驲舍多有此病也。宜艾灸脐中百壮，以皂角末搐鼻或半夏末亦可，或研韭汁灌耳中即活，急以此丸灌之，俟稍苏，用调气散合平胃散服之，或藿香正气散亦可。

《医家赤帜益辨全书·四卷·中风门·预防中风》：选奇汤，治眉骨痛不可忍，此乃风疾先兆也：羌活、防风（各三钱）、甘草（二钱，夏用生，冬用炒）、黄芩（酒制，冬月不可用，热甚可用），上㕮咀，每服一两，水二钟煎至一钟，食后时时温服，免致风动倒仆。灸法：择风池、百会、曲池、肩髃、合谷、风市、绝骨、环跳、三里等穴，皆可灸之。

《传信尤易方·卷之一·诸风门》：治中风昏倒，急掐人中至醒，然后用痰药，捣皂角、白矾为末，等分，每用姜汤调一二钱。如口不开，拗开灌之。

《集验救急良方·上卷·救中风方》：如心头尚暖，可能复活，但遇此症，将患人中指头近指甲处用大针锥入二三分深，左右手均锥中指，捋出恶血，即时醒定，中风者以追风丸开服，如中痰者以中黄丸开服。

《方氏脉症正宗·卷之二·风》：如中风将发者忽遇大风大寒，牙关紧闭，二便闭结，急以艾火灸地仓、颊车四穴，继以拟类大小中风汤、温中汤参而用之。

《仙拈集·卷一·内科·中风》：

姜附汤　治因寒中风强直，口噤战掉，身无汗者。（《集验》）

干姜　附子各等分　水煎服。如手撒眼闭，口开吐涎，声鼾痰响，面赤发热，汗出如珠，此气虚将脱之候。用大剂人参附子煎汤灌之，连进数服再灸中风诸穴，或可救十中之一二。有因气虚中风者，用补中益气汤，倍参术加姜五片，水二碗煎一碗，空心热服。

五、穴位主治（经外奇穴）

1. 神聪

《类经图翼·卷十·经络八·奇俞类集》：后神聪，去百会一寸。主治中风风痫，灸三壮。

2. 十宣

《医学原始·卷之九·奇穴主证》：十宣穴在十指端，井穴，治中风不省人事，三棱针出血立效。

3. 鹤顶

《医学原始·卷之九·奇穴主证》：鹤顶二穴，在膝盖骨尖上，或灸七壮，治两腿无力，两足瘫疾。

4. 手五册、手髓孔、足五册、足髓孔

《类经图翼·卷十·经络八·奇俞类集》：《千金翼》云：手髓孔，在腕后尖骨头宛宛中（此当是下踝前也）；脚髓孔，在足外踝后一寸。俱主腿腿风，半身不遂，可灸百壮。

《经穴汇解·卷之八·奇穴部第十二》：灸手五册，次灸手髓孔，次灸手少阳，次灸足五册，次灸足髓孔（《千金·偏风篇》），灸腲腿风，半身不遂，法先灸天窗云云，次手髓孔，腕后尖骨头宛宛中，次手阳明大指奇后。次脚五册，屈两脚膝腕纹，次脚髓孔，足外踝后一寸（《千翼》）。

5. 大门

《经穴汇解·卷之七·奇穴部第十一》：腲腿风，半身不遂，灸大门，脑后尖骨上一寸（《千翼》）。

6. 鼻交頞中

《千金翼方·卷第二十六·针灸上·诸风第七》：鼻交頞中一穴，针入六分，得气即泻，留三呼，泻五吸，不补，亦宜灸，然不如针。此主癫风，角弓反张，羊鸣，大风青风，面风如虫行，卒风，多睡健忘，心中愦愦，口噤，暗倒不识人，黄疸急黄，八种大风，此之一穴皆主之，莫不神验。

7. 肩髃

《针灸穴法·手部取穴治法》：肩髃，在膊肩两骨缝陷中，治偏风，半身不遂，两手挛拳，举动不得。

8. 耳孔中

《经穴汇解·卷之七·奇穴部第十一》：耳孔中，耳门孔上横梁是，针灸之，治马黄黄疸、寒暑疫毒等病，又治卒中风口喎不正，以苇筒长五寸，以一头刺耳孔中，四畔以面密塞之勿泄气，一头内[①]大豆一颗并艾烧令燃，灸七壮即瘥，患右灸左，患左灸右，千金不传，耳病亦可灸之（《千金》）。

9. 聚泉

《针灸逢源·卷四　经穴考正·经外奇穴考》：聚泉一穴，在舌上，当舌中，吐出舌取之，有直缝是穴（灸七壮）。治哮喘久嗽，用生姜切片如钱厚，搭舌上艾灸，以清茶连生姜细嚼咽下。又治舌苔舌强，小针刺出血愈。

---

① 内：通"纳"。

第八章

外治集萃（非针灸）

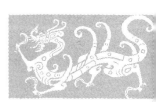

除针灸外，药物外用及导引法在中风的预防及治疗中亦发挥重要的作用，如以乌梅擦牙关可开口噤；芳香药物搐鼻可宣通气血，取效更捷；另如熏洗、熨贴等方法可舒筋活络。临床实践中可辨证选用，多法并施。

一、外治法

（一）擦牙开噤

　　《药性粗评·卷之二·天南星》：中风牙噤，无门下药者，南星一个炮裂为末，以中指点末擦入牙根上下左右，频点频擦数十次自开。

　　《药性粗评·卷之二·龙脑香》：中风牙噤：久中风，目瞑牙噤，无门下药者，以龙脑末用手指遍擦牙根须臾便开。

　　《丹溪摘玄·卷一·中风门》：用白梅擦牙，以菖蒲末着舌下，随手而开。

　　《本草单方·卷一·中风》：中风痰厥，僵仆，牙关紧闭者。取白梅肉揩擦牙龈，涎出即开。

　　《医林一致·卷二·中风门》：中风口噤不开，宜用乌梅肉擦其牙关后，以铁物开之。或以苏合香丸擦牙，或以南星、冰片擦之皆良。如抉不开，用牙皂、生半夏、细辛为末，吹入鼻内，有嚏则生，无嚏则死。

　　《济世全书·中风瘫痪验方·中风不能灌药法》：凡中风口噤不开，难以灌药，用物捎之，则伤其齿。是法以生甘草，如指头大者，切寸许长，用香油浸炙，再以盐霜酸梅一个，去核捣烂，加麝少许，以指蘸擦两边牙龈，久之自开，即将前炙甘草，嵌入边牙缝内，俟其咬定，则齿开可灌汤药，此法最妙。

（二）搐鼻促醒

　　《伤寒六书·杀车槌法卷之三·劫病法》：中风，痰厥昏迷，卒倒不省人事，欲绝者，先用皂荚末捻纸烧烟，冲入鼻中，有嚏可治。

　　《杂病治例·风·捷嚏》：初卒倒或中者，用皂角末，或不卧散于鼻内吹之。

　　《古今医统大全·卷之八·中风门·药方》：先以皂角去皮弦，细辛、生南星、半夏为末，揭以管子吹入鼻中，俟其喷嚏即进前药。

　　《医学纲目·卷之十　肝胆部·中风》：口噤搐鼻，用郁金、藜芦为末，水调搐之。治口噤卒不得语，附子杵末，内管中，吹喉中立安。（《千金翼》云：吹喉中，恐是吹鼻中）

　　《东医宝鉴·杂病篇·卷之二·风·开噤法》：巴豆熏法：治卒中风，口噤不省。巴豆去壳，纸包，槌油去豆，以纸作燃条，送入鼻内，或加皂角末，尤良。或以前纸燃，烧烟熏鼻内，亦可。

　　《医学汇函·卷三·中风治方》：治中风不语，不省人事，牙关紧急，汤水不及：天南星（五钱，能坠中风不省之痰厥）、半夏（五钱，消痰呕吐开胃）、牙皂（五钱，治风痰如响应），共为细末，每用少许吹鼻。有嚏可治，无嚏不可治。此方系是吹鼻通关之剂，能消痰除嗽，涂肿痛，兼去头风。

《本草单方·卷一·卒中暴厥》：卒死不寤，半夏末吹鼻中，即活。

《济世全书·中风瘫痪验方·中风不能灌药法》：凡中风卒昏沉不省人事，口噤不能进汤药者，急用生半夏为末，吹入鼻中。一方用生半夏、牙皂、细辛共末，吹入鼻中，得嚏则苏。

（三）洗药通络

《乡药集成方·第一卷·风病门·卒中风》：《肘后方》治中风身中有掣痛不仁，不遂处者。朽木削之，以水煮令浓热，以渍痛处效。

《乡药集成方·第四卷·风病门·一切风通用方》：治中风，车前茎叶根实，水煮，置于坐下蒸熨，勿泄气，良久，后入其水温浴。

《摄生总论·卷之三·诸风门》：

治年久瘫痪方：昔有人患此十八年，获此方愈。

槐枝　柳枝　椿枝　楮枝　茄枝　东白艾

各一斤。煎水三大桶，大盆浸洗，水冷添热。洗后被覆，取大汗，禁风三七日。如未全愈，再洗。

《医学汇海·卷二·中风》：

洗药方

防风（二两）　细辛（一两）　苍术（二两五钱）　羌活（二两）　独活（二两）　苦参（二两）　火艾（四两）　姜皮（一两）　白矾（二两）　茄皮（二两）　麻子秸（一握）　干葱（一握）

用退鸡水连鸡毛合前药同煎作汤，先洗患处，然后服愈风丹。以上二方，内服外洗，诸风瘫痪无不愈者。

《草木便方·卷三·通治部·诸风门》：

中风外洗澡方

蓖麻叶　吴茱萸树叶（皮）　桃子树叶　皂角　花椒树叶　箭杆风　九节风　豨莶草　石菖蒲　红浮萍　红合麻　马蹄草　过墙风　透骨风　牛膝　茜草

各适量，煎水多洗。

《外治寿世方·卷一·中风》：中风手足麻痒：羌活煎汤洗。

《外治寿世方·卷一·瘫痪》：风瘫：用蓖仁，桃、柳、桑、槐、椿枝，加茄根煎汤洗，效。一方用椿、楮、柳、槐四枝，经冬白艾、茄根各一斤，用长流水煎汤洗。

（四）熏蒸熨

《乡药集成方·第一卷·风病门·中风口面㖞斜》：孙真人治卒患偏风，口㖞语涩。衣鱼摩耳下，㖞向左摩右，向右摩左，正即止。

《延寿神方·卷一·瘫痪部》：治瘫痪风及诸风，手脚不遂，腰腿无力，用蚕沙五斗，好酒三升洒拌，甄内蒸热，暖室中铺于油单上，令患人就所患一边，厚盖覆汗出为度，仍令头面不得壅覆，如未痊，再作。

《乡药集成方·第一卷·风病门·中风口面㖞斜》：治中风口㖞僻。瓜蒌瓤绞取汁，和大麦面和作饼子，炙令热。熨正便止，勿令太过。

《乡药集成方·第一卷·风病门·卒中风》：《肘后方》治中风身中有掣痛不仁，不遂处者。又方：干艾叶一斛许，丸之，内瓦甄下，塞余孔，唯留一目，从痛处着甄目孔上，烧艾以熏之，一时间愈。

《乡药集成方·第三卷·风病门·中风半身不遂》：

《济众立效》治偏风，手足不遂、疼痛。

松叶（五斗许）　盐（二升）

上蒸热盛袋中，熨之，冷则更蒸，以瘥为度。

《乡药集成方·第三卷·风病门·中风偏枯不遂》：

治中风偏枯不遂，手脚冷顽强硬，展缩不得，疼痛。

皂荚（一斤，不蛀者寸截）　盐（二斤）

上相和，炒令热，以青布裹，熨冷麻疼痛处，以瘥为度。

《古今医统大全·卷之八·中风门·药方》：一方：治中风项强，不能回顾。掘地作坑，烧令通赤，以水洒之，用桃叶铺其下。患人卧之，多着桃叶在项下，蒸之令汗出瘥。

《医学纲目·卷之十　肝胆部·中风》：

治风半身不遂，此方甚妙。

穿山甲（左瘫用左脚，右瘫用右脚）　川乌头　红海蛤（各二两）

上为末，每用半两，生葱自然汁调成膏，作饼子，约一寸半。左患贴左脚，右患贴右脚，贴在足掌心内，用旧绢片紧扎定，于密房中无风处椅子上坐，用汤一盆，将有药脚浸于汤中，用小心人扶病人，恐汗出不能支持，候汗出，急去药。如汗欲出时，身必麻木，以汗周遍为妙。如未效，半月后再用一次，神妙。

《杏苑生春·卷三·风》：口眼㖞斜，先烧角烟熏患处，以逐外邪，以乳香熏之，顺其血脉。

《古单方·卷一·中风》：

治卒中风，觉耳中恍恍者，急取盐五升，甄蒸使热，以耳枕之，冷复易。

治偏风口㖞，以牛角火煮令热，于不患处一边熨之，渐正。

《山居本草·卷六·水火土金石部》：鼠壤土（柔而无块曰壤）主治：中风，筋骨不遂，冷痹骨节疼，手足拘急，风掣痛，偏枯死肌，多收曝干，蒸热袋盛，更互熨之。

《方氏脉症正宗·卷之一·拟类诸方》：蒸洗法：如中风深而久者服药不效，审其气血未全败者，用羌活、独活、紫苏各五两，生姜三两，葱二两，煎水一大锅，用横板架锅上，扶病者坐板上蒸受热气，湿即拭之。

《金匮翼·卷一·中风·偏风》：熨法：治中风骨节疼痛。天麻、半夏、细辛各二两，绢袋二个，各盛药令匀，蒸热交互熨痛处，汗出则愈，数日再熨。

《惠直堂经验方·卷一·中风门》：熨法：治阴阳脱证，凡吐泻之后，四肢厥冷，不省人事，或男女交合，小腹疼痛，外肾缩入，冷汗大出，须臾不救。又中风昏迷不醒，又阴毒腹痛，厥逆唇青，卵肿脉绝，皆治之。生葱一二斤，截去其叶须，留中段四寸许，用绳缚之，分二束，放锅内蒸热，不见水取起，患人脐上熨之。又将次束置锅内，此束冷则换之。如此数次，病人鼻气略闻葱气即醒。一切急中风，阴脱风寒，无有胜此者。如无葱，以蒜代，如上法亦好。又用生姜捣烂，加盐四两，炒热布包熨，亦作二包换之。

《兰疗方·中风》：

熨法：治口眼㖞僻，先掌中涂蓖麻油，次药碗入热汤，以握熨，㖞僻在右则熨左，在左则熨右，朝午夕三次，至一七日为度也。

和痛油（主口眼㖞斜及疼痛见汤火疮）（主汤火疮疼痛，盖滋润圣方也，故血燥挛拘痛亦涂之）

猪油　蜂蜜（各等分）　烧酒（少许）

上三味调匀，屡涂痛处，以痛定为度。

《外治寿世方·卷一·中风》：

中风不语，以苦酒煮芥子，薄颈一周，以衣包之，一周时乃解，即瘥。或用醋煮白芥子敷颈。并治舌本缩。又，令人以溺浇其面，即醒。又，用龟尿点少许于舌下，即出声。

中风口眼㖞斜，蓖麻子（取净肉一两）、冰片（三分）、寒天加干姜末（二钱）、生黑附子末（二钱），共捣为膏，㖞左涂右，㖞右涂左，今日涂明日正。俟正即宜洗去，否，恐又偏于彼。又，活鳝鱼一条捣烂，左斜敷右，右斜敷左，嘴正即将鳝鱼并血洗净，免口又扯斜一边。屡试皆验……又，生鹿肉同生椒捣贴，正即去之。又，石灰一合醋炒调如泥，于不患处涂之，立便牵正。并治风痹、瘾疹，于疹上涂之，随手即灭。

《外治寿世方·卷一·瘫痪》：

熏药法：治左瘫右痪，半身不遂，手足腰肢疼痛，并酒风脚痛等症。

真降香　真千年健　生草乌　闹羊花（各一钱）　生川乌（三钱）　真麝香（要当门子，三分）　陈艾（六钱）　钻地风（五分）　百草霜（即锅底烟，二钱）

共研细末，摊纸上，卷成筒，用面糊紧，外用乌金纸包好扎紧，以火点燃，熏患处。熏时用绵袄隔住，渐熏渐痛，痛则风湿易出，越痛越好，务宜忍住。熏半时后暂歇，用手在患处四周揉捻。如有一处捻之不甚痛者，即于此处再熏，风湿即从此而出，熏完此药一料即愈。愈后戒食鱼腥生冷等物一月。体虚者功稍缓。

风瘫，腰腿手足疼痛，不能卧起：

老杨树虫蛀粪　干菊花（连枝叶梗）　桑木柴

先将房内地扫净五尺，宽二尺，取上三物铺匀，加火烧之，以地热为度，扫去灰烬，乘热喷黄酒于地，用干稻草铺上，又喷酒于草，再用稻草盖之，将病人脱尽衣裤，卧于草上，以被盖暖，俟出透汗缓缓去被，穿衣裤，入密室，避风数日，行走如旧。

《医学金针·卷二·表证·中风》：右半偏枯，用黄芪、茯苓、生姜、附子；左半偏枯，用首乌、茯苓、桂枝、附子，研末，布包，热熨病处，关节药气透彻，则寒湿消散，筋脉和柔，拳曲自松。药用布巾缚住，外以火炉温之，三四次后，气味稍减，另易新者，久而经络温畅，发出臭汗一身，气息非常，胶黏如饴，则肢体活软，屈伸如意矣。（左右并病，则两方分熨）。

《医意·卷一·急救中风》：伤寒中风瘫痪，掘地坑如人长，以桑柴火烧透，扫灰喷酒，酌铺蚕沙，或桃叶、松柏枝、菊花、稻草之类，布席盖卧取汗，再以温粉扑之，自愈。温粉即川芎、白芷、藁本一两，米粉三两，棉包扑于身上。

《阴骘汇编·卷五·集中风诸方》：凡涎潮于心，卒然倒地，急扶入暖室正坐以醋炭熏之即醒，不可吃一点汤水，凡中风、中暑、中毒、中恶、干霍乱等证，总以姜汁和童便服。

（五）涂敷贴

《延寿神方·卷一·中风部》：

中风，面目相引偏僻，牙车紧急，舌不可转，用桂心，不拘多少，以酒煮取汁，用布蘸，频搭病上，左㖞搭右，右㖞搭左，大效。

中风头面肿，杵杏仁如膏，敷之。

中风口㖞，以巴豆七枚，去皮烂研，㖞左涂右手心，㖞右涂左手心。仍以暖水一盏，安向手心，须臾即正，洗去药，并频抽掣中指。一方：皂角五两，去皮为末，三年好醋调，右㖞涂左，左㖞涂右，干更敷之。

《救急易方·内外门·二十五·中风·中风证治》：治口眼㖞斜，用蓖麻子去壳研碎，涂在手心，以一盏子置在手心蓖麻子上，用热水贮盏中，口正则急取盏子。右㖞，涂左手心；左㖞，涂右手心。口眼才正，急洗去药，或随病处贴亦可。又方，用水调石灰，如前法涂之。

《乡药集成方·第一卷·风病门·中风口噤不开》：治中风口噤不知人。芥子一升、酢三升，煮取一升，敷头以布裹之，日一度。

《乡药集成方·第一卷·风病门·中风口面㖞斜》：

《圣惠方》治中风口眼㖞斜。树东南枝上蝉壳。七月七日收，不限多少，细研如粉，入寒食面，用醋调为糊，如左斜涂右口角，右斜涂左口角，候口正，急以汤水洗去其药。

大皂荚一两，去皮子下筛，以三年久醋和。左㖞涂右，右㖞涂左，干更涂之。

《得效方》治口眼㖞斜。大鳝鱼一条，以针刺头上血，左斜涂右，右斜涂左。平正即洗去，鳝放之。

《药性粗评·卷之四·羚羊角》：中风筋挛，以羚羊角和水磨汁，敷挛处佳。

《古今医统大全·卷之八·中风门·药方》：蒜涂法：治中风口眼㖞斜。橡斗盛蒜泥，涂合谷穴。右㖞合左，左㖞合右。

《传信尤易方·卷之一·诸风门》：治中风如口㖞斜未正者，取蓖麻仁捣烂，右㖞涂左，左㖞涂右即正。又方：取空青如豆大一粒，含之即愈。

《万病回春·卷之二·中风·真中风证》：一方外用白鳝一条，装入竹管内，尾上用针深刺出血，血摊绢帛上，乘热贴在病人如㖞向左贴右边，㖞向右贴左边，立时即正。正即洗去，效。

《东医宝鉴·杂病篇·卷之二·风·单方》：治中风㖞斜。取生鹊，劈开腹，及血热贴㖞缓处，即正。《俗方》乌鸡亦可。

《寿世保元·卷五·麻木》：一论面上木处，可用桂枝为末，用牛皮胶，和少水化开，调敷之，浓一二分。若脚底硬木处，可将牛皮胶熔化，入姜汁调和，仍入南星末五钱和匀，用浓纸摊贴二三分，乘半热，裹贴脚底，用温火烘之，此外治也。

《本草单方·卷一·中风》：

中风口噤，舌本缩者。用芥菜子一升，研，入醋二升，煎一升，敷颔颊下，效。

一切偏风，口眼㖞斜。鳝鱼同麝香少许，左㖞涂右，右㖞涂左。正即洗去。

《考证病源·十三·方诗》：蓖麻子肉一两，冰片三分，共捣为膏，寒月加干姜、附子各一钱。如左㖞则敷于右，右㖞则敷于左。或用鳝血、冰片敷之皆效。

中
风

《嵩崖尊生书·卷十·周身部·六淫分》：口眼㖞斜，是胃之经脉受病，用油包头一个，烧灰，同麝五分，安蚬壳合水，布包扎定即正。蛀竹屑、陈曲屑、蓖麻子、麝香，共碎蚬壳内，照前法扎。

《医方择要续集·卷下·风疾类》：救中风方：生附子、蒜头、醋煮贴涌泉穴，若渴饮便不可饮茶。

《证治摘要·卷上·中风》：元生膏、蜞针：中人半身不遂，而精神如故，不如痴者，内用对证方，外贴此膏于不遂之手足六七日，糜烂处，施蜞针，去恶血，复贴膏施蜞针，如斯二三月施治，则病十治八九，病人倚杖缓步，而行三四里，大效。

《外治寿世方·卷一·中风》：

中风昏迷不省……生姜嚼碎，不拘多少，向患者面上天庭等处频擦。又，以生姜汁滴男左女右眼内角，即醒。

中风逆冷：南星、川乌二味同黄蜡融化，摊手足心。并治惊悸。

中风偏枯，表邪固结者：麻黄、白芥子研，酒调糊半身，留出窍不敷，纸盖，得汗即去之。

中风手足不仁，有湿痰死血者：川乌、草乌各六两，胆南星四两，乳香、没药末各三两，干地黄一两，陈酒调敷痛处。或用姜、葱、韭各一斤，白芥子、萝卜子各二两，油熬，黄丹、石灰收，调前药敷。

（六）推拿

《雪潭居医约·四卷　六淫分类·风门·诸风约治》：中风初起，昏倒不知人事，牙关紧急，涎潮壅塞，口眼喎斜，半身不遂，精神恍惚。仓卒之际，急以手大指掐刻人中，即省。或急令人将病者两手两足从上而下，频频赶出风邪，则四肢痰气即散，免致攻心。

《石室秘录·卷三·射集·摩治法》：颈项强直，乃风也。以一人抱住下身，以一人手拳而摇之，至数千下放手，深按其风门之穴，久之，则其中酸痛乃止。病人乃自坐起，口中微微咽津，送下丹田者，七次而后已，一日即痊。口眼喎斜之法，令一人抱住身子，又一人拕住不喎斜之耳轮，又令一人摩其喎斜之处者，至数百下，面上火热而后已。少顷，口眼如故矣。此皆摩之之法也。

《动功按摩秘诀·瘫痪诸穴道》：

设有中风不省人事者，于患人印堂穴并人中穴，用指先掐人中穴五、七十度，方用两掌擦极热，摩印堂穴五、七十度，按摩毕，方令患人如前行静功调摄。

设有中风口眼斜者，可于承浆穴掐五、七十度及摩五、七十度，兼用静功。承浆穴乃任脉之在口唇下五分，正中间是也。

设中风口喎者，亦可于地仓穴掐五、七十度，搓五、七十度，兼行静功。地仓穴乃足阳明胃经之穴，在口角尖去五分是也。

……

或有中风不省，于颊车穴、合谷穴，或有半身不遂，于肩髃、曲池、环跳、风市、居髎、丘墟八穴皆照前治之，诸穴后此不细载。

《傅青主男科·卷下·厥证门·口眼喎斜》：又治法，令一人抱住身子，又一人抱住喎斜之耳轮，再令一人手摩其喎斜之处，至数百下，使面上火热而后已，少顷口眼如故矣，最神效。

《推拿指南·第三章·实用手术》：掐揉五指节法：五指节穴在大食名中小五指之背面第二节中处。此法治风痰咳嗽，口眼喎斜。用右大指甲掐之，复以右大指面揉之，男左女右。

（七）导引

《诸病源候论·卷之一·风病诸候上·风偏枯候》：

《养生方·导引法》云：正倚壁，不息行气，从头至足趾。愈疽、疝、大风、偏枯、诸风痹。

又云：仰两足趾，五息止。引腰背痹、偏枯，令人耳闻声。常行，眼耳诸根，无有挂碍。

又云：以背正倚，展两足及趾，瞑心，从头上引气，想以达足之十趾及足掌心，可三七引，候掌心似受气止。盖谓上引泥丸，下达涌泉是也。

又云：正住倚壁，不息行气，从口趣令气至头始止，治疽、痹、大风、偏枯。

又云：一足踏地，足不动，一足向侧相，转身欹势，并手尽急回，左右迭互二七，去脊风冷、偏枯不通润。

《诸病源候论·卷之一·风病诸候上·偏风候》：《养生方·导引法》云：一手长舒，令掌仰，一手捉颏，挽之向外，一时极势二七。左右亦然。手不动，两向侧极势，急挽之，二七。去颈骨急强，头风脑旋，喉痹，髆内冷注，偏风。又云：一足踏地，一手向后长舒努之，一手捉涌泉急挽，足努、手挽，一时极势。左右易，俱二七。治上下偏风、阴气不和。

《诸病源候论·卷之一·风病诸候上·风不仁候》：《养生方·导引法》云：赤松子曰：偃卧，展两胫、两手，足外踵，指相向，以鼻纳气，自极七息。除死肌、不仁、足寒。又云：展两足，上。除不仁、胫寒之疾也。

《诸病源候论·卷之二十八·目病诸候·目暗不明候》：又云：仰两足趾，五息止。引腰背痹，偏枯，令人耳闻声。久行，眼耳诸根，无有挂碍。

《巢氏病源补养宣导法·卷上正编·风病诸候上·风身体两足不遂候》：

《养生方·导引法》云：极力右腋振两臀，不息九通，愈臀痛劳倦，风气不遂。振两臀者，更互蹙踩犹言厥，九通中间，偃伏皆为之，名蛤蟆行气不已，愈臀痛劳倦，风气不遂，久行不觉痛痒，作种种形状。

又云：偃卧合两膝，布两足，伸腰，口纳气，振腹七息，除壮热疼痛，两胫不遂。

又云：治四肢疼闷及不遂，腹内积气，床席必须平稳，正身仰卧，缓解衣带，枕高三寸。握固者，以两手各自以四指把手拇指，舒臂令去身各五寸，两脚竖趾，相去五寸，安心定意，调和气息，莫思余事，专意念气。徐徐漱醴泉者，以舌舐略唇口牙齿，然后咽唾，徐徐以口吐气，鼻引气入喉，须微微缓作，不可卒急强作。待好，调和引气，勿令自闻出入之声。每引气，心心念送之，从脚趾头使气出，引气五息六息，一出入为一息，一息数至十息，渐渐增益，得至百息二百息，病即除愈。不用食生菜、鱼、肥肉。大饱食后，喜怒忧恚，悉不得辄行气。惟须向晓清静时行气大佳，能愈万病。

《巢氏病源补养宣导法·卷上正编·风病诸候上·风痹手足不遂候》：《养生方·导引法》云：左右拱手，两臂不息九通，治臂足痛，劳倦，风痹不遂。

《寿养丛书·养生导引法·补益门》：仙人指路，治左瘫右痪，以手左指右视，运气二十四口；以手右指左视，运气二十四口。

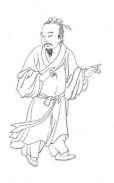

《寿养丛书·养生导引法·补益门》：神仙进礼，治瘫患。以身高坐，左脚弯圈，右脚斜舒，两手左举，右视，运气二十四口。右亦如之。

中
风

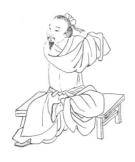

《保生心鉴·太清二十四气水火聚散图》：

小暑六月节，运主少阳三气，月令温风至，蟋蟀居壁，鹰乃学习，时配手太阴肺湿土。

行功：每日丑寅时，两手踞，屈压一足，直伸一足，用力擎三五度，叩齿、吐纳、咽液。

治病：腿、膝、腰、脾风湿，肺胀满，嗌干，喘咳，缺盆中痛，善嚏脐，右小腹胀引腹痛，手挛急，身体重，半身不遂，偏风，健忘，哮喘，脱肛，腕无力，喜怒不常。

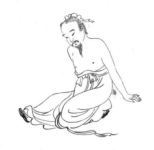

《保生心鉴·太清二十四气水火聚散图》：

大暑六月中，运主太阴四气，月令腐草为萤，土润溽暑，大雨时行，时配手太阴肺湿土。

行功：每日丑寅时，双拳踞地，返首肩引作虎示，左右各三五度，叩齿、吐纳、咽液。

治病：头项胸背风毒，咳嗽，上气，喘渴，烦心，胸满，臑臂痛，掌中热，脐疝或肩背痛，风寒，汗出，中风，小便数欠，溏泄，皮肤痛及麻，悲愁欲哭，洒淅寒热。

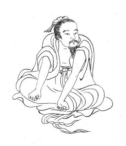

《动功按摩秘诀·瘫痪》：

凡瘫痪，立定，用右手指右，以目左视，运气二十四口，左脚前指。左依此行。

凡年久瘫痪，端坐，右手作拳往右胁，左手按膝，舒拳存想，运气于病处，左右各六口。

凡左边气脉不通，左手行功，引意在左；右边气脉不通，右手行功，引意在右。各运气五口。

凡两脚风寒暑湿，坐凳，以左脚踏右膝上，左手扳脚尖，右用右手托腿跟。右扳则左托，左扳则右托；扳左则头向右，扳右则头向左。用力扳之，以除两脚、两腿风寒暑湿、筋骨疼痛。不论年远日久左瘫右痪皆愈。

凡年久瘫痪，周身作痛、骨节顽痹者，将其人用毡厚裹，眠地上用力，一人如毡状，极力操其痛处，使血气流于肢体，舒畅。

（八）其他

《乡药集成方·第一卷·风病门·中风失音不语》：治失音不语吃病，梭头刺手心令痛即语。男左女右。

《乡药集成方·第一卷·风病门·卒中风》：《事林广记》治卒中风，无药备用。顶心发，急取一握。毒撒之，以省人事为度。

《医方类聚·第二十四卷·诸风门·寿域神方·中风部》：中风不语：用乌龟尿少许，点舌下神妙。取尿法：以龟坐荷叶上，用猪鬃鼻内刺之。《卫生易简方》同。

《识病捷法·卷六·中风门》：治中风牙关紧急方：用甘草比中指节截做五截，生油内浸，过炭火上炙，候油入甘草，以物斡开牙关，令咬定甘草，可人行一里时候，又换甘草一截，后灌药，极效。

《内科摘录·卷三 周身部·身痛重坠·中风》：中风不语，令人尿浇其面即醒。又方，香油二两，鸡子一个去壳，合油调匀，灌之即愈。上条地黄饮子亦佳。

中风

二、内外结合治法

（一）内服法配合吹鼻法、擦牙法

《医林类证集要·卷之一·中风门》：卒中风，奄忽不知人事，牙关紧急，涎潮壅塞，口眼㖞斜，半身不遂，精神恍惚，惊悸恐怖，仓卒之际，宜以搐鼻法或通顶散开其关窍，次以苏和香丸擦启牙关。如无苏和香丸者，或用白梅，或破棺散，擦启牙关，连进以生姜自然汁，俟其苏醒，然后辨其脉病，若的是中风者，方可本门之药以治之。

《医林正印·卷一·中风·治例》：初中时，急掐人中穴能醒。或用通关散吹鼻中，得嚏可治，无嚏不可治。或以开关散擦牙，或白梅擦牙。俟醒之后，必须审其脉证的确，而后施以药饵。药中须多佐以竹沥、姜汁，慎勿投乌、附等大热之药。如用生地辈，泥膈之剂，必须姜汁焙用。

（二）内服法配合熏鼻法

《医家赤帜益辨全书·五卷·中寒门·伤寒秘要杀车槌法》：一中风痰厥，昏迷卒倒，不知人事欲绝者，先用皂荚末捻纸烧烟，冲入鼻中，有嚏可治。随用吐痰法，将皂荚末五分，半夏、白矾各三分为细末，姜汁调服，探吐后，服导痰汤加减治之，无嚏不可治，此为良法。

（三）内服法配合擦牙法

《传信尤易方·卷之一·诸风门》：治中风口噤不开，涎潮，用皂角一挺，去皮，涂猪脂，炙黄，为末，每服一钱匕，温酒调服。如气实脉盛，服二钱匕。若牙关不开，以白梅揩齿，口开即灌药下，吐出风涎即瘥。

（四）内服法配合热熨法

《千金宝要·卷之三·中风大风水气第十二》：

大风半身不遂

蚕沙两石，熟蒸作直袋三枚，各受七斗，热盛一袋着患处，如冷，即取余袋，一依前法，数数易，百不禁，瘥止。

须羊肚酿粳米、葱白、姜、椒、豉等烂煮，热吃，日食一枚，十日止。千金不传。

《简易普济良方·卷二·中风门》：原蚕屎，一名蚕沙，净收取，晒干，炒令黄，袋盛浸酒，温服，治风缓诸节不遂，皮肤顽痹，腹内宿冷，腰脚疼。炒令热，袋盛热熨之，主偏风，筋骨瘫痪，手足不遂。其腰脚软，皮肤顽痹，服酒并热熨，效。

《慈惠小编·卷上·中风死危急救门》：薛氏蒸脐法：凡中风寒淫于内，神脉脱绝，药不能下者，急炒盐艾附子，热熨脐腹，以散寒回阳，又以口气补接其气，又以附子作饼，热贴脐间，一时神气稍苏，急煎人参黄芪附子大剂，或有生者。

（五）内服法配合涂擦法

《世医通变要法·卷之上·中风第一》：治口眼喎斜，用黄鳝刺头上血，左喎搽右，右喎搽左，取正，即洗去血。如口内麻木，用蜈蚣三条，蜜炙一条，酒浸一条，纸裹煨一条，大南星一个，切作四块，如蜈蚣法制，白芷、半夏各五钱，各为末，麝香少许，每服一钱，热酒送下。

《济阳纲目·卷一·中风·治口眼喎斜方》：涂法：《内经》治口眼喎斜，多属足阳明筋病。盖足阳明筋结颊上，得寒则急，得热则弛，左寒右热，则左颊筋急，牵引右之弛而右随急，牵右喎向左也。右寒左热，则右颊筋急，牵引左之弛者而左随急，牵左喎向右也……兼饮姜酒，啖美肉，使筋脉气和，以助外之涂熨。不饮酒者，自强其筋骨，以手拊拍其急处，使证自去也。

《壶中药方便·救人卒倒须知法·附记》：凡人忽然昏倒，中风中痰未分，切记不可即用药水，姜汤入口灌救，只可轻轻扶起，手指掐紧人中，急捣烂姜葱拌此，烧酒煮热，频擦其小肚处名丹田、气海穴，待其醒出得声，两手脚皆能动，方可审证调治，用药与服。若未醒，误以汤水灌入，则风痰乘势坠深，多致不救，即救醒，常有变成半身不遂，名为偏中，无药能治，命亦不永。

第八章 外治集萃（非针灸）

·365·

（六）内服法配合膏摩法、涂擦法

《张氏医通·卷一·中风门·中风》：《灵枢》云：……足阳明之筋病，卒口僻……治之以马膏摩其急者，以白酒和桂以涂其缓者，以桑钩钩之，即以生桑灰置之坎中，高下以坐等，以膏熨急颊，且饮美酒，啖炙肉。不饮酒者自强也，为之三拊而已。口颊喎僻，乃风中血脉也。手足阳明之经络于口，会太阳之经络于目，寒则筋急而僻，热则筋弛而纵，故左中寒，则逼热于右，右中寒，则逼热于左，寒者急而热者缓也。急者皮肤顽痹，营卫凝滞，故用马膏之甘平柔缓，以摩其急，以润其痹，以通其血脉；用桂酒之辛热急束，以涂其缓，以和其营卫，以通其经络。桑能治风痹，通节窍也。病在上者，酒以行之，甘以助之，故饮美酒，啖炙肉，若不饮者，自免强饮之。为之三拊者，再三拊其急处，使气血流动，其病自已也。

（七）内服法配合熏蒸法

《本草类方·卷之一·诸风第一》：暴得风疾：四肢挛缩，不能行，取大豆三升，淘净湿蒸，以醋二升倾入瓶中，铺于地上，设席豆上，令病人卧之，仍重盖五六层衣，豆冷渐渐却衣，仍令一人于被内引挽挛急处，更蒸豆，再作，并饮荆沥汤，如此三日三夜，即休。（《催氏纂要》）

《本草类方·卷之一·诸风第一》：中风偏痹：半身不遂者，用麻黄以汤煮，成糊摊纸上，贴不病一边，上下令遍，但除七孔，其病处不糊，以竹虱（焙为末）三钱，老人加麝香一钱，研匀，热酒调服，就卧须臾，药行如风声，口吐出恶水，身出臭汗如胶，乃急去糊纸，别温麻黄汤浴之，暖卧将息，淡食十日，手足如故也。（《岣嵝神书》）

《青囊辑便·内科·风痰诸中·中风》：风湿瘫痪，半身不遂或手足麻木，不知痛痒。水红花秋后采，连苗、花、实，锉碎阴干，煎浓汁，乘热熏洗，一日二三次，再用热酒和花汁饮，取汗出为度，数日自愈，屡验。（《急救》）

（八）内服法配合蜜导法

《云林医圣普渡慈航·卷之一·中风》：如风中脏者，多治九窍，唇缓失音，耳聋鼻塞，目瞀，二便闭结，半身不遂，口眼喎斜，语言謇涩，痰涎壅盛，不省人事，牙关紧急，此皆中脏，为病在里，宜滋润汤，治中风在脏，大便闭结。当归、生地黄、枳壳（去穰）、厚朴（去皮）、槟榔、大黄、火麻仁、杏仁（去皮，各一钱）、羌活（七分）、红花（三分），上锉剂，水煎，空心温服。如元气虚弱，用蜜导法导。

（九）内服法配合导引法

《仙传四十九方·铁拐仙指路诀》：

治瘫痪。

立定，用右手指右，以目左视，运气二十四口，左脚前。指左，右视，运气二十四口，右

中风

脚前。

顺气散

麻黄　陈皮　乌药　白僵蚕　川芎　白芷（各一钱）　甘草　桔梗　干姜（各五分）　枳壳
（二钱）

上加姜三片，水煎服。

诗曰：一日清闲一日仙，六神和合自安然。丹田有宝休寻道，对镜无心莫问禅。

《仙传四十九方·魏伯阳破风法》

治久年瘫痪。

端坐，右手作拳，圭右胁，左手按膝舒掌。存想，运气于病处，左右各六口。

金生虎骨散

当归（一两）　赤芍（一两）　川续断（一两）　白术（一两）　藁本（一两）　虎骨（一两）
乌梢蛇肉（半两）

为末，每服二钱，温酒下。

诗曰：七宝林下竹根边，水在长溪日在天。意马心猿拴住了，何难依旧世尊前。

（十）内服法配合动治法

《石室秘录·卷四·御集·动治法》：

天师曰：动治者，因其不动，而故动之也。如双脚麻木，不能履地，两手不能执物者是也。
法当用竹筒一大个，去其中间之节，以圆木一根穿入之，以圆木两头缚在桌脚下，病人脚心先踏
竹筒而圆转之，如踏车者，一日不计其数而踏之，然后以汤药与之。方用人参一钱，黄芪三钱，
当归一钱，白芍三钱，茯苓三钱，薏仁五钱，白术五钱，半夏一钱，陈皮五分，肉桂三分，水煎
服。（批）发机汤。此方俱是补药，之中妙有行湿之味。盖此等病，必湿气侵之，始成偏废，久
则不仁之症成也，成则双足自然麻木。乘其尚有可动之机，因而活动之，从来足必动而治，血始
活。因湿侵之，遂不能伸缩如意，所以必使之动，而后可以药愈也。否则，徒饮前汤耳。两手之
动，又不如是。必使两人反转病人之手在背后，以木槌转槌之，槌至两臂酸麻，而后以汤药与之
可愈。方用人参一钱，茯苓三钱，黄芪五钱，防风一钱，半夏一钱，羌活一钱，水煎服。（批）
发动汤。此方又妙在防风、黄芪同用，而以黄芪为君，人参为臣，祛痰祛湿为使，又乘其动气之
时与服，则易成功。否则，亦正不能奏效耳。

张公曰：动治法最妙，予则更有法。于二症，尤当使人抱起坐了，以一人有力者，将其手
延拳回者不已，后服天师之药更妙，可并志之。

（十一）内服法配合按摩法

《东医寿世保元·牛黄清心丸》：山药（七钱），甘草（炒，五钱），人参、蒲黄、神曲（并
炒，各二钱五分），犀角（二钱）。牛黄清心丸非家家必有之物，宜用远志、石菖蒲末各一钱灌

口。因以皂角末三分吹鼻，此证手足拘挛而项直则危矣，使人以两手执病人两手腕，左右挠动两肩。或执病人足腕，屈伸两脚。太阴人中风，挠动病人肩脚，好也。少阳人中风大忌挠动病人手足，又不可抱人起坐、少阴人中风，使人抱病人起坐可也而不可挠动两肩，可以徐徐按摩手足。

评述

外治法是与内治法相对应的方法，一般内治法是指通过口服药物治疗疾病的方法，外治法则包罗万象，如针刺、艾灸、刮痧、拔罐、敷贴、膏摩、推拿、导引等，都属于外治法范畴。与内治法（药物内服法）相比，外治法具有方式方法多样，取材灵活，特色鲜明的特点，外治法应用恰当，效如桴鼓。从疾病治疗角度看，药物内服与外治法的综合应用，采用围治的方式，能够从多角度对疾病进行治疗，特别是在一些急症救治过程中，内治和外治的综合运用，有利于提高急症的救治疗效。

中风病属于中医"风、痨、臌、膈"四大顽症，起病急，发病迅速，高致残率，高致死率。针对这样的疾病，古人在当时社会医疗条件有限的情况下，围绕中风病的治疗，提出并验证了一系列的内外治法，既有单一外治法的独立运用如针刺、艾灸、推拿，也有多种外治法的联合运用，如针灸药同用、药物与擦牙法同用等，这些方法无疑是对药物内服法的极大补充，在当时的社会条件下，对于提高中风病的临床疗效起到了非常大的作用。

在这些方法中，药物与针灸配合是比较常见的治法，如"中风将发者忽遇大风大寒，牙关紧闭，二便闭结，急以艾火灸地仓、颊车四穴，继以拟类大小中风汤、温中汤参而用之"（《方氏脉症正宗》），又有很多古籍中记载的外治方法，在现代中风病的治疗中已经鲜少涉及。如针对中风口噤不开，难以灌药的，可应用擦牙法（应用药粉擦牙龈，起到开关通窍的作用），常用药物有胆南星粉、龙脑末、白梅肉、乌梅肉、冰片、苏合香、麝香等，一般以涎出为度。牙关开，则药物内服方可进行。另有吹鼻、熏鼻等取嚏疗法，也起到类似作用，常用皂荚末、细辛末、生南星末、半夏末；也有用巴豆去壳，纸包，槌油去豆，以纸作燃条，送入鼻内；也有用韭菜捣汁灌鼻中，一般取嚏即效，或有涌出痰涎者，其目的也是开口噤、通关窍。一方面，以外治法开口噤，通关窍，起到便于喂食汤剂的作用；另一方面，外治法所应用的药物，多数本身也具有开窍豁痰的作用，对于疾病本身能够起到药物治疗的作用。古籍记载的擦牙法、吹鼻法常用在中风病急症当中，这也为中风病的临床抢救提供了新的思路。是否可以将此类方法加以改进，并应用到未来的临床治疗当中，值得深入探讨。此外，还有热熨法、熏蒸法、药物膏摩涂擦等多种外治方法，都是古人在治疗中风病过程中常用的外治方法，这些外治方法在目前的中风病临床治疗当中体现的并不突出。目前，临床外治应用更多、更广泛的是以经络理论为基础的针刺及其衍生疗法，针刺与药物结合，能够提高患者康复效果。如果将古籍文献当中记载的更多外治方法灵活运用于中风病的临床治疗当中，或许能够为中风病的治疗及康复开辟出新的途径。

中
风

第九章

医案选粹

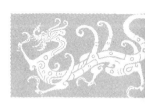

中风病是中医内科学重点疾病之一，历代医家对中风病均有丰富的诊疗记载，是后世可参的经验来源。各家医案所载涉及中风病发病不同阶段、不同人群、不同证候特征，各具特色。同时医家对中风病误治经过及相似症状鉴别治疗的记述，亦有很好的参考价值。

一、中风预防案

（一）许少峰中风先兆案（明·孙文垣）

《孙文垣医案·新都治验·许少峰中风先兆》：许少峰，胃中有痰，肝胆经有郁火，心血不足，面色黑而枯燥，肢节疼痛，健忘，精神恍惚，内热，将有中风之兆。左寸细数、关弦数，右关重按滑，两尺弱。治宜清肝胆之郁火而养心神，消胃中之痰涎而生气血，使神帅气，气帅血，气血周流，经络无壅则诸疾不期愈而自愈矣。何中风之有哉？用石菖蒲、黄连、白茯苓、半夏、酸枣仁、天麻、橘红各一两，牛胆南星三两，白僵蚕、青黛、木香各五钱，柴胡七钱五分，竹沥、生姜汁打神曲糊为丸，绿豆大。每食后及夜茶汤任下二钱，一日二三次，服完神气大健，肢节皆舒，面色开而手足轻健，种种皆瘳。少峰曰：吾生平服药少效，不期此方之神若是，不惟自服有功，即诸亲友有痰火者服之莫不响应。

（二）程晓山中风先兆案（明·孙文垣）

《孙文垣医案·新都治验·程晓山中风先兆》：太塘程晓山，程松谷从弟也。客湖州，年四十。悬弧之日，湖中亲友举贺，征妓行酒，宴乐月余。一日，忽言曰：近觉两手小指及无名指掉硬不舒，亦不为用。口角一边常牵扯引动，幸为诊之。六脉皆滑大而数，浮而不敛。其体肥，其面色苍紫。予曰：据脉滑大为痰、数为热、浮为风。盖湿生痰、痰生热、热生风也。君善饮，故多湿。近又荒于色，故真阴竭而脉浮，此手指不舒，口角牵扯，中风之证已兆也。所喜面色苍紫，其神藏，虽病犹可治。切宜戒酒色，以自保爱。为立一方，以二陈汤加滑石为君，芩连为臣，健脾消痰，彻湿热从小便出，加胆星、天麻以定其风，用竹沥、姜汁三拌三晒，仍以竹沥打糊为丸，取竹沥引诸药入经络化痰。外又以天麻丸滋补其筋骨，标本两治。服二料，几半年，不惟病瘳，且至十年无恙。迨行年五十，湖之贺者如旧，召妓宴乐者亦如旧，甘酒嗜音，荒淫而忘其旧之致疾也。手指、口角牵引、掉硬尤甚，月余中风，右体瘫痪矣，瘫痪俗所谓半身不遂也。归而逆予诊之，脉皆洪大不敛，汗多不收，呼吸气促。予曰：此下虚上竭之候。盖肾虚不能纳气归原，故汗出如油，喘而不休，虽和缓无能为矣，阅二十日而卒。

（三）蒋大用中满吐痰案（明·薛己案；清·叶崧疏）

《莲斋医意立斋案疏·卷上·元气亏损内伤外感等症》：州判蒋大用，形体魁伟，中满吐痰，劳则头晕，所服皆清痰理气。余曰：中满者，脾气亏损也；痰盛者，脾气不能运也；头晕者，脾气不能升也；指麻者，脾气不能周也。遂以补中益气加茯苓、半夏以补脾土，用八味地黄以补土母而愈。后惑于《乾坤生意方》云凡人手指麻软，三年后有中风之疾，可服搜风、天麻二丸以预防之，乃朝饵暮服，以致大便不禁，饮食不进而殁。愚谓预防之理，当养气血，节饮食，戒七情，远帷幕可也。若服前丸以预防，适所以招风取中也。

崧疏曰：形体魁伟者，其中多虚，不任于劳者，其气多弱，何以复进清痰理气以重伤之乎？夫中满吐痰头晕诸症，未始不可治以清痰理气也，而独不问劳则云云乎？盖劳则伤脾，亦复伤肾，此补中、八味并用也。至于八味之用，虽有虚则补母之法，然亦有可用、不可用之分，土虚而水中无火者可用，土虚而水中有火者不可用也。此案虽不见有无火症，而或有无火脉为可据乎？若然，则痰盛者，是为水泛之痰，头晕者，是为无根之火也。若夫手指麻软之当预防中风者，盖风淫末疾之意，独不知手指属于脾而麻软属于气虚不能充斥乎？搜风、天麻，亦为北方风气刚劲者设耳，大江以南，非所宜也。但能使中土元气日生，不必防风，而风自无从中矣。

（四）富人目下肉瞤案（明·李中梓）

《医学传心·卒中风因有四端治分三中》：一富人年三十余，形体壮盛，忽两目下肉瞤，恐为中风之兆。延余诊之，六脉浮洪，予谓：目之下纲，属足阳明胃经，此经多气多血，乃风热太甚，而有是症，譬如釜底燃薪，锅中涌沸，法以火从下泄，风从汗散，遂用防风通圣散一服而愈。

（五）产妇两手麻木案（明·黄承昊）

《医宗摘要·卷一·元气亏损中风昏晕等症》：一产妇，两手麻木，服愈风丹、天麻丸，遍身皆麻，神思倦怠，晡热作渴，自汗盗汗。此气血俱虚，用十全大补加炮姜数剂，诸症悉退。却去炮姜，又数剂而愈。但有内热，用加味逍遥散，数剂而痊。

郁火伤脾，郁怒亦伤肝，肝伤即血燥，血燥即生风，故多怒易得中风。盖肝主东方，风木动肝即动风，广识平情，是养生最要著也。归脾治脾开郁，逍遥散治肝疏郁，而十全、六味等药则以益其气血，全不用风药，所以为奇。臂软手麻，肌肉蠕动，方书皆指为风，粗工便欲药以愈风丹之类。先生独主气血虚热，并不治其风，此论高出等夷，普救夭枉。予四十五六岁时，忽患手指卧醒而麻，及肌肉蠕动，颇深忧其为风之兆，因遵先生之遗教，专补气血，不复祛风，今十有年矣。虽此症乍发乍止，而不罹大害，则先生之言足征矣。指麻之症，天寒则发，天暖则稀，明是气虚不充，非关风也。

（六）高鸣轩足麻无力案（清·李用粹）

《旧德堂医案·案三十八》：晋中商人高鸣轩，年六旬外，久历鞍马，餐风冒雾，六淫之邪袭其经络，染成痿废已三年矣。遍访名医，咸以解表为治，两足愈觉无力，顽麻不仁。辛丑夏初，适回海邑，告余服药累百不获少瘳，自信此身永废矣。予曰：风寒湿气乘虚而入，不思养正以补其本，一误也；屡解表而风邪已去，犹然发散，愈损真元，二误也。且气虚则麻，血虚则木，人有恒言，是症必为中风先兆。乃以神效黄芪汤加肉桂服之，才四帖麻顿去，便能却杖而行，后以还少丹调理月余，倍常矍铄。

（七）气虚阳衰面目麻木案（清·陈士铎）

《辨证奇闻·卷二·中风》：一两手麻，面亦麻木，人谓中风将现，谁知气虚不能运血。头乃六阳之经，面乃阳之外见。气旺则阳旺，气衰则阳衰。旺则气行于面，面乃和；衰则气滞于血，面乃木。面木，阳衰可知，何能运动手指？治宜补气，通阳之闭，手面之麻木解。方用助气通阳汤：人参、当归、茯苓三钱，白术、黄芪、葳蕤五钱，防风五分，花粉、麦冬、乌药二钱，木香、附子三分。二剂手解，四剂面解，六剂不发。此方大补气，气旺血行，又何麻木？

（八）气虚痰滞手足麻木案（清·陈士铎）

《辨证奇闻·卷二·中风》：一无恙觉手足麻木，尚无口眼㖞斜等症，人谓风中于内，三年后必晕仆，劝预服搜风顺气药，以防卒中。其论是，所用方则非。手足麻木乃气虚，非气不顺。即气不顺，非风作祟。人苟中风，来甚暴，岂待三年哉？然气虚何以手足麻？盖气虚即不能化痰，痰聚胸中，气不通于手足。宜补气中佐消痰，用释麻汤：人参、半夏、白芥子、陈皮一钱，当归、黄芪、白术三钱，甘草五分，柴胡八分，附子一分。服四剂，手足不木。倘仍麻木，前方倍加，再四剂必愈。盖手足麻木，乃四余轻病，不必重治。人疑重病，风药乱投，反致误事。苟知虚而非风，何难之有。

（九）肝郁克土舌强指麻案（清·陈士铎）

《辨证奇闻·卷三·口舌》：一舌下牵强，手大指、次指不仁，两臂麻木，或大便秘，或皮肤赤晕，人谓风热，谁知恼怒，因郁而成乎？夫舌属阳明，胃、大肠之脉散居舌下，舌下牵强，胃与大肠之病也。原因肝气不伸，木克胃土，土虚不能化食，遂失养于臂指经络间，麻木不仁。臂指经络如此，何能外润皮肤？此赤晕所由起也。胃受木克，胃气太燥，无血以润大肠，因热生风，肠中燥结，遂失传送矣。法须通大肠而健胃，然肝郁不平肝以补血，又何济乎？用八珍汤加减治之。人参、柴胡、甘草、槐角、白术、茯苓一钱，当归、白芍、熟地一钱，陈皮、半夏五分，十剂全愈。八珍补气血，柴胡舒肝，槐角清火，肝郁解，胃自旺，转输搬运无滞矣。

（十）熊制宪臂痛指麻案（清·陈修园）

《时方妙用·卷一·中风》：壬戌岁，念祖在保阳供职，制宪熊大人召诊。诊得两手脉厚而长，惟左手兼些弦象，两寸略紧。念祖谓：脉厚，得土之敦气，以厚道载厚福，脉长寿亦长，非谀语也。但弦为风脉，紧为痛脉，紧在两寸，恐上半身有痹痛等症也。大人云：所言俱对，但臂上及手腕痛，或作或愈，约有五年余；指头麻木，十年前颇甚，今略麻而不木矣。念祖曰：风在骨节而作痛，妙在痛处，痛是气血与风邪相拒，非若偏枯之不痛也。书谓中指麻木，三年内必有中风之患，以中指属手心主之经故也。今拇指、食指为甚，特肺与大肠之气不调，不甚为害，然必须治之于早也。薛氏云：服风药以预防中风，适以招风取中。念祖师其意而不用其方，拟用黄芪桂枝五物汤常服。

黄芪　桂枝尖　生芍药（以上各二钱）　生姜（四钱）　大枣（二粒，擘）

水煎服。

昔人云：人在风中而不见风，犹鱼在水中而不见水。风即气也，人在气交之中，得风以生，即宋儒所谓和风一至，万物皆春是也。因风以害，即释氏所谓业风一吹，金石乌有是也。人身五脏，而肝为风脏，乃生死之门户。无病则风和，而气息、脉息俱和，不见其为风；有病则风疾，而气息、脉息亦疾，遂露出风象，甚至目直、手足动摇、抽掣、汗出如珠、痰涎如涌等症，大显出风象，治之不及矣。唯指头麻木，时或眩晕，时或历节作痛，病未甚而治之于先，则肝得所养，斯不为风病矣。肝属木而主春，阳春有脚，能去而亦能来，别有所以留之之道，吾于邵子之诗悟之。《内经》云：神在天为风；又曰：大气举之。庄子云：万物以息相吹也。孟夫子谓塞乎天地之间。佛经以风轮主持大地，异同处实有一贯之道焉。兹方也，认定肝为风脏，取桂枝通肝阳，芍药滋肝阴，阴阳不偏，是为和气，亦即和风也。盈天地间，皆风而皆气，气贵善养。黄芪之补，是《养气章》勿忘工夫；大枣之缓，是《养气章》勿助工夫，且倍以生姜之雄烈，所以还其刚大浩然之体段。圣贤之一言一字，包涵万有，自可以互证而益明。

又拟丸方（时常服食之方，与救病之方不同，故取和平之品，与五谷五菜同功。古云：药以治病，食以养人。此方取义等于食物，即勿药意也）：

熟地黄（六两）　於潜白术（六两，米泔浸一宿，去皮切片，饭上蒸，晒）　怀山药（三两，生姜汁拌炒）　甘枸杞（三两，隔纸烘）　川附子（二两，炒）　上肉桂（一两，去皮，不见火，研）　人参（二两，饭上蒸软，切片，隔纸烘，研）　鹿茸（去毛，切片，酥炙，勿伤焦）　麦冬（二两，绍酒润，晒，烘）　五味子（二两，盐水浸，炒珠）

依制研末，炼白蜜丸如桐子大，用朱砂五钱，研末为衣，晾干。每早以米汤送下三钱，忌食萝卜、芸苔、诸血、生蒜。

此方与黄芪桂枝五物汤相表里。黄芪桂枝五物汤，补气以治风，所重在肝。肝为风脏，风者，天地之噫气也，气和即风和，鼓舞动荡，无有不周，即孟子所谓塞乎天地之间是也。此方补肾，亦是养肝，肝属木，为东方之生气也。庄子云：野马也，尘埃也，生物之息以相吹也。然而木生于水，乙癸同源，所重尤在于肾。《内经》云：肾藏志。又云：肾者，作强之官。夫曰作强，则为刚大浩然之根本，即孟子所谓夫志气之帅是也。圣贤言包万有，虽《养气章》主学问而言，而尊生之道亦在其中。自汉医后，无一人谈及，鲜不以念祖之论为创，其实有所本而言。方中熟地补先天肾水，白术补后天脾土。然欲补肾，必先聚精，故取枸杞涵精气之完足，以佐熟地所不及；欲补脾，必先厚土，故取山药具土气之冲和，以佐白术所不及。而为脾肾之总根者，则在命门。命门之外为两肾，坎外之偶也。两肾之中为命门，坎中之奇也。方中附子入命门血分，肉桂入命门气分，二药温养水脏，为生生之本，即邵康节先生所谓地下有雷声，春光弥宇宙是也。又合生脉散（人参、五味子、麦冬）之酸甘化阴，俾辛热之阳药不僭，再加鹿茸，为血气所长，较无情之草木倍灵。外以朱砂为衣者，取其色赤入心。《内经》云：心藏神，肾藏志。朱子《论语》注云：心之所之谓之志是也。各家之说不足凭，而《内经》为《三坟》之一，证之圣经贤训，字字相符，医与儒，原非二道也。

（十一）下元虚损足软肢麻案（清·何书田）

《耨山草堂医案·上卷·中风》：下元虚损，浮阳上扰，不时足软肢麻，肩背憎寒，头眩多汗，六脉沉微不振，防有卒中之患。急须温补肝肾，兼养八脉为治。

大熟地（四钱） 制附子（四分） 菟丝子（二钱） 五味子（四分） 炙黄芪（钱半） 鹿角霜（三钱） 枸杞子（钱半） 怀牛膝（钱半） 柏子仁（钱半） 紫石英（三钱） 白茯神（三钱）

（十二）年高体虚兼痰案（清·何书田）

《耨山草堂医案·上卷·中风》：湿痰之体，营分必亏，兼以年高，气血两衰；脉芤弦而神不摄，舌不便掉，间欲遗溺。此心脾肾三经之病，防其卒中，不可忽视。

生于术（钱半） 制南星（钱半） 化橘红（钱半） 白茯神（三钱） 生茅术（钱半） 法半夏（钱半） 瓜蒌仁（钱半） 远志肉（钱半） 石菖蒲（一钱） 秦艽肉（钱半） 白蒺藜（二钱）炒竹茹（钱半）

（十三）右偏麻木不仁案（清·何书田）

《耨山草堂医案·上卷·中风》：气亏阳弱，血不周流，右偏麻而不仁，久防痪疾，当用温补。

炙黄芪（钱半） 炒于术（钱半） 大熟地（五钱） 菟丝子（三钱） 潞党参（二钱） 制附子（三分） 白归身（二钱） 枸杞子（钱半） 五味子（三分） 秦艽肉（钱半） 白茯神（三钱）广陈皮（钱半） 法半夏（钱半）

二、中风治疗案

（一）陈盐商脱愈便结案（宋·窦材）

《扁鹊心书·卷中·便闭》：有陈姓盐商，年七十六矣。春时患中风脱证，重剂参附二百余服，获痊。至十月大便闭结不行，日登厕数十次，冷汗大出，面青肢厥。一马姓医，用滋补剂，入生大黄三钱。予深以为不可，戒之曰：老年脱后幸参附救全，不能安养，过于思虑，以致津液枯竭，传送失宜。惟可助气滋津，佐以温化，自然流通，何事性急，以速其变。若一投大黄，往而不返，恐难于收功矣，姑忍二三日势当自解。病者怪予迟缓，口出怨咎之辞。至次日不得已，用人参二两、苁蓉一两、当归五钱、松柏仁各五钱、附子三钱、升麻四钱，煎服；外用绿矾一斤入圊桶，以滚水冲入，扶其坐上，一刻而通。

（二）灸药同施治半身不遂案（宋·窦材）

《扁鹊心书·卷中·中风》：一人病半身不遂，先灸关元五百壮，一日二服八仙丹，五日一服换骨丹，其夜觉患处汗出，来日病减四分，一月痊愈。再服延寿丹半斤，保元丹一斤，五十年病不作。《千金》等方，不灸关元，不服丹药，惟以寻常药治之，虽愈难久。

（三）中风轻证面瞤口㖞案（宋·刘信甫）

《活人事证方后集·卷之一·中风门》：有人常觉左眼瞤动，忽然左边口㖞，食则不能收，求医。仆诊其脉，浮而涩，气口脉迟而涩。遂授之《局方》香苏饮和藿香正气散，加南木香、姜、枣同煎，次以小续命汤加天麻，磨沉香水同煎，下局中养气丹，数服痊安。

（四）张安抚中后诸证案（元·罗天益）

《卫生宝鉴·卷八·名方类集·风中腑兼中脏治验》：顺德府张安抚，字耘夫，年六十一岁，于己未闰十一月初，患风证。半身不遂，语言謇涩，心神昏愦，烦躁自汗，表虚恶风，如洒冰雪，口不知味，鼻不闻香臭，闻木音则惊悸，小便频多，大便结燥。若用大黄之类下之，却便饮食减少不敢用，不然则满闷。昼夜不得瞑目而寐，最苦，于此约有三月余。凡三易医，病全不减。至庚申年三月初七日，又因风邪，加之痰嗽，咽干燥，疼痛不利，唾多，中脘气痞似噎。予思《内经》有云：风寒伤形，忧恐忿怒伤气，气伤脏乃病，脏病形乃应。又云：人之气以天地之疾风名之。此风气下陷入阴中，不能生发上行，则为病矣。又云：形乐志苦，病生于脉。神先病也，邪风加之。邪入于经，动无常处。前证互相见，治病必求其本，邪气乃覆。论时月则宜升阳，补脾胃，泻风木；论病则宜实表里，养卫气，泻肝木，润燥，益元气，慎喜怒，是治其本也，宜以加减冲和汤治之。

加减冲和汤

柴胡　黄芪（各五分）升麻　当归　甘草（炙，各三分）半夏　黄柏　黄芩　人参　陈皮　芍药（各二分）

上十一味，㕮咀，作一服，水二盏，煎至一盏，去渣，温服。如自汗，加黄芪半钱。嗽者加五味子二十粒。昼夜不得睡，乃因心事烦扰，心火内动，上乘阳分，卫气不得交入阴分，故使然也。以朱砂安神丸服之，由是昼亦得睡。十日后，安抚曰：不得睡三月有余，今困睡不已，莫非他病生否？予曰：不然。卫气者，昼则行阳二十五度，夜则行阴亦二十五度。此卫气交入阴分，循其天度，故安抚得睡也，何病之有焉？止有眼白睛红，隐涩难开，宜以当归连翘汤洗之。

当归连翘汤

黄连　黄柏（各五分）连翘（四分）当归　甘草（各三分）

上作一服，水二盏，煎至一盏，去渣，时时热洗之。十三日后，至日晡，微有闷乱不安，于前冲和汤中，又加柴胡三分，以升少阳之气，饮三服。至十五日，全得安卧，减自汗恶寒躁

中
风

热，胸膈痞。原小便多，服药之后，小便减少，大便一二日一行。鼻闻香，口知味，饮食如常。脉微弦而柔和，按之微有力。止有咽喉中妨闷，会厌后肿，舌赤，早晨语言快利，午后微涩，宜以玄参升麻汤治之。

玄参升麻汤

升麻　黄连（各五分）　黄芩（炒，四分）　连翘　桔梗（各三分）　鼠黏子　玄参　甘草　白僵蚕（各二分）　防风（一分）

上十味，㕮咀，作一服，水二盏，煎至七分，去渣，稍热嗽漱，时时咽之，前证良愈。止有牙齿无力，不能嚼物，宜用牢牙散治之。

牢牙散

羊筒骨灰　升麻（各三钱）　生地黄　黄连　石膏（各一钱）　白茯苓　人参（各五分）　胡桐泪（三分）

上为极细末，入麝香少许，研匀，临卧擦牙后，以温水漱之。

安抚初病时，右肩臂膊痛无主持，不能举动，多汗出，肌肉瘦，不能正卧，卧则痛甚。经曰：汗出偏沮，使人偏枯。予思《内经》云：虚与实邻，决而通之。又云：留瘦不移，节而刺之，使经络通和，血气乃复。又言陷下者灸之。为阳气下陷入阴中，肩膊时痛，不能运动，以火导之，火引而上，补之温。以上证皆宜灸刺，谓此先刺十二经之井穴。于四月十二日右肩臂上肩井穴内，先针后灸二七壮。及至疮发，于枯瘦处渐添肌肉，汗出少，肩臂微有力；至五月初八日，再灸肩井。次于尺泽穴各灸二十八壮，引气下行，与正气相接，次日臂膊又添气力，自能摇动矣。时值仲夏，暑热渐盛，以清肺饮子补肺气，养脾胃，定心气。

清肺饮子

白芍药（五分）　人参　升麻　柴胡（各四分）　天门冬　麦门冬（去心，各三分）　陈皮（二分半）　甘草（生）　黄芩　黄柏　甘草（炙，各二分）

上十一味，㕮咀，作一服，水二盏，煎至一盏，去渣，温服，食后。汗多者加黄芪五分，后以润肠丸治胸膈痞闷，大便涩滞。

润肠丸

麻子仁（另研）　大黄（酒煨，各一两半）　桃仁泥子　当归尾　枳实（麸炒）　白芍药　升麻（各半两）　人参　生甘草　陈皮（各三钱）　木香　槟榔（各二钱）

上十二味，除麻仁、桃仁外，为末，却入二仁泥子，蜜丸桐子大，每服七八十丸，温水食前送下。初六日得处暑节，暑犹未退，宜微收实皮毛，益卫气。秋以胃气为本，以益气调荣汤主之。本药中加时药，使邪气不能伤也。

益气调荣汤

人参（三分，臣）　益气和中

当归（二分，佐）　和血润燥

陈皮（二分，佐，去白）　顺气和中

熟地黄（二分，佐） 养血润燥，泻阴火

白芍（四分，臣） 补脾胃，微收，治肝木之邪

升麻（二分，使） 使阳明气上升，滋荣百脉

黄芪（五分，君） 实皮毛，止自汗，益元气

半夏（泡，三分，佐） 疗风痰，强胃进食

白术（二分，佐） 养胃和中，厚肠胃

甘草（炙，二分佐，引用） 调和胃气，温中益气

柴胡（二分，使） 引少阳之气，使出于胃中，乃风行于天上

麦门冬（三分，去心，佐） 犹有暑气未退，故加之，安肺气，得秋分节不用。

上十二味㕮咀，作一服，水二盏，煎至一盏，去渣，温服。忌食辛热之物，反助暑邪，秋气不能收也，正气得复而安矣。

（五）赵僧判风中脏腑案（元·罗天益）

《卫生宝鉴·卷八·名方类集·风中脏治验》：真定府临济寺赵僧判，于至元庚辰八月间患中风，半身不遂，精神昏愦，面红颊赤，耳聋鼻塞，语言不出，诊其两手六脉弦数。尝记洁古有云：中脏者多滞九窍，中腑者多着四肢。今语言不出，耳聋鼻塞，精神昏愦，是中脏也；半身不遂，是中腑也。此脏腑俱受病邪，先以三化汤一两，内疏三两行，散其壅滞，使清气上升，充实四肢。次与至宝丹，加龙骨、南星，安心定志养神治之，使各脏之气上升，通利九窍。五日音声出，语言稍利，后随四时脉证加减，用药不匀，即稍能行步。日以绳络其病脚，如履阈或高处，得人扶之方可逾也。又刺十二经之井穴，以接经络。翌日不用绳络，能行步。几百日大势尽去，戒之慎言语，节饮食，一年方愈。

（六）史忠武中经口㖞案（元·罗天益）

《卫生宝鉴·卷八·名方类集·风中血脉治验》：太尉忠武史公，年六十八岁，于至元戊辰十月初，侍国师于圣安寺丈室中，煤炭火一炉在左侧边，遂觉面热，左颊微有汗。师及左右诸人皆出，因左颊疏缓，被风寒客之。右颊急，口㖞于右，脉得浮紧，按之洪缓。予举医学提举忽君吉甫专科针灸，先于左颊上灸地仓穴一七壮，次灸颊车穴二七壮，后于右颊上热手熨之，议以升麻汤加防风、秦艽、白芷、桂枝，发散风寒，数服而愈。或曰：世医多以续命汤等药治之，今君用升麻汤加四味，其理安在？对曰：足阳明经起于鼻，交頞中，循鼻外，入上齿中。手阳明经亦贯于下齿中，况两颊皆属阳明。升麻汤乃阳明经药，香白芷又行手阳明之经。秦艽治口噤，防风散风邪，桂枝实表而固荣卫，使邪不能再伤，此其理也。夫病有标本经络之别，药有气味厚薄之殊，察病之源，用药之宜，其效如桴鼓之应。不明经络所过，不知药性所在，徒执一方，不惟无益，而又害之者多矣。学者宜精思之。

（七）妇人中风实证案（明·虞恒德）

《古今医案按·卷第一·中风》：虞恒德治一妇，年五十七，身肥白，春初得中风，暴仆不知人事，身僵直，口噤不语，喉如曳锯，水饮不能入，六脉浮大弦滑，右甚于左。以藜芦末一钱，加麝香少许，灌入鼻窍。吐痰升许，始知人事，身体略能举动。急煎小续命汤，倍麻黄，连进二服。覆以衣被，得汗，渐苏醒，能转侧，但右手足不遂，语言謇涩。复以二陈汤加芎、归、芍药、羌、防等，合竹沥、姜汁，日进二三服。若三四日大便不利，则不能言语，即以东垣导滞丸，或润肠丸，微利之，则言语复正。如此调理，至六十余，得他病而卒。

震按：此条与上丹溪案，俱以实邪治而效。可见辨证宜真，不得专守景岳非风之论，先有成见在胸也。如薛立斋善于用补，而治艾郭武，牙关紧，不能言，左体瘫，口眼牵动，神昏欲绝，六脉沉细而涩，谓此中寒湿，非中风也。亦用吐痰药及至宝丹，继以五积散加木香、南星、附子而人苏，后大便洞利痰积而全愈。临斯证者，治虚寒，治风痰，固宜对勘。

【发挥】

《古今医案按选·卷一·中风》：雄按：粗工每执肥白之人阳气必虚之说，不辨脉证，温补乱投，真杀人不以刃也。

（八）针药并用治风乘虚中案（明·江瓘）

《名医类案·卷第一·中风》：一人中风，口眼喎斜，语言不正，口角涎流，或半身不遂，或全体如是。此因元气虚弱而受外邪，又兼酒色之过也。以人参、防风、麻黄、羌活、升麻、桔梗、石膏、黄芩、荆芥、天麻、南星、薄荷、葛根、赤芍药、杏仁、川归、川芎、白术、细辛、皂角等分，加葱、姜水煎，入竹沥半盏，随灸风市（奇俞穴）、百会（督脉）、曲池（大肠穴），合绝骨（胆穴，绝骨即悬钟穴）、环跳（胆穴）、肩髃（大肠穴）、三里（胃穴）等穴，以凿窍疏风，得微汗而愈（亦以汗解）。

（九）权变救危治不能下药案三则（明·李时珍、张景岳）

《濒湖医案·卷四·肝胆病医案·中风案》：我朝荆和王妃刘氏，年七十，病中风，不省人事，牙关紧闭，群医束手。先考太医吏目月池翁诊视，药不能入，自午至子，不获已。打去一齿，浓煎藜芦汤灌之，少顷，噫气一声，遂吐痰而苏，调理而安。药弗瞑眩，厥疾弗瘳，诚然。

《濒湖医案·卷四·肝胆病医案·中风案》：寇宗奭曰：防风、黄芪，世多相须而用。唐许胤宗，初仕陈，为新蔡王外兵参军时，柳太后病风不能言，脉沉而口噤。胤宗曰：既不能下药，宜汤气蒸之，药入腠理，周时可瘥。乃造黄芪防风汤数斛，置于床下气如烟雾，其夕便得语也。

《景岳全书·卷之十·从集·杂证谟·诸风》：王克明治卢州王守道风噤不能语，以炽炭烧地热，洒以药汤，置病者于上，须臾小苏。若此二者，以病至垂危，药不能及，亦治风之权变也。

（十）戴万奇丈中风后遗案（明·孙文垣）

《孙文垣医案·新都治验·戴万奇丈中痰后而右手不能动》：戴万奇丈，中痰后而右手不能伸动。与之牛胆南星、陈皮、茯苓、甘草、天麻、僵蚕、黄连、木通、石菖蒲、防己，服后手稍能动，惟左边头痛，喉舌俱痛，大便秘结，三日一行。又与川芎、荆芥、玄参、桔梗、柴胡、酒芩、蔓荆子、甘草、杏仁、枳壳，水煎饮之，诸症悉减。但下午体倦，右边头微痛。后又为怒气所触，舌掉不言，头复大痛。与连翘、甘草、山栀子、薄荷、石菖蒲、远志、木通、麦门冬、五味子、白芍药、黄柏，调理而愈。

（十一）程原仲家侄冒暑中风案（明·程仑）

《程原仲医案·医按卷六》：家侄世济太学，壬申年六月，因天旱悯农，冒赤日行田间十三日，归至中途忽患中风。抵家时，客至视疾，犹勉强步至中堂。次日，右手足不仁，言语謇涩，不省人事而卧。诊其脉左寸弦，右寸并两关俱滑，此痰证也。用二陈加牛胆南星、明天麻、防风、羌活、秦艽、菖蒲、黄芩、枳壳，加竹沥、姜汁服，三日而人事省。再服四日，乃除竹沥、姜汁，用生姜，再十余剂，加当归、白芍药又十余剂，后因血虚甚更加地黄，因气虚加参、芪，因不任步履加木瓜、牛膝，因火盛少加黄连。嗣后，渐去风药，如此共服百余剂而愈。初，病虚弱时，右手弹不能动，手指之间即片纸亦不有提挈，痰亦不能远吐。及用参、芪之后，手足称便，而痰亦吐远，可见参、芪之妙。

中风

（十二）唐东瀛中风悲泣案（明·李中梓）

《医宗必读·卷之六·真中风》：延平太守唐东瀛，多郁多思，又为府事劳神，昏冒痰壅，口㖞语涩，四肢不遂，时欲悲泣，脉大而软，此脾、肺气虚，风在经络。余以补中益气去黄芪，加秦艽、防风、天麻、半夏，十剂证减二三，更加竹沥、姜汁，倍用人参，兼与八味丸，两月乃愈。

（十三）张可真中风昏冒案（明·李中梓）

《医宗必读·卷之六·真中风》：燕邸张可真，自远方归，忽中风昏冒，牙关紧闭。先以牙皂末取嚏，次以箸抉开，灌苏合丸二丸，然后以防风散投之，连进三服，出汗如洗。此邪自外解也，去麻黄、独活、羚羊角，加秦艽、半夏、胆星、钩藤、姜汁，十剂痰清神爽，服六君子加竹沥、姜汁、钩藤，六十日而痊。

（十四）钱台石虚见盛候案（明·李中梓）

《医宗必读·卷之六·真中风》：钱台石年近六旬，昏倦不能言，鼻塞，二便闭，此心、肺二脏中风也，服顺气疏风化痰之剂，已濒于危矣。比余诊之，六脉洪大，按之搏指，乃至虚反有盛候也，宜补中为主，佐以祛风化痰，方可回生。举家惶惧，两日不决。余瞋目而呼曰：今日无药则毙矣，若服参而病进，余一人独任其咎。乃以大剂补中益气，加秦艽、钩藤、防风、竹沥，再剂而神爽，加减调治，五十日始愈。

（十五）陶心源劳怒昏仆案（明·龚延贤）

《云林医圣普渡慈航·卷之一·中风》：郡倅陶心源素勤劳，因过怒，口眼㖞斜，痰涎壅盛，晕不知人。予诊六脉滑数而虚，此劳伤中气，怒动肝火，用补中益气汤加白芍、半夏、山栀、茯苓、桔梗，数剂而愈。

（十六）周念潜中风偏瘫案（明·倪士奇）

《两都医案·北案·治周念潜中风》：宗伯念潜周公，体极肥盛而多痰。忽于入直御前侍讲时，偶尔中风，右手足不能动履，唇吻开张，声如鼾睡。有投以疏风、人参等剂，毫末不解。相国魏公、侍读郑公急命余诊视。按得左手寸关微细，知是肝心血有不足，左尺脉虽弱，是肾水不充，然亦老年常事，喜其根源不竭。右寸脉浮大，知肺气有余；右关脉细小，知脾血不足；右尺脉浮而无力，知命门真火不旺。人一身所赖以生者惟血，而血生于心，藏于肝，统于脾，此三经脉皆虚弱，血少可知矣。余每论中风与风邪不同，外邪则辛散可解，中风乃内虚血弱而作热，热极则生风耳。譬如天道亢阳则风起，雨施而风止。人身之血如水，水升则火降，火降则不作热，而无风之患矣。老年中风，须用返本还原治法，以人补人，以血补血，譬初生婴孩食母之乳，渐次筋骨壮盛，能坐能步能言，皆血力也。目得血能视，掌得血能握，指得血能捻，足得血能步，安得不以补血为主哉？医中风，必用疏风香燥之剂，风不能除而血脉反逾涸。多用参芪补气等药，又气盛血愈虚。因定方，只以四物合二陈为主。地黄制之不腻，半夏制之不燥，地黄以自然姜汁浸一宿，再以砂仁、茯苓同酒煮，瓦器焙干，半夏以明矾、姜汁、皂角煮热，咀成片，再以竹沥拌，晒干。四物补血为君，二陈理气化痰为佐，临服时加人乳半钟热饮，十余剂而全康矣。周公喜曰：向前预防中风，服豨莶、蕲蛇等药，手常麻木不仁，若不防御，又当何如？余曰：中风不必用治风药，只以顺适气脉、流通精神为妙。今公已全安，右手较未中之前更霍然无恙，任意挥毫，则知以风治风者，反耗散气血无疑矣。前方如未见验，定以为庸常不中也。周公喟然曰：先生脉极精，再造吾生，敬服敬服。

（十七）王用之卒中昏愦案（明·薛己案；清·叶崧疏）

《莲斋医意立斋案疏·卷上·元气亏损内伤外感等症》：车驾王用之，卒中昏愦，口眼㖞斜，痰气上涌，咽喉有声，六脉沉伏。此真气虚而风邪所乘，以三生饮一两，加人参一两，煎服，即苏。若遗尿手撒，口开鼾睡，为不治，用前药亦有得生者。夫前饮乃行经络、治寒痰之药，有斩关夺旗之功，每服必用人参两许，驾驭其邪而补助真气，否则不惟无益，适足以取败矣。观先哲用芪附、参附等汤，其义可见。

崧疏曰：人参三生饮，治脱证之方也，此案未见其脱，何以用之？必脉之沉伏而且无力者宜也，若沉伏而有力不可用也。然此病未至于脱而即用之者，是病未至而药先至，故曰煎服即苏。"即苏"云者，必定之词也。若至于遗尿等不治现症，即用之不过曰："亦有得生者。""亦有"云者，希望之词也，未可必矣。至若所云风邪所乘者，此案原无外感之证，而此饮亦非散表之方，何也？意盖谓人皆以此证为风。即使风也，亦真气虚而风邪所乘也，所用之药不用治风邪而专治寒痰，即用治寒痰而倍补真气。噫！于此见有无风邪、无寒痰者，三生饮又不可浪投也。故复以参附、芪附等载之于后，此正无风邪并无寒痰之方耳。

【发挥】

《古今医案按选·卷一·中风》：俞按：此治中寒，寒痰壅塞气道之药。肥人脉沉伏，无火象者可用之。若脉微细者，必加人参，实非中风药也。黄履素曰：三生饮，施于中风之寒证，妙矣。或有虚火冲逆，热痰壅塞，以致昏愦颠仆者，状类中风，乌、附非所宜服。立斋治王进士虚火妄动，挟痰而仆，急灌童溺，神思爽爽。（案见江选）予从弟履中，痰升遗溺，状类中风，亦灌以童溲而苏。（案见魏玉璜《续名医类案》）此等证候，皆火挟痰而作，断非三生饮可投，并姜汤亦不相宜也。（雄按：不但三生饮不可服，虽当归、枸杞之类，亦不宜用。余治顾听泉一案可参）同一卒然昏愦，而所因不同，须细审之。《太平广记》载唐梁新见一朝士，诊之曰：风疾已深，请速归去。其朝士复见郫州高医赵鄂诊之，言疾危，与梁说同，惟云只有一法，请啖消梨，不限多少，咀嚼不及，绞汁而饮。（杨曰：甘寒息风法）到家旬日，依法治之而愈。此亦降火消痰之验也。（雄按：《资生经》亦云：凡中风，由心腹中多大热而作也）

（十八）男子虚证中风案（明·薛己案；清·叶崧疏）

《莲斋医意立斋案疏·卷上·元气亏损内伤外感等症》：一男子，卒中，口眼㖞斜，不能言语，遇风寒四肢拘急，脉浮而紧。此手足阳明经虚，风寒所乘。用秦艽升麻汤治之，稍愈，乃以补中益气汤加山栀而痊。若舌喑不能言，足痿不能行，属肾气虚弱，名曰痱症，宜用地黄饮子治之。然此证皆由将息失宜，肾水不足，而心火暴盛，痰滞于胸也。轻者自苏，重者或死。

崧疏曰：口眼㖞斜，非即前王用之之症乎？不能言语，非即后舌喑不能言之症乎？而治法天渊，何以言之？要之察病之机固在脉，又在于兼见之症。所云浮而紧者，非风寒之脉乎？遇风寒四肢拘急者，非风寒之证乎？故先之以秦艽升麻汤，发散之剂也，而后知前之口眼㖞斜之属真气虚者，在昏愦而脉沉伏也，后之舌喑不能言之属肾气虚弱者，在足痿不能行也。而后知前之所云风邪者，假设之词也。后之所云痱证者，推类之文也，亦复何疑哉？然而以此脉症而论，是属足太阳也，不知口眼㖞斜已属之手足阳明矣。且遇风寒不曰拘急，而曰四肢拘急，四肢岂非脾主之乎？四肢拘急，岂非脾气虚为之乎？以是知此证之风寒原乘经虚而入，故即继以补中益气，盖经虚及脏腑之虚，补脏腑即所以补经也。

（十九）肥人善饮中风案（明·薛己案；清·叶崧疏）

《莲斋医意立斋案疏·卷上·元气亏损内伤外感等症》：一男子，体肥善饮，舌本硬强，语言不清，口眼㖞斜，痰气涌盛，肢体不遂。余以为脾虚湿热，用六君加煨葛根、山栀、神曲而痊。

崧疏曰：此案惟体肥善饮四字，遂断以脾虚湿热治之，所用之药，初无一味及于舌本硬强等诸症，而诸症自愈，故知治病必求其本，为千古妙法。夫酒属湿热之物，而湿热每积于脾。脾与胃为脏腑，积于脾必及于胃，胃属阳明，阳明经交唇口左右，故亦有口眼㖞斜之症，而其本则在于湿热不在于风，在于胃不在于经，在于脾不在于胃，一以贯之，则在于脾经湿热也。而湿热之气非虚不积，故直曰脾虚湿热，此六君子之所以为主也乎。

（二十）顾斐斋中后足肿案（明·薛己案；清·叶崧疏）

《莲斋医意立斋案疏·卷上·元气亏损内伤外感等症》：宪幕顾斐斋，饮食起居失宜，左半身并手不遂，汗出神昏，痰涎上涌。王竹西用参芪大补之剂，汗止而神思渐清，颇能步履。后不守禁，左腿自膝至足肿胀甚大，重坠如石，痛不能忍，其痰甚多，肝脾肾脉洪大而数，重按则软涩。余朝用补中益气汤加黄柏、知母、麦冬、五味，煎送地黄丸，晚用地黄丸料加黄柏、知母数剂，诸症悉退。但自弛禁，不能全愈耳。

崧疏曰：夫足胫肿胀重坠者，因于脾气下陷者有之，因于湿痰下流者有之，因于湿热下陷者有之。此案以肝脾肾脉洪大而数，热也，重按软涩，湿也，其为湿热下陷于三阴经分明矣。又曰痛不能忍，则不特为湿热，而且为湿火矣，湿火宜利小便而清之。然因初症之饮食起居失宜，用参芪大补之剂未远也。则脾气固已素虚，湿火下陷，而脾气亦下陷，故用补中益气加黄柏、知母等，一升一降，一补一清，则脾气自完，而湿火自消矣。至于晚服六味丸加黄柏、知母者，盖以湿火在阴分，而阴自原虚，故又从补阴中以清之，亦法之正也。而嶟璜有云：湿火下陷，宜升不宜降。六味之用，降而不升矣，反使补中益气力逊。故虽曰自弛禁，然不能全愈者，未始不在此乎。此说甚善，予更虑世俗每以一腿一足肿痛者，必谓非经络筋骨之病，即瘀滞肿毒之病，往往委外科主治，孰知其有大谬不然者乎。

（二十一）陈时用劳怒口斜案（明·薛己案；清·叶崧疏）

《莲斋医意立斋案疏·卷上·元气亏损内伤外感等症》：庠生陈时用，素勤苦，因劳怒口斜痰盛，脉滑数而虚。此劳伤中气，怒动肝火。用补中益气加山栀、茯苓、半夏、桔梗，数剂而愈。

崧疏曰：此案云素勤苦，中气必虚，因劳怒，中气必亏，口斜为阳明之脉络同虚，痰盛为胃经之化原不运，此补中益气之所以必用也，而况脉之虚者乎？加味之法，嶟璜有云：脉见滑数而虚，惟虚也故用补中，滑为挟痰，故加半夏，数为火盛，故加山栀，又以桔梗开之，则痰自豁

第九章 医案选粹

而火自下行矣。若庸工遇此，必主于祛风化痰，谬岂在于毫厘乎，然升补于痰盛之中，非具只眼者不能，要知属脾虚之痰，斯敢用耳。

（二十二）老人筋挛骨痛案（明·薛己案；清·叶崧疏）

《莲斋医意立斋案疏·卷上·元气亏损内伤外感等症》：一老人，两臂不遂，语言謇涩。服祛风之药，筋挛骨痛，此风药亏损肝血，益增其病也。余用八珍汤补其气血，用地黄丸补其肾水，佐以愈风丹而愈。

崧疏曰：此案原属筋脉阻滞之证，愈风丹以血药为主，风药为臣，流行之药为佐，温经之药为使，凡筋脉有阻滞者，此方适当其可，原不可废。奈何独服祛风之药，致筋挛骨痛。筋挛骨痛仍是筋脉阻滞之剧证，因风药能亏损肝血则火燥独炽之故，斯不得不以四物补肝血为主。而燥必伤肺金之气，故合之以四君。筋虽属肝，骨则属肾，故又兼之以六味。是虽独曰亏损肝血，而用药不独在乎肝血也。然而筋脉之阻滞，仍然如故，故以愈风丹佐之。佐之耳，非独任之也。若前杨永兴及一男子用此丹而病反增者，因二者直三阴本虚，非筋脉阻滞之故，况乎独任之而然，岂愈风丹之罪哉？

中
风

（二十三）妇人怒后肢挛案（明·薛己案；清·叶崧疏）

《莲斋医意立斋案疏·卷上·元气亏损内伤外感等症》：一妇人，因怒吐痰，胸满作痛。服四物、二陈、芩、连、枳壳之类，不应。更加祛风之剂，半身不遂，筋渐挛缩，四肢痿软，日晡益甚，内热口干，形体倦怠。余以为郁怒伤肝脾，气血复损而然。遂用逍遥散、补中益气汤、六味地黄丸调治，喜其谨疾，年余悉愈，形体康健。

崧疏曰：妇人之怒多郁，郁必伤肝，肝伤则必下克于脾，同为郁怒所伤者，往往而是。此案因怒而致吐痰，脾伤于郁之验；胸膈作痛，肝伤于郁之验。四物等汤之不应者，无升散郁怒之品故也。奈何更加祛风，何风可祛？适以增病，病增则不特伤其肝脾，抑且损其气血。试观筋渐挛缩、日晡益甚、内热口干等症，非损其肝之血乎？半身不遂、四肢痿软、形体倦怠等症，非损其脾之气乎？逍遥入肝，补中入脾，皆所以升散其郁气，而各补其气血也。然必以逍遥为先者，病始于肝也；补中为继者，遗累于脾也；终以六味者，肝肾为子母也。脾肾为化源，既升之后，自宜降也。

（二十四）刘允功劳怒卒仆案（明·薛己案；清·叶崧疏）

《莲斋医意立斋案疏·卷上·元气亏损内伤外感等症》：秀才刘允功，形体魁伟，不慎酒色，因劳怒头晕仆地，痰涎上涌，手足麻痹，口干引饮，六脉洪数而虚。余以为肾经亏损，亏损则不能纳气归源而头晕，不能摄水归源而为痰，阳气虚热而麻痹，虚火上炎而作渴。用补中益气合六味丸料治之而愈。其后或劳役或入房，其病即作，用前药随愈。

崧疏曰：此案之属肾经亏损云云者，举皆知之矣。独用六味丸是矣，而何合用补中益气耶？盖不能纳气归源，宜降以补阴也；不能摄水归源，宜降以补阴也；阳气虚热，宜降以补阴也；虚火上炎，宜降以补阴也。种种而论，岂非宜降不宜升，宜补阴不宜补气乎？要知病因于劳怒，则劳者脾必受伤，怒则木必克土，而况手足麻痹，毕竟属脾气亏损者为多。若只补肾而遗其脾，则脾气因补肾而趋于下陷，宁无变乎？然既不可独降补其阴，而何可独升补其气？故用补中益气合六味同进，则升降相辅，阴阳相依。此用药之极于微妙，在今人反以为杂乱无章法也。噫！悲夫！

（二十五）叶明楚令眷卒仆无知案（清·吴楚）

《吴氏医验录·医初验录集·下卷·中证》：壬戌年十一月，梅村叶明楚兄令眷，是年四十三岁，因气恼遂手麻昏仆，卒中无知，口流涎沫，三昼夜不苏，眼闭不开。诸医有作风治者，有作痰治者，有作火治者，总无一人言虚。其某名医则云此种证必有些火。其方用丹参、丹皮、麦冬、贝母、百合、花粉、天麻、葳蕤、甘草，加黄连二分、牛黄半分。明楚兄自知医理，见一派缓药，既非所以治急病，而黄连大寒又未必相宜。因问曰："必须求先生何药得使之回方好。"答曰："药力何能使之回？惟听其自回则可。"观其议论，又觉可笑，遂不敢用其药。然终不回，举家惶惧无措。明老令舅即家誉斯兄昆仲也，再四踌躇，至第四日邀余视之。余诊其脉，不浮不滑，无真风痰可知，惟一味虚软，然却有根，谓诸公曰："证虽重，脉尚有根，似可无虞。"时有程先生同在座，余谓程先生曰："此证所谓得之则生，失之则死者也。原无必死之理，亦无必不死之道，视医法何如耳。苟医得其道，则一毫无恙；若不得其道，未必不虑，即能自苏，亦成废疾，终至于不起。此证此脉，尚可图全。幸遇先生，当为彼细细筹之，不可草草忽过。"程先生意见相符。余用：茯苓、陈皮、甘草、半夏、胆星、菖蒲、煨姜，重用白术、当归、黄芪。程先生所欲用药，亦复如是。但余即欲用参，程先生欲先服一剂，次剂再用参。余思脉有根，不怕即脱，便缓一二时无碍，遂依先服一剂。坐候须臾，病者顿苏。忙撮第二剂，议用人参一钱。内传出云："适才虽回，但语言错乱，如吃语不清，遂有欲加黄连一分者。"余曰："此非火也，良由昏沉数日，神气几几相离，刻下初回，神尚未安耳，黄连一分也不可用，倒是人参要加一钱，俾再少睡片刻，神气自然清爽。"余坚持用参二钱，余照前，再服一剂，果然旋复得睡矣。余别去，别时仍谆嘱明楚兄曰："脉软甚，前药参力尚轻，今晚仍加参二钱，再服一剂，勿使出汗为要。此番得睡，醒时人事自清，万勿复存黄连之见。一则寒凉凝滞筋络，手足偏废难回；二则此证脾土必虚，不堪复加寒凉败胃；三则重伤元气，于急证不利。"明楚兄依言。又见醒时果然人事清白，言语应答如常，再服药一剂，加参二钱，是夜安神熟寐，至天明尚未醒。次早复迎余诊之，病人自知手足麻，且发潮热。余照前方，去胆星、半夏、菖蒲，倍当归，加熟地、山萸、枸杞、五加皮、桑枝、附子，一日仍服药二剂，共用参五钱。次日手足知痛而不麻，再照旧服二剂。次日手足痛减半，手可擒碗，亦可抬起。再服二日，手可梳头，潮热尽退，饮食渐多。共服药十余日，而康复如初矣。

（二十六）方惟善脉虚不调案（清·郑重光）

《素圃医案·卷三·诸中证治效》：方惟善翁，年七十，夏月忽右手足不用，口眼㖞斜，舌强面赤，脉虚大而参伍不调，两寸脉十数至一歇，但止数不齐耳。问其脉何以歇至，彼云：今十年矣，每心一掣跳，则脉必歇。余曰：心掣为肾病，此心肾气虚，并无风邪六经形证，温经大补，或可复原，若作风医，必致痿废。遂用人参、黄芪、白术、桂枝、芍药、附子、天麻、当归等药，每日用参两许，医治月余，口眼端正，步履如常。方在调理之余，忽发咳嗽，彼自误为痰火，参附贻祸，数日后目窠微肿，颈脉大动，尿如煤水，乃肾脏真阳不足，将成水蛊之证也。随即咳喘不能卧，足趺先肿，渐延两腿，余用《金匮》肾气汤，加倍桂附，更入人参三钱。时当酷暑，悬大帐于庭，伏枕于几者二十八日，药近百剂，小便渐多而肿消。适因病后营葬劳烦，调理失宜，遂时发喘咳，不能平卧，至八旬乃终。

（二十七）符公祖恭人痰潮卒仆案（清·李用粹）

《旧德堂医案·案二十八》：分镇符公祖恭人，形体壮盛，五旬手指麻木，已历三载。甲辰秋偶感恚怒，忽失声仆地，痰潮如锯，眼合遗尿，六脉洪大。适予往茸城，飞骑促归。缘符公素谙医理，自谓无救，议用小续命汤，俟予决之。

予曰：是方乃辛温群聚，利于祛邪，妨于养正。其故有三：盖北人气实，南人气虚，虽今古通论，然北人居南日久，服习水土，畀禀①更移，肤腠亦疏，故卑下之乡，柔脆之气，每乘虚来犯，致阴阳颠倒，荣卫解散，而气虚卒中，此南北之辨者一。况中风要旨又在剖别闭脱。夫闭者，邪塞道路，正气壅塞，闭拒不通；脱者，邪胜五内，心气飞越，脱绝不续。二证攸分，相悬霄壤。故小续命汤原为角弓反张、牙关紧急闭证而设，若用于眼合遗尿之脱证，是既伤其阴，复耗其阳，此闭脱之辨者二。又风为阳中阴气，内应于肝；肝为阴中阳脏，外合于风。恚怒太过，大起肝胆内火，外风猖狂扰乱，必然挟势而乘脾土，故痰涎汹涌，责脾勿统摄，肾不归经，滋根固蒂尚恐不及，若徒事发散，是为虚虚，此真似之辨者三。《灵枢》所谓虚邪偏客于身半，其入者内居荣卫，荣卫稍衰，则正气去，邪气独留，发为偏枯。端自此证，当法河间、东垣用药，保全脾肾两脏庶可回春。亦以六君子加黄芪、白芍、桂枝、钩藤、竹沥、姜汁，服二剂恶症俱减，脉亦收敛。但声哑如故，此肾水衰，心苗枯槁。至更余后火气下行，肾精上朝，方能出音。遂用地黄饮子，服至十五剂大便始通，坚黑如铁。虽有声出，状似燕语，乃朝用补中益气汤加五味、麦冬以培脾，夕用地黄汤加肉苁蓉、当归以滋肾。调理百日，语言如旧，步履如初，但右手稍逊于前耳。

---

① 畀（bì）禀：畀，赐予，禀赋之义。

（二十八）黄冲霄痰盛脉伏案（清·王式钰）

《东皋草堂医案·中风》：黄冲霄，年四十九，患中风，口角㖞斜，痰涎壅盛，六脉俱伏，人谓其脉绝，不可救矣。予曰：真气素虚，风邪卒中，故脉多沉伏。譬之暴客卒然入室，主人未有不屏气敛迹者也。旧说谓口开心绝，手撒脾绝，遗尿肾绝，今并无此三症也。其眼虽闭，终与眼合肝绝者有别，以闻人言能略开一线也。其喉虽响，终与声如鼾肝绝者有别，以声随痰为升降，非有呼无吸也。急投以胆星三钱，木香二钱，附子二钱，加人参五钱，桂枝一钱，橘红一钱，二剂而口正。继用六君子汤，痰气亦平，饮食如故。后用十全大补料作丸，与六君子汤相间而服，遂获全瘳。

（二十九）姚主政脉空尺弱案（清·冯兆张）

《杂证大小合参·卷二十·全真一气汤治疗方按》：刑部主政姚老先生，夏月钦命赴审河南，依限往返，劳顿太甚。回京正当衙门办事，忽然手足麻木不举，乃回私宅，招一医诊视曰：此中暑也。以香薷饮服之，觉甚不安，乃延余治。按其脉，洪大而空，此血脱而非暑伤气之脉也。不敢直指其非，但云恐将来脚上又中暑矣。先生未达其意。余回寓少顷，果足亦麻木，不能举动，先生始悟，遣使招余求治。此时口喝舌强，自汗诸症俱见矣。乃以前方加减分两，连服两剂，汗少减而神始清，后以河间地黄饮子加减而愈。

令弟中翰二先生，偶索余诊，两寸洪大倍常，两尺微弱倍甚，如出两人之手。余曰：先生无病而得此脉，诸宜慎之。先生曰：脉主将来何病？余曰：恐亦类令兄先生之病，而害则过之。渠曰：家兄中风之证，不为轻矣，宁有更重于此者乎！抑愚弟或病各不同，而岂必具犯中风者乎？且家兄因无子故，或者未能绝欲，弟则独宿旅邸多年，可以自信，倘病出意外，再求调治未晚也。余见渠甚忽略，亦不复为进言。一月之后，无故绝倒，急遣招余。余曰：形未病而脉先病，根本萎之于中久矣，岂可救乎！力请视之，脱证具备，已不能药矣，次日而卒。令兄先生尤以身命自重，弃官告假而归。后叩其故，大先生果因无子而多欲，二先生果绝欲而日醉酒，可见酒色害人一也。

（三十）莳门金姓卒感恶风案（清·徐大椿）

《洄溪医案·中风》：莳门金姓，早立门首，卒遇恶风，口眼㖞斜，嗫不能言，医用人参、桂、附诸品，此近日时医治风证不祧之方也。趣余视之，其形如尸，面赤气粗，目瞪脉大，处以祛风消痰清火之剂。其家许以重资，留数日。余曰：我非行道之人，可货取也。固请。余曰：与其误药以死，莫若服此三剂，醒而能食，不服药可也。后月余，至余家拜谢。问之，果服三剂而起，竟不敢服他药。惟腿膝未健，手臂犹麻，为立膏方而全愈。此正《内经》所谓虚邪贼风也。以辛热刚燥治之固非，以补阴滋腻治之亦谬，治以辛凉，佐以甘温，《内经》有明训也。

（三十一）刘松岑酒客卒仆案（清·徐大椿）

《洄溪医案·中风》：张由巷刘松岑，素好饮，后结酒友数人，终年聚饮，余戒之不止。时年才四十，除夕向酒店沽酒，秤银手振，秤坠而身亦仆地，口噤不知人，急扶归。岁朝遣人邀余，与以至宝丹数粒，嘱其勿服他药，恐医者知其酒客，又新纳宠，必用温补也。初五至其家，竟未服药，诊其脉弦滑洪大，半身不遂，口强流涎，乃湿痰注经传腑之证。余用豁痰驱湿之品，调之月余而起。一手一足，不能如旧，言语始终艰涩。初无子，病愈后，连举子女皆成立，至七十三岁而卒。谁谓中风之人不能永年耶？凡病在经络筋骨，此为形体之病，能延岁月，不能除根。若求全愈，过用重剂，必致伤生。富贵之人闻此等说，不但不信，且触其怒，于是谄谀之人，群进温补，无不死者，终无一人悔悟也。

（三十二）汪姓虚风卒中案（清·徐大椿）

《洄溪医案·中风》：西门外汪姓，新正出门，遇友于途，一揖而仆，口噤目闭，四肢瘫痪，舁归不省人事，医亦用人参、熟地等药。其母前年曾抱危疾，余为之治愈，故信余，求救。余曰：此所谓虚邪贼风也，以小续命汤加减，医者骇，谓壮年得此，必大虚之证，岂可用猛剂？其母排众议而服之。隔日再往，手揽余衣，两足踏地，欲作叩头势。余曰，欲谢余乎？亟点首，余止之。复作垂涕感恩状，余慰之，且谓其母曰：风毒深入，舌本坚硬，病虽愈，言语不能骤出，毋惊恐而误投温补也。果月余而后能言，百日乃痊。

（三十三）叔子静食后忽昏案（清·徐大椿）

《洄溪医案·中风》：叔子静素无疾，一日，余集亲友小酌，叔亦在座吃饭，至第二碗仅半，头忽垂，箸亦落。同座问曰：醉耶？不应。又问骨鲠耶？亦不应。细视之，目闭面口流涎，群起扶之别座，则颈已歪，脉已绝，痰声起，不知人矣。亟取至宝丹灌之，始不受，再灌而咽下。少顷开目，问扶者曰：此何地也？因告之故。曰：我欲归。扶之坐舆内以归，处以驱风消痰安神之品，明日已能起，惟软弱无力耳。以后亦不复发。此总名卒中，亦有食厥，亦有痰厥，亦有气厥，病因不同，如药不预备，则一时气不能纳，经络闭塞，周时而死。如更以参、附等药助火助痰，则无一生者。及其死也，则以为病本不治，非温补之误，举世皆然也。

（三十四）沈又高精虚厥仆案（清·徐大椿）

《洄溪医案·痹》：新郭沈又高，续娶少艾，未免不节，忽患气喘厥逆，语涩神昏，手足不举。医者以中风法治之，病益甚。余诊之曰：此《内经》所谓痱证也。少阴虚而精气不续，与大概偏中风、中风、痰厥、风厥等病绝不相类。刘河间所立地黄饮子正为此而设，何医者反忌之耶？一剂而喘逆定，神气清，声音出，四肢展动。三剂而病除八九，调以养精益气之品而愈。余所见类中而宜温补者止此一人，识之以见余并非禁用补药，但必对证乃可施治耳。

雄按：古云真中属实，类中多虚，其实不然。若其人素禀阳盛，过啖肥甘，积热酿痰，壅塞隧络，多患类中。治宜化痰清热，流利机关，自始至终，忌投补滞。徐氏谓宜于温补者不多见，洵阅历之言也。

（三十五）季蘅翁风痰杂合案（清·喻嘉言）

《续名医类案·卷十三·瘫痪》：喻嘉言治季蘅翁，年将七旬，半身不遂已二载，病发左半口往右㖞，昏厥遗尿。初服参、芪颇当，惑于左半属血，不宜补气之说，几至大坏。云间施笠泽以参、附疗之稍安。然概从温补，未尽病情也。脉之软滑中时带劲疾，盖痰与风杂合之证，痰为主，风为标也。又热与寒杂合之证，热为主，寒为标也。平时手冷如冰，故痰动易厥，厥已复苏，呕去其痰，眠食自若。冬月颇能耐寒，可知寒为外显之假寒，热为内蕴之真热。热蒸湿以为痰，阻塞窍隧，故卫气不周，外风易入。加以房帏不节，精气内虚，与风相召，是以杂合而成是证耳。今欲大理右半脾胃之气，以运出左半之热痰虚风，要非温补一端所能尽也。夫治杂合之病，必须用杂合之药，而随时令以尽无穷之变。如冬月严寒，身内之热为寒所束，不得从皮肤外泄，势必深入筋骨为害矣。故用姜、附以暂彻外寒，而内热反得宣泄。若时令之热与内蕴之热相合，复助以姜、附，三热交煽，有灼筋腐肉而已。夫左右者，阴阳之道路，故肝胆居左，而其气常行于右，脾胃居右，而其气常行于左，往来灌注，是以生生不息也。肝木主风，脾湿为痰，风与痰之中人，原不分于左右。但翁过损精血，是以八八天癸已尽之后，左半先亏，而右半饮食所生之痰，与皮毛所入之风，以渐积于空虚之府，而骤发始觉耳。风脉劲疾，痰脉软滑，故病则大筋短缩，即舌筋亦短而謇于言。小筋弛长，故从左而㖞于右，是可知左畔之小筋弛而不张矣。若左筋之张，则左㖞矣。凡治一偏之风，法宜从阴引阳，从阳引阴，从左引右，从右引左。以参、术为君臣，以附子、干姜为佐使，寒月可恃无恐。以参、术为君臣，以羚羊、柴胡、知母、石膏为佐使，而春夏秋三时可无热病之累。然宜刺手足四末，以泄荣血而通气，恐热痰虚风久而成痹也。

（三十六）张希良热闭似脱案（清·熊笏）

《中风论·附案》：奉新张希良，卒倒不知人，头破出血，喉中痰鸣，遗溺，汗大出，两手两足皆不顺适，众医咸指为脱，已煎参附汤矣。余望其色，面赤而光，切其脉，浮大而缓，急止参附，投白虎汤一剂而痰静，再剂而渐醒。次日，左手足能动，而右则否，始知偏枯在右矣。因连服数剂，右手亦愈。但不思食，众疑服药过凉，止之弗听，再服清凉数剂，乃大饥能食，倍于平日，而病全愈。或曰：何以断其夹火，而面赤之必非戴阳乎？曰：戴阳为虚阳上脱，其脉必散，断不能缓，故确知。细急不分至数者为散，若见此脉，须桂附以纳之。

（三十七）洪楚峰中脏殆证案（清·程文囿）

《杏轩医案·初集·洪楚峰孝廉中脏殆证再生奇验》：洪楚峰孝廉病，遣使延诊。问其使曰：

何疾？曰：中风。问：年几何？曰：耋矣。予曰：殆证也。辞不往，使者强之。将及门，闻邻人语云：病将就木，医来何为。若能起之，其卢扁乎。入视，身僵若尸，神昏不语，目阖口张，声齁痰鸣，遗尿手撒，切脉虚大歇至。予曰：此中脏也。高年脏真已亏，况见五绝之候，不可为矣。其弟曰：固知病不可为，然尚有一息之存，安忍坐视，求惠一方，姑冀万一。勉处地黄饮子合大补元煎，以为聊尽人事而已，讵意服药后，痰平鼾定，目开能言，再剂神清食进，复诊更加河车、鹿茸，脉证大转。续订丸方付之，半载后，因视他病，过其家，见翁矍铄如常矣。

（三十八）景驾部食后怒仆案（清·吴篪）

《临证医案笔记·卷一·中风》：景驾部，忽昏迷，口噤舌强，不能言语，痰壅气急，诊两关浮滑弦劲。此缘食后触怒，复感外邪，气食相乘，壅滞中脘，胃气不能运行，故有中气厥逆之疾，古云中气因怒而得者尤多是也，当先行吐法。即以砂仁、陈皮、生姜、炒盐煎汤，以指探吐，吐出宿食数碗。随与乌药顺气散灌之，以先解表气而兼顺里气，次日脉缓气顺，神苏能言。更以温经祛痰、调气养营之剂，乃愈。

（三十九）瞿工部偏体麻木案（清·吴篪）

《临证医案笔记·卷一·中风》：瞿工部，右体麻木不仁，四肢不遂，语言謇涩，气急痰喘。余曰：上部浮迟而软，足脉沉细，此年衰气血虚损，阴亏于前，阳损于后，所谓气虚则麻，血虚则木，麻木不已，而成偏枯痿废也。即用参附汤二帖，易服六君子加桂、附、当归，甚效。继以十全大补汤并八味地黄丸加减调治，始愈。

（四十）吴少参中风神乱案（清·陆岳）

《陆氏三世医验·卷一·中风五精相并峻补治验十七》：吴少参老先生，年五十，新得美宠，荣归祭祖，跪拜间，就倒仆，汗注如雨，浑身壮热，扶至床褥，人事不省，速接名医治疗。众医齐集，俱谓先用纯牛黄灌之。予后至，诊其脉，关、尺浮数而空，两寸透入鱼际，此阴虚甚而阳亢极也，因谓病家曰：无灌牛黄，灌之即死矣。急用生地自然汁一升，人参一两，麦冬五钱，五味子一百粒，煎浓灌之，至二三服，神气稍定，汗止。是夜，似睡非睡；至五更时，作恐惧状，如人将捕之；至清晨，又作盛怒状，骂詈不止；至午间，又大笑一二时；至薄暮，又悲泣。自此，夜静日作，病家以为鬼祟，众医束手。予思之，此即《内经》所谓五精相并也，并于肾，则恐；并于肝，则怒；并于心，则喜；并于肺，则悲。刘河间云：平时将息失宜，肾水不足，心火亢极，乃显此证。夜间阴盛，邪乃暂息，日中阳隆，遂游行五脏而无已时也。仍用前方，减人参之半。旬日间，或但悲笑，或但骂詈恐惧，人事时省时不省。饮食与之，尽食方止，不与，不思索。大小便亦通。至半月后，而谵妄不作。自后，调养气血之药，至百剂而始愈。

卢绍庵曰：肾水衰极，火无制而游并五脏。五更，肾水用事之时，火并而作恐惧状；清晨，肝木用事之时，木并而作怒骂状；日中，心火用事之时，火并而作喜笑状；薄暮，肺金用事之时，火并而作悲泣状。兹有吴公之奇症，故天生先生之奇人以治之，有先生之绝技，故天假吴公之怪病以显之耶。

（四十一）李恩塘令堂痰壅中风案（清·陆岳）

《陆氏三世医验·卷二·中风用涌泻治验五六》：李恩塘令堂，年已周甲矣，身体肥盛，正月间，忽得中风，卒倒不省人事，口噤不能言语，喉如拽锯，手足不遂。医者投牛黄丸二三丸，不效，急煎小续命汤灌之，亦不效。予诊六脉浮洪而滑，右手为甚，盖思塘家事甚殷，且孝事其母，日以肥甘进膳，而其母食量颇高，奉养极厚，今卒得此患，形气犹盛，脉亦有余。《内经》云：凡消瘅击仆，偏枯痿厥，气满发热，肥贵人，则膏粱之疾也。又云：土太过，令人四肢不举，宜其手足不遂也。即丹溪所谓湿土生痰，痰生热，热生风也。当先用子和法，涌吐之。乃以稀涎散商汁调灌之，涌出痰涎碗许。少顷，又以三化汤灌之，至晚，泻两三行，喉声顿息，口亦能言，但人事不甚省，知上下之障塞已通，中宫之积滞未去也。用加减消导二陈汤投之，半夏、陈皮、茯苓、甘草、枳实、黄连、莱菔子、木香、白蔻仁，每日二服，数日后，人事渐爽，腹中知饥，乃进稀粥。第大便犹秘结，每日以润字丸五分，白汤点姜汁送下。自此旬日，手足能运，而有时挛拘，大便已通而常燥。意涌泄消导之后，血耗无以荣筋，津衰无以润燥，用四物加秦艽、黄芩、甘草，数十帖，调理三月而愈。

卢绍庵曰：肥人多痰，膏粱又能生痰，少壮元气旺盛，则能运行，高年元气衰微，瘀积为碍，病发类乎中风，他医误以真中风法治之，竟不见效。先生惟行痰而病去，治其本也。

（四十二）赵一阳中风误药案（清·陆岳）

《陆氏三世医验·卷五·类中风证二八》：赵一阳，年过五旬，中风卒倒，牙关紧闭，戴眼上窜，手握而四肢振掉。一医以稀涎散吹入鼻中，吐出稠痰数碗，继投小续命汤二剂，反觉口开手撒，眼合遗尿，四肢厥逆，人事昏沉，身体发热，痰声如锯。延予诊视，六脉洪滑而歇至，予以为证候危险，不肯治，其子再三哀恳，予曰：死里求生，或可冀其万一。乃以陈皮、茯苓、星、半、枳实，以导其痰；当归、川芎、芍药、生地（姜汁炒），以养其血；佐之以牙皂、竹沥、姜汁。二剂而痰喘轻，六剂而人事爽，改用参、术、归、芍，大补气血而安。

陆祖愚曰：先正曰：邪之所凑，其气必虚。又曰：凡人年逾四旬，气衰之际，乃有此证。又曰：中风大率主血虚有痰，治痰为先，次养血行血。此证乃虚而有痰，类乎中风，而非真中风也。稀涎散提其痰之上升，续命汤又复重虚其表，是以现此危险之候。口开心绝，手撒脾绝，眼合肝绝，遗尿肾绝，此药之过误而然，非初起真脏之病，犹有一线生机，急用养血行痰，培其元气，得以挽回。原夫中风有轻重、缓急，真中、类中之不同，如此大病讵可朦胧轻试？

（四十三）郑芷塘岳母中腑便闭案（清·王孟英）

《王孟英医案·卷二·瘫痪》：郑芷塘令岳母，年逾花甲，仲春患右手足不遂，舌謇不语，面赤便闭。医与疏风不效，第四日，延诊于孟英。右洪滑左弦数，为阳明腑实之候。疏：石菖蒲、胆星、知母、花粉、枳实、蒌仁、秦艽、旋覆、麻仁、竹沥为方。或虑便泻欲脱，置不敢用，而不知古人"中脏宜下"之"脏"字乃"腑"字之伪。柯氏云：读书无眼，病人无命，此之谓也。延至两旬，病势危急。芷塘浣童秋门复恳孟英视之，苔裂舌绛，米饮不沾，腹胀息粗，阴津欲竭，非急下不可也。即以前方加大黄四钱，绞汁服（急下存阴之法），连下黑屎五次。舌謇顿减，渐啜稀糜。乃去大黄，加西洋参、生地、麦冬、丹皮、薄荷（滋阴生津尤合法），服五剂，复更衣，语言乃清。专用甘凉充津涤热，又旬日，舌色始淡，纳谷如常。改以滋阴，渐收全绩。逾三载，闻以他疾终。

（四十四）杨氏水亏火盛案（清·林珮琴）

《类证治裁·卷之一·中风》：杨，冬月办公，夜半卒倒榻下，不省人事，身热痰壅，口喎舌强，四肢不收，脉左虚涩，右浮滑。先用姜汁热挑与之，痰顿豁。暂用疏风化痰药宣通经隧，神识渐清，右体稍能转侧，但左体不遂，语言模糊。证属真阴素虚，以河间地黄饮子，去桂、附、巴戟，加杞子、牛膝（俱酒蒸）、木瓜、何首乌。数十服，诸症渐退，稍能步履，惟左手不遂。前方加桂枝、姜黄数剂，左腋时时微汗，不一月，左手如常。

中风

按：此证乃风自火出，火自阴亏，水不涵木，肝风内煽，痰火上乘，堵塞清窍，是以卒倒无知也。口喎者，胃脉夹口环唇，寒则筋急，热则筋弛，或左急右缓，或右急左缓。《张氏医通》曰：左寒右热则左急而右缓，右寒左热则右急而左缓。盖左中寒则逼热于右，右中寒则逼热于左，阳气不得宣通故也。舌强者，舌本心苗，肾脉系舌本，心火盛，肾水衰，故舌强。肝主筋，胃主四肢，肝胃血虚，则筋不荣而成痿软也。左脉涩则水亏，右脉滑则痰盛，此偏枯之象已具，但非暂进豁痰，则经隧不开，汤液难下。用地黄饮子减去阳药，正以五志过极而生火，法当滋阴而风火自息。河间谓中风瘫痪，非肝木之风，亦非外中于风，乃心火暴盛，肾水虚衰，不能制之，而热气怫郁，心神昏冒，卒倒无知也。亦有因五志过极而卒中者，皆非热甚，俗云风者，言末而忘其本也。制地黄饮子，原主补肾之真阴。但阴虚有二：有阴中之水虚，有阴中之火虚。火虚者桂、附、巴戟可全用，水虚者非所宜也。

（四十五）张程武家监起溺仆地案（清·吴楚）

《宝命真诠·前贤医案·中痰》：户部郎中程武张公家监，年近三旬。夜起溺，良久不返，同伴呼之不应，骇异，起视之，则仆地矣。扶起则口眼喎斜，言语謇涩。余诊，左寸脉紧，关弦，右寸关俱滑，两尺沉而有力。紧则为风，弦则主怒，滑则属痰，此怒火兼风痰之证。所喜者两尺有力，且少年耳。先用苏合香丸开关窍，再用二陈汤加牛胆、南星、抚芎、乌药、防风、羌活、天麻、白僵蚕、秦艽、白芷，加姜煎服。七八剂，喎斜反正，再去诸风药，易清痰养血而愈。

（四十六）陈学士阳脱昏仆案（清·赵以德）

《古今医案按·卷第一·中风》：赵以德云：余尝治陈学士敬初，因醮事跪拜间，就倒仆，汗如雨，诊之脉大而空虚。年当五十，新娶少妇，今又从跪拜之劳役，故阳气暴散。正若丹溪治郑义士之病同。急煎独参浓汤，连饮半日。汗止，神气稍定，手足俱纵，喑而无声，遂于独参汤中加竹沥，开上涌之痰。次早悲哭，一日不已，以言慰之，遂笑。复笑五七日，无已时。此哭笑者，为阴虚而劳，火动其精神魂魄之脏，气相并故耳。正《内经》所谓五精相并者，心火并于肺则喜，肺火并于肝则悲是也。加连、柏之属泻其火，更增荆沥开其闭。八日笑止手动，一月能步矣。

震按：此条与前条大同小异，而所以治其小异处。立言用药，绰有精义。可见古人善能模仿成法，又不蹈袭成法也。

【发挥】

《古今医案按选·卷一·中风》：杨曰：前证遗溺上视，已现绝象，脉又几几欲脱，较此条证为重，非灸法则不及救。此条证稍轻，故不必灸。雄按：脉既空大而虚，证复汗出如雨，虽无新娶少妇之事，亦当急固阳气，是中风门脱证治法。设遇闭证，虽有新娶少妇之事，不可捕风捉影，辄投补剂。（杨曰：至言，须切记）徐悔堂《听雨轩杂纪》云：蔡辅宜中暑，一名医见其室有少妾，遂以为脱证，云：非独参汤不能救。家人不敢服，复邀邻医诊之。曰：暑闭耳。进益元散而愈。故医者须有定见，而察脉证以施治疗，不可胸怀成见而妄为揣度也。然病家畏虚喜补，不识病情，医者避湿推干，但迎人意，不分闭脱，温补妄施，重者辄亡，轻者成锢，是乃仁术，可如是夫？触目伤怀，言之可慨。

（四十七）伊参郁怒卒仆案（清·王燕昌）

《王氏医存·卷十七·临证述略》：伊参戎昌阿，暑月忽僵仆不能言。医曰虚人中风，用十全大补，二服不应。刘铁生太守勉予诊之，六脉沉弦不数，二便不利，面赤，唇紫。问其怒否？仆曰：大怒未发，不时即病也。夫唇紫、二便不利，乃积食作热；脉沉，中气也；脉弦，肝伤而木克土也；舌本属脾，以大怒之郁克之，则痰顽、舌硬不灵，故不能言；六脉俱沉而弦，则郁及四肢，亦脾受克也；弦而不数，故不疼不动而僵卧。乃用归、芍、贝母各一两，川芎、桂枝、苏子、厚朴各二钱，柴胡一钱，以利机关，生姜二钱，以达经络，一剂而愈。又用神曲、白芍、蜂蜜、陈皮、贝母等药，二便皆利。

（四十八）陈雨田中后偏枯案（清·吴达）

《医学求是·医案·陈雨田左半偏枯证》：栈主钱士标，谂余知医，言其外舅陈雨田，患中风已三月，遍请名医，愈治愈剧，因延余治。见其左半偏枯，左手足及半身皆令如冰，寸步不能行动，脉沉痰郁，惟右半身尚温暖，脉亦和滑，以为可治。方用温脾土、暖肾水、降浊痰、清肺胃、升乙木，振中宫。自夏徂秋，服药数十剂。时当酷暑，附子用至斤许，苓、泽等渗湿之品倍之，其余降浊升清、清暑火、利三焦，随症变现而施之，越两月，乃奏全功，步履如常矣。

（四十九）郑某中风脱证案（清·雷丰）

《加批时病论·卷之二·临证治案·中风脱证》：城中郑某，年届古稀，倏然昏仆，左肢不遂，肌肤不仁，无力而瘫，舌强言謇。郡中医士，或专用补益，或专以疏风，或开窍消痰，或标本兼理，咸未中病。迨邀丰诊，脉小如纤，汗下如雨，喘急遗溺，神识昏蒙。丰曰：脱证见矣，不可挽也（脱证之象已见，断难挽救）。乃郎再四求治，念其孝心纯笃，勉存一法，用高丽人参五钱，附片三钱，姜汁一匙，令浓煎频频服之。又迎他医，亦系参、附为君，延至三天，果归大暮。

（五十）易象离风瘫强痛案（清·刘福庆）

中
风

《医录便览·卷一·中风证治》：潼川教授易象离先生，风瘫不起已半载矣。日服枣皮、熟地、桂、附等药，强痛日甚。延余诊脉毕，谓之曰：公肝脉弦紧有力，命门脉洪大扛指，前所服药皆与脉反。乃改用柴胡、生白芍、薄荷、胆草酒炒，以平肝木而舒筋；知母、黄柏以清下部邪而坚骨；川乌、乳香、灵仙根、羌活、独活以止痛驱风；尤在重用生黄芪一两余，焦术三四钱，苡仁一二两，炙甘草钱许，以建中气；酒浸全归八九钱，川芎二钱，炒黑芝麻四钱，以养血润燥。松枝为引，大剂浓煎。一服强痛大减，四五剂后，可以扶杖行矣。

（五十一）肥盛人偏身麻木案（清·何书田）

《籁山草堂医案·上卷·中风》：素体肥盛，气阴两亏，顽痰挟风，袭于足太阴之络，左偏麻痹不仁，神呆善悲，脉形空软而数。心脾俱损矣，交春防卒然之变。

生于术（钱半）　制附子（三分）　炒归身（二钱）　制半夏（钱半）　生茅术（钱半）　制南星（钱半）　秦艽肉（钱半）　化橘红（钱半）　白茯神（三钱）　远志肉（钱半）　生姜汁（少许）

（五十二）湿痰蒙蔽清窍案（清·何书田）

《籁山草堂医案·上卷·中风》：平昔嗜饮，湿痰内滞，清窍被蒙，以致手指无力，舌掉不灵，言语迟钝，脉来弦大而数。此中风之候，关乎心脾两脏者，殊难全愈。

生茅术（钱半）　制南星（钱半）　远志肉（钱半）　朱茯神（三钱）　制半夏（钱半）　霞天膏（三钱）　石菖蒲（一钱）　瓜蒌仁（三钱）　陈皮（一钱，咸水炒）　钩藤（钱半）　竹沥（一匙）　姜汁（少许）

复诊：以泻心豁痰为主。

川连（炒三分，姜汁拌）　制附子（三分）　制半夏（钱半）　朱茯神（四钱）　生茅术（钱半）　霞天曲（三钱）　瓜蒌仁（三钱）　远志肉（钱半）　陈皮（一钱，咸水炒）　石菖蒲（一钱）

生姜汁（少许）

（五十三）痰火生风怔忡案（清·何书田）

《簳山草堂医案·上卷·中风》：素体痰湿，痰火生风，不时耳鸣头晕，其原由心营内亏，君火易动，木火即随之而上炎，脉象沉弱，此中风中之怔忡也。用金水六君丹，佐以柔肝息风之品。

炒熟地　炒归身　茯苓　制半夏　池菊　黑芝麻　制首乌　枸杞子　陈皮　石决明　桑叶

（五十四）吴某风动晕仆案（清·张大燨）

《张爱庐临证经验方·类中》：吴（左），水不涵木，木无滋养，内风旋扰，晕仆神昏，痰气乘机上逆，脉道因之上鱼。素属嗜酒，好尝厚味，中州之湿痰蕴酿久矣。肢麻见于前岁，已是中机微露，迄值春升，木火司令，藉烦劳过度而发，虽属乘虚所致，姑先顺气化痰，俟其气顺痰降，再商治本之法。

炒苏子（一钱五分，杵）　乌药（五分）　旋覆花（一钱五分，包）　黄菊炭（一钱）　钩钩（三钱，后下）　整杏仁（三钱）　炒蒺藜（三钱）　炒白芥子（七分，杵）　生石决明（一两）　鲜竹沥（一两，和入姜汁两匙，冲入）

复诊　昨宵子刻，神志醒豁，痰气渐降，眩晕亦平，肢体可以自主，肢末麻木尚甚，痰火风扰乱之后，治以育阴息风化痰为要，最怕呆补。

制首乌（三钱）　旋覆花（一钱五分，包）　丹皮炭（一钱）　黑芝麻（三钱）　焙天冬（一钱五分）　黄菊炭（七分）　橘络（一钱）　炒竹茹（一钱五分）　生石决明（一两）　鲜桑枝（七钱）

（五十五）老人神呆遗溺案（清·刘金方）

《临证经应录·卷一·六气杂感门》：某，初起神呆遗溺，老人类中显然，皆因平素操持过甚，真阴受亏致之。血虚生风，风动经络，肢麻舌强，语言謇涩。现症全属不宜，药饵恐难奏功，勉议河间先生地黄饮子法加减为治。

生地黄　山萸肉　霍石斛　麦门冬　北五味子　淡肉苁蓉　制附片　巴戟天　白茯神　清白乳童便

（五十六）刘观察类中挟痹案（清·张士骥）

《雪雅堂医案·卷上》：刘观察，内虚类中，面赤鼻鼾，痰声如锯，不省人事，口渴便黄，舌干无津，脉洪数大，口眼㖞斜，身痛不能转侧，此类中挟痹证也。风火交煽，津液将涸，急宜养阴，豁痰宣痹，活络为先，仿昔人治风先治血意。

鲜生地（六钱）　石斛（六钱）　天门冬（三钱）　生薏米（四钱）　川贝（四钱）　川姜黄

（一钱）　木防己（三钱）　菖蒲（一钱）　鲜竹沥（一杯）

再诊，脉虚大而数，风火炽盛，胃津不能上行，痰塞灵窍，昏不知人，根本下衰，痰火上蒙，急则治标，先宜清上焦痰火。

大麦冬（五钱）　橘红（钱半）　胆南星（二钱）　钗石斛（八钱）　天麻（三钱）　石菖蒲（一钱）　羚羊角（三钱）　僵蚕（二钱）　钩藤勾（三钱）　生磁石（八钱）　鲜竹沥（一杯）

此证余治两日，已有转机，嗣为别医争进参、附、姜、桂、熟地等温热辛燥腻补之品，竟至不起，惜哉！录此以为近日士大夫之喜温补误事者戒。

（五十七）阮仙屏阳虚类中案（清·张士骧）

《雪雅堂医案·卷上》：阮仙屏（北人），阳虚类中，昏倒僵卧，神昏言謇，口眼㖞斜，脉洪大，而虚汗多痰逆，半身不遂。法宜首先固气，祛痰佐之。黄坤载治北人阳虚类中方法颇惬。

生芪（一两）　桂枝（三钱）　白芍（三钱）　杞子（二钱）　首乌（二钱）　茯苓（三钱）　砂仁（一钱）　甘草（一钱）　姜汁（六钱）

又：白芍（三钱）　桂枝尖（三钱）　何首乌（三钱）　茯苓（三钱）　枸杞子（三钱）　生甘草（一钱）　砂仁（一钱）　生姜汁（一钱）　鲜竹沥（二钱）

又：老山参（钱半）　生芪（二钱）　于潜术（二钱）　当归（钱半）　净柴胡（三分）　升麻（三分）　枸杞子（二钱）　陈皮（一钱）　盐黄柏（一钱）　红花（一钱）　醋半夏（三钱）　甘草（一钱）　姜汁（一钱）　竹沥（二钱）

又：老山参（二钱）　于术（二钱）　生芪（三钱）　盐黄柏（一钱）　净柴胡（三分）　陈皮（一钱）　升麻（三分）　肉苁蓉（三钱）　川续断（三钱）　五味（一钱）　麦冬（二钱）　全当归（钱半）　甘草（一钱）　杞子（三钱）

又：老山参（钱半）　于术（二钱）　生芪（三钱）　大麦冬（二钱）　五味（一钱）　陈皮（一钱）　银柴胡（三分）　杜仲（二钱）　当归（钱半）　川续断（二钱）　熟地（四钱）　甘草（一钱）

又：生芪（一两）　桂枝尖（三钱）　白芍（三钱）　杞子（三钱）　生姜汁（六钱）　黑枣（四枚）

（五十八）谢太史眩晕肢痹案（清·韩永璋）

《医学摘瑜·卷上·内伤类》：谢太史，肝阳痰热化风，眩晕，左肢不遂，右肢痛甚，头亦痛，舌尖红脉滑数，势属类中，非小恙也，五日以来，不食不便，腑气未通，正虚不胜，慎防昏糊复中之险。

冬桑叶　橘红　粉丹皮　明天麻　大贝母　黑山栀　白蒺藜　黄玉金　海浮石　鲜竹沥　生姜汁

复诊　去浮石加羚羊角尖二钱。

中风

（五十九）王志刚卒中神昏案（清·傅松元）

《医案摘奇·卷一·类中》：酒肆主人，王志刚者，体绝肥，不嗜茶，惟略饮酒，向无痰嗽，年六旬，卒然痰涌神昏，身强不语，口目牵掣，四肢不动，邀余诊治。切其脉涩。余曰：此卒中也，恐药不应，先与瓜蒂散三钱，开水调服，乃入口不咽，以鸡翅毛搅其咽使通，药始下。未几胸部、头部，作伸仰状，遂呕出药水与痰碗许，右手足渐能伸缩，而左半身不动如故，口目仍动。乃开一方，以附片、桂枝、礞石、胆星、菖蒲、枳实、半夏、陈皮、茯神、蝎尾，加竹沥一杯进之。二服，舌转能言，食进稀粥，大便亦通，惟口眼㖞斜，左半身仍不遂也。改用前方，去星、枳、菖、蝎，加参、芪、独活、姜黄，又二剂，症如前。其时初夏也，体肥者素胃热，余见其已赤膊，乃用灸法，先肩井、肩髃、曲池、中渚各三壮，灸后，使其着衣仰卧。再灸客主人、地仓各三壮，再使其侧卧，灸环跳、足三里、犊鼻各五壮。明日左手足已微动，口眼渐正，照前法灸三日，竟周身活动如常，服药不过十余剂而大愈。后其人寿至八十余。

（六十）孙鹤亭卒中瘫痪案（清·傅松元）

《医案摘奇·卷一·类中》：北乡圃人孙鹤亭，年五十余，一日出卖菜，中道而瘫，邻人异之回家，邀余治。见其僵卧，不识人，不言语，脉左缓滑，右涩细，此类中也。虽治之，恐成偏枯，为书桂枝、附子、礞石、蝎尾、南星、半夏、菖蒲、枳实、辰神、竹沥一方，并令日服回天再造丸。明日，知其右手足不能动，言语含糊，转侧须人，余以太乙针先灸左肩井、肩髃，各三壮，后再灸右肩井、肩髃，方去菖、星、枳，加人参、天麻、独活、姜黄、牛膝、竹沥，又五剂，计服再造丸五丸。半月后，手足自遂，言动如前矣。

（六十一）卢男复中标急案（清末民初·贺季衡）

《贺季衡医案·中风》：卢男，偏中已久，水亏木旺，风阳暴升，鼓动痰浊，卒然神迷，指节蠕动，目瞀言謇，切脉浮弦而滑，两关数，舌苔黄腻带灰。一派痰火见证，当清肝息风、化痰利窍。

羚羊角（一钱五分） 远志肉（二钱） 双钩藤（四钱，后入） 明天麻（二钱） 竹沥半夏（三钱） 旋覆花（一钱五分，包） 杭菊炭（三钱） 川贝母（二钱） 炒枳实（二钱） 云茯神（四钱） 竹沥（一两，冲） 九节菖蒲（一钱五分）

二诊：昨为清肝息风、化痰利窍，今晨神志就清，指节蠕动亦止，阳缩亦伸，渐能开口言语，脉之浮弦转为细滑而数。舌苔灰腻已腐，惟胸宇尚觉痰仄，会厌亦觉痰腻，咯之不得出。种种合参，暴升之风阳虽见潜降，而上部肺胃两经之宿痰尚盘踞未化。姑守原意减制，尚候酌夺。

羚羊角（一钱） 竹沥半夏（三钱） 大麦冬（三钱） 瓜蒌皮（四钱） 云茯神（四钱） 煅龙齿（五钱，先煎） 远志肉（三钱） 净橘络（一钱五分） 川贝母（二钱） 旋覆花（一钱五分，包） 炒竹茹（一钱五分） 九节菖蒲（一钱五分）

三诊：两进羚羊饮子出入，清肝息风，化痰通窍，神志大清，语言亦利，今晨大腑畅通，舌苔灰腻满布随脱，脉之浮弦亦平，惟两部尚滑，会厌及胸部尚觉痰阻，咯之难出，眼鼻干燥。暴升之风阳已潜，肠胃积蕴亦清，独上焦肺部之痰热未化，当清肝肃肺，开豁痰热。

羚羊片（一钱） 大麦冬（三钱） 瓜蒌皮（四钱） 川贝母（三钱） 竹沥半夏（三钱） 旋覆花（一钱五分，包） 远志肉（三钱） 云茯神（四钱） 净橘络（一钱五分） 炒竹茹（一钱五分） 九节菖蒲（八分）

（六十二）孙聘卿溢血偏枯案（清·张锡纯）

《医学衷中参西录·第六期第二卷·脑充血门·脑充血兼偏枯》：孙聘卿，住天津东门里季家大院，年四十六岁，业商，得脑充血证遂至偏枯。

病因

禀性褊急，又兼处境不顺，恒触动肝火致得斯证。

中风

证候

未病之先恒觉头疼，时常眩晕。一日又遇事有拂意，遂忽然昏倒，移时醒后，左手足皆不能动，并其半身皆麻木，言语謇涩。延医服药十阅月，手略能动，其五指则握而不伸，足可任地而不能行步，言语仍然謇涩，又服药数月病仍如故。诊其脉左右皆弦硬，右部似尤甚，知虽服药年余，脑充血之病犹未除也。问其心中发热乎？脑中有时觉疼乎？答曰：心中有时觉有热上冲胃口，其热再上升则脑中可作疼，然不若病初得时脑疼之剧也。问其大便两三日一行，证脉相参，其脑中犹病充血无疑。

诊断

按此证初得，不但脑充血实兼脑溢血也。其溢出之血，着于左边司运动之神经，则右半身痿废，着于右边司运动之神经，则左半身痿废，此乃交叉神经以互司其身之左右也。想其得病之初，脉象之弦硬，此时尤剧，是以头疼眩晕由充血之极而至于溢，因溢血而至于残废也。即现时之证脉详参，其脑中溢血之病想早就愈，而脑充血之病根确未除也。宜注意治其脑充血，而以通活经络之药辅之。

处方

生怀山药（一两） 生怀地黄（一两） 生赭石（轧细，八钱） 怀牛膝（八钱） 生杭芍（六钱） 柏子仁（炒捣，四钱） 白术（炒三钱） 滴乳香（三钱） 明没药（三钱） 土鳖虫（捣四大个） 生鸡内金（黄色的，捣，钱半） 茵陈（一钱）

共煎汤一大钟，温服。

复诊

将药连服七剂，脑中已不作疼，心中间有微热之时，其左半身自觉肌肉松活，不若从前之麻木，言语之謇涩稍愈，大便较前通顺，脉之弦硬已愈十之七八，拟再注意治其左手足之痿废。

处方

生箭芪（五钱）　天花粉（八钱）　生赭石（轧细，六钱）　怀牛膝（五钱）　滴乳香（四钱）明没药（四钱）　当归（三钱）　丝瓜络（三钱）　土鳖虫（捣四大个）　地龙（去土，二钱）

共煎汤一大钟，温服。

三诊

将药连服三十余剂（随时略有加喊），其左手之不伸者已能伸，左足之不能迈步者今已举足能行矣。病人问从此再多多服药可能复原否？答曰：此病若初得即治，服药四十余剂即能脱然，今已迟延年余，虽服数百剂亦不能保痊愈，因关节经络之间瘀滞已久也。然再多服数十剂，仍可见愈，遂即原方略为加减，再设法以睏动其神经补助其神经当更有效。

处方

生箭芪（六钱）　天花粉（八钱）　生赭石（轧细，六钱）　怀牛膝（五钱）　滴乳香（四钱）明没药（四钱）　当归（三钱）　土鳖虫（捣四大个）　地龙（去土，二钱）　真鹿角胶（轧细，二钱）　广三七（轧细，二钱）　制马钱子末（三分）

药共十二味，先将前九味共煎汤一大钟，送服后三味各一半，至煎渣再服时，仍送服其余一半。

方解

方中用鹿角胶者，因其可为左半身引经（理详三期四卷活络效灵丹后），且其角为督脉所生，是以其性善补益脑髓以滋养脑髓神经也。用三七者，关节经络间积久之瘀滞，三七能融化之也。用制马钱子者，以其能睏动神经使灵活也（制马钱子法，详三期七卷振颓丸下）。

效果

将药又连服三十余剂，手足之举动皆较前便利，言语之謇涩亦大见愈，可勉强出门作事矣。遂俾停服汤药，日用生怀山药细末煮作茶汤，调以白糖令适口，送服黄色生鸡内金细末三分许，当点心用之，以善其后。此欲用山药以补益气血，少加鸡内金以化瘀滞也。

说明

按脑充血证，最忌用黄芪，因黄芪之性补而兼升，气升则血必随之上升，致脑中之血充而益充，排挤脑中血管可至溢血，甚或至破裂而出血，不可救药者多矣。至将其脑充血之病治愈，而肢体之痿废仍不愈者，皆因其经络瘀塞血脉不能流通也。此时欲化其瘀塞，通其血脉，正不妨以黄芪辅之，特是其脑中素有充血之病，终嫌黄芪升补之性能助血上升，故方中仍加生赭石、牛膝，以防血之上升，即所以监制黄芪也。又虑黄芪性温，温而且补即能生热，故又重用花粉以调剂之也。

三、中风误治案

（一）峻利伤真案（宋·窦材）

《扁鹊心书·卷中·中风》：一人患左半身不遂，六脉沉细无力。余曰：此必服峻利之药，损其真气，故脉沉细。病者云：前月服捉虎丹，吐涎二升，此后稍轻，但未全愈耳。余叹曰：中风本因元气虚损，今服吐剂，反伤元气，目下虽减，不数日再作，不复救矣，不十日果大反复，求治于余，虽服丹药竟不能起。

（二）误用消痰案（宋·刘信甫）

《活人事证方后集·卷之一·中风门》：有人忽然不省人事，身体软弱，牙关不紧，涎不潮塞，招数医皆言中风。投雄珠丸、星附之属，病者转昏。仆诊其脉皆濡，气闭隔绝，所以脉濡。授以局货木香流气饮，煎熟，入麝香少许，两服而痊。

（三）无凭自药案（元·罗天益）

《卫生宝鉴·卷二·药误永鉴·用药无据反为气贼》：北京按察书吏李仲宽，年逾五旬，至元己巳春，患风证。半身不遂，四肢麻痹，言语謇涩，精神昏愦。一友处一法，用大黄半斤，黑豆三升，水一斗，同煮豆熟，去大黄，新汲水淘净黑豆，每日服二三合，则风热自去。服之过半，又一友云：通圣散、四物汤、黄连解毒汤，相合服之，其效尤速。服月余，精神愈困。遂还真定，归家养病。亲旧献方无数，不能悉录。又增暗哑不能言，气冷手足寒。命予诊视，细询前由，尽得其说。予诊之，六脉如蛛丝细。予谓之曰：夫病有表里虚实寒热不等，药有君臣佐使大小奇偶之制。君所服药无考凭，故病愈甚。今为不救，君自取耳。未几而死。

有曹通甫外郎妻萧氏，六旬有余，孤寒无依。春月忽患风疾，半身不遂，语言謇涩，精神昏愦，口眼㖞斜，与李仲宽证同。予刺十二经井穴，接其经络不通，又灸肩井、曲池。详病时月，处药服之，减半。予曰：不须服药，病将自愈。明年春，张子敬郎中家见行步如故。予叹曰：夫人病全得不乱服药之力。由此论李仲宽乱服药，终身不救。萧氏贫困，恬憺自如获安。《内经》曰：用药无据，反为气贼，圣人戒之。一日，姚雪斋举许先生之言曰：富贵人有二事反不如贫贱人，有过恶不能匡救，有病不能医疗。噫！其李氏之谓欤！

（四）误汗表虚案（元·罗天益）

《卫生宝鉴·卷二十三·医验纪述·时不可违》：中书左丞张仲谦，年五十二岁，至元戊辰春正月，在大都患风证，半身麻木。一医欲汗之，未决可否，命予决之。予曰：治风当通因通用，汗之可也。然此地此时，虽交春令，寒气独存，汗之则虚其表，必有恶风寒之证。仲谦欲速瘥，遂汗之，身体轻快。后数日，再来邀予视之曰：果如君言，官事繁剧，不敢出门，当如之何？予曰：仲景云：大法夏宜汗，阳气在外故也。今时阳气尚弱，初出于地，汗之则使气亟夺，卫气失守，不能肥实腠理，表上无阳，见风必大恶矣。《内经》曰：阳气者卫外而为固也。又云：阳气者若天与日，失其所则折寿而不彰。当汗之时，犹有过汗之戒，况不当汗而汗者乎？遂以黄芪建中汤加白术服之，滋养脾胃，生发荣卫之气，又以温粉扑其皮肤，待春气盛，表气渐实，即愈矣。《内经》曰：心不可伐，时不可违。此之谓也。

（五）妄用温燥案（明·江应宿）

《名医类案·卷第五·麻木》：江应宿治一人，年逾六十，患十指麻木不仁二年矣。医作痰治风治，罔效。一日，因忧思郁怒，卧床月余，目不交睫，饮食减少，腹中如束缚不安。宿诊之，六脉沉细无力，此大虚证也。投八味丸，令空心服，日则服归脾汤倍加参、芪，二三服而诸症渐减，睡卧安宁，月余服过煎药三十余帖，丸药六七两而愈，十指亦不复麻木矣。但行走乏力，如在砂中。予曰：病虽愈而元气尚未复，当服参苓白术散与前丸。惑于人言，用理中丸。一日，因大怒，病复作。一医投附子理中汤，烦躁，身热如火，不旬日而殁。或曰：此病先因附子而愈，后因附子而亡，何也？予曰：余乃壮火之源以生脾土，故效；彼用之不当，孤阳飞越而亡。（琇按：此证古人虽有气虚则麻、血虚则木之分，然属肝肾为病者十居八九。尝见服祛风逐痰而毙者固多，服阳刚燥剂而毙者亦复不少。盖麻木即中风之渐，薛己谓风由火出，一言蔽之矣。临证者从此体会，庶几活人）

（六）凉药攻虚案（清·孙德润）

《医学汇海·卷二·中风》：一人年近四旬忽发热口干，喜饮冷水。医以凉药投之，罔效。四五日后，浑身沉重不能动履，四肢强直，耳聋眼开，谵言妄语，不省人事，六脉浮大无力，此气血脾胃亏损之极。遂以十全大补汤去芍药、地黄，加熟附子，一服须臾，鼾睡痰响，举家失色，嘱令勿讶，又进一服，不过片时，即能转身。次日连进数剂，则诸病次第悉愈矣，此从脉不从证也。

评述

一、医案数量庞大，内涵丰富

中医临床医案是中医学传承创新发展的重要资料档案，凝聚了独具特色的学术思想和临床诊疗经验。中医对中风病的认识由来已久，历代中医著作中更是保存了大量中风病相关的医案，涉及预防、临床、康复等多个学科。

为方便读者查阅，我们从古籍中摘录出大量优秀的相关医案，并加以筛选、分类、收录。我们将医案分为中风预防案、治疗案与误治案，以期从多角度为临床组方用药提供思路参考。为保证医案的丰富性，对于没有明确记述为中风病的医案，依据医案描述的症状，参考上下文及篇章分布，选择具有代表性的医案收录于中风治疗案中；并收录少量中风误治案，以便掌握常见的失治误治情况，从而减少或规避诊治失误，提高临床疗效。

二、医案时间跨度较长，南宋以后记载丰富，百家争鸣

古籍中记载的中风医案时间跨度从汉末到清代，体现出历代医家对中风病的认识，时代特点鲜明。本章尽力保留摘录的历代医案，但宋以前的医案记录较少，古籍中风医案的记录更多集中于明清时期。唐宋以后多从内风立论，用药各具特色，多选用功效以滋阴潜阳为主的方药，所用治法各异，急救以取嚏法为多，后期内服法以口服汤药为主，外治法以针刺法较为常见，也涉及少许罕见的外治疗法，如王克明以"炽炭烧地热，洒以药汤，置病者于上"治风噤不能语，罗天益以"日以绳络其病脚，如履阈或高处，得人扶之"治半身不遂。对于经典医案，历代医家均有评注发挥，如"王用之卒中昏愦案"，叶崧、俞震、王士雄等均有疏注。

三、中风古籍医案整理难点

（一）鉴别筛选困难

由于中风病的病名内涵历代有所变化，其外延相对模糊，加之古籍记载简短、凝练，难以与现代医学症状表现一一对应，给医案的筛选工作带来了一定困难。

（二）部分医案记载完整性欠佳，参考意义有限

整理中发现大量医案关于发病症状、具体方药、疗效描述等记载完整性欠佳，临床借鉴意义有限，故作删减。还需深入挖掘医家思想，整理相关资料，才能进一步为临床诊治提供参考。

第十章

预防调护

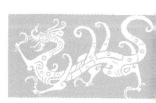

预防调护是中风防治的重要方面，包含预防与调护两端。对于预防当识别中风先兆，预防中风发生，平素注意饮食清淡，保持心情舒畅，做到劳逸适度。既病之后，加强护理，防止病情转坏。本部分内容可为现代中风病的防治提供一定的借鉴与参考。

一、先兆预防

（一）针灸预防

《千金翼方·卷第十七·中风下·中风第一》：论曰：圣人以风是百病之长，深为可忧，故避风如避矢。是以防御风邪，以汤药针灸蒸熨，随用一法皆能愈疾，至于火艾特有奇能，虽曰针汤散皆所不及，灸为其最要。昔者华佗为魏武帝针头风，华佗但针即瘥，华佗死后数年，魏武帝头风再发。佗当时针讫即灸，头风岂可再发，只由不灸，其本不除。所以学者不得专恃针及汤药等，望病毕瘥，既不苦灸，安能拔本塞源。是以虽丰药饵，诸疗之要，在火艾为良。初得之时，当急下火，火下即定，比煮汤熟，已觉眼明，岂非大要。其灸法，先灸百会，次灸风池，次灸大椎，次灸肩井，次灸曲池，次灸间使，各三壮，次灸三里五壮。其炷如苍耳子大，必须大实作之，其艾又须大熟。从此以后，日别灸之，至随年壮止。凡人稍觉心神不快，即须灸此诸穴各三壮，不得轻之，苟度朝夕，以致殒毙，戒之哉！戒之哉！

《太平圣惠方·卷第一百·具列四十五人形》：黄帝问岐伯曰：凡人中风，半身不遂，如何灸之？岐伯答曰：凡人未中风时，一两月前，或三五个月前，非时，足胫上忽发酸重顽痹，良久方解，此乃将中风之候也，便须急灸三里穴，与绝骨穴，四处各三壮，后用葱、薄荷、桃柳叶四味煎汤，淋洗灸疮，令驱逐风气，于疮口内出也。灸疮若春较秋更灸，秋较春更灸，常令两脚上有灸疮为妙。凡人不信此法，或饮食不节，酒色过度，忽中此风，言语謇涩，半身不遂，宜于七处一齐下火，灸三壮。如风在左灸右，在右灸左，一百会穴，二耳前发际，三肩井穴，四风市穴，五三里穴，六绝骨穴，七曲池穴。上件七穴，神效极多，不能具录，依法灸之，无不获愈。

《急救广生集·卷九·外治补遗·预防中风》：预防中风：灸风池、百会、曲池、合谷、肩髃、风市、足三里、绝骨、环跳等穴，大妙。

《针灸则·病证主治·预防中风》：

凡手十指麻痹者，中风渐也，速宜疗治。（薛立斋曰：预防之理，当养气血，节饮食，戒七情，远帏幙可也）

针：风池、百会、翳风、合谷、鸠尾、幽门。

灸：肩井、曲池。（此二穴，自百壮至三百壮，屡试屡效）

（二）药物预防

《素问病机气宜保命集·卷中·中风论第十》：愈风汤，中风证，内邪已除，外邪已尽，当服此药以行导诸经。久服大风悉去，纵有微邪，只从此药加减治之。然治病之法，不可失其通塞，或一气之微汗，或一旬之通利，如此为常治之法也，久则清浊自分，荣卫自和。如初觉风动，服此不致倒仆。

《魏氏家藏方·卷第一·中风》：

凡觉中风用大附子一只，生去皮脐，细切，水二升，生姜二十片，入麝香一字，慢火煎至一升，温服，一枚大附子分作两服，风稍定次服南附汤。其方如后。

大附子（一只，生，去皮脐） 大天南星（一枚，生）

上各细切，以水三升，生姜三十片，慢火煎至一升，去滓分作两服。如或语言謇涩甚者，加猪胆一枚，取汁同煎服。

《卫生宝鉴·卷七·名方类集·中风门·中风见证》：凡人初觉大指次指麻木不仁或不用者，三年内有中风之疾也。宜先服愈风汤、天麻丸各一料，此治未病之先也。是以圣人治未病，不治已病。

《医学入门·卷四·杂病提纲·外感·风》：若觉肤顽肌蠕动，（凡觉手足麻木，肌肉蠕动，如有虫行，心抑愦乱，宜乌药顺气散。如眉棱骨痛者，风之兆也，宜古防风汤加芩、连。）预防之法亦堪推。（御风丹、五参散、史国公浸酒方、单豨莶丸。）

《医家赤帜益辨全书·四卷·中风门·预防中风》：夫圣人治未病之病，知未来之疾，此其良也。其中风者，必有先兆之证，觉大拇指及次指麻木不仁，或手足少力，或肌肉微掣者，此先兆也，三年内必有大风之至。经云：急则治其标，缓则治其本。宜调其荣卫，先服八风散、愈风汤、天麻丸各一料为效。宜常服加减防风通圣散预防其病，则风疾不作而获其安矣。

《寿养丛书·医学便览·卷之二·中风治论》：先三年，大拇指次指麻木不仁，宜祛风散。

《士林余业医学全书·卷四·六淫治法·中风》：凡觉手足麻木，肌肉蠕动，如有虫行，心神溃乱及眉棱骨痛者，皆风之兆也，宜八味顺气加芩连调之。此法须知。

《灵兰要览·卷上·中风》：

中风将发预防之方

黄芪（蜜炙，五钱） 防风（一钱五分） 人参（一钱五分） 橘红（一钱） 归身（酒洗，二钱五分） 木通（二钱五分） 山栀（一钱） 甘草（五分） 红花（三分）

脾胃虚弱，语言无力再加人参三钱，干山药一钱五分，薏仁二钱，白术一钱；内热加山栀至二钱，仍多啖雪梨妙；渴加麦门冬二钱五分，五味子五分；眩晕加明天麻一钱；痰多而晕更加旋覆花五分；脚膝麻痹无力加杜仲（姜汁炒去丝），牛膝（酒浸），石斛（酒浸），各一钱五分；夜卧不安或多惊恐，心神不宁加炒酸枣仁，茯神各一钱五分。

上用水二钟，煎至一钟，入竹沥一杯，梨汁一匙，温服无时。

方书每以六经形证为定法，用小续命汤加减。岂不知《内经》云：风为百病之长，善行而数变，必审十二经见证，庶无实实虚虚之诮矣。

中风将发之前，未有不内热者。热极生风能令母实，故先辈谓以火为本，以风为标，治法先以降心火为主，心火既降肝木自平矣。此实则泄其子之法也。若作风治而以辛热之药疏之者，固贻害不小，而调气一法亦百无一验，明者更精思之。

《治法汇·卷四·中风门·预防中风》：张三锡曰：病之生也，其机甚微，其变甚速，达士知机，思患而预防之，庶不至于膏肓。即中风一证，必有先兆，中年人但觉大拇指及次指时作麻木，或不仁，或手足少力，或肌肉微掣，三年内必有暴病，急屏除一切膏粱厚味，鹅肉面酒，肥甘生痰动火之物，即以搜风顺气丸，或滚痰丸、防风通圣散，时间服之，及审气血孰虚，因时培养，更远色戒性，清虚静摄，乃得有备无患之妙。肥人更宜加意慎口绝欲，人参汤加竹沥煎膏，日不辍口，方是。大抵中年以后，多有此，水弱火盛，热极生风明矣，治火为先。古方愈风汤、四白丹，药多辛散，大非所宜，故皆不录。

《寿世保元·卷二·中风·预防中风》：一论中风者，俱有先兆之证，凡人如觉大拇指及次指麻木不仁，或手足少力，或肌肉蠕动者，三年内必有大风之至。经曰：肌肉蠕动，名曰微风。故手大指次指，手太阴阳明经，风多着此经也，当预防之。宜朝服六味地黄丸或八味丸，暮服竹沥枳术丸与搜风顺气丸，二药间服，久而祛之，诸病可除，何中风之有？是以圣人治未病而不治已病。

《医林正印·卷一·中风·预防法》：凡人有形盛气衰，常时或指节麻木，或手足酸疼，或眼吊头眩，或虚跳，或半身、周身如虫行者，此中风之渐也。法当养气血，节饮食，戒七情，远帏幕可也。切勿服风药以预防，适所以招风取中也。卫生者可不谨哉！

《简明医彀·卷之二·中风·预防中风》：

膏粱之士，肥甘醇酒，皆能助火生痰。痰生热，热生风，风火同阳，性并上行。致头目眩晕，痰盛气虚，手足指节麻木、软弱，面如虫行，口眼牵掣，肌肉瞤动，臂膊、臀髀不仁，语言颠错，胸膈迷闷，神思不清，口渴便秘，小便赤少，此皆中风阶梯，极当防微杜渐。脉多弦滑，虚软无力，左脉不足，服四物汤；右脉不足，服四君子汤；痰壅，导痰汤；火盛，防风通圣散，次服愈风汤、搜风顺气丸。

主方：天麻　荆芥　白术（各二钱）　胆星　半夏（制）　甘草（各五分）

水二钟，生姜二片，黑枣二枚，煎八分，入竹沥半杯，姜汁五匙，食远服。以此方加减，配合为末，竹沥（九分），姜汁（一分），叠丸如绿豆大，每服二钱，食远服，日二、三次。忌鲜猪肉之类。

《病机沙篆·卷上·中风》：凡人大指次指麻木不仁，三年之内必患中风，须预防之。宜慎起居、节饮食、远房帏、调性情，更以十全大补汤加羌活，久久服之，经岁不辍，则潜移默夺，弭灾却疾矣。若用古法天麻丸、愈风丹开其玄府、漏其真液，适足以招风取中耳，预防云乎哉。

《杂证大小合参·卷八·方脉中风合参》：但肥白人多兼湿痰流滞，黑瘦人多因血液衰涸，故凡有手足渐觉不遂，或臂膊及髀股肢节大拇次指麻痹不仁，或口眼㖞斜，语言謇涩，或胸膈迷闷，吐痰相续，或手足少力，肌肉微掣，或六脉弦滑而虚软无力，虽未至于倒仆，其中风晕厥之候，可指日而待，须预防之，当节饮食，戒七情，远房事，此至要者也。其应服药饵，察其两尺虚衰者，以六味、八味地黄，切补肝肾。如寸关虚弱者，以六君子、十全大补之类，急补脾肺，才有卫益。若以搜风顺气，及清气化痰等药，适所以招风取中也。

《嵩崖尊生书·卷九·中身部·脾胃分》：

有痰人筋惕肉瞤，眩晕麻木。（恐防中风）

竹沥化痰丸

南星　半夏　茯苓（各五钱）　陈皮　姜连　枳实　白芥　当归　白芍　山楂　酒芩（各五钱）　苍术　白术（各一两）　人参（二钱半）　木香（一钱）　神曲（六钱）

姜汁、竹沥为糊丸。

《嵩崖尊生书·卷十·周身部·六淫分》：

病人骨节疼，缓弱无力，预防中风。

补脏丸

豨莶草晒，用好酒层层匀湿，蒸之，复晒九次，为末，炼蜜丸，梧子大，空心服五十丸，酒下。

《林氏活人录汇编·卷一·中风门·中经》：

或问：凡人初觉大指次指端麻木不仁，或用之不遂，三年内防有中风之疾，古人以愈风汤、天麻丸预为未病之药。不识吾子以为何如？抑更有经验简易之方为调摄之法乎？

答曰：预防之理，莫若养气血、节饮食、戒七情、远房帏之为要。若以前方是赖，反至燥血助火，经脉枯萎而招风取中也。今以平日经验之方备用，随症加减，自获全效。

中风预防主方

人参　黄芪　白术（各二钱）　当归（一钱五分）　首乌（二钱）　牛膝（一钱五分）　半曲（一钱）　茯苓（一钱）　橘红（七分）　甘草（三分）　姜、枣（各一钱）

早晚空心热服。

元气不能导引血脉，佐以参、芪、术培补宗、营、卫三气；阴血不能荣养经络，主以首乌滋补肝肾之真阴，且能治热；当归活血通经，牛膝滋肝降火，二陈和中利痰。脾胃虚燥，火盛咳逆者，去白术，加山药二钱，石斛三钱。肺肾阴虚，口渴烦咳者，减芪、术之燥，加麦冬二钱，五味五分。肺胃浮逆之火，痰气不利者，减芪、术，去半曲，加枯芩一钱，贝母一钱五分。风痰内盛而眩晕者，加天麻二三钱，菊花一钱，以省风热。腰膝疼痛，倍制牛膝，而加杜仲一钱五分。腿脚无力，益以石斛、牛膝。心虚无睡，加枣仁二钱，茯神一钱，而去茯苓。盖中风将发之前，未有不内热者，热极生风，此子能令实母也，故先辈谓以火为本，以风为标。治法先以降心火为主，心火既降，肝木自平，此实则泻其子之法也。前方不妨加川黄连七分，清心与肝胃之火。若作风治，而以辛热之药疏散之，反致耗血助火，贻害不小，即调气破气一法，亦百无一验。惟有肥人，神气虚浮，过于饮啖而湿胜痰多者，方宜风药以燥湿，调气以理痰。然亦审其气血之虚实，而加减补泻之法，庶无他虑，是在学者精思之。

《杂病源流犀烛·卷十二·六淫门·中风源流》：又有小中，小中者何？其风之中人，不至如脏腑血脉之甚，止及手足者是也。若遇小中证，切不可用正风药深切治之，或至病反引而向

中
风

里，只须平和之剂调理，虽未必为完人，亦不至有伤性命也。若风病既愈，而根株未能悉拔，隔一二年，或数年，必再发，发则必加重，或至丧命，故平时宜预防之，第一防房劳，暴怒郁结调气血，养精神，又常服药以维持之（宜定风饼子），庶乎可安。故丹溪云：宜常服小续命汤以防喑哑。易老亦云：如觉风动，便服愈风汤以免倒仆。盖皆有见乎预防之为要也。

《文堂集验方·卷一·中风·预防中风方》：凡人觉大指次指麻木，或眉棱骨痛，三年之内，定有风疾，宜服此方。更以慎起居，远房帏，节厚味醇酒，为最要。

豨莶草（三片，制法如前[①]）　制首乌　当归　熟地黄（各八分）　牛膝　续断　秦艽　五加皮　川芎　赤芍（各四两）

俱为细末，炼蜜丸，桐子大，空心淡酒下三钱。

《琅嬛青囊要·卷之二·论气血》：非风、晕眩、掉摇、昏愦者，总缘气虚于上。经曰：上气不足，脑为之不满，头为之苦倾，目为之苦眩。又曰：上虚则眩，其明训也。凡微觉是证，即以大补元气煎或十全大补汤之类治之，否则卒倒之渐所由至也。丹溪云：无痰不作晕。岂晕眩者必皆痰证耶？此言最为偏狃，学者因证而酌其中可也。

《蜀中医纂·卷二·外感门·预防中风》：人手足渐觉不遂，或臂股指麻木不仁，皆中风先兆。宜节饮食，戒七情，远房欲，察其脉之虚实而治之。六味、左归、八味、右归、三阴、十全，随证择用。若用搜风平痰之剂，适以招风取中也。

《医述·卷十·杂证汇参·汗·补编》：夏月半身出汗，由气血不充，内挟痰饮所致，偏枯之兆也。经云：汗出偏沮，使人偏枯。十全大补汤、养营汤加行经豁痰药治之。

《医意·卷一·中风》：中风之来，必有先兆。如大指、次指麻木不仁，或手无力，或肌肉微掣，此营卫交邪外中之先兆也。如上盛下虚，头眩脚软，神短言语失常，此痰火将发内生之先兆也。预防外中，有羌活愈风汤，即十全大补加羌、独、防、芷、麻、细、柴、前、艽、蔓、菊、薄、苍、朴、枳、夏、芩、地、知、杞、杜、膏、地骨、防己也。预防内生，有清热化痰汤，即六君加星、香、芩、连、麦、枳、菖蒲、竹茹也。曾治如前先兆者二人，因其人不耐服药，令其二方熬膏常贴，皆无恙。

二、调摄之法

（一）戒慎

1. 起居戒慎

《正统道藏·洞神部方法类·孙真人摄养论》：六月肝气微，脾脏独王。宜减苦增咸，节约肥浓，补肝助肾，益筋骨，慎东风，犯之令人手足瘫痪。勿用冷水浸手足。勿食葵，必成水癖。勿食茱萸，令人气壅。

---

① 制法如前：原文载："法于五月五日、六月六日、九月九日，采叶，洗净焙干"。

《十便良方·卷第三十五·杂方二（养生禁戒）·脱着之戒》：凡大汗，勿偏脱衣，喜得偏风，半身不遂。

《十便良方·卷第三十五·杂方二（养生禁戒）·寝室之戒》：凡人居止之室，必须周密，勿令有细隙，致有风气得入。小觉有风，勿强忍之久坐，必须急急避之，久居不觉使人中风。古来忽得偏风，四肢不遂，或如角弓反张，或失音不语者，皆由忽此耳。身既中风，诸病总集，邪气得便，遭此致卒者，十中有九。是以大须周密，无得轻之，谨焉谨焉。所居之室，勿塞井及水渎，令人聋盲也。

《寿养丛书·养生类纂·上卷·人事部》：夜卧，自胫以下，常须覆薄被。不如此则风毒潜入，血气不行，直至觉来，顽痹、瘫缓、软脚、偏风，因兹交至。

《混俗颐生录·卷上·夏时消息第四》：勿当风卧湿，缘常出汗体虚，风拍着人，多患风痹、手足不遂、言语謇涩、四肢瘫痪、偏风等。虽不尽害，亦有当时中者，有不便中者。逢年之盛，遇月之满，得时之和，即幸而获免；若遇年之弱，值月之空，失时之和，无不中者。

《饮膳正要·卷第一·饮酒避忌》：醉不可令人扇，生偏枯。

《山居四要·卷之一·摄生之要·起居杂忌》：醉眠当风处生病，醉卧黍穰中成大风。

中风

《厚生训纂·卷之六·养老》：老人骨肉疏冷，风寒易中。若窄衣贴身，暖气着体，自然气血流通，四肢和畅。虽遇盛夏，亦不可令袒露其颈项。盖自脑至颈项，乃风府督脉所过，中风人多是风府而入，须常用絮软夹帛贴巾帻中，垂于颈下，着肉入衣领中至背膊间，以护腠理为妙。不然风伤腠中，必为大患。慎之！慎之！

《寿养丛书·摄生要义·杂忌篇》：十步直墙下，勿得顺卧，风峻利能令人发癫及体重。凡大汗及新浴出，勿赤体，勿即脱衣当风，风入腠理则成半身不遂。头项亦如之。

《养生类要·前集·陶真人卫生歌》：酒渴饮水并吃茶，腰脚自兹成重坠。尝闻避风如避箭，坐卧须当预防患。况因食后毛孔开，风才一入成瘫痪。凡坐卧处，始觉有风，宜速避之，不可强忍。且年老之人，体竭内疏，风邪易入，始初不觉，久乃损人。故虽暑中，不可当风取凉，醉后操扇。昔有学道于彭祖而苦患头痛，彭祖视其寝处有穴，当其脑户，遂塞之后即无患。

《寿养丛书·摄生要义·四时篇》：勿当风卧，勿眠中使人挥扇，汗体毛孔开展，风邪易入，犯之使人患风痹不仁，手足不遂，言语謇涩之疾。年壮虽不即为害，亦种病根。气衰之人，如桴鼓应响矣，醉中尤宜忌之。

《尊生要旨·居处篇》：虽然，坐卧之处必须固密，若值细隙之风，其毒中人尤甚。久之，或半身不遂，或角弓反张，或言语謇涩。盖身既中风，鬼邪易入，众病总集，遂致夭其天年尔。是故洼下之地不可处，慎其湿也；疏漏之地不可处，慎其风也；久闭之室不可处，慎其土气之恶也；幽冥之壑不可处，慎其阴郁之毒也。四者皆能病人，养生之士尤宜避之也。

《寿世保元·卷二·中暑》：夏末秋初，热气酷烈，不可于中庭脱露身背，受风取凉，五脏腧穴并会于背，或令人扇风，或揎露手足，此中风之源。若染诸疾，便服八味丸，能补理腑脏，御邪气，仍忌三白，恐冲克药性。

《寿世保元·卷二·饮食》：谷气不受，即坐卧袒肉操扇，此当毛孔尽开，风邪易入，感之令人四肢不遂。

《尚论后篇·卷之二·真中各篇·论真中风大法》：人于天地自然之气机，日用不知也。天时蒸动之时，欲求凉风而不可得；风气干燥之时，欲求微雨而不可得。是以多湿之人恶蒸动，多风之人恶干燥者，内邪感之而益动也。故湿病喜燥药而忌汗药，风病喜汗药而忌燥药。充其义，以为调摄，则居四达之衢而披襟向风，起呼吸即通帝座之想者，即治湿之良方也；处奥隩之室而整冠振衣，凛天威不违咫尺之惧者，即治风之良方也。人苟知此，不诚可以却痾而延年耶。

《医学心悟·卷第一·保生四要》：人身之中，曰营与卫。寒则伤营，风则伤卫。百病之长，以风为最。七十二候，伤寒传变。贼风偏枯，㖞斜痿痹。寒邪相乘，经络难明。初在三阳，次及三阴。更有中寒，肢冷如冰，急施温补，乃可回春。君子持躬，战战兢兢。方其汗浴，切莫当风。四时俱谨，尤慎三冬。非徒衣厚，惟在藏精。

2. 饮食戒慎

《混俗颐生录·卷上·饮食消息第一》：腻多之物甚不宜人，暗眼兼肠胃冷滑，尤多动风，若患风痾气疾，故宜忌之。

《混俗颐生录·卷上·夏时消息第四》：又生蕃、茄子，缘腹中常冷，食此凝滞难消之物，多为癥块，若患冷气风疾之人，更须忌之。

《混俗颐生录·卷下·患风消息第八》：夫患风疾之人，左右扶持之者，必须细意调理饮食汤药等，食欲得频，不欲得饱，饱即壅闷；又不得饥，饥即虚，虚即风增极。似饥即食，欲饱即休。若患经年，服药不得暂停，偏宜药酒汤散，不日全可。若信庸医，药物乖理，避忌兼多，转受虚邪，即当益甚。在虚实之间，细宜调息，可不勉之！风疾之人欲宜瘦，兼不多食，其疾即退；若事餐啜，喜见肥充，疾即益甚，宜细详之。病人不宜瞋怒饥饱，冲冒寒热，劳役心力，至乐苦忧，惊喜并集，并不宜之。患风人尤多虚，虚又须补，补即壅，壅即令人头旋心闷，兼气冲心，常令通滑。泻多又虚，虚亦令人头旋目眩。将息之间，尤宜详审。

《饮食须知·卷四·果类》：茨菇，味苦甘，性寒。多食……患瘫痪风。

《饮食须知·卷五·味类》：酒类甚多，其味有甘、苦、酸、淡、辛、涩不一，其性皆热，有毒。多饮，助火生痰，昏神软体，损筋骨，伤脾胃，耗肺气，夭人寿……醉卧当风，成癥风、瘫痪。

《饮食须知·卷六·鱼类》：

鳣鱼，味甘，性平，有小毒。即黄鱼。俗呼着甲鱼。多食，生痰助热，发风动气，发疮疥。同荞麦面食，令人失音。

鲟鱼，味甘，性平，即鲟鳇鱼。一名鲔鱼。多食，动风气，发一切疮疥……同笋干食，发瘫痪。

螃蟹，味甘咸，性寒，有小毒。多食，动风发霍乱，风疾人不可食。

鲮鲤肉，味甘涩，性温，有毒。即穿山甲。其肉最动风，风疾人才食数脔，其疾一发，四肢顿废。

《饮食须知·卷八·兽类·羊肉》：脑，有毒，食之，发风病。和酒服迷人心，成风疾。男子食之，损精气少子。

《普济方·卷二百六十六·服饵门·养性法》：嵇康云：穰岁多病，饥年少疾，信哉不虚。是以关中土地，俗好俭啬，厨膳希羞，不过菹酱而已，其人少病而寿。江南岭表，其处饶足，海陆鲑鲭，无所不备，土俗多疾，而人早夭。北方仕子，游宦至彼，遇其丰赡，以为福佑所臻。是以尊卑长幼，恣口食噉，夜长醉饱，四体热闷，赤露眠卧，宿食不消，未逾昔月，大小皆病。或患霍乱脚气胀满，或寒热疟痢恶核丁肿，或痈疽痔漏，或偏风腲腿，不知医疗，以至于死。凡如此者，比比皆是。惟云不习水土，都不知病之所由。静言思之，可为太息者也。学者，先须识此，以自戒慎。

《解围元薮·卷二·六经三十六风总论》：风病之人，不忌毒食，乃加重之端；不戒女色，实速死之兆。故丹溪言治五人，只一贫妇淡薄且寡，得永天年，禁戒之专也。余皆不免再发，不守禁戒之咎也。孙真人治四五十人，终无一人免于再发，非真人不能治，盖无专心守戒者也。其猪肉、羊肉动气发风，牛肉、驴肉沉疴顿起，烧酒动火，面酒动湿，肥甘美味，皆宜忌之。惟乌鱼功并蚺蛇、鳗鲡杀虫最胜。乌鸭凉血补元，食之又助药力。凡椒、芥、葱、蒜、姜、茄，大能发病，犹当绝之。若不严戒，虽愈必寻毒而生疥癣蚀癖之类，渐滋举发，为丧命之机。

《养生类要·前集·诸病所忌所宜》：有风病者，勿食胡桃；有暗风者，勿食樱桃；食之立发。

《寿养丛书·养生类纂·下卷·鳞介部》：鲟鱼不可与干笋同食，发瘫痪风也。

《食物辑要·卷之三·菜品类》：茄，味甘淡，性寒，无毒。气善降，宽肠散血，多食动风气，发痼疾，发疮疥，虚寒脾弱者勿食。诸病人勿食。秋后食之损目，同大蒜食，发痔漏，妇人艰于受孕者忌食。

《东医宝鉴·汤液篇·卷之一·谷部·糯米》：壅诸经络气，使四肢不收，发风动气，令人昏昏多睡。不可多食，久食则令人身软。猫犬食之，脚屈不能行，缓人筋也。

《寿世保元·卷一·本草》：

驴肉微寒，安心解烦，能发痼疾，以动风淫。

猪肉味甘，量食补虚，动风痰物，多食虚肥。

《二如亭群芳谱·贞部·花谱三》：食葵当乘其叶嫩时，须用蒜，无蒜勿食，久病大便涩滞者宜食，孕妇宜食，易产，作菜茹甚甘美，但性太滑利，不益人，热食令人热闷，三月食生葵动风气，发宿疾，饮食不消，四月食之发风疾，天行病后食之令人失明，霜后生食动五种留饮，吐水。心有毒，服药人忌食，被犬咬者，终身勿食，食之即发黄，背紫茎者勿食，同鲤鱼黍米鲊食害人，同猪肉食，令人无颜色。

《炮炙大法·果部》：栗，日中曝干食，下气补益。火煨去汗亦佳。生食有木气，不补益人。蒸炒熟食，壅气。凡患风人及小儿不可食。解羊肉膻。

《神农本草经疏·卷之十九　禽部三品·诸鸡》：鸡，性热动风。凡热病初愈、痈疽未溃、素有风病人咸忌之。

《医学汇函·卷三·中风治方》：中年已后之人，过用厚味酒肉，多有痰火，且不能远房事，往往致阴虚火动，动则生风，所谓一水不能胜五火也。

《医学汇函·卷十三·食治门》：《衍义》云：鲤鱼至阴之物，阴极则阳复。所以《素问》曰：鱼热中，食多发风热。《日华》云：风家食鱼，贻祸无穷。

《裴子言医·卷之三》：病中固宜节食，尤宜节饮。食伤人所易知，饮伤人都不觉，不唯茶汤浆酒以及冰泉瓜果之伤，谓之伤饮，即服药过多亦谓之伤饮。其见证也，轻则腹满肠鸣，为呕，为吐。重则腹急如鼓，为喘，为呃。甚则紧闭牙关，涎流口角，昏愦不醒人事，状类中风。患此证者，滔滔皆是，或未有识，不得不为来者言之。

《本草洞诠·第十四卷·禽部》：鹅，李濒湖谓：鹅气味俱厚，发风发疮，莫此为甚。凡发胃气者，皆能生津。岂得因其止渴，便谓性凉耶。

《食物摘要·第七卷·禽部·禽三十六种》：震亨曰：鸡属土而有金木火，又属巽，能助肝火。寇言动风者，习俗所移也。为性补能助湿中之火，病邪得之为有助也。若鱼肉之类皆然，且西北多寒，中风者诚有之。东南气温多湿，有风者非风也，皆湿生痰，痰生热，热生风耳。

《本草详节·卷之七·菜部》：木耳，生树各种，性味亦异。惟槐、桑树者良，柘木者次之，其余树耳，多动风气、发痼疾。

《本草详节·卷之十一·鳞部》：鳣鱼、鲟鱼，食之动风气，发一切疮疥，多食生痰成癥，作鲊味奇，亦不益人。

《药性纂要·卷三·谷部》：荞麦（《嘉祐》）：久食动风，令人头眩，不可同黄鱼食。

《药性纂要·卷三·果部》：银杏（《日用》）：一名白果。宋初始入贡，著其名。多食壅气动风。小儿多食，昏霍发惊引疳，同鳗食患软风。

《食物本草会纂·卷十上·兽部上》：豕项肉，俗名槽头肉，肥脆能动风。

《杂病广要·卷第八·内因类·痰涎·食忌》：胡椒、干姜、辛辣、烧炙、煎煿、性热等物，发痰助壅。合锅热面，大发风痰，必须过水离汤，还汁令热，食之无毒。芋头、山药、鱼腥、油腻、黏滑等物，惹痰，不利肠胃。熟鸡鸭蛋、熟栗子，但是酥腻之物，滞膈闭气生痰。素有痰者，宜食清凉果木，饱上多食无妨。暴感风寒痰病者，皆宜禁之。

《本草纲目易知录·卷五·鳞部》：鲤鱼……子，食之动风，助火损目。葆验。

《食物小录·卷之下·鳞部·鳞鱼类》：鲤脊上两筋及黑血有毒，溪涧中者毒在脑，俱不可食，多食动风动火，发诸疮。

3. 情志戒慎

《厚生训纂·卷之三·御情》：大怒伤肝，血不荣于筋，而气激上逆，呕血目暗，使人薄厥。怒甚而不止，志为之伤，健忘前言，腰背隐痛。

《医先·卷一》：沂阳生曰：心火不炎，则无疮疡诸疾，戒暴怒，则无中气诸疾。

《医学心悟·卷第一·保生四要》：戒嗔怒。东方木位，其名曰肝。肝气未平，虚火发焉。

诸风内动，火性上炎。无恚无嗔，涵养心田。心田宁静，天君泰然。善动肝气，多至呕血。血积于中，渐次发咳。凡人举事，务期有得。偶尔失意，省躬自克。戒尔嗔怒，变化气质。和气迎人，其仪不忒。

4. 病后戒慎

《医方集略·卷四·风门》：风疾，惟形盛气衰、恃壮无忌者多得之，以素不能谨于性情、酒色、劳逸之际。调养之法，亦惟致谨于七情、房室、起居而已矣。务静以胜其躁，勿性躁以速毙也，勿用药杂乱以致郁，勿针灸过当以益虚，勿妄投热药以济火，勿过用凉药以坏胃。老子云：审汝药石，时汝饮啜，啬汝精神，持之岁月，纵不能为全人，将不得为废人矣乎。

（二）调养

1. 饮食调养

《混俗颐生录·卷下·患风消息第八》：风疾之人，宜吃羊肉，去脂、血。缘虚事须要吃，则如法煮之。羊食百草，草本且无毒。但除脂、血，以药煮之，则不发病矣。煮羊脚法：羊一脚，以刀子剖开，水浸洗去血，兼割去脂，加防风一两，石膏五两，桑根白皮二两，切，和煮之，不损肉味，尤颇益人。又夏中单用桑叶五十片，不要诸药。桑叶是时收采，曝干，以备冬月使用。干者，加至八十叶。如煮散用亦随多少，酌量煮之。

中风

《厚生训纂·卷之二·饮食》：黑芝麻炒食不生风疾，风人食之，则步履端正，语言不謇。

《随息居饮食谱·水饮类·茶》：普洱产者，味重力峻，善吐风痰，消肉食。凡暑秽痧气、腹痛、干霍乱、痢疾等证初起，饮之辄愈。

《随息居饮食谱·调和类·胡麻》：胡麻一名脂麻，俗名油麻，甘平。补五内，填髓脑，长肌肉，充胃津，明目，息风，催生，化毒。大便滑泻者勿食。有黑、白二种，白者多脂。相传谓汉时自大宛来，故名胡麻。生熟皆可食，为肴为饵，榨油并良，而不堪作饭。《本草》列为八谷之麻，误矣。古人救饥用火麻，即《本经》之大麻，殆即八谷之麻也。

《随息居饮食谱·蔬食类·芦菔》：芦菔，俗名萝卜，生者辛甘凉，有去皮即不辛者，有皮味亦不辛，生啖胜于梨者特少耳。润肺化痰，祛风涤热。治肺痿吐衄、咳嗽失音，涂打扑、汤火伤，救烟熏欲死、噤口毒痢、二便不通、痰中类风、咽喉诸病。

《随息居饮食谱·毛羽类·羊肝》：羊肝，甘凉。补肝明目，清虚热，息内风，杀虫，愈痫，消疳，蠲忿。诸般目疾，并可食之。

《随息居饮食谱·毛羽类·羚羊肉》：羚羊肉，甘平。治筋骨急强、中风，愈恶疮，免蛇虫伤。

2. 药物调养

《订正医圣全集·保寿经针线拾遗·勿药有喜·拾遗》：文合家男女老少，偶有头眩、呕恶……行年六十一矣，未敢轻烦当世名医。虽病中风，绅富亲朋惠我之再造活络金贵丹丸，暗皆弃之厕内。十有余年，专吃姜枣汤，舌音反清，手足亦健。其后我中风者，喜医药，不死亦成残废。然而死者八九人矣。容是刊方书，谨遵古训，以勿药有喜开卷。

……

附煎姜枣汤法：老水姜洗，灶门中煨熟，切片，大约煨水姜一两，晒干者五钱。肥红枣三十枚，去核，共入瓦沙罐内，文武火煎至老浓茶色，用布绞去渣，乘热，匀二三次服尽。忌烧酒、生葱、蒜、薤、韭。又黑枣、南枣、蜜枣，均不可代，亦不可煎膏子，开水化服。初服一二次，邪正互争，口臭、唇舌干燥，乃诸邪外出，勿怪。连服八九日，热邪尽出，津液来复，天明时下身津津汗出，百病全愈矣。无论春夏秋冬，三伏暑天，只要是恶寒发热，六气外感，均可常服。红眼睛加倍姜，辛出头汗，久服必愈。

三、医论

《新刊图解素问要旨论·卷八·其药食者之法》：沐浴不频，频则气壅于上，脑滞于中，令人体重而形瘦，久而经络不能通畅，血凝而气散，气不生血，身不生形，则成瘫之疾也。夫五日五行气流传遍，浴之则荣卫通畅，旬日十干数足，真气复还于脑，一沐之则耳目聪明……然病生之绪，其有四焉，一者因其变动而内成积聚、癥瘕、瘤气、瘿气、结核、癫痫之类，二者因其变动而外成痈肿、疮疡、痂疥、疽、痔、掉瘛、胕肿、目赤、瘰疬、痛痒之类也；三者不因气之变动而病生于内，则留饮、痞食、饥饱劳损、宿食、霍乱、悲恐、喜怒、想慕、忧结之类也；四者不因气之变动而疾病生于外，则喑气、贼魅、虫蛇、蛊毒、飞矢、鬼击、冲薄、坠堕、斫射、刺割、摇仆、打扑、磕位、触抹、风寒暑湿之类也。凡此之类，乃一切祸患之由，其非六欲七情之邪而祸患无由生矣。然六欲者，眼、耳、鼻、舌、身、意，此之六贼是也。七情者，喜、怒、哀、乐、好、恶、爱是也。凡此六欲七情之邪，而为祸患之本、死亡之因，世人不悟恣纵其心、悦乐其志，有误养生之道，不畏危亡，种种耗失天真之气，而致精神衰弱，根蒂不坚，多感邪而生其祸患，及乎殆而澌矣。故《养身法》曰：少思寡欲，而以养心；绝念妄起，而以养身；饮食有节，而以养形；劳逸有度，而以养性；鼻引清气而入，口吐浊气而出以养气；绝淫戒色，而以养精。又曰：少思、少念、少食、少欲、少笑、少愁、少乐、少喜、少怒、少好、少恶，故得灵光不乱，神气不狂，方可奉道。保生之要，以忍为其上也。其忍者，不必忍其嗔怒，而以凡事皆能忍之为其妙矣。所以制其心而养其性，守其意而保其神也。

《琉球百问·琉球百问》：

一中风之证，僵仆眩倒，不论虚实、痰有无，即用加参三生饮、加味理中药而得始愈，然未能全愈，三、五年或十余年之后，带病而死。断是有药不的之处。

中风一证，无论夹痰、夹气、夹火，总以阳虚邪害空窍为本。先生已用三生饮等方，虽古贤治法，亦不外是，所以向愈原有期也。既愈之后，自知保养，永戒肥鲜，或旁人谨慎调护，不使乱食多气，则百年有身，可收桑榆之晚。虽或五年、十年不等而死，较之三年即死者远矣。兹所疑者未能全愈，终归带病而亡，都在中经、中络、中腑三者条内，或有所夹未经清理，即于此三中之中，以求三夹之夹，循序治之，求其内风之习习，求其阳虚之不充，皆神而明之之事，未便悬拟。

《琉球百问·答琉球吕凤仪札问》:《素问》载：五畜为益。周制，庖人供五畜六畜。六畜，猪必用也。盖猪之为物咸寒，在畜为水，在卦为坎。坎水可以充肾，可以解热，故曰疗狂病不愈，补肾气虚竭，养生送死，辨物用物之道，可谓慎且备矣！然肉性入胃，便生湿热。设使多食，令人起虚风，或患中风，或发疔癞，或生杂病，美中不足，理所必然……若论中风不少，东方生风，风生木，木生酸，酸生肝，肝风易动，本盛于东；或湿热内胜，更易生风。养肝泄风，兼祛湿热，神而明之，存乎其人，不可印定眼目。

《医学衷中参西录·前三期合编第七卷·治内外中风方·镇肝熄风汤》:此证若手足渐觉不遂，口眼渐形㖞斜，是其脑髓神经已为充血所累，其血管犹不至破裂也。若其忽然昏倒，移时复醒者，其血管或有罅漏，出血不多，犹不至破裂甚剧者也。若其血管破裂甚剧，即昏仆不能复苏矣。是以此证宜防之于预，当其初觉眩晕头疼，或未觉眩晕头疼，而其脉象大而且硬，或弦长有力，即宜服镇肝熄风汤。迨服过数剂后，其脉必渐渐和缓，后仍接续服之。必服至其脉与常脉无异，而后其中风之根蒂始除。

《医学衷中参西录·第五期第三卷·论脑充血证可预防及其证误名中风之由（附建瓴汤）》:

脑充血证即《内经》之所谓厥证，亦即后世之误称中风证，前论已详辨之矣。而论此证者谓其卒发于一旦，似难为之预防。不知凡病之来皆预有朕兆，至脑充血证，其朕兆之发现实较他证为尤显著。且有在数月之前，或数年之前，而其朕兆即发露者。今试将其发现之朕兆详列于下：

（一）其脉必弦硬而长，或寸盛尺虚，或大于常脉数倍，而毫无缓和之意。

（二）其头目时常眩晕，或觉脑中昏愦，多健忘，或常觉疼，或耳聋目胀。

（三）胃中时觉有气上冲，阻塞饮食不能下行，或有气起自下焦，上行作呃逆。

（四）心中常觉烦躁不宁，或心中时发热，或睡梦中神魂飘荡。

（五）或舌胀、言语不利，或口眼㖞斜，或半身似有麻木不遂，或行动脚踏不稳、时欲眩仆，或自觉头重足轻，脚底如踏棉絮。

上所列之证，偶有一二发现，再参以脉象之呈露，即可断为脑充血之朕兆也。愚十余年来治愈此证颇多，曾酌定建瓴汤一方，服后能使脑中之血如建瓴之水下行，脑充血之证自愈。爰将其方详列于下，以备医界采用。

生怀山药（一两） 怀牛膝（一两） 生赭石（八钱，轧细） 生龙骨（六钱，捣细） 生牡蛎（六钱，捣细） 生怀地黄（六钱） 生杭芍（四钱） 柏子仁（四钱）

磨取铁锈浓水以之煎药。

方中赭石必一面点点有凸，一面点点有凹，生轧细用之方效。若大便不实者去赭石，加建莲子（去心）三钱。若畏凉者，以熟地易生地。

……

友人朱钵文，滦州博雅士也，未尝业医而实精于医。尝告愚曰：脑充血证，宜于引血下行药中加破血之药以治之。愚闻斯言，恍有悟会。如目疾其疼连脑者，多系脑部充血所致，至眼科家恒用大黄以泻其热，其脑与目即不疼，此无他，服大黄后脑充血之病即愈故也。夫大黄非降血兼能破血最有力之药乎？由斯知凡脑充血证其身体脉象壮实者，初服建瓴汤一两剂时，可酌加大黄数钱。其身形脉象不甚壮实者，若桃仁、丹参诸药，亦可酌加于建瓴汤中也。

《中风与针灸·高血压之治疗》：如患有高血压及中风先兆征象，如卒然头眩眼花，或四肢肌肉皮肤作酸麻之状，有仅数秒钟即愈，往往不介其意，若不即行治疗，则数月内，乃有中风之虞，卒不及防，可危之至。日常除以海带菜佐餐外，应速请高明之针灸医师治疗，立可降低血压，重者数次，即可恢复常态，始免发生中风危证。现一般西法治疗，往往抽血，惟依编者愚见，抽血非有效治疗方法，乃血液为人身最宝贵最重要者，该证完全为血液循环，失其常度，向上部升高，犹如洪水泛滥，不予疏导以治本，则他日一旦溃决，其祸则不可收拾矣。谚云男血如金，安能长期被抽，不独妨害健康，且使减少抵抗力，而血压有逐渐高增可能，欲求根本治疗。除注意前节各点外，按编者数十年心得经验，唯针灸最为迅速，如用血压测量仪器，前后试验，患者莫不视为神奇，但何奇之有，盖针灸医学之实效耳。按针灸为我古有国粹，有起沉疴、疗痼疾之伟效，惜今乏人提倡，行将湮没不彰，可慨也夫。

评述

中风，在现代属于高致残率、高致死率的疾病。参照现代医学残疾的三级预防：预防致残伤病的发生为一级预防，预防伤病发展造成残疾为二级预防，预防早期残疾发展成为严重残障为三级预防。从中医治未病观点来看，未病先防，已病防变，即病防复。由于中风病的高致残率和高致死率，预防其发生以及防止其复发就显得尤为重要。日常预防与调护是预防中风和防止中风复发的重要措施。

一、中风预防

中风先兆症状，常见初觉大指、次指麻木不仁，或手足少力、肌肉微掣，又有"凡人未中风时，一两月前，或三五个月前，非时，足胫上忽发酸重顽痹，良久方解"（《太平圣惠方》）或"眉棱骨痛"（《文堂集验方》），如不注意预防，长此日积月累，每致中风发生。从这些症状看，似有感受外风之嫌，同时，麻木不仁、手足少力又与我们现在所说的短暂性脑缺血发作的症状吻合，而肌肉微掣是比较典型的动风之症。

中风预防总体原则为养气血、节饮食、戒七情、远帷幕。围绕这个原则，又有如下具体方法：

针灸预防：养气血是中风常见的预防原则。从古籍记载看，灸法比针刺更为常用，大体因为灸法不仅能养气血，且有很好的疏风作用，而感受外风始终是中风发病的一个重要因素。督脉、阳明经、胆经是常用的三条经脉。明代徐凤在《针灸大全》中给出了十二经气血多少，其中阳明经多气多血，少阳经少血多气，而督脉统领一身之阳气，这符合益气血以预防中风的原则。从穴位上看，常用百会、风池、大椎、肩井、曲池、合谷、足三里、风市等。从治疗上看，以灸法为主，不仅在先兆症状发作时施灸，且要常灸，以起到抒本澄源的作用；也有为了增强疗效采取化脓灸的办法，逐风气于疮口内出，但化脓灸这种方法目前较为少用；也有在风池、百会、翳风、合谷、鸠尾、幽门针刺的方法，同时配合在肩井和曲池艾灸。

药物预防：由于古人所持中风的发病观点不同，所以在药物预防上，其用法也差异较大。从预防角度讲，一种观点认为应以养气血为主。也有观点认为中风将发病之前，"未有不内热者"（《灵兰要览》），因此治疗时，以火为本、风为标，先以降心火为主，为实则泻其子，在用药之时常用防风通圣散或其他清热药物；而愈风汤、搜风顺气丸之类的，药多辛散，部分医家认为如果用大量风药，反而易招风取中。亦有医家主张，预防中风"勿用药杂乱以致郁，勿针灸过当以益虚，勿妄投热药以济火，勿过用凉药以坏胃"（《医方集略》），这种较为谨慎的观点，有必要让民众有一定的了解，从用药安全的角度给予其一定的建议，防止出现用药不当、药物滥用等情况。

从药物形式上，除内服丸散汤剂外，也有因服药时间较长，而服用药酒的，如史国公浸酒方。尚有将内服药物做成外用膏剂，常贴穴位，也起到了预防效果。这种外用方法值得现代深入研究。

中风

二、日常调摄

调摄原则为慎起居、远房帏、节厚味醇酒。

不汗出当风：避风对于预防中风尤其重要。大汗不偏脱衣，否则容易受偏风；新出浴不赤着身体，不当风脱衣；醉不可令人扇。

环境和睡眠调摄：居室不要有额外缝隙，日常坐卧，只要感觉到有一点小风，应当马上采取避风的措施，不要延误。晚上在睡觉的时候被子盖住下肢，防止受风导致气血运行不畅。睡觉的时候耳朵、头项部均应避风，从防寒防风角度讲，一些睡衣套装附带睡帽，似乎是顺应此理的。不要在夜晚露卧而睡，不在洼地久处，防湿邪为患；疏漏之地不可处，防风；久闭之室不可处，防尘；幽冥之壑不可处，防阴郁之毒。另外，"十步直墙下，勿得顺卧，风峻利能令人发癫及体重"（《古今医统大全》）。体虚之人防止头部受风。不要当风躺在湿处。

季节性调摄：夏天切慎贼邪之气，不要当风乘凉时睡觉，或者醉酒后摇扇子扇风，或者饮食偏嗜。另外，地处湿地，夏季炎热，风气郁蒸，也容易发病。夏月勿沐浴后当风，勿专用冷水浸手足。

服饰调摄：针对老年人这一特殊群体，特别提出了服饰调摄。由于老年人骨肉疏松，腠理不密，如果穿着相对贴身的衣物，则感觉贴身保暖，这样气血流通顺畅，即便是到了夏季，也不能袒露颈项部位。所以，从服饰上看，"盖自脑至颈项，乃风府督脉所过，中风人多是风府而入，须常用絮软夹帛贴巾帏中，垂于颈下，着肉入衣领中至背膊间，以护腠理为妙"（《厚生训纂》），说明颈项部保暖的重要性，也说明在秋冬季节，佩戴帽子围巾以抵御风邪的重要性。中风病在寒冷季节容易高发，与感受风邪也有一定关系。

生活习惯：不用冷井水洗面，否则容易造成热伏于身；宜每日早起以鼻吸清明之气，吞入腹下丹田；早起早睡，早晨做一刻钟之运动及深呼吸，每晨服盐汤一杯；工作勿过劳。

房室调摄：预防中风，第一防房劳，醉饱时切忌同房。

情志调摄：情志清虚静摄，"务静以胜其躁，勿性躁以速毙也"（《医方集略》），同时，切忌暴怒。

饮食规律：食欲得频，不欲得饱，饱即壅闷；又不得饥，饥即虚，虚即风增极；似饥即食，欲饱即休。

食宜：关于预防中风宜用食物的表述并不多，"乌鸭凉血补元，食之又助药力"（《解围元薮》），"风疾之人，宜吃羊肉，去脂、血。缘虚事须要吃，则如法煮之"（《混俗颐生录》），并给出了煮羊脚方。黑芝麻有息风的作用，炒食不生风疾，食之有利于风疾之人，但大便滑泻者勿食。普洱茶"善吐风痰，消肉食"（《随息居饮食谱》）。萝卜，生者辛甘凉，可润肺化痰，祛风涤热。羊肝甘凉，息内风。羚羊肉甘平，可用于中风，但由于羚羊属于国家保护动物，所以羚羊肉用于中风目前只能停留在古籍文字中。

食忌：从传统食忌角度讲，预防中风食忌较多。油腻、寒凉生冷食物凝滞难消，古籍中有"生菜、茄子，缘腹中常冷"（《混俗颐生录》），"其猪肉、羊肉动气发风，牛肉、驴肉沉疴顿起，烧酒动火，面酒动湿，肥甘美味，皆宜忌之。凡椒、芥、葱、蒜、姜、茄，大能发病，犹当绝之"（《解围元薮》），"忌鲜猪肉之类"（《简明医彀》）等记载。另外，还有一些食物容易发风动气，如鲤鱼、鳝鱼、鲟鱼、螃蟹、鲮鲤肉（穿山甲）、山慈菇、胡桃、樱桃；一些食物容易生痰，"胡椒、干姜、辛辣、烧炙、煎煿、性热等物，发痰助壅。合锅热面，大发风痰，必须过水离汤，还汁令热，食之无毒。芋头、山药、鱼腥、油腻、黏滑等物，惹痰，不利肠胃。熟鸡鸭蛋、熟栗子，但是酥腻之物，滞膈闭气生痰。"（《杂病广要》）

注意伤饮：患病时也要注意节饮。"食伤人所易知，饮伤人都不觉，不唯茶汤浆酒以及冰泉瓜果之伤，谓之伤饮，即服药过多亦谓之伤饮。其见证也，轻则腹满肠鸣，为呕，为吐。重则腹急如鼓，为喘，为呃。甚则紧闭牙关，涎流口角，昏愦不醒人事，状类中风"。（《裴子言医》）

特殊人群："风疾之人欲宜瘦，兼不多食，其疾即退；若事餐啜，喜见肥充，疾即益甚，宜细详之"。（《混俗颐生录》）"患风人尤多虚，虚又须补，补即壅，壅即令人头旋，心闷兼气冲心，常令通滑。泻多又虚，虚亦令人头旋目眩"。（《混俗颐生录》）"素有痰者，宜食清凉果木，饱上多食无妨"（《杂病广要》），宜食用清凉果木。患者吃补药的时候，如果大便通畅，就不需要泻药。

季节性饮食调摄："六月肝气微，脾脏独王。宜减苦增咸，节约肥浓，补肝助肾，益筋骨，慎东风"。（《正统道藏》）季夏"增咸减甘，以资肾脏，是月肾脏气微，脾脏独王，宜减肥浓之物，益固筋骨"。（《遵生八笺》）

从古籍中的预防调护内容看，主要集中在针灸、药物的先兆预防，对于日常未病人群和已患中风人群，其日常调摄并不能完全清晰地区分开。起居调摄方面，涉及居室、睡眠、防风、避湿地、服饰等，值得我们在中风三级预防中借鉴。关于饮食调护，医家们普遍认为要少食多餐，减少油腻、生冷、辛辣刺激性食物，但关于食忌部分，则需要结合生活和临床实际情况，进一步鉴别区分，以保证饮食宜忌的科学性。

第十一章

其他杂录

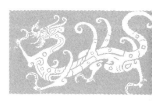

《洗冤集录·卷四·病死》：邪魔中风卒死，尸多肥，肉色微黄，口眼合，头髻紧，口内有涎沫，遍身无他故。

卒死，肌肉不陷，口鼻内有涎沫，面色紫赤。盖其人未死时，涎壅于上，气不宣通，故面色及口鼻如此。

卒中死，眼开睛白，口齿开，牙关紧，间有口眼㖞斜，并口两角、鼻内涎沫流出，手脚拳曲。

中暗风，尸必肥，肉多混白色，口眼皆闭，涎唾流溢。卒死于邪祟，其尸不在于肥瘦，两手皆握，手足爪甲多青。或暗风如发惊搐死者，口眼多㖞斜，手足必拳缩，臂腿手足细小，涎沫亦流。

《检验集证·下函·中风死》：中风死：仰面，眼微开，口眼㖞斜，口内有涎沫流出，两脚十趾甲淡青色；合面，两手十指甲淡青色，委系中风身死。又验口眼㖞斜，牙关紧闭，两手拘牵，两脚拘挛。

《检验集证·下函·坠胎冒风身死》：坠胎冒风身死：仰面，面色青，眼口㖞斜，口内有涎沫流出，两手微握，肚腹胀，产门有血水流出，两脚微曲，委系生前坠胎后冒风身死。

药物索引（拼音排序）

中
风

方剂索引（拼音排序）

中风

方剂索引（拼音排序）

中
风

方剂索引（拼音排序）

方剂索引（拼音排序）

后　记

中风病是历代医家高度关注的疾病之一，中医古籍中存在的大量诊治经验，对现今临床中风病诊治有较高的参考价值。本次古籍专题挖掘整理过程中，编者对古籍中风相关记载进行了从源到流的整体梳理。

一、参考材料来源

本书编写过程中，我们以《中国医籍大辞典》为据，查阅古籍书目涉及成书于先秦至1911年间逾2000余种古代医籍书目，同时适量补充1911年之后至中华人民共和国成立前成书的重要相关书目。书目类型涵盖医经类、方书类、本草类、医话类及临证各科类等多种医籍，其中不乏珍稀孤本，对古代中风病诊治经验进行了一次系统的整理挖掘。

二、古籍中风范围划定

中医学对"中风"的认识由来已久，随着医学理论的发展，其中心内涵逐渐迁移，直至金元以后才接近当今医学中风病内涵。因各代"中风"认识的不同，病名不一，使得古籍中风病资料挖掘具有一定的挑战性。因此，本书以中风病症状表现为主线对相关资料进行了系统梳理，以期最大限度实现古今认识对接。

由于中医学早期未能对中风病疾病范围形成统一的成熟认识，中风病病名繁杂，缘于中医以症识病的特点，病名的记载集中在对症状的描述上，部分病名一直沿用至今。由于中西医医学理念与思维模式的差异，以症状为名往往出现一词多义的情况，很难做到与现代中风病的准确对应。例如肢体不遂、头痛眩晕、口目㖞斜等相关描述往往无法明确把握是否与中风病存在直接关联。如"偏枯"一词，原指半身肢体痿弱枯细之意，非中风专症，亦可见于痿证、痹证及附骨痈疽等外科病证的后遗症状中。古籍所载发病情状的描述是较为明显的判别依据，但仍存在证据不足的现实情况，本书所录诸文难免鱼目混珠，望读者慧眼辨识，以资参考。

三、专著内容分布

课题组在对2000余部中医古籍进行资料挖掘后，共筛选出1400余种含有中风病诊治内容的古籍，所涉及原始材料达900多万字。憾于本书篇幅有限，不能全面呈现于读者之前。在经过多轮筛选、编排后，此书才最终成型。全书分为病名源流、病因病机、治则治法、证治条辨、方

中
风

药纵横、外治集萃、医案选粹、预防调护及其他杂录九个部分，呈现了我们对古籍中风病病名、病因病机、辨治方药、预防调护、医家验案等内容的整理结果。为提高其临床应用价值，其中临证辨治相关内容所占比例最多。在对中风病名进行源流梳理的同时参考现当代学术界观点，以提高研究结果的客观性和准确性，符合我们对本书兼具科研价值和临床应用价值的预期。

　　课题组希望本书能够为广大读者研习中风病提供有效参考，若有疏漏之处，望读者海涵，不吝指教。

中医优势病种古籍文献挖掘丛书　中风课题组

2024 年 8 月 17 日

后
记